JN041401

系統看護学講座

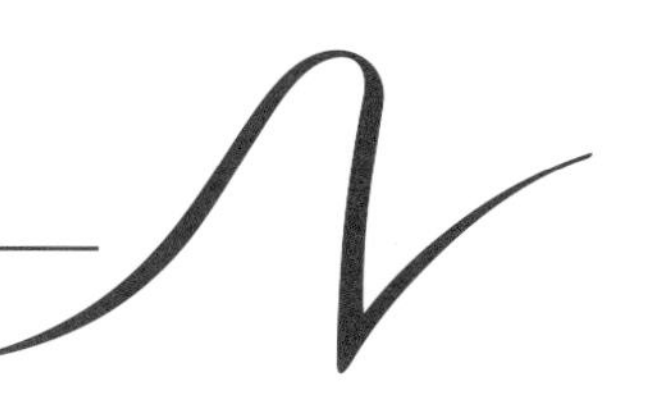

専門分野

精神看護の基礎

精神看護学 1

武井　麻子　日本赤十字看護大学名誉教授
江口　重幸　東京武蔵野病院
末安　民生　佛教大学教授
小宮　敬子　日本赤十字看護大学教授
福榮　みか　横浜市立みなと赤十字病院精神科部臨床心理課長
林　公輔　学習院大学教授
柴田　真紀　北里大学教授
松本　佳子　日本赤十字看護大学准教授
糸川　昌成　東京都医学総合研究所副所長
白柿　綾　聖カタリナ大学准教授
坂田　増弘　国立精神・神経医療研究センター病院精神リハビリテーション部医長
吉浜　文洋　前新潟医療福祉大学教授

医学書院

系統看護学講座 専門分野
精神看護学[1] 精神看護の基礎
発 行 1997年2月1日 第1版第1刷
2000年2月1日 第1版第5刷
2001年2月1日 第2版第1刷
2008年8月15日 第2版第12刷
2009年2月1日 第3版第1刷
2012年2月1日 第3版第8刷
2013年1月6日 第4版第1刷
2016年2月1日 第4版第5刷
2017年2月1日 第5版第1刷
2020年2月1日 第5版第4刷
2021年2月15日 第6版第1刷©
2024年2月1日 第6版第4刷
著者代表 武井麻子(たけいあさこ)
発行者 株式会社 医学書院
代表取締役 金原 俊
〒113-8719 東京都文京区本郷1-28-23
電話 03-3817-5600(社内案内)
03-3817-5657(販売部)
印刷・製本 大日本法令印刷

ISBN978-4-260-04213-0

はしがき

第6版への序▶ 今回，第6版を刊行するにあたり，従来の内容を見直し，大幅な改訂を行うことにした。その背景には，近年における日本の精神科医療および精神保健福祉サービスのあり方の急激な変化がある。これまでも，国は精神保健福祉対策として，精神科病院を中心とした入院治療から地域ケアへという方針を打ち出してはいたが，現実にはその転換は遅々として進まず，入院患者の大幅減少とはならなかった。したがって，精神看護といえば，必然的に入院時のケアが中心となっていた。

しかし，いまや日本でも多くの精神科病院に急性期病棟が設置されるなどして，入院患者の早期退院がはかられるようになってきた。その結果，全体として精神病床の数は減らないものの，平均在院日数は明らかに短縮してきている。実際には，長期入院患者の退院はさほど進んではおらず，急性期の入院患者の回転が速くなってきているのである。そのため，急性期病棟の看護は，従来の慢性期の患者，とくに長期入院の患者に対する治療やケアが中心であったころとは，看護業務の内容も看護師の役割も大きくかわってきている。また，障害者権利条約の発効などもあり，患者の権利擁護についての要請も高まってきている。

一方病院外では，地域の状況に応じた精神保健福祉サービスのシステム構築が求められるようになった。当事者(患者)や家族などのためのさまざまな事業が全国で行われ，多様なサービスが提供されるようになった。地域ではたらく看護師も増え，訪問看護をはじめとして看護ケアのあらたな方法が模索され，実践されるようになった。それに伴い，精神障害をもちながら地域で生活している人々と看護師との関係にも，あらたな発想が求められるようになってきた。すなわち，当事者中心の考え方である。

そこでは，疾患の治療よりも回復(リカバリー)が目標となる。そして，回復のビジョンは当事者1人ひとりによって異なる。しかも，地域で暮らす当事者のニーズは医療に限られたものではない。そこで看護師には，患者の介護や指導といった役割ではなく，自己実現に向けて回復への道のりを進んでいこうとする当事者のパートナーとしての役割が期待されるようになった。それは，これまで病院という枠のなかであたり前のように行ってきたケアとは異なるものである。

当事者中心のケアやエンパワメントという考え方の重要性は，従来の精神看護においても違いはなく，これまでの版でも強調してきたつもりである。しかし，地域においてはさらにその側面が強くあらわれてくる。

そこで第6版では，第2巻にあたる『精神看護学[2]精神看護の展開』において，地域における看護ケアを前提として，入院時のケアをそのなかに位置づけることにした。すなわち，看護は入院からはじまるのではなく，地域で暮らすことから出発するのである。また，さまざまな地域での実践例を豊富に紹介することで，当事者中心の地域ケアのイメージを明確に示していくことにした。

また，第1巻にあたる『精神看護学[1]精神看護の基礎』においても，大きな改訂を行った。それは，「トラウマ」についての理解である。第5版でも，東日本大震災をはじめとするかずかずの大規模災害を経て，多くの人々がトラウマ体験をくぐりぬけ，その影響をこうむってきたことから，トラウマを重要な視点として取り上げてきた。

今回は，最近のトラウマに関する脳神経学的研究の進展をふまえ，新たな生物学的知見を付け加えた。それによって，これまでの心理学的な知見の妥当性が裏づけられているのである。自然災害のような突発的なトラウマだけでなく，児童虐待などの日常的なトラウマが生み出す愛着障害は，近年とくに注目されているテーマであり，看護においても「むずかしい患者」の理解ともつながる重要な視点を提供するものである。

このように，今回の改訂では，さまざまな領域で注目されている多くの情報を盛り込み，広い視野で精神看護を考えることができるようなテキストとすることにした。多くの読者の皆さまに，知的な楽しみを味わいながら，精神看護学を学んでいってほしいと願っている。

2021年1月

著者を代表して

武井麻子

目次

第1章 精神看護学で学ぶこと

武井麻子

第2章 精神保健の考え方

武井麻子

第3章 心のはたらきと人格の形成

武井麻子・福榮みか・林公輔

第4章 関係のなかの人間

武井麻子

第5章 精神科疾患のあらわれ方

江口重幸

第6章 精神科での治療

江口重幸・武井麻子・柴田真紀・松本佳子・糸川昌成・白柿綾・坂田増弘

第7章 社会のなかの精神障害

江口重幸・末安民生・小宮敬子・吉浜文洋

Column・NOTE

総目次 (本巻は第1巻です)

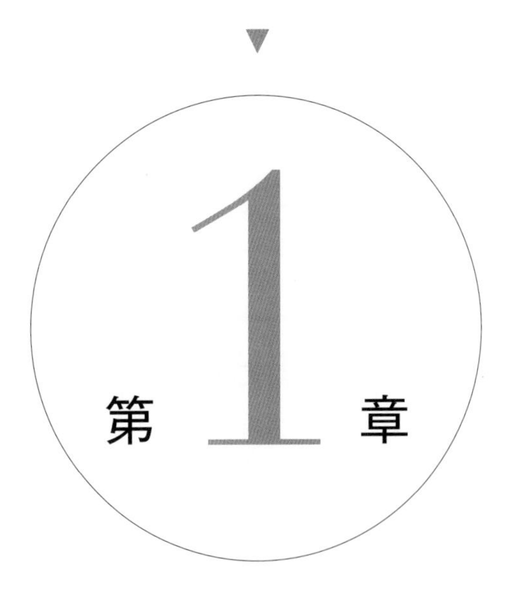

精神看護学で学ぶこと

本章で学ぶこと

- □精神看護学の基本的な考え方と，精神看護を実践する者としての視点や態度を学ぶ。
- □精神障害とはどのような体験か，当事者の視点にたって理解する。
- □現代社会における精神保健・看護ニーズの高まりとその背景を知る。
- □精神科医療の世界的な動向と日本の現状をつかむ。

A 精神看護学とはなにか

① 精神看護学の名称が示すもの

精神科での看護だけではない

精神看護学は**精神保健看護学**ともよばれる。英語圏では psychiatric and mental health nursing[1] という名称が一般的である。「精神科 psychiatric」と「精神保健 mental health」が並んでいるのは，精神科での看護にとどまらず，広く人間の心の健康について学ぶ科目だからであり，精神障害を精神科の疾患としてだけではなく，人間にとっての健康の1つの局面としてとらえようという意味合いが込められてもいる。

精神看護学にとって，精神科における看護の知は大きな柱である。実際，精神疾患をもちつつ生きる人々とのかかわりのなかで，さまざまな精神障害の理解やケアに関する専門的かつ実践的知識が蓄積され，人間存在についての理解が深められてきた。しかし，精神障害者は単に精神疾患をかかえるだけでなく，長らく偏見の目で見られ，基本的人権としてのさまざまな自由を奪われてきた人々である。そこで，精神看護学では，単に精神医学的な知識だけでなく，偏見や差別といった社会の問題や人類の歴史などにも目を向けることになる。

NOTE

「障害」の表記

もともと障害という言葉には「障碍」という漢字が用いられていたが，「碍」が当用漢字(1946年公布，現在の常用漢字)外のため，「障害」と表記されてきたという事情があった。

ところが，「害」という文字は「公害」や「薬害」など，ネガティブな意味合いで使われることが多いため，差別や偏見につながるとして，当事者などから表記を改めてほしいという要望が出されている。

いまのところ「害」にかわる適当な漢字がないため，「障がい」と，かなまじりで表記されることが多くなってきている。しかし，法律的にはまだ「障害」という表記が使われているため，本書では「障害」のまま表記することにした。

1) psychiatric mental health nursing と ‘and’ を入れない表記もある。

②精神看護学の基本的な考え方

精神障害は特殊なものではない▶

最初に，精神看護学の基本となる考え方をまとめておこう。

- 人はさまざまな危機に遭遇し，それを乗りこえながら自己実現を目ざし生きていく。精神障害は人が危機を生きのびる際に示す反応の1つであり，回復と成長の可能性はすべての人にある。
- 人は精神障害の有無にかかわらず，その人らしく生きていく権利があり，人としての尊厳はいついかなるときもまもられなければならない。
- 人がその人らしく生きるためには，人と人とのつながりが不可欠である。しかし，そのつながりが逆にその人にとっての生きにくさを生み出し，自己実現を妨げることもある。
- 生きにくさはその人だけの問題でなく，家族・友人・地域社会の問題でもある。したがって，精神看護の対象は個人だけではなく，家族・集団・組織・地域社会をも含む。
- 心の健康と身体の健康とは切り離せないものである。精神看護では，心のケアと身体のケアを同等に重要なものと考える。
- 障害や問題をかかえた人を援助する側に，必ずしも障害や問題がないわけではない。看護師もまた，みずからの問題に向き合う必要がある。

③精神看護学で学ぶこと

1 精神疾患一般に関する「かたい」理解と個々の患者の「やわらかい」理解

生きてきた文脈のなかでその人を理解する▶

精神看護には，幅広い知識が必要である。とくにさまざまな医療専門職とチームで働く医療現場では，共通言語として精神疾患の症状や治療，制度などについての知識をひと通り身につけている必要がある。これらは試験に出てくるような客観的・普遍的知識であり，精神疾患一般に関する**「かたい」理解**といってよいだろう。

こうした「かたい」理解は，疾患や治療の理解には役だっても，患者1人ひとりを理解し，その人に合った援助をするためには十分とはいえない。というのも，精神保健上の問題には，その人のもって生まれた気質や体質，つちかってきた能力のほか，育った環境，生活経験などがからみ合っており，悩みや問題のあらわれ方も回復への道のりも1人ひとり違っているからである。したがって，ある人にとって最適な援助が，誰にとっても最適とは限らないのである。

人を援助するには，その人がどのような性格をもち，これまでどのように生きてきて，いまどのような生きにくさを体験しているのか，そして，いまどのようなケアを必要としているかを，その人が生きてきた固有の文脈のなかで理解するという，1人ひとりについての「**やわらかい**」**理解**が不可欠である。そこには決まった1つの正解があるわけではない。さまざまなとき方ができ，答えもそのときどきで違うことがある。そうした意味でも「やわらかい」理解なのである。

2 人と人との関係性の理解

人とのつながりは人をたすけも傷つけもする▶ 個人の理解と同時に重要なのが，人間関係についての理解である。2011(平成23)年に発生した東日本大震災では，絆(きずな)の大切さが叫ばれたが，危機にあるときに限らず，人が生きていくには人とのつながりが不可欠である。しかし，頼りになるはずの身近な人からひどい目にあったり，親しい人間どうしのつながりによって逆に傷つけられたりした経験をもつ人も少なくない。心と身体に深刻な傷つきを体験した人々は，理解し受け入れてくれる他者をせつに求めながらも，容易には他者を信頼できないでいることが多い。精神障害は，人と人とのかかわりにまつわる苦しみや生きにくさのなかであらわれてくることが多いのである。

こうした生きにくさをかかえる人々のなかで働く看護師は，援助に欠かすことのできない人への信頼を，ゼロからつくり出すという困難な仕事に挑戦することになる。

看護師もまた不安と葛藤をかかえている▶ 一方，看護師もまた人間である以上，なんらかの生きにくさをかかえているものである。それに看護師だからといって，精神障害へのおそれや偏見がまったくないとはいえない。とくに，身体的にも心理的にも患者と密着した距離でかかわる看護師は，その関係のなかでしばしばみずからの不安や葛藤(かっとう)に直面することがある。

精神看護学は，患者を理解するためだけではなく，看護師が自分自身に向き合い，みずからの不安や葛藤を乗りこえていくための知でもある。

社会のありようについても考える▶ また，患者との個別の関係だけでなく，患者にかかわる複数の人々，すなわち家族や学校，病院，さらには地域社会といった集団の関係についても考える必要がある。それは同時に社会のありようを問うことであり，精神障害者の人権擁護や社会の変革という課題にも目を向けることになる。

3 心のケアと身体のケアについての理解

心と身体のケアは区別できない▶ 精神看護といえば，もっぱら「心」を対象とすると思われがちだが，心に痛みをかかえた人の多くは「身体」も苦痛を体験している。また，その逆もいえる。つまり，心と身体はもともと一体であり，分けられるものではない。

そこで精神看護では，「心のケア」と「身体のケア」を別々のものとは考えない。しかも看護師は，日々の生活のなかで患者の身体に直接触れることができる立場にあり，「身体のケア」を「心のケア」として行うことが可能である。

B 精神障害をもつ人の病いの体験と精神看護

① 想像を絶する苦痛に満ちた病いの体験

精神保健上の問題をもつ人に対する「やわらかい」理解の第一歩は，その人がどのような体験をしているか知ろうとすることである。だが，精神障害者にとっての病(やま)いの体験の苦しさ，耐えがたさには，想像を絶する深刻さがある。

命にかかわる病気▶：森さんの場合

統合失調症の当事者であり，現在ではその体験について執筆活動を続けている森実恵さんは，統合失調症は「命にかかわる病気」だと言う。発症当時の苦しみを彼女は次のように記している[1)]。

> 「死ね，死ね」という声が24時間，絶え間なく聞こえ，音量はラウドスピーカー6，7台分，人数は100人くらい。睡眠薬なしではとうてい眠れず，地獄のような責め苦が約3か月間続きました。
>
> それに加えて幻視(鎌を持った死に神が追いかけてくる)，体感幻覚(男性がいないのに愛撫されている感じ)，幻臭(甘い物のにおい，ドブ川のにおい)，幻味(血の味，ゲジゲジの味)……。すべての感覚が病いに冒され，私は1人，シュールレアリズムの世界に漂っていました。(中略)
>
> 「もう駄目だ，幻聴に殺される」。死に神に追われ，山の中を必死の思いで逃げ回り，いつのまにか崖の上にたたずんでいました。脳内では，幻聴との精神戦争に疲れ果てた自我が，「早く死んだほうが楽だ」とささやき足を前へ進めます。
>
> (中略)このようなときに死ねば，かたちとしては自殺だが，実際には自分の意思では戦い抜けず，結果として殺されてしまう。

森さんは，幻覚(げんかく)と現実とを区別するようにとよく人に言われるが，それは容易ではないという。幻覚が現実以上の迫力をもって迫ってくるからである。

② 現実の苦痛と病いの苦痛

病棟のほうがらく▶：佐野さんの場合

19歳のとき統合失調症で入院した佐野卓志さんは，看護師に「早くよくならんといけんね」と言われて，「どうして？」と問い返したという。というのも，「発病前のしんどさに比べると，病棟にはいってラクチンにしていると妄想(もうそう)が出ても困ることはなく，むしろ妄想のなかにいるほうがここちよかった」

1）森実恵：＜心の病＞をくぐりぬけて(岩波ブックレット671)．pp. 4-5，岩波書店，2006.

からである[1]。

死ぬほどつらい孤独感▶ 発病前の孤独は死ぬほどつらく，孤独とそのプレッシャーが発病の引きがねになった，と佐野さんは言う。それは次のような感覚だった[2]。

> 「人を心から求めているのに求められず，世のなかで自分だけが誰とも関係なく，ひとりで存在しているという疎外感，隔絶感」

佐野さんは，その孤独から逃れるために，幻聴（げんちょう）というかたちのつながりが必要だったと言う。幻聴や妄想が問題なのではなく，死ぬほどつらい孤独こそが問題であり，幻聴や妄想は「救い」でもあったのである。だからこそ，病院は彼にとって「避難場所」だったのであり，早く退院したいとは思えなかった。

③精神障害者がかかえる「現実の問題」と生きにくさ

悩みは「現実の問題」▶ 精神科を受診する多くの患者は，食欲がない，体調がわるい，眠れない，ものごとに集中できない，仕事が手につかない，家から出られない，近隣でのトラブルが絶えないといった「現実の問題」をかかえている。上で紹介した佐野さんは，学業を続けられず大学を中退するという「現実の問題」をかかえていた。そのとき彼には，幻聴や妄想といった「症状」があり，医師は統合失調症と診断したが，佐野さんにとって「症状」より切実だったのは周囲からの隔絶感，孤独感だった。これこそが彼の生きにくさだったのである。

実際，たとえ症状があっても，現実の問題にある程度対処できていれば生きにくさがさほど深刻にならず，治療を受けずに生活している人はけっこういる。最近の精神科急性期病棟(▶2巻：第11章，210ページ)では，発病時期はかなり前と思われるのに未治療のままこれまで過ごし，高齢になってはじめて入院することになったという患者に出会うことがよくある。それまで世話をしてくれていた人が亡くなったり施設に入ったりしたため，入院が必要となったのである。

④「生きにくさ」と人間の葛藤

なぜ「生きづらさ」ではないのか▶ これまで「生きにくさ」という言葉を使ってきたが，一般的には「生きづらさ」という言葉がよく使われる。ここで，なぜ生きづらさではなく，あえて生きにくさというのか，説明しておこう。それは，生きづらさという言葉では，問題が個人の「つらさ」にあるように聞こえるからである。一方，生きにくさ

1）佐野卓志，三好典彦：こころの病を生きる統合失調症患者と精神科医の往復書簡．中央法規出版，2005.
2）佐野卓志，三好典彦：上掲書，2005.

には，その人を生きにくくさせている環境側の問題が含まれている。たとえ精神障害をもっていても，それを受け入れ支える環境がありさえすれば，その人らしく生きていくことは容易になるはずである。

生きにくさの陰にある葛藤▶

生きにくさとは，自分らしく生きたいという人間本来の欲求を妨げられた状態であり，生きにくさの陰には自分ではどうすることもできない葛藤が存在する。葛藤は，自分がこうありたいと思う自分と，他者が期待する自分とが必ずしも一致しないために生じる場合や，自分自身の能力や資質，あるいは社会的条件が自己実現をはばむために生じる場合がある。そこに自然災害や大きな事故のような不幸な偶然が重なれば，誰しも精神障害をきたす可能性はある。水でいっぱいのコップにあと一滴垂らしただけで，あふれてしまうようなものである。

⑤病いの苦しみと環境の不寛容

前述の佐野さんの例にみられるように，多くの精神障害者には独特の感受性の強さがあり，それが彼らを一層苦しめるようである。病棟でも，重い症状を示す患者ほど，病棟の雰囲気やとくに対人関係の緊張に敏感に反応する。

精神障害者につきまとうスティグマ▶

社会のなかに不安と緊張が高まったとき，精神障害者がおこす事件に世間の注目が集まる。人々はみずからの不安や恐怖を事件をおこした人に投影し，「精神障害者」というレッテルをはることで，自分たちとは無縁な存在として切り離し，安心を得ようとする。そこから隔離(かくり)が始まるのである。そして隔離すればするほど，人は空想のなかでますます精神障害者を「恐ろしいもの」と感じ，理性がはたらかなくなる。これが**スティグマ**(**社会的烙印**(らくいん))といわれるものである。

スティグマとは，ある特性のために社会集団によって付与されるマイナスの価値をもつアイデンティティであり，いったんそれが付与されると，ほかの特性や役割はいっさい無視されてしまう。いったん「精神障害者」というレッテルがはられると，その人がたとえ優秀な学者や，成功したビジネスマンであったとしても，世間からは「おかしな人」「あぶない人」というような目でしか見られなくなる。「犯罪者」というスティグマが，いったんついてしまうと，しばしば罪をつぐなったあとまでつきまとうのと同じである。

なぜ差別や偏見はおこるのか▶

では，こうした偏見や差別はどうして生じるのだろうか。その一因に人々の無知や無理解があることは間違いない。だが，いくら偏見にすぎないとわかっていても，電車の中で奇異な行動をする人や，道端でうずくまっているよごれた服にぼさぼさの髪の人を見ると，避けて通りたくなる。そうした人を見ると，ただ不快というだけではない，なにか恐怖に似たものを感じる。それは，自分がなにかわからないものに支配されて理性のコントロールを失ってしまう，あたり前と思っていた世界が崩壊してしまう，そのような本能的なおそれである。

そのため無意識のうちに目をそむけてしまい，理解しようとも思わなくなる。この人々の心のなかにひそむわけのわからないおそれに目を向け乗りこえようとしない限り，偏見の問題は解決できない。

社会の不寛容を増長するだけのマスコミ報道▶

こうして精神障害者には，孤独や病の苦しみのうえに，スティグマという苦しみが付け加わる。さらに精神障害のために学校に通えない，職にもつけないとなると，人間関係が狭まると同時に，貧困という現実的な問題がおきる。そしてたとえ回復しても，学歴や職歴がないことが就職や結婚の障壁となる。つまり，ひとくちに精神障害といっても，その苦しみは生きるすべての局面に及ぶ。そして，その要因の一端は，環境としての社会の不寛容にある。

にもかかわらず，マスコミは犯罪がおきるたびに加害者の精神科への治療歴や精神障害の有無を報道し，ますます追い詰めていく。森実恵さんも，「精神障害者が社会の表舞台に出るときは，なにか事件をおこしたときだけなのか」と，報道の仕方に怒りをあらわにしている。

こわいと逃げずにたすけてほしい▶

統計的には，精神障害者による犯罪は，そうではない人による犯罪と比較してけっして多いとはいえない。しかし，社会から見捨てられたと感じ，自暴自棄になった精神障害者がおこす事件には，一見すると不可解な無差別殺人や放火といった重大犯罪が多いこともあり，マスコミに大々的に取り上げられ，精神障害者はこわいという印象を人々にいやがおうでも植えつけることになる。ただし，「追いつめられれば，やられる前にやってしまおうという気持ちにもなる。だから，安易に『精神障害者は危険ではない』とは言ってほしくない」と語る精神障害者もいる。そういう気持ちになることも理解してほしい，そして，そうならないようになんとかたすけてほしいというのである。

⑥ 治癒から回復へ

当事者自身が問題解決の中心▶

これまでの精神科医療では，患者の問題を疾患そのものと考え，それを解決するのは治療であり，医療者の役割であると考えられてきた。最近では，問題のとらえ方が，当事者自身が問題解決の中心であるべきという考え方にかわってきている。

援助者の仕事は当事者を信じることから▶

日本でその先がけとして注目されているのが，**浦河べてるの家**[1)]の「**当事者研究**」である。同じように統合失調症と診断されていても，その問題のありようは1人ひとり違っているという認識から，どういうときに症状があらわれるのか，どう対処することが自分を救うことになるのかを当事者どうしで話し合い，よりよい解決策を見いだしていこうというものである。「当事者研究」

1）浦河べてるの家は，北海道の日高地方，浦河町にある精神障害をもつ人たちのコミュニティ。社会福祉法人と有限会社をもち，100名をこえる当事者たちが集う。そのユニークな活動内容は『べてるの家の「非」援助論』(2002年)・『べてるの家の「当事者研究」』(2005年)(ともに医学書院刊)に詳しい。

の目標は疾患の治癒ではなく，「みずからの主体性や希望を回復すること」であり，自分が人生の主役になること，すなわちエンパワメントである（▶2巻：第10章，77ページ）。そして，援助者の仕事は，当事者の力を信じることから始まる。

C「心のケア」と日本社会

①災害と「心のケア」

こころのケアセンターの開設▶ 日本で「心のケア」という言葉が登場したきっかけは，1995（平成7）年1月の阪神・淡路大震災である。このとき幸いにも生きのびた人々のなかに不安や不眠を訴える人が続出し，仮設住宅でも「うつ」やアルコール依存症に陥り孤独死をとげる人が相ついだ。以来，被災した人々への継続的な「心のケア」の必要性が認識され，2004（平成16）年，全国に先がけて兵庫県に「**こころのケアセンター**」が開設された。

東日本大震災とこころのケア▶ 2011（平成23）年3月11日におこった東日本大震災は，死者・行方不明者合わせて約2万人という未曾有（みぞう）の被害をもたらした。続く福島第一原子力発電所の原子炉の水素爆発により，数十万もの人々が避難生活を余儀なくされ，故郷を奪われることになった。このとき被災地には壊滅的な被害を受けた精神科病院もあり，多くの入院患者や地域で暮らす精神障害者は救援の手がいきとどかず治療も受けられないまま，命を落とした人も少なくなかった。

このとき日本ではじめて，厚生労働省（以下，厚労省とする）から全国の自治体と国立病院機構などに，被災地で災害時精神保健医療活動を行う「**こころのケアチーム**」派遣の斡旋（あっせん）が行われた。全国の公立病院・民間の病院から精神科医や看護師，精神保健福祉士，事務職員など3,000人をこえる支援者が被災地におもむき，1年間近く支援を行った。

この経験から，災害においては短期的な被災者の医療や支援と同時に，中長期的な精神医療や精神保健活動の重要性が認識され，2013（平成25）年に厚労省の委託で国立精神・神経医療研究センター内に「災害時こころの情報支援センター」が設置され，2018（平成30）年には，自然災害に限らずさまざまな事件・事故にも対応する「ストレス・災害時こころの情報支援センター」に名称変更された。

②日本における自殺問題とメンタルヘルス

「心のケア」が必要なのは，災害時ばかりではない。日本では1998（平成10）年から2011（平成23）年まで，14年連続して年間の自殺者数が3万人をこえていた。自殺者の95%はなんらかの精神障害をかかえていた可能性があるといわれているが[1)]，自殺は疾病や障害だけでなく，失業，貧困，家庭不和，児童虐待，いじめ，性暴力被害，引きこもり，性的・文化的マイノリティへの差別など，社会的・経済的・文化的問題が幅広く関連している。

しかも，自殺は当事者だけにとどまらず，周辺の人々や地域社会に長期にわたって深刻な影響を及ぼす。社会のあり方そのものが問われるのである。

自殺は予防できる▶

2006(平成18)年，「**自殺対策基本法**」が制定され，翌年の「**自殺総合対策大綱**」では，「自殺はさまざまな要因が複雑に関係した，心理的に追い込まれた末の死であり，社会的な取り組みによって防ぐことができる」とうたわれた。しかし目だった効果はみられず，2010(平成22)年，厚労省の「自殺・うつ病等対策プロジェクトチーム」が，悩みがある人を支援につなぐゲートキーパー機能の充実や，職場におけるメンタルヘルス対策などを打ち出した。**ゲートキーパー**とは，地域で自殺やうつのリスクの高い人々にいち早くアプローチでき，自殺予防にあたることのできる人のことをいう[2)]。

さらに2012(平成24)年，大綱は全体的に見直され，「**自殺総合対策大綱～誰も自殺に追い込まれることのない社会の実現を目指して～**」となった。地域の実情に応じた実効性の高い対策を講ずるためには，国，地方公共団体，関係団体，民間団体などが緊密に連携をとり合う必要があることが認識されたのである。2016(平成28)年4月からは自殺対策の業務が内閣府から厚労省に移管され，全都道府県に地域自殺対策推進センターが設置されることになった。

こうした対策の効果もあってか，自殺者数は減少に転じ，2012(平成24)年には15年ぶりに3万人を下まわった。自殺者数はその後も減少が進んだが，コロナ禍により増加し，2022(令和4)年には2万1881人，自殺死亡率(人口10万あたりの自殺者数)は17.5となっている[3)]。

若年層の死因の第1位は自殺▶

コロナ禍以前は順調に減少していたといっても，すべての年代で自殺が減少していたわけではない。従来は50代を中心とした中年層と80代を中心とした高齢者の自殺死亡率が高かったのが，2008(平成20)年以降は若年層の自殺死亡率が上昇している。2017(平成29)年に新たに閣議決定された「自殺総合対策大綱」ではこれらの状況をふまえ，「若者の自殺対策，勤務問題による自殺対策のさらなる推進」がうたわれたが，2022(令和4)年の死因順位では男性は10歳から44歳まで，女性は10歳から34歳まで，自殺が死因の第1位を占めた。また，2020(令和2)年以降は，新型コロナウイルス感染症(COVID-19)の引きおこした社会的・経済的不安も相まって自殺者が急増している。

1) 高橋祥友：自殺の危険——臨床的評価と危機介入，第3版．p.32，金剛出版，2014．
2) 一般開業医や学校教職員，企業の人事担当者，薬剤師，聖職者，介護ヘルパー，訪問看護師などに専門性の高い役割が期待されている。
3) 厚生労働省・警視庁：令和4年中における自殺の状況．

③ 地域医療の主要課題としての精神疾患

5大疾病に▶加えられる

厚労省は2011(平成23)年，がん・脳卒中・心筋梗塞等の心血管疾患・糖尿病に精神疾患を加えた「5大疾病」を，地域医療の基本方針となる医療計画で重点的に取り組むべき課題とした(▶図1-1)。現行の第7次医療計画，2024(令和6)年度からの第8次計画においても5疾病はかわっていない。

2022(令和2)年の「患者調査」に基づく厚労省の推計によれば，精神疾患を有する総患者数は614万8千人とされ，年々増加している(▶図1-2)。傷病分類別にみた入院患者数をみると，「精神及び行動の障害」(23万6千人)が最多であり，「循環器系の疾患」(19万8千人)や「新生物」(12万6千人)の入院患者数を大きくこえる。

また，精神疾患の場合，入院期間が長いことが特徴である。退院患者の平均在院日数をみると，「精神及び行動の障害」は294.2日であり，2位以下の「神経系の疾患」83.5日，「循環器系の疾患」41.5日に比べ，極端に長い(令和2年「患者調査」)。

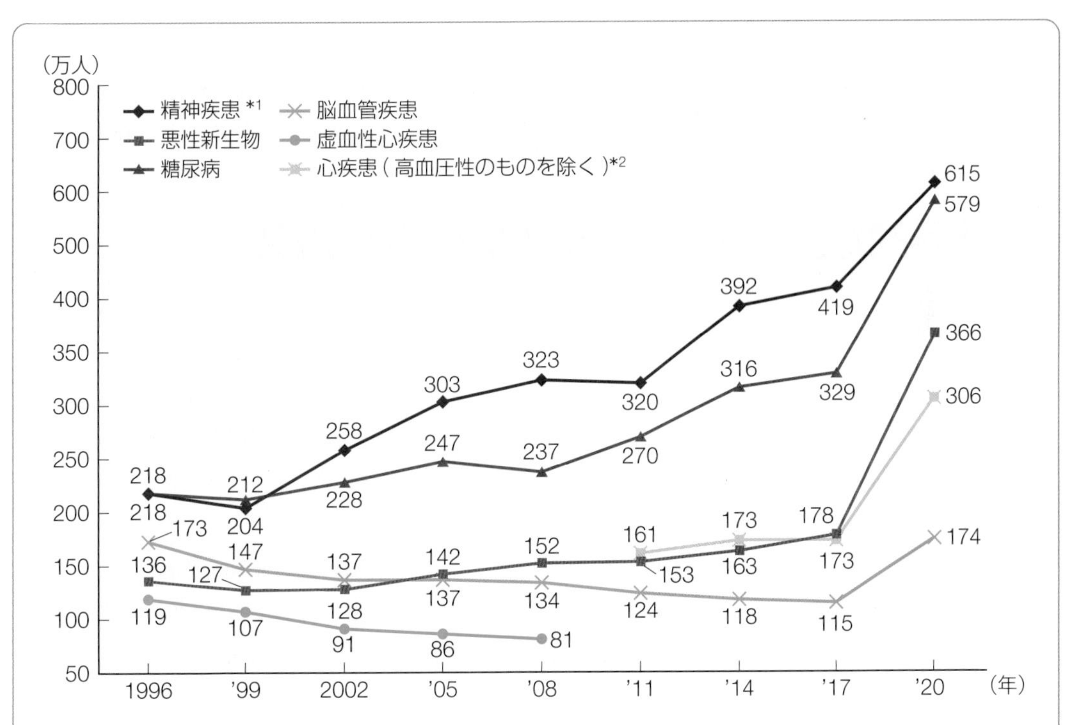

＊1：「精神及び行動の障害」に分類されるもの（知的障害は除く）のほか，てんかん，アルツハイマー病を含む。

＊2：平成23年患者調査より「主な傷病の総患者数」において，「虚血性心疾患」にかわり「心疾患（高血圧性のものを除く）」が掲載されるようになった。

（「令和2年 患者調査」による）

▶図1-1 医療機関にかかわっている「5大疾病」の総患者数の年次推移

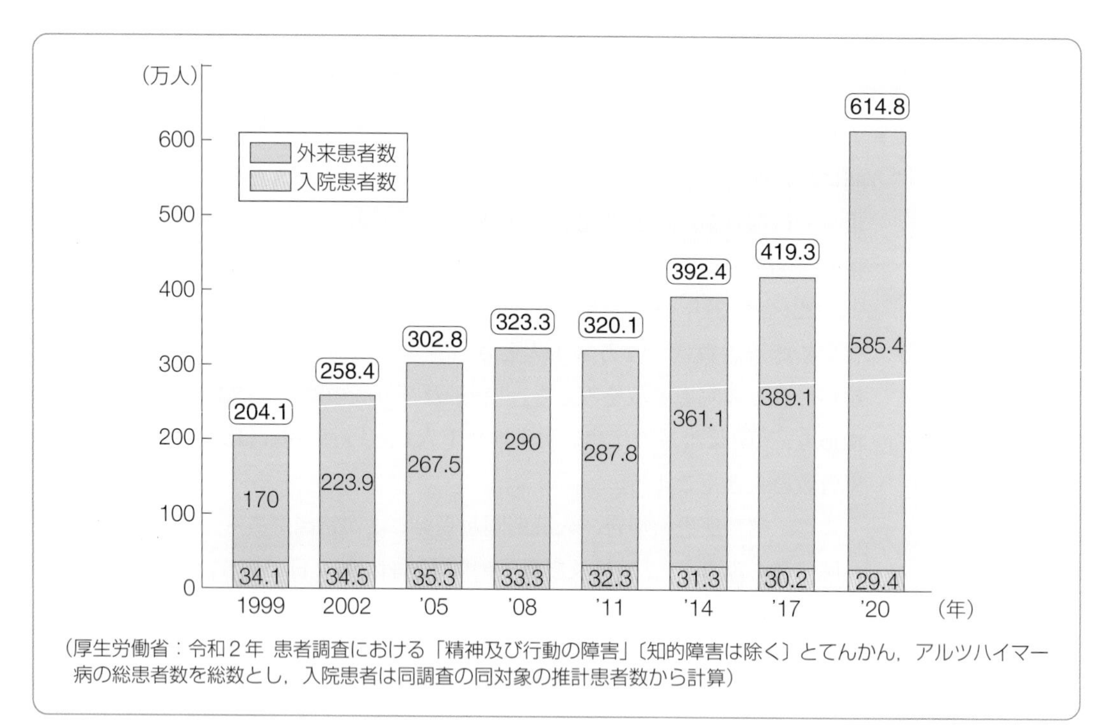

▶図 1-2 精神疾患を有する総患者数の推移(外来・入院別)

D 精神看護の課題

① 世界的な課題としてのメンタルヘルス

患者数は多いが▶軽症化が進む

世界保健機関(WHO)によれば，2017年の時点で物質依存も含めたなんらかの精神障害に苦しむ人が世界中に約9億7000万人いるという(▶図1-3)。全世界人口のおよそ8人に1人の割合である。ただし，かつては「精神病」といえば「不治の病」と考えられていたが，近年，統合失調症やうつ病などの多くが軽症化傾向にあることが世界的にみとめられている。入院治療が必要なケースは減少しているのである。

精神障害者は▶死の最前線に

とはいえ，WHOの前事務局長ブルントラント G. H. Brundtland は，「精神障害者の多くは沈黙したまま，孤独やケアの欠如，スティグマ(社会的烙印)，恥，社会的排斥に直面し，しばしば死の最前線にいる」と述べた[1)]。

実際に，重い精神疾患をもつ患者はそうではない人より死亡年齢が早いことがわかっている。死因は，疾患が直接引きおこすものより，喫煙や飲酒，肥満などの生活習慣が関係するがん・糖尿病・心疾患などが多く，そこには貧困や

1) 世界保健機関(WHO)編，中野善達監訳：世界の精神保健精神障害，行動障害への新しい理解．pp. 4-5，明石書店，2004.

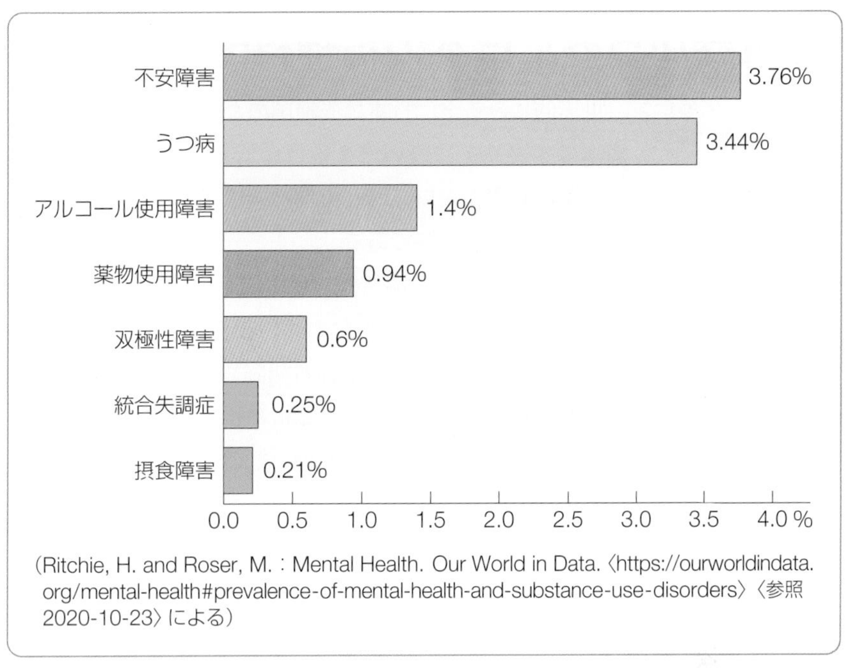

▶図 1-3 精神障害および物質使用障害の世界における有病率(2017 年)

孤独，社会的排斥といった問題が色濃く影を落としているのである[1]。

精神障害による経済的損失▶

逆に，精神障害は，経済的にも社会に深刻な影響を及ぼす。とくに，2030 年には世界の疾病負荷の第 1 位になるとみられているうつ病は，先進諸国においては GDP(国内総生産)を 25% 損失させると予測され，国家的に最優先して取り組まなくてはならない疾患群とされている[2]。

AYA 世代のメンタルヘルスが世界的課題に▶

また，世界的にも AYA 世代[3]とよばれる 10 代から 20 代の，アルコールおよび薬物の依存や自殺の問題は，世界において国家的な重要課題となっている。

2011 年，イギリスはメンタルヘルス対策を国家的課題とする「No health without mental health」(精神の健康なしに健康はない)というプロジェクトを開始した。

1) Colton, C. W. and Mandersheidi, R. W.: Congruencies in increased mortality rates, years of potential life lost, and causes of death among public mental health clients in eight states. *Preventing Chronic Disease*. 2006(http://www.cdc.gov/pcd/issues/2006/apr/05_0180.htm)(参照 2020-10-23)

2) Murray, C. J. & Lopez, A. D. (eds.) : The Global Burden of Disease. A comprehensive assessment of mortality and disability from diseases, injuries and risk factors in 1990 and projected to 2020. Harvard University Press, 1996.

3) AYA は adolescent and young adult の略。思春期および若い成人を意味し，決まった定義はないが，だいたい 10 代半ばから 20 代までをさすことが多い。

② 世界からみた日本の精神科医療の課題

突出して多い日本の精神病床数▶

世界的にみると，日本は先進国のなかで自殺率は高いものの，精神障害の有病率はイタリアについで2番目に低く，精神障害の受診率も極端に低い。にもかかわらず，人口あたりの精神病床数がきわめて多いのが，日本の精神科医療のきわだった特徴である。

図1-4に経済協力開発機構(OECD)加盟10か国の人口千人あたりの精神病床数の推移を示した。欧米では1960〜70年代以降，精神病床数が急減しているのがわかる。大規模な精神科病院[1]が閉鎖もしくは再編成され，地域のクリニックや精神保健センターへと精神科医療の脱施設化[2]が進んでいるのである。

ところが，日本では1990年代まで精神病床は増えつづけ，その後も横ばい

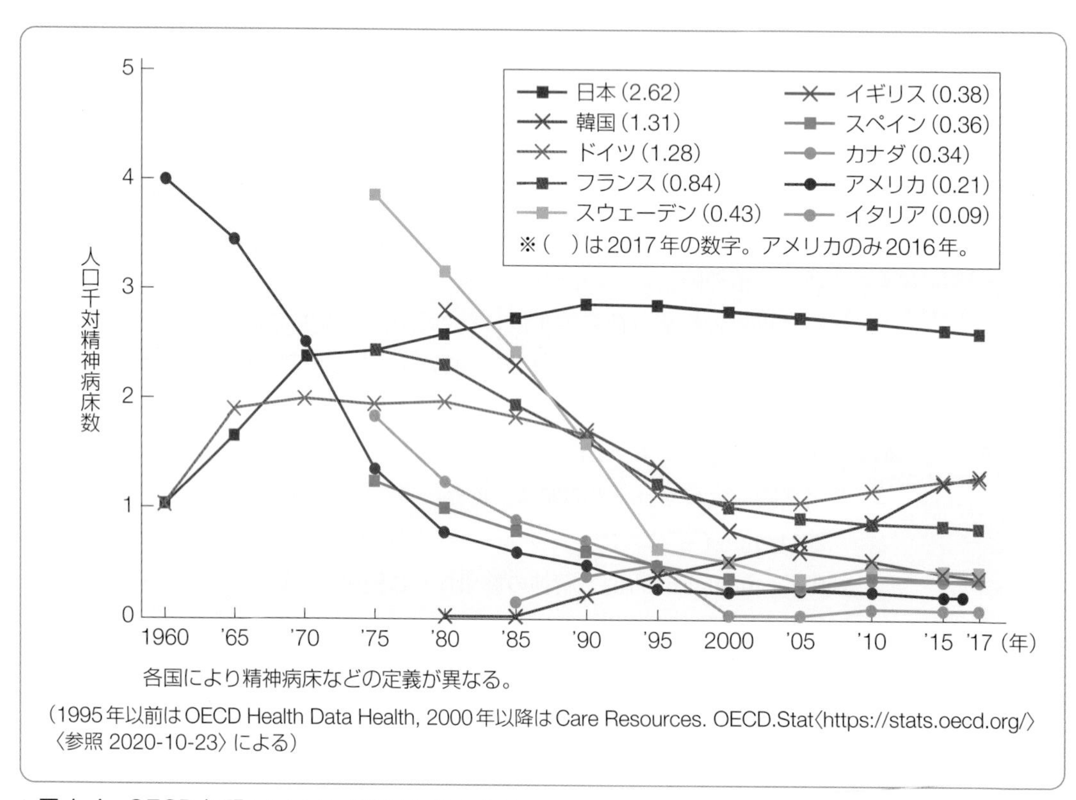

▶図1-4 OECD加盟10か国の精神病床数の推移

1) 精神病者の収容施設というイメージをなくすため，2006(平成18)年12月に法律が整備され，「精神病院」という用語が「精神科病院」に改められた。以後，基本的には「精神科病院」を使用する。

2) アメリカの精神病床は1955〜1991年の間におよそ56万床から10万床へと激減した。しかし，行き場をなくした精神障害者が医療や福祉のネットワークからこぼれ落ち，ホームレスとなったり，犯罪者となって刑務所に収容されたりして社会問題化した。

状態で 2022(令和 4)年でも 32 万 2000 床と大きな変化はみられていない(2022〔令和 4〕年「医療施設調査」)。

精神科患者の9割は外来患者▶

精神疾患で医療機関を受診している患者は年々増加しており，前述のとおり 2020(令和 2)年には 614 万 8 千人と推定されている。なかでも大幅に増加しているのは外来患者で，585 万 4 千人に上る(▶図 1-5)。とくに顕著なのは，「気分[感情]障害」の増加である。

一方，入院患者はわずかずつだが減少しており，2020(令和 2)年には 29 万 4 千人となった(▶図 1-6)。図 1-1(▶11 ページ)でも示したが，精神科で治療を受けている患者のうち，入院患者は約 5% に満たず，95% 以上は外来治療を受けているのである。

病棟と外来で多い疾患に違いがある▶

精神科では，入院と外来とで疾病構造が大きく異なっているのが特徴的である。入院では「統合失調症，統合失調症型障害及び妄想性障害」が最も多く約半数を占めるのに対し，外来では 1 割強程度にとどまる(▶図 1-6)。これに対して入院では 1 割に満たない「気分[感情]障害」が，外来では約 3 割を占めている(▶図 1-5)。

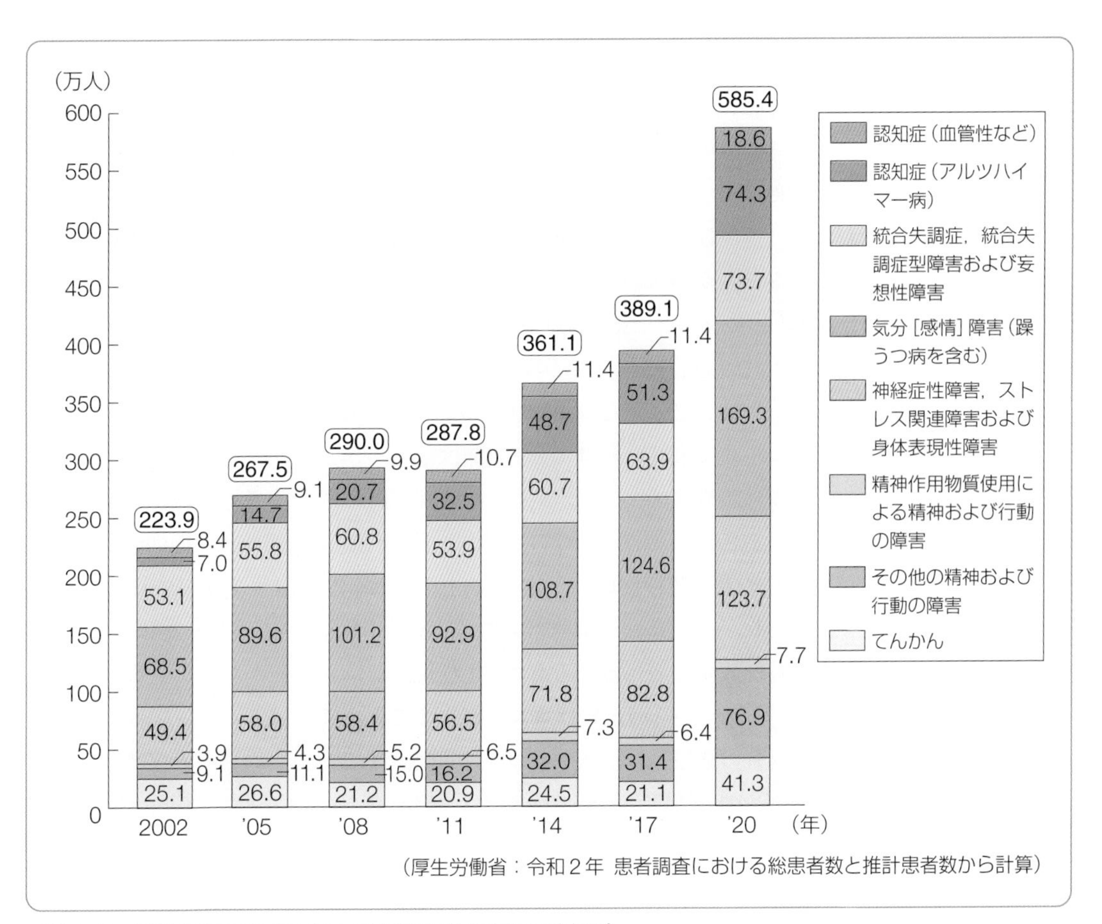

▶図 1-5 精神疾患を有する外来患者数の推移(疾病別内訳)

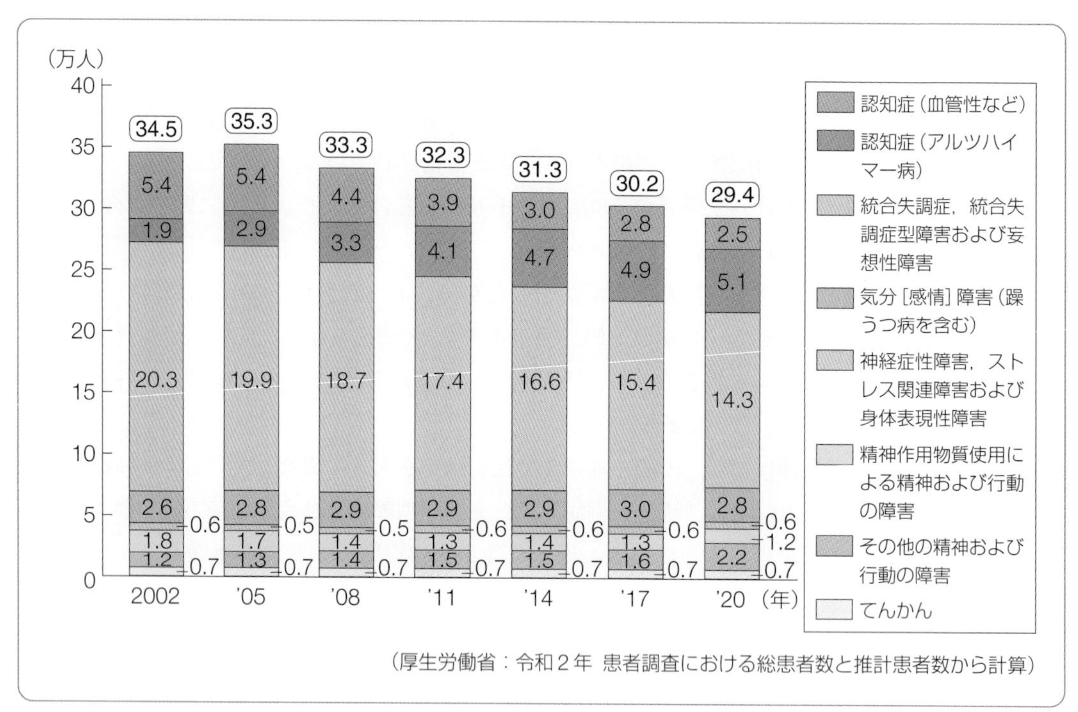

▶図1-6 精神疾患を有する入院患者数の推移(疾病別内訳)

在院日数が格段に長い

日本では，精神科の入院期間がきわめて長いことも課題となっている。2011(平成23)年の精神科での平均在院日数[1]の国際比較(▶図1-7)を見ても，日本が突出している。しかもこれは退院した患者の平均在院日数なので，何年も入院しつづけている患者を含めると，実際の平均在院日数はこれをはるかに上まわるだろう。

2004(平成16)年，厚労省は「**精神保健医療福祉の改革ビジョン**」を発表し，社会的入院の患者を退院させることで10年以内に約7万床を削減する計画を公表した。**社会的入院**とは，病状が改善していながら退院後の受け入れ条件が整わないために入院を続けている状態である。

その後の診療報酬改定で，入院が一定期間をこえると診療報酬を下げるシステムが採用されたため，多くの精神科病院が慢性期病棟を急性期病棟に転換した。その結果，精神病床の平均在院日数は短縮化傾向となり減少した(▶図1-8)。ただし，これはおもに新規入院患者の在院期間が短縮したためで[2]，1年以上の長期入院患者は依然として20万人近くいる(▶図1-9，18ページ)。なお，2020(令和2)年からの上昇はコロナ禍によると考えられる。

民間精神科病院の多い日本

長期入院の背景には，医療制度上の問題がある。ヨーロッパなどでは精神科医療を国や公的機関が担っていることが多いので，政策として病院から地域へ

1) 平均在院日数の計算の仕方は複雑である。巻末「資料2」(▶375ページ)を参照のこと。
2) 新規入院患者の約9割が1年以内に退院している。

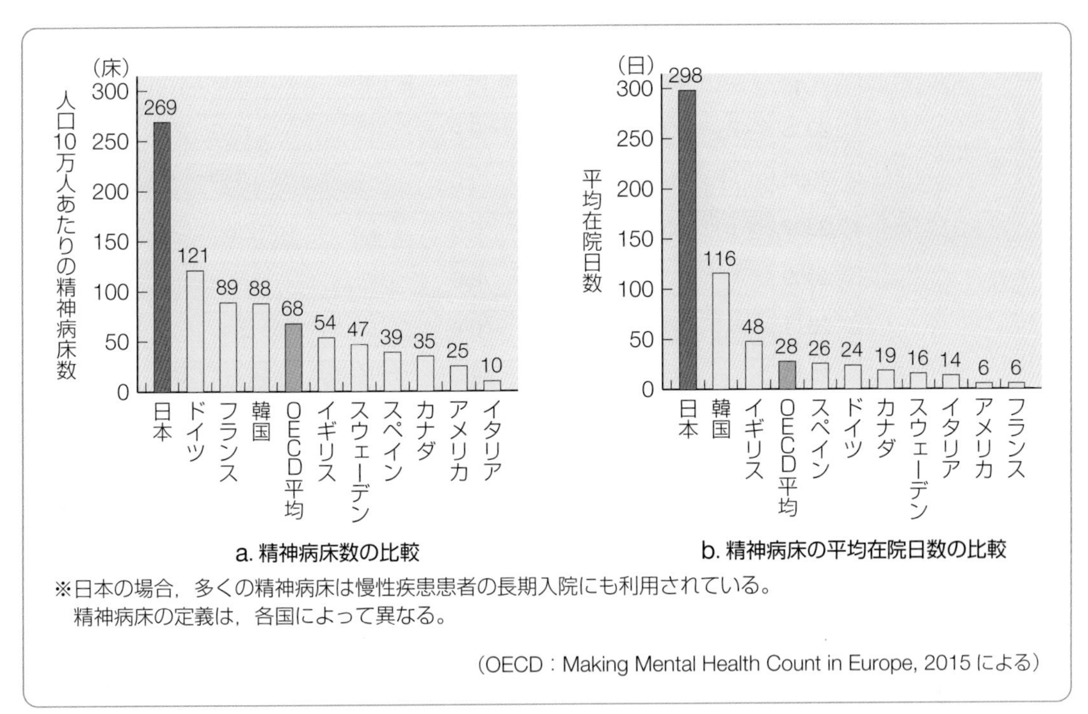

▶図 1-7　精神病床数および精神病床の平均在院日数の国際比較(2011 年または至近年)

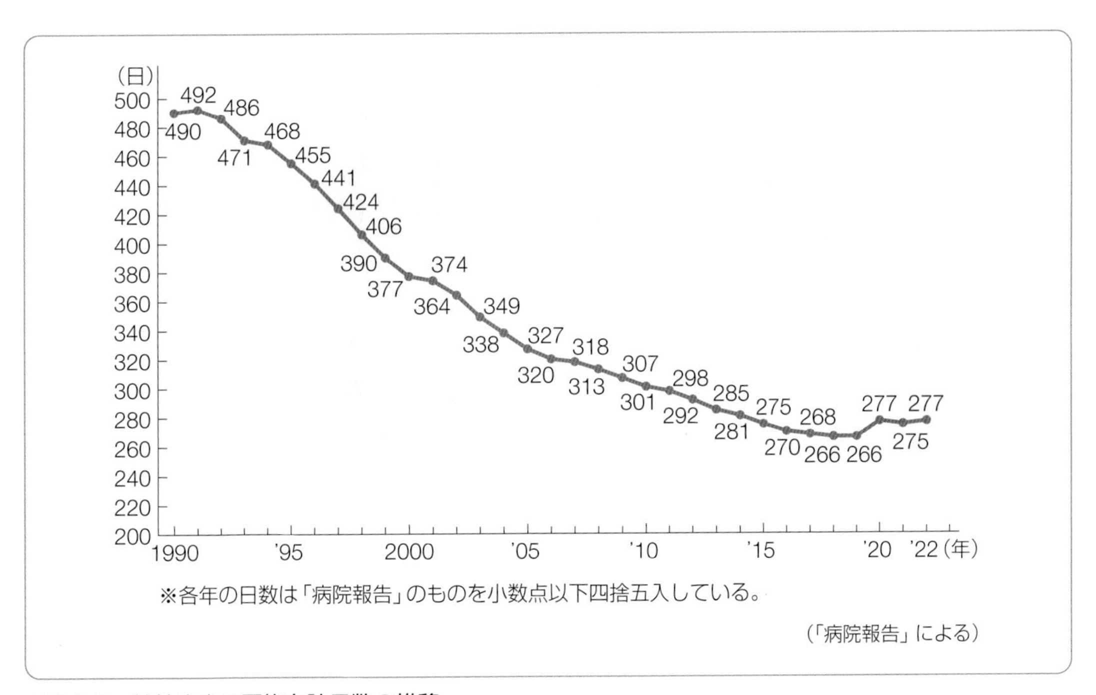

▶図 1-8　精神病床の平均在院日数の推移

とサービスの転換をはかることが比較的容易である。これに対し日本では，精神病床の約 90% 以上が民間の病院であり(▶図 1-10)，経営を維持するためにはある程度入院患者を確保して収益を上げなければならない。そこで，政府は

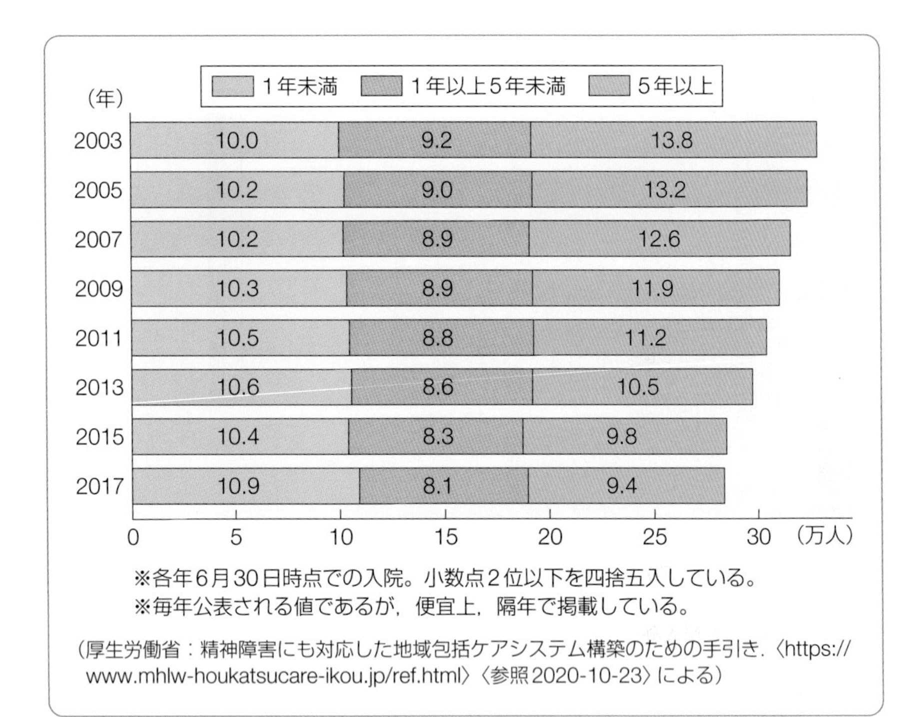

※各年6月30日時点での入院。小数点2位以下を四捨五入している。
※毎年公表される値であるが，便宜上，隔年で掲載している。

(厚生労働省：精神障害にも対応した地域包括ケアシステム構築のための手引き.〈https://www.mhlw-houkatsucare-ikou.jp/ref.html〉〈参照2020-10-23〉による)

▶図1-9　精神病床における在院期間別入院患者数

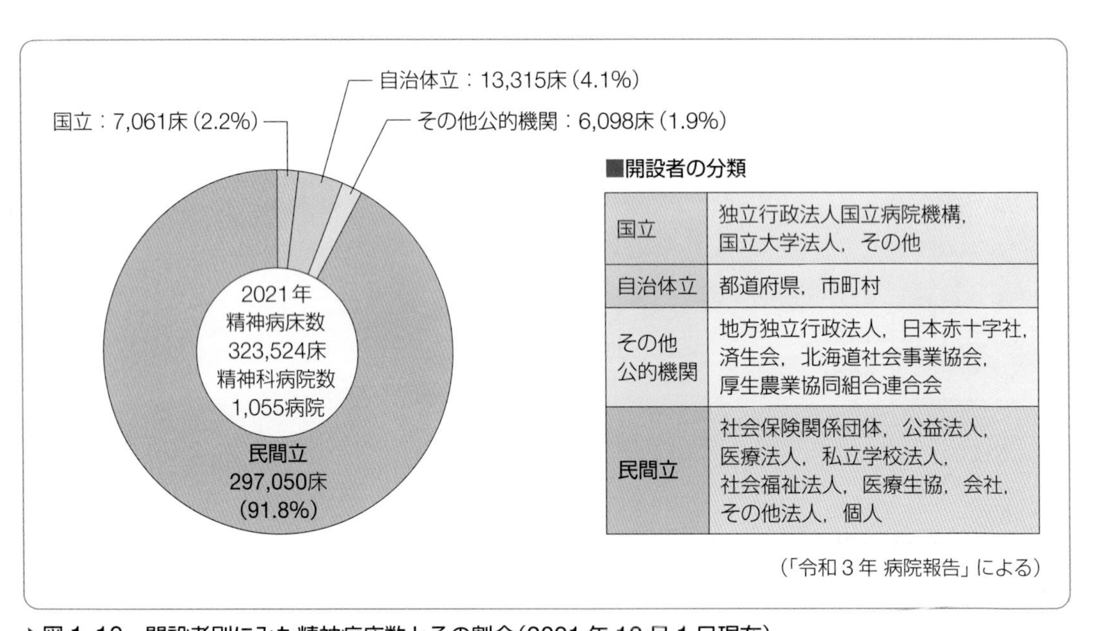

■開設者の分類

国立	独立行政法人国立病院機構，国立大学法人，その他
自治体立	都道府県，市町村
その他公的機関	地方独立行政法人，日本赤十字社，済生会，北海道社会事業協会，厚生農業協同組合連合会
民間立	社会保険関係団体，公益法人，医療法人，私立学校法人，社会福祉法人，医療生協，会社，その他法人，個人

(「令和3年 病院報告」による)

▶図1-10　開設者別にみた精神病床数とその割合(2021年10月1日現在)

診療報酬を改定してなんとか早期退院を促進させようとしているのだが，地域精神医療への予算配分とは結びついていない。

医療法における問題点▶　また，日本では先進諸国に比べて精神科にかかわる職員が少ない。そもそも精神病床の医師・薬剤師・看護職員などの配置基準が一般病床よりも低く設定された「精神科特例」[1]といわれるものがある(▶表1-1)。また,治療も薬物療法がもっぱらで,さまざまな心理療法や治療プログラムを実践するメディカルスタッフ[2]が少ないのも日本の現状である(▶表1-2)。こうした人員配置の少なさは,ケアの質の低下,とくに身体的拘束(治療を目的とした身体の拘束)など

▶表1-1 医療法による人員配置基準

	一般病床	療養病床	精神病床		感染症病床	結核病床	外来
			*1	*2			
医師	16:1	48:1	16:1	48:1	16:1	16:1	40:1
看護職員*3	3:1	4:1	3:1	4:1*2	3:1	4:1	30:1
看護補助者	—	4:1	—	—	—	—	—
薬剤師	70:1	150:1	70:1	150:1	70:1	70:1	処方せん75枚:1

*1:内科,外科,産婦人科,眼科および耳鼻咽喉科を有する100床以上の病院ならびに大学附属病院。
*2:*1以外の病院は,当分の間,看護職員5:1,看護補助者を合わせて4:1でも可。
*3:看護職員は,看護師および准看護師のこと。

▶表1-2 精神保健医療従事者(人口10万対,2017)

	精神科医師	児童精神科医	精神科看護師	心理士	ソーシャルワーカー	作業療法士	言語聴覚士	その他
日本	11.87	0.25	83.81	3.04	8.33	7.24	0.02	31.63
韓国	5.79	0.38	13.66	1.59	8.4	0.08	UN or NA	10.21
オーストラリア	13.53	UN or NA	90.58	103.04	NA	7.65	UN or NA	0.02
フィンランド	23.59	0.38	51.97	109.49	2.75	NA	28.26	34.11
イギリス*1	17.65	—	83.23	12.84	2.87	28.72	—	50.43
ドイツ	13.2	2.76	UN or NA	49.55	UN or NA	56.43	19.41	UN or NA
フランス	20.91	2.84	98.02	48.7	UN or NA	1.39	1.77	UN or NA
カナダ	14.70	UN or NA	68.70	48.7	145.4	3.7	26.1	UN or NA
アメリカ	10.54	2.00	4.28	29.86	60.34	40.76	45.35	78.14

UN:情報なし NA:該当なし
*1:イギリスは2011年のデータ。「—」は2011年時には調査されていない項目。
(WHO: Mental Health Atlas-2011, WHO: Mental Health Atlas-2017による)

1) 1958年の厚生省(当時)事務次官通知で,精神科病院従業者の定員を,医師は一般病床の3分の1,看護師・准看護師は3分の2と規定した特例のこと。2001(平成13)年の改正で名目上は「廃止」されたことになっているが,現実には大病院だけでの廃止である。
2) 医師以外で医療にかかわる専門職のことをパラメディカルスタッフというが,最近では職種にかかわらず医療に関係していれば,メディカルスタッフとよばれるようになってきている。なお,コメディカルという言葉もあるが,これは日本での造語で海外では使われない。

の処置の多さなど，医療における人権軽視の風潮ともつながっている。

③ 多様化する精神科医療のニーズ

1950年代から続いた患者の入院の長期化により，患者の高齢化は進み，生活習慣病やがんなどの身体合併症の発生や認知症の合併が多くなっている。しかし，本来あってはならないことだが，一般診療科では精神障害をもつ患者の入院を歓迎しないところがあり，精神科で身体疾患にも対応せざるをえないこともしばしばである。そこで身体合併症病棟を設置する精神科病院も増えてきている。

一方，社会では気分障害や認知症の増加に加えて，薬物依存や摂食障害，児童・思春期の子どもや発達障害，てんかんをもつ患者などへの精神科医療ニーズが高まり，精神科病棟も機能分化するようになってきた(▶2巻：11章の表11-1，210ページ)。さらに，「心神喪失等の状態で重大な他害行為を行った者の医療及び観察等に関する法律」[1](医療観察法)に基づく医療観察病棟など，精神科医療に求められる役割は拡大している。

④ 入院治療から，地域生活の支援へ

治療の目標設定の変化▶ かつて精神科への入院が長期化していたのは，「症状がなくなり，『ふつう』の人と同じように生活できるようになること」が治療の目標とされていたことにもよる。そのため現在では，「症状や障害をもちながらも，その人の人生をその人なりに生きていけること」が治療の目標とされるようになってきた。できるだけ早く外来治療に切りかえたほうが，社会とのつながりを維持しやすく，予後もよいとわかってきたからである。

また，入院が長引くとかえって新たな障害(施設病▶2巻：219ページ)が生じるため，退院後の生活への再適応がむずかしくなることもわかっている。

重症者でも入院しない方向へ▶ 近年では，従来なら入院せざるをえなかったような重症者でも，地域生活を継続しながら訪問により治療が受けられるシステムが世界各地に広がっている。また，発症してから治療までの期間が短ければ短いほど，予後がよいことがわかり，ヨーロッパの国々では地域ケアの目標の1つに精神疾患の早期発見を掲げるところが増えてきている。治療より予防へとシフトしているのである。

地域ケアには経済的メリットも▶ そもそも病院を維持するためには膨大な経費がかかるため，地域ケアのほうが経済的であるという見方も，こうした動きをあと押ししている。

現在，日本でも退院した精神障害者のためのデイケアや作業所，グループ

---

1) 心神喪失または心神耗弱とは，精神障害のために善悪の区別がつかないなど，通常の刑事責任を問えない状態のことをいう(▶第7章，358ページ)。

ホーム，訪問看護といった地域サービスが整いつつある。さらに，東日本大震災で精神科病院がなくなった地域では，入院にかわる積極的な治療やケアの取り組みも始まるなど，新たな挑戦が各地に広がりつつある。

E この本で伝えたいこと

入院から地域ケアへの動きに対応した構成へ▶

日本の精神科医療は課題をかかえながらも，入院中心から地域でのケアへと確実にシフトしつつある。現状でも地域で暮らす精神障害者のほうがはるかに多いという事実をふまえ，本書では今回の第6版から，2巻にあたる『系統看護学講座　精神看護学[2]精神看護の展開』を中心に大きく構成をかえることにした。すなわち，精神看護といえばまず入院といった発想を改め，地域で暮らすということを大前提とすることにしたのである。病院での治療はあくまでその一部なのである。

「看護過程」について▶

また，このテキストには「看護過程」という項目はない。看護過程では，対象や現象を観察し，問題を抽出してアセスメントし，ケアの目標を定め計画をたて，実践し，結果を評価するという一連のプロセスをふむ。極端にいえば，解決可能な問題しか取り上げない。しかし，解決できないからといって，問題が消えるわけでもなく，問題がなにかがわからずに苦しむこともしばしばである。「問題をどうとらえるか」こそが重要であり，そこに技量が問われるのである。

いまでは多くの病院で電子カルテが導入され，クリックするだけで標準的な看護計画があらわれるようなしくみになってきた。短期の入院では，クリニカルパスによって1人ひとりの毎日の治療やケアの行程表が表示される。このしくみは確かに能率的である。しかし，これはあくまで疾患の通常的理解のうえにたって規格化された計画であって，個別性は副次的なものとなる。看護師の個別性もみえてこない。そこからそれぞれの患者の「物語」へ接近することはほとんど不可能で，看護のおもしろさもだいご味も味わうことがむずかしい。

本書では，こうした標準化したケアをこえた，固有の意味をもつケアを提供するためのヒントを数多く示したいと思う。とくに第1巻は問題を見つけるための，基本的な知識や考え方を幅広く紹介した。第2巻では，個別の事例のなかに，問題解決に向けた看護過程的なプロセスがたどれるようなものの見方，考え方がわかるようにした。

また，必要な箇所では基本的なケアプランを示した。しかし，「いま，なにをすべきか」という近視眼的なことばかりにとらわれず，創造的で個性的なケアを生み出していってほしいというのが読者への私たち著者の期待であり願いなのである。

生きる意味を考え，想像力と倫理観をはぐくむ▶

とくに，心の健康や精神障害に関する知識やスキルを学ぶこと以上に，自分にとって生きるとはどういうことかを考えること，さらに人の痛みに対する想像力や倫理観をはぐくむこと，そして，患者や家族の尊厳をまもると同時に，自分自身をも大切にすることも学んでほしいと考えている。それは，精神看護に限らず，あらゆる看護の場で求められていることでもある。

ゼミナール

復習と課題

❶ 日本の精神障害者の現状をまとめておこう。

❷ 諸外国と比べて，日本の精神医療にはどのような特徴があるだろうか。

❸ 精神障害者の「生きにくさ」とは，どういうものだろうか。

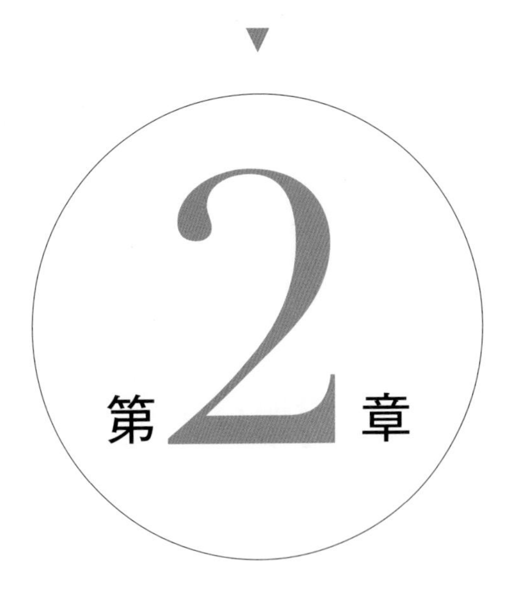

精神保健の考え方

本章で学ぶこと

- □精神の健康・不健康とはなにか,「正常」と「異常」をはかるものさしとなっている「ふつう」というものさしについて考える。
- □精神の健康や障害の3側面を理解する。
- □精神の健康の定義を学ぶ。
- □精神障害を説明するさまざまなモデルと,発生のメカニズム,予防と回復への視点を学ぶ。

A 精神の健康とは

悩みをもつことは▶不健康?

精神が健康であるとは,いったいどういう状態なのだろうか。悩みがまったくなく,すべてに満足した状態のことだろうか。

それでは,次の場合はどうだろう(▶図2-1)。

- ニキビに悩んだり体重を気にしたりする。
- 試験勉強をしなければと思えば思うほど,なにか別のことを思いついてやってしまったり,寝てしまったりして,いつも後悔してばかりいる。
- あこがれの先輩の前で心臓がドキドキして顔が真っ赤になってしまう。
- 出かけようとして,鍵をちゃんとかけたか,アイロンのスイッチは切ったかと,気になってしかたがない。
- クラスの友だちの輪に入ろうと近寄ったら,急に会話がやんだ。私の悪口を

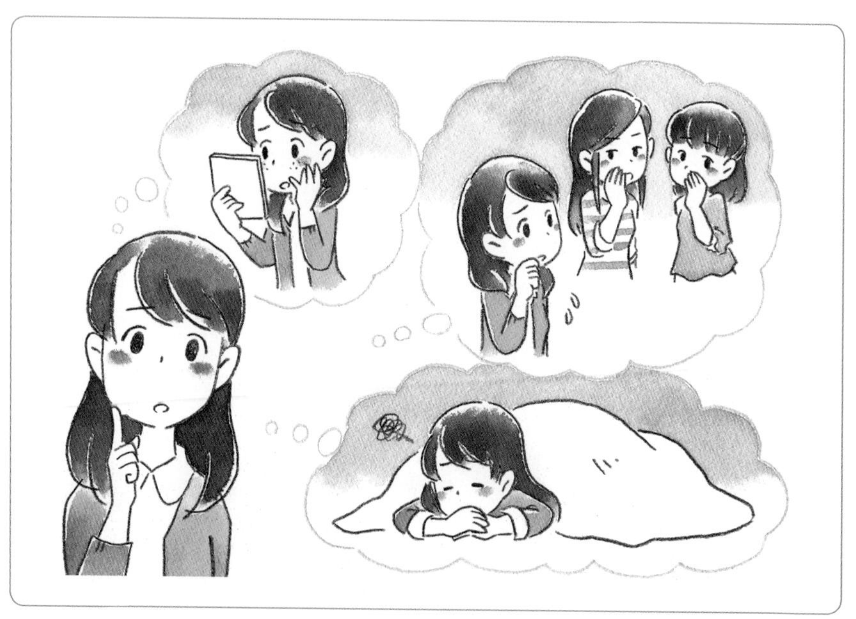

▶図2-1 こんなふうに思うのって変?

言っていたのかと気になる。

- 気分がふさいで，なにもしたくない，誰にも会いたくない。

このような悩みをもったからといって，必ずしも精神的に不健康とはいえないだろう。試験に落ちたり，失恋したりしたときには落ち込むのが自然であり，そのほうが健康なのである。むしろ，どんな状況でもつねに満足して，不自然なまでにきげんがよいとしたら，それは多幸症(ユーフォリア)という精神症状かもしれない。

日常生活に支障が出たら要注意▶

若者が外見に悩むのはごくありふれたことだが，それが気になって人と会うこともできないとなれば問題は違ってくる。また，外出のたびに，いろいろ気になって何度も引き返すようでは，仕事や学校にも行けなくなるだろう。落ち込みが何週間も続いて，食事も睡眠もとれなくなってきたら，ありふれた悩みとほうっておくことはできない。場合によっては，命にかかわることにもなりかねない。

このように，心がなにかにとらわれてしまい，思うように生活ができなくなれば，専門的なたすけが必要となる可能性がある。

①「ふつう」というものさし

「ふつう＝多数」にすぎない▶

人が精神状態について「おかしい」「変」「病気」というときには，どこかに「正常」か「異常」かを判断するためのものさしが存在する。それは，「ふつう」というものさしである。人は悩みや不安があるかないかではなく，「ふつう」か「ふつうではない」かによって，正常か異常かを判断しようとしているのである。

そして，「ふつうではない」とみなされるのは，社会のなかで大多数の人が期待する考え方や行動様式から外れている，すなわち**逸脱**(いつだつ)しているときである。

たとえば，病気でもないのに何年も歯をみがかず，風呂にも入らない人を「おかしい」と思うのは，社会で毎日歯をみがき入浴することが「ふつう」と考えられ，期待されているからである。また，「ふつう」は女性が着るような服を男性が着用すれば，「かわった人」と思われ，誰が考えてもありえないことを信じている人は，「おかしな人」「病気の人」と思われる。

国や文化によって「ふつう」は違う▶

しかし，「ふつう」とはなんだろうか。世界を見渡せば，入浴の習慣のない民族はめずらしくない。その人たちからすると，毎日入浴しないと気持ちがわるいという日本人のほうがおかしいと思うだろう。タータンチェックの巻きスカートは日本ではもっぱら女性用だが，スコットランドではキルトとよばれる男性の伝統的正装である。地球が太陽のまわりをまわっていると地動説を唱えたガリレイ G. Galilei は，現代でこそ「天文学の父」と称されるが，ローマ-カトリック教会が支配していた中世イタリアでは異端とみなされた。

②統一した診断基準の必要性

時代や地域によって「ふつう」が大きく違っているとしたら，精神的な「正常－異常」の基準も違ってくるのだろうか。1960年代に精神科医サズ T. S. Szasz は，精神疾患という概念は社会がつくり出した神話であると批判した[1)]。現実に，冷戦時代の旧ソビエト連邦では，精神医学が政治的に利用され，反体制活動家が精神病者として収容所に拘禁されていたこともある。

しかし，国や時代によって診断基準が異なると，精神疾患の実態をつかむことも，治療の効果を比較することもできない。そこで診療や研究のための統一した国際的診断基準として，**「疾病及び関連保健問題の国際統計分類（国際疾病分類，ICD[2)]）」**のなかに精神障害の分類が設けられたり，また，**「精神障害の診断・統計マニュアル（DSM[3)]）」**がつくられたりすることになった（▶詳しくは，第5章，162ページ）。

その人の問題と強みはなにか▶ だが，これらは，多くの国々の専門家が集まって，「こういう条件がそろえばこういう疾患ということにしよう」と，分類の基準を決めたものである。しかも，何年かごとに改訂されている。実際には，「病気」か「病気でない」か，さらには「なんという病気か」を見きわめるのはむずかしい。診断名がついても，標準的な治療を行えば，皆治るというわけではない。

回復を支援するためには，その人の「ふつうでない」ところをさがして疾患のレッテルをはるより，その人にとってなにが現実の問題なのか，どんな生きにくさをもっているのか，それを乗りこえるためにどのような強みをもっているかを知ることのほうが，はるかに重要なのである。

③精神の健康と障害の3つの側面

生物学的な研究も進んでいる▶ 精神疾患の治療には，精神療法を中心とする心理学的なアプローチと，薬物療法を中心とする生物学的なアプローチとがあり，これまで互いに有効性をめぐって対立していた。最近では，脳神経学的研究が進み，精神障害の生物学的要因がつぎつぎと明らかにされつつあり，脳や神経の機能や構造自体がさまざまな環境からの感覚刺激を受けて，後天的に変化していくことがわかってきた。そこで，生物学的研究でも，心理社会的なストレスが脳に及ぼす影響が注目され，あらためて患者の生育史や愛着関係などに関心が向けられるようになった。

1）サズ，T. S. 著，河合洋ほか訳：精神医学の神話．岩崎学術出版社，1975.

2）ICD：International Classification of Diseases の略。死因や疾病のデータの記録・分析・比較を世界で統一的に行うために世界保健機関（WHO）が定めた分類。

3）DSM：Diagnostic and Statistical Manual of Mental Disorders の略。アメリカ精神医学会（APA）が作成する診断基準。

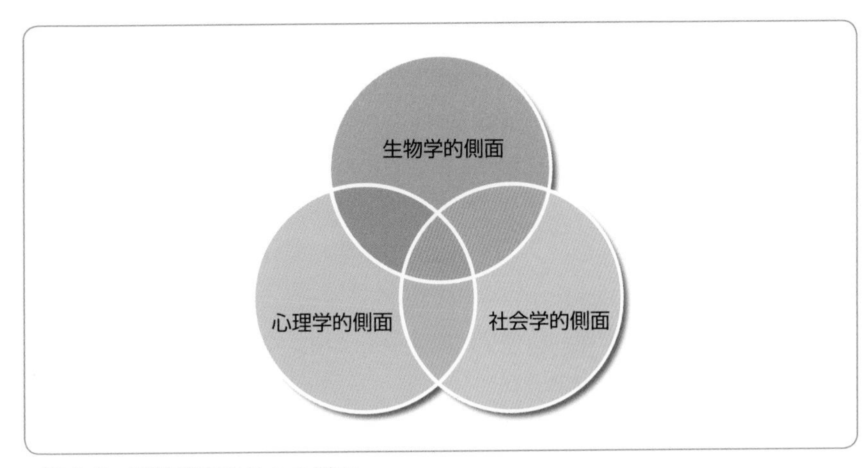

▶図 2-2 精神障害の 3 つの側面

生物学的・心理学的・社会学的側面がある▶

また，欧米では精神科病院に入院している患者は少ないのに，日本ではいまだにおおぜいが精神科病院の，しかも鍵のかかった閉鎖病棟に長期間入院しているという事実がある。明らかに精神障害の問題には，生物学や心理学だけではかたづかない，社会学的側面があるのだ。

つまり精神の健康や障害には，**生物学的側面**，**心理学的側面**，**社会学的側面**の 3 つの次元があり（▶図 2-2），回復やケアにもこの 3 つの次元がからむ。

④ 精神の健康の基準

「健康」は「病気でない」ことではない▶

精神に限らず，健康を定義するのは簡単ではない。1948 年に制定された WHO 憲章の前文には，有名な次の一節がある。

> 健康とは，身体的，精神的ならびに社会的に完全に良好な状態であり，単に病気や虚弱でないことにとどまらない。到達しうる最高レベルの健康を享受することは，人種，宗教，政治的信念，社会・経済的条件のいかんにかかわらず，すべての人類の基本的権利の 1 つである。

なお，「良好な状態」は，原文では state of well-being と表記される。

精神の健康の定義▶

WHO は精神の健康についても，どの社会にも通用する一般的な定義はむずかしいとしたうえで，健康の定義にならって，「ただ精神疾患ではないことをいうのではない」とし，次のように定義している。

> すべての個人が自分の能力を知り，生きていくうえでのふつうのストレスに対処でき，生産的で実りある仕事ができ，そして自分のコミュニティに貢献することができる良好な状態。

1999（平成 11）年の WHO 総会において，この定義の最後の部分を「身体的，精神的，霊的ならびに社会的に完全に良好な，動的な状態」とする提案がなされたが，「霊的 spiritual」[1)]という言葉に異論が出て採択は見送られた。

dynamic な状態▶とは

ここで「動的 dynamic」という言葉が提案されたのは，人は充実して生きていると感じられるときもあれば，落ち込んだり，妄想的になったり，こだわりが強くなったりするときがある。そのときどきに対処しながら，健康と不健康の間をバランスをとって生活していくことができれば，それが健康であるという意味が込められていた。

実際，精神が健康であるとはどのような状態かを端的に説明するのはむずかしいのである。

● 精神の健康にかかわる13の能力

精神科医の中井久夫(▶図2-3)は，精神の健康をあやうくするようなことに対する耐性として精神の健康をとらえることをすすめ，「精神健康の基準」として13の能力をあげた[2)]。長いので，その一部をまとめて紹介する。精神の健康とはなにかを考えてみてほしい。

①分裂する能力，そして分裂にある程度耐えうる能力 分裂(スプリッティング splitting)とは，1人の人格のなかにいくつもの違う面をもつ人格が存在する状態をさす。アメリカの精神科医サリヴァン H. S. Sullivan は，人格は対人関係の数だけあるとした。たとえば，職場での自分と，休日に友人といるときの自分，あるいは家族といるときの自分は，違っているのが自然である。そのどれもが自分であると感じられて無理がない限りは，健康なのである。

②両義性(多義性)に耐える能力 ものごとにいくつもの面があることを受け入れられる能力である。たとえば，思春期には，子どものうちはえらいと思っていた親や教師に欠点や矛盾を見つけて幻滅してしまうが，成長するにつれて，その人の一面として許せるようになる。

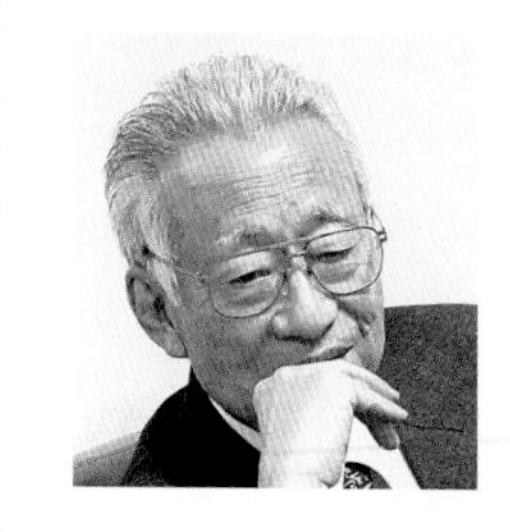

日本の精神科医，ギリシャ詩の翻訳でも知られる。京都大学法学部から医学部へ移り，ウイルス研究に従事していたが，その後，東京大学医学部附属病院分院で精神医学に転向した。長らく神戸大学医学部教授を務め，阪神淡路大震災後に設立された兵庫県立こころのケアセンターの初代所長を務めた。多数の著作に記されたゆたかな臨床経験に基づく洞察は，看護師を含め多くの臨床家に影響を与えている。

▶図2-3 中井久夫(1934〜)

1) spiritual(スピリチュアル)とは，人間の尊厳や生きる意味に関連した，人間にとって本質的なものを意味するとされる。
2) 中井久夫：個人とその家族(中井久夫著作集6)．pp. 175-183，岩崎学術出版社，1991.

③二重拘束への耐性　二重拘束(ダブルバインド double bind)とは，言葉で伝えられるメッセージと非言語的に伝えられるメッセージとが互いに矛盾するようなコミュニケーション様式をいう。たとえば学校では，生徒は自発性や主体性をもつように指導されるが，その一方で規則に従い，協調性をもつことが要求される。社会でも，個性的であることが称賛される一方で，逸脱する者は排除される。

こうした矛盾する要求になんとか折り合いをつけて，自分らしさを見いだしていくことができるのが，二重拘束への耐性である。

④可逆的に退行する能力　退行とは，自立した状態から依存状態へと成長過程を逆戻りすることをさす。たとえば，妹や弟が生まれると，上の子が一時的に赤ちゃん返りすることがある。大人でも飲み会で子どもっぽくはしゃいだり，スポーツやゲームに子どものように夢中になったりする。

一般に，退行はわるいことと思われがちだが，実はそうではない。たとえば，睡眠は人間の精神の最も原始的な状態であり，退行でもある(生まれたばかりの赤ん坊はたいてい眠っている)。睡眠中には傷ついた細胞を修復する成長ホルモンが活発に放出されるため，疲れたりかぜをひいたりしたときには自然と眠くなる。これは健康を維持するための生理的反応であり，ゆっくり眠ればたいていの場合は回復する。寝る子は育つというのも，根拠がないわけではない。かぜに限らず，すべての病(やま)いは退行を引きおこす。そして，赤ん坊の成長と同じように，ケア(世話)をされて回復する。つまり，一時的な退行は健康にとって必要なものなのである。逆に，退行が許されず不眠不休で働いていると，過労死や燃えつきの危険性が高まる。

⑤問題を局地化する能力　局地化の逆は，一般化・普遍化である。一度ミスをしただけで，「だから私はだめなんだ」と一般化してしまうのではなく，「たまたま間違ってしまった」と限定的に思えるほうが健康である。

また，ちょっとしたいさかいに第三者を巻き込んで，大きな対立にまで発展させてしまうのは健康とはいえない。国際関係でも同じである。

⑥即座に解決を求めないでいられる能力，未解決のまま保持できる能力，迂回できる能力，待ち能力　問題に気づいたときにすぐに解決策をさがすのではなく，どのような問題なのか，どうしてそれがおこるのかと考えをめぐらせる能力である。世のなかには，すぐには原因がわからないことも，たとえわかってもどうにもならないことも多い。その不全感に耐えて待つことのほうが重要なのだ。英国の詩人キーツ J. Keats(1795〜1821)は，このような能力を「負の能力 negative capability」とよんだ。

⑦一般にいやなことができる能力，不快にある程度耐える能力　医療の仕事は「よごれ仕事」でもある。人ができたら避けたいと思う痛みや苦しみに目を向け，排泄物や傷口などにも触れる。したがってこの能力がなければ，やっていくことはできない。しかし，それでも限界はある。中井はこれに，「いやな

ことは自然にあとまわしにする能力」「できたらやめておきたいと思う能力」「ある程度で切り上げる能力」を付け加えている。なによりも「いやなことをいやだと感じる能力」が，精神の健康には重要なのである。

⑧ひとりでいられる能力　この能力には，ひとりで孤独に耐える能力と，誰かがそばにいても自分自身のことに没頭できる能力の2つが含まれる。いつもそばに誰かがいないと落ち着かない人や，誰かがそばにいるとその人が気になってしまい，安心して自分のことに没頭できない人は，この能力が欠けているのである。

⑨秘密を話さないでもちこたえる能力，うそをつく能力　親は子どもに「うそをついてはいけない」と説き，子どもがなんでも包み隠さず話してくれることを期待する。だが，幼児の「うそ」は，空想や願望を語っているのである。やがて成長すると，現実との違いを認識したうえで，目的をもってうそをつきはじめる。それは心が機能しはじめた証拠である。また，子どもが親に対して秘密をもつことは，自分というものをつくりあげていく親離れの重要なステップでもある。もちろん，これは親を信頼しないということではない。

⑩いいかげんで手を打つ能力，意地にならない能力，いろいろな角度からものをみる能力，しなければならないという気持ちに対抗できる能力　この能力には，欲求不満に耐える能力が関係してくる。世間では自分に厳しいことはよいこととされがちだが，つねに完璧を求めるのは苦しい。自分に対して「ま，いいか」と思えるくらいが健康なのである。

⑪現実対処の方法を複数もち合わせていること，現実処理能力を使いきらない能力　ストレスにさらされたとき，対処方法を1つしかもたないと，それ自体が問題になっていきやすい。たとえば，飲酒や引きこもりなどはその例である。

⑫自分の内と外におこる変化を感じとる能力，身体感覚　とくに疲労感・余裕感・あせり感・季節感などを敏感に感じとる能力である。 疲れを感じないと，無理をして心身の健康をそこねてしまう。あとどのくらい自分に余裕があるかないかを感じとることは，とても重要なのである。対人関係を読む能力，すなわち相手の感情・希望・拒絶などを推察する能力や，予感や余韻を感受する能力もここに入る。

⑬独語する能力，妄想能力　ひとりでいるとき，知らず知らずのうちに声に出して考えたり，自分に話しかけたりしているときがある。自分と対話する(独語する)ことによって，混乱した思考や感情が整理され，冷静になる。

ところが精神の病いをかかえると，特定の妄想にとらわれてしまい，精神の自由がきかなくなる。中井は，「ふつうの人のほうがいろいろ途方もないことを考えては崩して，いわば妄想慣れしている」という。

B 心身の健康に及ぼすストレスの影響

健康をそこなう原因としてよくあげられるのが，ストレスである。いったい，ストレスとはなんなのだろうか。古典的なストレス理論から概観していこう。

① 生体システムとしてのストレス反応

ストレスとは▶恒常性を乱す緊張

人間の身体はさまざまな脅威にさらされても，通常は免疫や自律神経などのはたらきによって調整され，生体システムは一定のバランスを保っている。キャノン W. B. Cannon はこれを**恒常性(ホメオスタシス)**とよび，これに乱れをもたらす緊張を**ストレス**と名づけた[1](▶NOTE「ストレスとは」)。

ストレッサーと▶ストレス反応

しかし，環境からの脅威がその人が耐えられる能力をこえると，生体の生理的システムのバランスがこわれ，全身的な生理的変化がおきる。このようなストレスによる生理的反応を**ストレス反応**とよぶ。ストレス反応は，生体の防衛メカニズムであると同時に，適応メカニズムでもある。ストレスとはこの動的なメカニズムがはたらいている状態であり，その要因となるものが**ストレッ**

NOTE
ストレスとは

ストレス stress とは，もともと物理学や工学で使われていた用語で，荷重をかけられたスチールのバネなどがたわんだ状態のことをさしていた。

セリエの考えによれば，ある程度のストレスには抵抗を高め，適応能力を増大させる効果がある。たとえば，スポーツでハードトレーニングや寒稽古(げいこ)といったストレス刺激を加える(鍛錬(たんれん)する)ことによって，健康増進や運動能力を高めることができる。彼はこうしたストレスを善玉ストレスとよび，機能低下や病気を引きおこすようなストレスを悪玉ストレス distress とよんだ。

のちに，日常的な心理的ストレスに着目するようになったセリエは，ストレス反応は，生存がおびやかされる危険に囲まれていた原始時代には生きのびるために必要な反応であったが，現代社会においてはそうした脅威を感じとる直観力が失われてしまい，身体はストレス反応をおこしているのに，心は気づかないままでいるため，どんどん身体や心がむしばまれていくと述べている。

1) キャノン，W. B. 著，舘鄰・舘澄江訳：からだの知恵──この不思議なはたらき．講談社，1981.

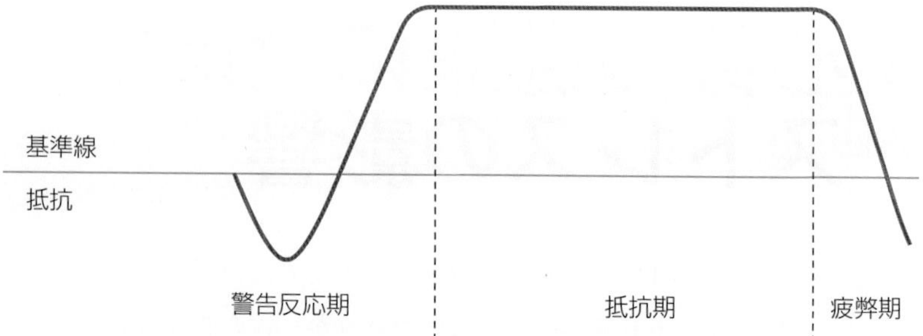

基準線
抵抗
警告反応期
抵抗期
疲弊期

（ハンス・セリエ著，杉靖三郎ほか訳：現代社会とストレス，原著改訂版（叢書・ウニベルシタス），p.115，法政大学出版局，1988による）

▶図 2-4 ストレス反応の三相期

サー[1]である[2]。

違うストレッサーでも同じ反応▶

ストレッサーには，細菌感染，妊娠，絶食などによる生物学的侵襲，高温や寒冷刺激，騒音や振動，空気圧の低下もしくは上昇などによる物理的侵襲，化学薬品や化学物質の汚染などによる化学的侵襲など，さまざまな種類がある。

人体がこうしたストレッサーにさらされると，その種類にかかわりなく，①胸腺・リンパ腺・脾臓の萎縮，②胃や腸管の出血や潰瘍，③副腎皮質の肥大といった共通の反応を示す。セリエ H. Selye は，これを**汎適応症候群**(**一般適応症候群**)general adaptation syndrome と名づけた。

ストレスの考え方はあらゆる健康障害に適応できる▶

特定の疾患について考えるときには，それぞれに特異的な要因(病因)と特異的な反応(症状)を明らかにしようとする。一方，ストレッサーは疾患やその有無にかかわらない非特異的な要因であり，それに対するストレス反応も非特異的な反応である。

たとえば，組織が損傷すると，脳の下垂体から副腎皮質刺激ホルモン(ACTH)が分泌され，血中の副腎皮質ホルモンの量が増加する。この副腎皮質ホルモンは，逆に ACTH の分泌を抑え，副腎皮質ホルモンの産生を調整するはたらきをする。つまり，原因はなんであれ，組織が傷つくと警告信号が自動的に発せられて，この一連の生理的反応がおこる。この警告信号こそがストレスなのである。しかし，ストレスが長引いたり，強度が強かったりすれば，適応しきれなくなる。

ストレス反応の3つの相▶

セリエは，ストレス反応は次の3つの相をたどるとした(▶図 2-4)。

①**警告反応期**　ストレッサーに対し，全身の抵抗は正常以下に減少するがこの時期は，発病にまではいたらない。東洋医学でいう「未病」の段階といえよう。

---

1)「人間関係がストレスになる」など，本来はストレスの要因であるストレッサーのことを，一般に「ストレス」ということがある。
2) セリエ，H. 著，杉靖三郎ほか訳：現代社会とストレス．法政大学出版局，1988.

②抵抗期　ストレッサーに適応できるようになると，抵抗の力は正常値をこえて上昇する。不快や苦痛はなくなり，体調もよくなる。

③疲弊期　ストレス状態が長く続き，適応能力の限界が来ると，抵抗は再び失われ，疲弊期に突入する。このとき，ストレス反応で肥大した副腎皮質の内部に出血や変性がおこり，ホルモン分泌が減り，抵抗力も衰えて，さまざまな疾患が引きおこされる。

② ストレスの社会文化的側面

ストレスとしてのライフイベント▶

セリエは，同じようなストレス反応が慢性的なストレスでも生じることに気づき，生活における日常的な心理的ストレスに着目するようになった。その後のストレスの社会文化的側面に関する研究に用いられ，広く知られているのがホームズ T. H. Holmes とレイ R. H. Rahe の「**ライフイベントストレス尺度**」である(▶表 2-1)。

彼らは 1960 年代に 5,000 人以上の患者の医療記録をもとに，日常生活でのストレスと疾患との関連を調べ，43 項目からなる**ライフイベント**(生活上の変化を伴うできごと)のストレス尺度を開発した。この尺度は，結婚を 50，配偶者の死を 100 のようにストレスの平均値を点数で示し，1 年間に体験したライフイベントの合計点から，翌年深刻な健康障害が生じる確率を予測できるというものである。

一方，**ラザルス** R. S. Lazarus は，一時的なストレッサーであるライフイベントよりも，日常の生活での慢性的なプレッシャーや要求である**日常的イライラ**のほうが，とくに女性において重要なストレッサーとなるとしている[1)]。

ストレスによる情動反応▶

また，ストレスは生理的反応だけでなく，さまざまな精神症状や飲酒や非行といった逸脱行動などの心理的反応(情動反応)を引きおこす。家族内の感情的ストレスは，統合失調症をはじめとするさまざまな精神疾患の増悪に関連していることが明らかにされている(▶第 4 章，130 ページ)。

しかも，ストレスは累積すると，対処がむずかしくなる。たとえば，更年期の体調不良をかかえる主婦が，仕事で家庭をかえりみない夫と反抗期の子どもにはさまれて悩む一方，高齢の親の介護で睡眠不足が続くといったストレスの複合が，更年期危機とよばれる状況を悪化させ，うつ病を引きおこすというようなことがありうる。

ストレスは神経系と免疫系を介して心と身体に作用▶

その後，ストレスの研究はさらに進み，心理的ストレスはまた，免疫システムを介して，がんやその他の身体疾患に結びつくことがわかってきた。最近では，ストレッサーに対する生理的反応と心理的反応は一連のシステムと考えら

---

1) ラザルス，R. 講演，林峻一郎編訳：ストレスとコーピング── ラザルス理論への招待. pp. 35-36，星和書店，1990.

▶表2-1　ライフイベントストレス尺度(ホームズとレイによる，1967)

生活事象	平均値	生活事象	平均値
1. 配偶者の死亡	100	23. 子どもが家を去っていく(結婚・大学進学などで)	29
2. 離婚	73	24. 親戚とのトラブル	29
3. 別居	65	25. すぐれた業績をあげる	28
4. 留置所拘留	63	26. 妻が仕事を始めるあるいはやめる	26
5. 家族メンバーの死亡	63	27. 学校が始まる	26
6. 自分の病気あるいは傷害	53	28. 生活状況の変化	25
7. 結婚	50	29. 習慣をあらためる	24
8. 解雇される	47	30. 上司とのトラブル	23
9. 夫婦の和解	45	31. 仕事の状況がかわる	20
10. 退職	45	32. 住居がかわる	20
11. 家族の一員が健康を害する	44	33. 転校	20
12. 妊娠	40	34. レクリエーションの変化	19
13. 性的困難	39	35. 教会活動の変化	19
14. 新しい家族メンバーが増える	39	36. 社会活動の変化	18
15. 仕事の再適応(合併・合理化・破産など)	39	37. 1万ドル以下の抵当か借金	17
16. 経済状態の変化	38	38. 睡眠習慣の変化	16
17. 親友の死亡	37	39. 家族の団らんの回数の変化	15
18. 異なった仕事への配置がえ	36	40. 食習慣の変化	15
19. 配偶者との口げんかの回数の変化	35	41. 休暇	13
20. 1万ドル以上の抵当か借金	31	42. クリスマス	12
21. 担保物件の受け戻し権喪失	30	43. ちょっとした違反行為	11
22. 仕事上の責任の変化	29		

注)最高得点の平均値を100とした場合，他の項目の点数
日本とアメリカでは文化的背景・社会習慣が異なること，50年以上前に作成された尺度であることを考慮する必要がある。
(T. H. Holmes & R. H. Rahe: The Social Readjustment Rating Scale. *Journal of Psychosomatic Research*, 11: 213-218, 1967による)

れており，免疫学，内分泌学，神経科学，心理学の領域の壁をこえて，「精神神経免疫内分泌学」や「精神腫瘍学」(サイコオンコロジー)とよばれる分野が生まれている。

③ 精神保健における危機というとらえ方

1 危機への反応としての精神障害

1960年代のアメリカで，精神障害を危機的状況への反応とみる見方が生まれた。当時，ケネディ大統領の提唱するフロンティア政策のもとで，精神科医療の脱施設化に向けて**地域精神保健運動**がおこった。その理論的根拠となったのが，大統領顧問であったカプラン G. Caplan の提唱した**危機理論**である。

カプランは，**精神的危機**を次のように定義している[1)]。

> 危機的状況に陥り，それから逃れることもできず，それまで使い慣れた問題解決手段によっても解決できずに心理的均衡を失った状態

この見方は，精神障害を身体疾患と同じく医師によって治療されるべき疾患ととらえる医学モデルとは異なる，心理・社会的モデルの考え方[2]であった。

危機の種類▶ 危機には，「成熟の危機」と「状況的な危機」がある。

①**成熟の危機**　離乳・入学・思春期・結婚・出産・就職・更年期・定年といった個人の成長に伴い誰もが通り抜ける，その時期に特有の危機である。これまで慣れ親しんだ環境や人間関係に別れを告げ，次の人生のステージへ移行する時期であり，心身の健康をそこないやすい。

②**状況的な危機**　これには，災害や事故，突然の病気などの予測のつかない**偶発的危機**と，暴動や不況などの社会不安，慢性疾患や失業による困窮，離婚，別離などの**社会的危機**がある。いずれも自分ひとりではどうしようもない状況であり，無力感におそわれる。

2 危機介入の方法としてのソーシャルサポート

カプランはまた，危機的状況にある人々にタイミングよく援助を提供することによって，将来の深刻な健康障害を予防することができるとの考えから，地域精神保健活動の基本となる**危機介入** crisis intervention の方法を提唱した[3]。そして，地域精神保健活動におけるソーシャルサポートの重要性に注目し，ソーシャルサポートを次の2つに大別した[4]。

①**情緒的サポート**　問題をかかえているときに話を聞き，共感し，慰め，力づける情緒的支援と，対処行動の適切さを評価する評価的支援からなる。

②**道具的サポート**　問題解決に向けて，一緒に行動する，道具や資金を用意するといった具体的・実際的な支援をいう。たとえば，家事ができない人へのホームヘルプサービスなどだが，そうしたサービスについての情報提供も重要な道具的サポートとなる。

あてにできる人がいるとストレスはやわらぐ▶ 社会的ネットワーク[5]には，ストレス緩衝作用がみとめられている[6]。社会的ネットワークが弱い人は，強い人よりも死亡率が高い。これはサポートの内容そのものより，必要なときに周囲がサポートしてくれるだろうという認識や期待が，ストレスをやわらげると考えられている。

とくに，周囲とのコミュニケーションを通して自分が愛され，尊重され，ネットワークのなかで役割を果たしているという認識をもてることが重要なの

1) カプラン，G. 著，近藤喬一ほか訳：地域ぐるみの精神衛生．星和書店，1979.
2) モデルとは，考え方や概念の枠組みのこと。ほかの考え方や概念との比較に用いる。
3) カプラン，G. 著，新福尚武監訳，河村高信ほか訳：予防精神医学．朝倉書店，1970.
4) カプラン，G. 著，近藤喬一ほか訳：前掲書．p. 16.
5) これは現実的なつながりだけに限らない。現在多くの人が利用しているLINE，Facebook，Twitterなどのサービスをさす SNS は，social networking service の略称であり，電磁的仮想空間に社会的ネットワークをつくり出すサービスのことである。
6) 稲葉昭英：ソーシャルサポートの理論モデル．松井豊・浦光博編：人を支える心の科学．誠信書房，1998.

である[1]。

サポートがストレスになることもある▶ 逆に，ソーシャルサポートがマイナスの影響を及ぼすことがある。これを**ネガティブサポート**という。家族がかえってストレッサーとなったり，SNS上でいじめがおきたりするのがその例である。ストレスは，人間と環境の関数なのである。

④ストレスに対応する個人のなかの力

危機はチャンスにもなる▶ 危機は，それ自体がすぐに精神障害と結びつくとは限らない。危機をうまく乗りこえることができれば，その経験から学ぶことでストレスへの対処能力が増し，ストレス耐性や後述するレジリエンスといった，その人にとっての**強み**(ストレングス strength)が高まる。危機は成長のチャンスでもあるのだ。しかし，同じできごとに遭遇しても，それがどれほどの打撃となるか，あるいは成長のチャンスにできるかには個人的要因がからんでくる。

1 ストレスへの対処(コーピング)

ストレス状況に対する創造的な対応▶ ストレスへの対応の仕方も，人によってさまざまである。ラザルスは心理的ストレスへの対応方法を対処(コーピング)とよんだ。

コーピング coping とは，ストレスとなる問題がふだんのやり方では乗りこえられないときに考え出される新しい行動や認知であり，創造的な対応である。

3つのストレス-コーピング-ストラテジー▶ コーピングには次の3つのストラテジー(戦略)がある[2]。

①問題志向のコーピング 積極的に問題解決を目ざすことで，ストレス状況そのものをかえようとする対処である。

②情動志向のコーピング 積極的な解決方法がすぐには見いだせない場合，精神的な負荷を軽くしようとする対処である。音楽を聞いてリラックスする，旅行や買い物に行って気分転換をはかる，人に話を聞いてもらうなどの方法がある。一方，問題を直視できずに酒におぼれる，周囲にあたり散らすといった逃避的な行動もある。

③評価志向のコーピング 自分が直面している問題のとらえ方(評価)をかえようとする対処である。認知行動療法(▶第6章，247ページ)に通じる方法である。ものごとのプラス面を見ようとする積極思考や，苦境を笑いにかえるユーモアが，これに役だつことがある。

ストレスマネジメントという考え方▶ コーピングの概念の登場により，**ストレスマネジメント**という考え方が生まれた。これは，ストレスをなくすのではなく，ストレスとうまく付き合ってい

---

1) Cobb, S.: Social support as a moderator of life stress. *Psychosomatic Medicine*, 38: 300-314, 1976.
2) Weiten, W. et. al: *Psychology Applied to Modern Life in the 21st Century, 9th ed.* Wadsworth, 2008.

くことを目ざす方法である。

2 危機を回避するための要因

アギュララ D. C. Aguilera は，ストレスが即座に危機と結びつくわけではないことに注目した。ストレスにより人の生理的・心理的バランスは一時的にくずれるが，そこでなんとかバランスを保つことができれば，やがて問題が解決され，危機を回避することができる。つまり，バランスを保つことこそが重要と考えたのである。

それには，以下の3つの要因がある[1)]。

①できごとの現実的な認知 できごとの認知は，それが自分自身や生活にどのような影響を及ぼすかという評価と関連し，対処行動を選択するうえで重要な要因となる。

できごとの認知は感情によってゆがむため，たとえば，周囲の人々にはささいな失敗と思われても，本人は取り返しのつかない大失敗だと過大評価したり，その逆の場合もある。一般には，楽観的なものの見方をする人のほうが，悲観的な見方をする人よりもストレスに強い。

また，配偶者からの暴力に悩み，離婚を自由になるチャンスと考える人にとっては，離婚もさほど大きなストレスとはならないかもしれないなど，その人の状況によっても大きく左右される。

②適切な状況的サポート 一緒に考えたり，支えになってくれたりする人の存在や適切な社会資源の提供などをいう。状況的サポートは，できごとによって傷ついた自尊心を高め，みずから問題解決に向かう力となる。

③適切なコーピングメカニズム できごとが簡単に解決できないと，不安や内的な緊張が高まり，それを弱めるために回避・攻撃・抑圧といった防衛機制(▶第3章，86ページ)がはたらく。防衛機制を適度に用いることによって不安や緊張に対処し，問題解決に向けて行動することができる。

3 首尾一貫感覚 sense of coherence (SOC)

第二次世界大戦時にナチスドイツの強制収容所に収容された人たちへのインタビューを行ったアントノフスキー A. Antonovsky は，そのなかで過酷な経験をしながらも心身の健康を保っている人がいることに気づいた。そこから，人が有害なストレスにさらされつづけても健康を維持していられる要因を，**首尾一貫感覚** sense of coherence (SOC) と名づけた[2)]。

1) アギュララ，ドナ・C. 著，小松源助・荒川義子訳：危機介入の理論と実際――医療・看護・福祉のために．川島書店，1997.
2) アーロン・アントノフスキー著，山崎喜比古・吉井清子訳：健康の謎を解く――ストレス対処と健康保持のメカニズム，有信堂，2001.

SOCの3要素▶ SOCには次の3つの要素がある。

①**把握可能感** ものごとには秩序というものがあり，落ち着いて考えればこれからなにがおこるかは予測できるという感覚。

②**処理可能感** どんな困難も，自分はなんとかなる，対応できるという感覚。

③**有意味感** どんな困難も，自分にとってなんらかの意味があるという感覚。アントノフスキーは，なかでもこの有意味感が重要であるとした。

C 心的外傷（トラウマ）と回復

① 心的外傷（トラウマ）体験と生存者（サバイバー）の心理

死の恐怖にさらされる体験▶ ストレスのなかでも最も強力で，心と脳と身体にぬぐいがたい痕跡（こんせき）を残し，その後の人間関係や生き方にまで影響を及ぼすのが**心的外傷**（**トラウマ** trauma）**体験**である。

どうしても逃れられない無力体験▶ 心的外傷（以下，トラウマという）とは，生命をおびやかされるようなできごとを自分が直接体験したり，ほかの人が体験しているのを目撃したり，聞いたりしたことによる，その人の通常の対処能力をこえた強い衝撃をいう。

しかも，その場からどうしても逃れられない，身動きがとれない状況で，恐怖と同時に強い無力感をおぼえる体験である。古くは第一次世界大戦の従軍兵士にみられ，**砲弾（シェル）ショック**，あるいは**戦争神経症**とよばれた。

死と接触しながらも生きつづけているサバイバー▶ アメリカ空軍の精神科医であった**リフトン** R. J. Lifton は，広島の原爆被害者（被爆者）の聞きとり調査を行い，被爆者が兵士たちと同じような苦しみを体験しつづけていることを知った。彼は，「肉体的にせよ精神的にせよ，なんらかのかたちで死と接触し，現在なお生きつづけている者」を「被害者」ではなく，**生存者**（**サバイバー** survivor）とよぶことを提唱した[1]。

サバイバーの心理▶ リフトンが調査を行ったのは，被爆から12年後のことであったが，被爆者の心と身体にはトラウマの痕跡がなまなましく残っていた。彼は，サバイバーの特徴的な心理的パターンを5つあげている[2]。

第1は，**死の刻印**である。人はふだん死を意識することはほとんどないが，衝撃的なかたちで死という事実を意識させられた人には，ぬぐい去ることのできない死にまつわる不安が，心と身体に刻印されてしまう。しかも，広島や戦

1）ロバート・J. リフトン（1971），桝井迪夫ほか訳（2009）：ヒロシマを生き抜く――精神史的考察〈下〉（岩波現代文庫）．2009．文庫化にあたり，タイトルといくつかの訳語が改められている。

2）ロバート・J. リフトン（1976），渡辺牧ほか訳（1989）：現代，死にふれて生きる――精神分析から自己形成パラダイムへ．有信堂．

場では，むごたらしい死のイメージがきざみ込まれていた。

第2は，**死によってもたらされた罪悪感(サバイバーズ‐ギルト)**である。「他人の犠牲によって自分が生きのびた」「自分より死んだ人のほうが生きる価値があった」「自分が無力であったせいで，人が死んでいった」というような罪の意識が，サバイバーにとって最大の心理的重荷となる。

第3は，**心的感覚麻痺**である。死の不安と罪悪感から自身をまもるために，サバイバーは心を閉ざし，怒りや恐怖の感情を麻痺(フリーズ)させて現実から距離をとろうとする。これは，**解離**という防衛機制(▶第3章，89ページ)によるものであり，非常時においてはやむをえない自然な反応なのだが，抑うつや絶望，無関心，引きこもりなどを伴うことがある。

第4は，生きている世界への**安全感**や人に対する基本的信頼の**破壊**である。これをリフトンは「死が生み出してくる腐敗」とよんだ。トラウマによる罪悪感は，無垢(むく)な自己というイメージを破壊してしまう。その結果，サバイバーは保護[1)]や援助を強く求める一方で，差し出される救いの手をみせかけのものと思い，反発する。自分に対する善意を信じることができなくなるのである。

一方，サバイバーの死の恐怖は，周囲の人々に「伝染」の恐怖を引きおこし，

Column 自由と能動性を奪われる体験と死

リフトンによれば[*1]，人間にとって，生のイメージは「結合」「統合」「運動」によって特徴づけられ，死は「分離」「解体」「停滞」によって特徴づけられる。分離不安や見捨てられる恐怖は，まさに死のイメージとつながっているのである。

子どもは3歳から5歳くらいになると，故障したおもちゃを見て，「死んじゃった」と大泣きしたりするようになる。つまり，「動かないもの＝死」という観念をもつようになる。自由を奪われ，身動きがとれないあらゆる体験が，死の不安と結びついているとリフトンはいう。精神看護においても，安易な拘束や隔離がどれほどのトラウマとなるかを知っておかなければならない。

さらにリフトンは，「生きているという自己感覚」をもつことができず，死のイメージがあまりにリアルに迫るとき，人は「より安全な死」である精神疾患になることで生きのびるという。統合失調症者が体験する，自己の解体と世界の崩壊という不安は，死のイメージそのものといってよい。

一方，幼児は「いないないばあ」が大好きだ。目の前の大人の顔が急に見えなくなると，不安そうな顔をするが，再び顔を見せると大喜びする。幼児にとっては「見えなくなったもの」は「死んでしまったもの」と感じられ，それが再びよみがえり見いだされると，安心し喜ぶのである。「かくれんぼ」もそれに似ている。子どもたちは，遊びのなかで死と再生のドラマを繰り返すことで，しだいに死の観念を受け入れ，死の不安を乗りこえていく。そうして「象徴としての不死性の感覚」が，体験を通してはぐくまれていくのである。

*1 ロバート・J. リフトン(1976)，渡辺牧ほか訳(1989)：現代，死にふれて生きる——精神分析から自己形成パラダイムへ．有信堂．

1) 原語は，保護と養育，あるいは世話を意味するnurturanceである。これに近接する言葉として，土居健郎と親交のあったリフトンは「甘え」という日本語を紹介している。

サバイバーを遠ざけようとする傾向を生み出す。1923(大正12)年の関東大震災では，朝鮮人による凶悪犯罪や暴動がおこるとのデマがとびかい，民衆や警察，軍などによって朝鮮人や，それと間違われた中国人，日本人が多数殺傷された。2011(平成23)年の東日本大震災後には，被災地から逃れてきた人々を，「放射能がうつる」といっていじめたり，排斥したりする動きが各地でみられた。また，2020(令和2)年に新型コロナウイルス感染症(COVID-19)が蔓延(まんえん)した際にも，感染者だけでなく，感染のおそれのある医療者やその子どもたちまでもが差別やいじめの対象となった。

トラウマは人々のなかに相互不信だけでなく，サバイバーへの社会的差別を生じさせるのである。その結果，サバイバーにも被害者意識やうらみが生じ，ますます孤立するようになる。

象徴的な不死のイメージをもつことの重要性▶ サバイバーの第5の心理的パターンとして，リフトンは**精神的再形成**を根本的なものととらえている。これは，死の恐怖や罪悪感を乗りこえて，トラウマ体験のなかになんらかの意義を見いだそうとする動きである。精神的再形成には**象徴としての不死性**の感覚，すなわち「自分は死なない，象徴的な意味で生きつづけるのだ」という感覚を獲得する必要があるとリフトンは述べる。

不死性の感覚の様式▶ では，不死性の感覚はどのようにして獲得できるのだろうか。

まずは，親から子へとつながっていくというイメージのなかにそれはある。輪廻(りんね)転生，天国や来世といった死後の生にまつわる宗教的信念によっても，その感覚を得ることができる。

あるいは，芸術家や文学者ならばその作品に，教員ならばその教え子のなかにというふうに，自分が達成した仕事を通じて生きた痕跡がのちのちまでも残

Column 喪失と悲嘆

愛する対象を失うことは人の心にとって死にひとしく，大きな傷を残す。

喪失に関する実証的な研究の先がけとなったのは，1942年のアメリカ・ボストン市のナイトクラブ火災で犠牲になった492人の遺族に関するリンデマン E. Lindemann の研究である[*1]。遺族らは，咽喉の緊張や息苦しさ，脱力感などの身体的反応と，心の緊張，希死念慮，罪悪感，怒りなどの情緒的反応を一様に示していた。リンデマンはそれらを急性悲嘆反応 grief reaction と名づけ，悲嘆作業 grief work が適切になされない場合，悲嘆反応が遷延してしまうことを明らかにした。

リンデマン以降，悲嘆のプロセスについてさまざまな定式化が行われている。キューブラ＝ロス E. Kübler-Ross の死の受容段階(①否認と隔離，②怒り，③取り引き，④抑うつ)はその1つである。だが，現実には順序だって悲嘆のプロセスをたどることはまずない。心はジェットコースターのように揺れ動くのである。

＊1 Lindemann, E.: Symptomatology and Management of Acute Grief. *Psychiatry*, 101(2): 141–148, 1944.

るだろうという感覚や信念としても獲得される。また，悠久の自然と一体化することによって，不死性の感覚を得ようとする人たちもいる。海への散骨や樹木葬などが求められるのも，そうした思いがあるからだろう。

さらに，宗教的な瞑想や悟り，あるいは薬物や催眠術などによるトランス状態で死(肉体)を超越したかのような感覚を得ようとする人たちもいる。近年の薬物依存の増加は，それ以外に象徴としての不死性の感覚をもちにくくなっている現代社会を映し出しているのかもしれない。

リフトン自身も，死の刻印を乗りこえながら，さまざまな戦争に従軍した兵士たちとともに戦争の悲惨さ，非道さを訴える活動に参加し，心的外傷後ストレス障害(PTSD▶第5章，195ページ)の概念の確立に貢献した。

② 日常生活のなかのトラウマ

フェミニズム運動から生まれた平時のトラウマへの関心▶

1970年代のアメリカでフェミニズム運動が高まりをみせるなか，トラウマは戦時においてのみ発生するものではないという認識が広がっていった。女性たちは，性的なトラウマ体験をみずから語りだし，各地にレイプ－クライシス－センターがつくられていった。

精神科看護師のバージェス A. W. Burgess と社会学者のホルムストローム L. Holmström は病院の救急部でレイプ被害者のインタビュー調査を行い，彼女らが身体・感情・認知・対人関係など多くの面で，ベトナム戦争の帰還兵と同じような苦しみをかかえていることを明らかにし，それをレイプ－トラウマ症候群(RTS)と名づけた。

性の戦争におけるサバイバー▶

やがて，フェミニストたちの関心はレイプから家庭内の暴力へ，さらには子どもへの性的虐待へと向いていき，レイプ被害者・被殴打女性・性的被虐待児は，性の戦争におけるサバイバーであるとの認識が広がった。そのたたかいは2017年のアメリカでの #Me Too 運動[1]へとつながっている。

③ 非道処遇が子どもの成長・発達に及ぼす影響

幼少期の逆境体験は愛着の形成を妨げる▶

女性であり精神科医でもある**ハーマン J. L. Herman** は，フェミニズムの立場からトラウマの問題に取り組んだ1人である。ハーマンは，子どもの養育過程における身体的・心理的・性的な虐待やネグレクトが，トラウマの形成にとくに深刻な影響を及ぼすと指摘した。これらの虐待やネグレクトを総称して非

---

1) #Me Too 運動は，2017年にハリウッドの有名プロデューサーによるセクシャルハラスメント被害の告発に賛同した女性たちの連帯運動として有名になった。若年黒人女性を支援する活動をしていたNPOが2007年に性暴力被害者支援の草の根活動のスローガンとして「Me Too」を提唱したのが始まりといわれる。

道処遇（マルトリートメント maltreatment）とよぶ（▶NOTE「非道処遇（マルトリートメント）」）。また，親の離婚，家族内の恐怖（本人への虐待や家庭内暴力の目撃など[1]），経済的困窮などを含めて，**幼少期の逆境体験** adverse childhood experiences（ACE）ともよばれる。

こうした逆境体験により，情緒的発達にとってなくてはならない安全感の源となる安定した養育者や絆（きずな）のイメージ（「甘え」）を心のなかにはぐくめないと，愛着形成が妨げられ，他者との信頼関係をつくり出し維持していくことがむずかしくなる。それが対人関係や生き方，心身の健康に重大な影響を及ぼす。**表2-2** は人生早期の外傷体験による症状を示したものである。その症状がいかに複雑で，広範囲に及ぶかがわかる（▶第３章，愛着理論，102 ページ）。

トラウマは自分や他者への基本的信頼を破壊する▶

人格形成の最も早い時期に非道処遇を体験した子どもは，トラウマが生み出す罪悪感から，わるいのは自分であり，自分は愛される価値がないと思い込み，たすけてくれようとする人も信用ならないと思ってしまう。世界は危険に満ちたものであり，自分の居場所はどこにもないと感じるのである。その不安から，人を巻き込もうとしてさまざまな行動化をおこし，結果として，外傷体験を繰り返すこともめずらしくない。

多彩な身体症状を訴える▶

また，あとでみるように，トラウマのサバイバーは，空虚感をアルコールや食べ物などで埋めようとして，生活習慣病のリスクも高くなる。同時に，トラウマの衝撃が交感神経の過剰な緊張をまねき，睡眠や消化器系・内分泌系などの広い範囲にわたって変調をきたすもとにもなる。

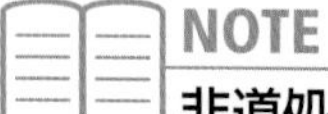

NOTE
非道処遇（マルトリートメント）

日本では，「虐待」という言葉が広く用いられているが，英語のアビューズ abuse という言葉には身体的・言語的・性的虐待は含まれても，養育放棄・遺棄といった意味のネグレクト neglect は含まれない。いずれも被害者に深刻なトラウマを引きおこす点においては同様であるため，両者を含む言葉として非道処遇（マルトリートメント maltreatment）という言葉が使われるようになった。

岡野憲一郎は，身体的・心理的暴力による外傷を「陽性外傷」，適切な養育環境や十分なケアが与えられなかったための外傷を「陰性外傷」として区別する*1。ネグレクトによる陰性外傷は，虐待による陽性外傷以上に気づかれにくく，その影響は深刻といわれている。

*1 岡野憲一郎：外傷性精神障害――心の傷の病理と治療．岩崎学術出版社，1996.

1）子どもがいる前で親たちがののしり合ったり，暴力をふるったりすることを「眼前DV」とよんでいる。これにより子どもたちは，「目撃者の罪悪感」をいだく。

▶表 2-2 ハーマンによる人生早期の外傷体験による症状

Ⅰ 情動と衝動の統御の異常	A. 情動の調節 B. 怒りの制御 C. 自己破壊性 D. 自殺念慮 E. 性的かかわりの統御の困難さ F. 過度に危険をおかすこと
Ⅱ 注意と意識に関する異常	A. 健忘 B. 一過性の解離や離人体験
Ⅲ 身体化	A. 消化器系の問題 B. 慢性疼痛 C. 心肺系の問題 D. 転換症状 E. 性的な症状
Ⅳ 自己の感じ方の異常	A. 無能感 B. 永遠のダメージ C. 罪悪感と責任感 D. 恥 E. 誰にも理解されないこと F. 過小に評価すること
Ⅴ 虐待者の感じ方の異常	A. 歪曲された考えの取り込み B. 虐待者の理想化 C. 虐待者を害することへのとらわれ
Ⅵ 他者との関係の異常	A. 信頼ができなくなること B. みずから犠牲者になること C. 他人を犠牲にすること
Ⅶ 意味の体系の異常	A. 絶望し希望を持てないこと B. 以前信じていたことを失うこと

(岡野憲一郎：PTSD と人格障害．こころの科学 129：91，2006 による)

④ トラウマによるストレス反応の特徴と脳神経学の知見

断片化された記憶▶により引きおこされる

圧倒的なトラウマ体験は，言葉にならず，まとまりのある体験として記憶に残ることができない。その記憶は，バラバラに断片化されたまま，脳と身体にきざみこまれる。そして，トラウマ体験後に，「過覚醒」「侵入」「狭窄」の 3 つの特徴をもつ**ストレス反応**が引きおこされる。

①**過覚醒** トラウマにつながる情景や音，におい，振動，イメージ，身体感覚などの刺激に過敏になり，過剰に反応するようになる。身体と脳がつねに警戒態勢(アラート)なのである。その結果，睡眠障害や，集中力の低下，ちょっとした刺激で激怒する易怒性や，衝動的な行動などがみられるようになる。

②**侵入** 苦痛なトラウマの記憶が，繰り返しフラッシュバックや悪夢のかたちで突如よみがえってくる体験をさす。それは「過去の体験を思い出した」という感覚ではなく，いままさにそれがおこっているような現実感を伴う。「過去」が繰り返し「現在」に侵入してくるために，トラウマサバイバーはいつまでもトラウマを経験しつづけ，現在を生きることができないのである。

③**狭窄** トラウマにつながる刺激を回避するため，身体感覚が鈍くなったり，無感情になったりする状態をさす。現実感そのものがなくなり**離人感**[1)]におそわれる，時間感覚が変化するなどの**解離症状**もよくみられる。無意識の防衛反応であり，リフトンのいう心的感覚麻痺はこれにあたる。

1) 離人感とは，自分が自分ではないような感覚，自分を遠くからながめているような感覚である。自分と現実の間に見えない壁があるような感覚という人もいる。解離の一種と考えられる。

こうした反応がトラウマ直後におこるのが，**急性ストレス障害** acute stress disorder(ASD)である。たいていは時間の経過とともに軽減するが，4週間以上続く場合に，**心的外傷後ストレス障害** post-traumatic stress disorder(PTSD)と診断される。

トラウマは心と脳と身体にきざまれる▶

PTSDの概念は一部の精神科医や心理学者らにより研究されてはいたが，精神医学の主流からは認められない時代が長く続いた。ところが近年，脳が記憶や感覚，情動を処理するプロセスを画像として見ることが可能になり，トラウマが心と脳と身体にきざまれることが脳神経学的に実証されてから，一気に関心が集まるようになった。

たとえば，PTSDの人にトラウマを想起させる刺激を与えると，大脳皮質の左の前頭葉にあるブローカ野が機能停止状態に陥ることが明らかになった。ここは言語をつかさどる領域であり，これまで経験的に言われてきたトラウマが言葉を破壊するという事実が実証されたのである。

⑤ トラウマと問題行動

不安や葛藤を行動で表現する▶

トラウマの恐怖と無力感は，サバイバーにとって決して過去のものにはならず，時を過ぎてもなお，たえず体験させられつづける。この苦痛に対処するには，視野狭窄や引きこもることによって刺激を回避するか，薬物やアルコールの力を借りて，まわりの世界を締め出すしかない。

トラウマのサバイバーには，薬物やアルコールなどの嗜癖(しへき)(アディクション)をはじめ，ギャンブル・暴力・盗み・器物破壊，さらには自殺や自傷などの反社会的行為や危険行為など，さまざまな問題行動をおこす傾向がみられる。**嗜癖(アディクション** addiction)[1]とは，ストレスを発散したり軽減したりするための一時的な対処行動が，ついにはやめたくてもやめられず，そのためだけにお金や時間，労力を費やすようになってしまうことをいう。

これらは心理学的には，**行動化**とよばれる防衛機制である。不安や葛藤(かっとう)を言葉ではなく，行動で表現するのである。実際，リストカットや危険行為をしているときには，ボーっとして痛みも恐怖も感じない解離状態にあることも多い。スリルで極度の緊張を味わったのちに，ほっとして弛緩する体験は，嗜癖となりやすいのである。

また，万引きなどをしても，罪の意識がないまま繰り返すことがよくある。それには，奪われたものをみずから取り戻そうとする行為，空虚さをそれで埋めようとする行為などと解釈されることもある。

---

1) アルコールや薬物，カフェインなどの物質やギャンブルやゲームなどの行動，人間関係などが嗜癖の対象となる。嗜癖性障害は，生涯にわたって続く慢性疾患である。

「生きている」という感覚を取り戻す▶ 危険な行為をしているときにだけ，生きているという感覚(たとえ，それが痛みであったとしても)があるという人もいる。つまり，問題行動と思えるものは，実はトラウマで麻痺(まひ)してしまった感情やいきいきした身体感覚を取り戻そうとする自己治癒の試みとみなせるのである。また，そうした行動は他者の関与を引き出すことが多いので，つながりの回復のための試みとみることもできる。しかし，たいていの場合，その行動はまわりに容認されにくいものなので，ますます孤立無援の状態に陥ってしまうことになる。

かつてベトナム戦争の帰還兵のグループにも参加し，いまは脳・心・体のつながりと回復について研究する精神科医ヴァンデアコーク B. van der Kolk は，「私たちは何よりもまず，患者が現在をしっかりと思う存分生きるのをたすけなくてはならない」[1)]と述べている。

安定した援助関係が結びにくい▶ しかし，トラウマは思考や気分にも影響する。あらゆることに否定的になり，自分をせめたり，他人をせめたりするようになる。そうかと思うと，甘えたい相手に素直に甘えることができず，治療者や援助者を理想化したり，過度に依存的になったりしたかと思うと，手のひらを返したようにはげしい憎悪を示したりすることがある。

こうしたことから，彼らは「むずかしい患者」[2)]とみなされることが多く，しばしば「境界性パーソナリティ障害」(▶第5章，217ページ)「操作的な患者」「演技的な患者」「身体化する患者」といった，さまざまなネガティブな含みのある名前でよばれるようになる。だが，そうした症状や問題行動は，幼少期から慢性的・反復的に繰り返された非道処遇によるトラウマの後遺症であること，またその症状が多様であることから，ハーマンらは，**複雑性外傷後ストレス障害(複雑性 PTSD)**という診断名を提唱した。

近年，こうした「むずかしい患者」たちの問題を**愛着(アタッチメント)障害**としてとらえる見方が注目されている。これについては，次章でみていく。

⑥ 回復への道

共世界の構築により虐待の連鎖を断つ▶ トラウマのサバイバーのなかには，似たようなトラウマを何度も経験する人が少なくない。また，虐待する親は，自身が虐待のサバイバーであることも多い。だが，虐待を受けた人すべてが虐待する親になったり，複雑性 PTSD を発症したりするわけではない。どんな人にも回復するチャンスはあり，彼らを

1) ベッセル・ヴァン・デア・コーク著，柴田裕之訳：身体はトラウマを記録する——脳・心・体のつながりと回復のための手法．紀伊國屋書店，2016.
2) 英語では“difficult patient”として広く研究され，アメリカの研修医の臨床能力試験 OSCE の課題の1つにもなっているが，最近では challenging patient という用語を使う研究者もいる。

支える環境さえあれば，その連鎖を断つことができる(▶図2-5)。

回復の基礎は▶エンパワメントと絆の再創造

ハーマンは，トラウマの核は無力感と人間的絆(きずな)の断絶であり，回復にはサバイバーのエンパワメントと絆の回復が重要であるという。**エンパワメント**とは，その人自身の力や権利を認め，尊重するという意味である。無力で依存的な立場から，自己決定できる自律的で自立した存在へと回復するのをたすけることを意味する。そのためには，同じような外傷体験をくぐりぬけた者どうしの**ピア**[1]**グループ**による**共世界の構築**が不可欠とハーマンは述べている。

失ったものを悼む▶喪の作業

ピアどうしの共感的なつながりのなかで，サバイバーたちは失ったあらゆるもの，愛する人々，絆，子ども時代，そして永遠に続くと思われていた世界を悼(いた)み悲しむ。そして，見捨てられたことへの憤懣(ふんまん)を乗りこえ，やさしさとともに自分と世界への信頼を回復していくのである。

⑦「安全である」と感じることの重要性

トラウマに関する脳の神経生物学的研究でも明らかになったのが，人間にとって「安全である」と感じられることの重要性である。

あるできごとが安全をおびやかすものであるかどうかは，脳の扁桃体で判断

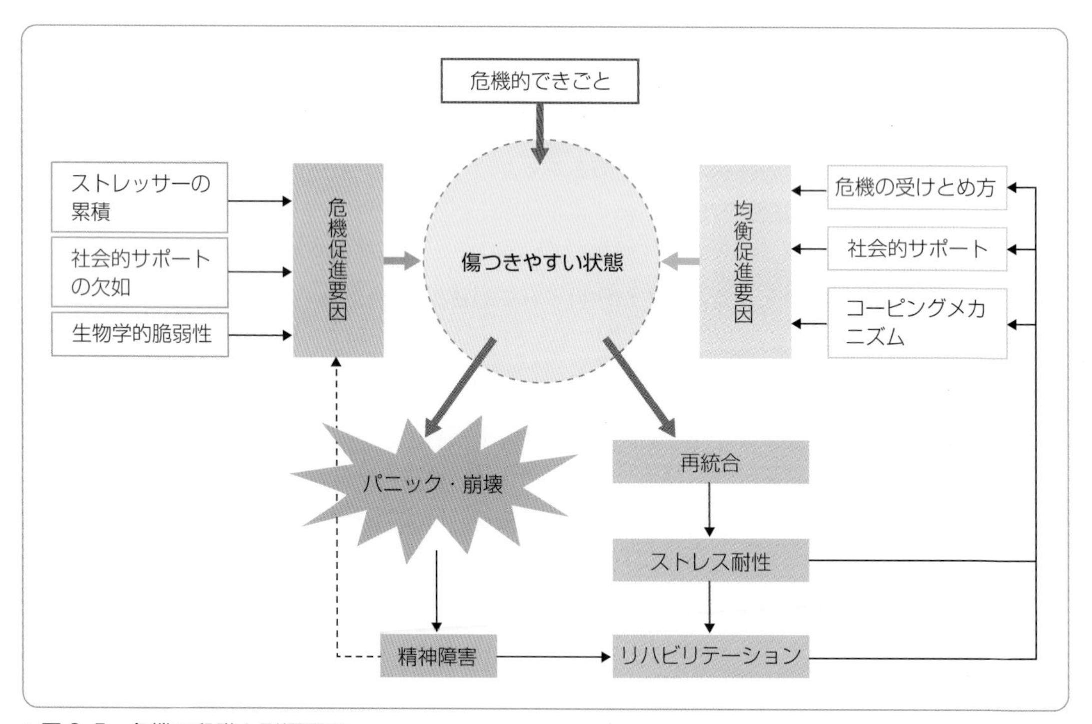

▶図2-5 危機の段階と影響要因

1) ピア peer は，ある問題や状況を現在かかえている，あるいは過去にかかえていた人による同志的な仲間をいう。

される。視覚・聴覚・触覚・嗅覚などから得た情報がここで危険と判断されると，交感神経の緊張が高まり，心拍数の上昇などさまざまな身体的な反応が生じる。実は，この身体感覚こそが最初に危険を察知させるのである。

危険に対する反応▶の3つの段階

ヴァンデアコークは，危険に対する人間をはじめとする哺乳類の反応には3つの段階があるという[1)]。

①第1段階 まずは，本能的に「社会的関与」に向かう。サルの場合は，仲間のもとにかけより毛づくろいを求める。人間の場合は，周囲の人々に声をかけ，たすけや支援，慰めを求める。災害において，初期の段階で「災害ユートピア」とよばれる人々の共同体的つながりが生まれるのも，このあらわれといえる。

②第2段階 だが，たすけが得られなかったり，危険がもっと差し迫ってきたりすると，生体はより原始的な防衛手段として「闘争／逃避」の反応をおこす。攻撃者を撃退するか，あるいは安全な場所へ逃げるのである。トラウマ体験後の怒りや相互不信，無関心といった反応は，この2段階目にあたる。

③第3段階 それでも窮地(きゅうち)から脱することができないときには[2)]，生体は機能を停止してエネルギーの消耗をできる限り少なくし，「凍結」あるいは「虚脱」の状態になってみずからをまもろうとする。解離や心的感覚麻痺，健忘といった最も深刻な反応である。

人間はもともと▶社会的な生き物

ヴァンデアコークは，人間の脳はもともと人間が集団の成員として機能するのをたすけるようにできており，私たちのエネルギーのほとんどは，他者と結びつくことにささげられているという。そのため，不安で心臓がバクバクしているときでも，やさしい声で話しかけられたり，ほほえみかけられたりすると心が落ち着き，大事な人に気にかけられていることがわかれば平静になる。しかし一方で，無視されたりはねつけられたりすれば，激しい怒りがわいてきたり，落ちこんだりする。

だからこそ，互いにたすけ合い，つながりをもとうとすることは，第1段階に立ち戻ろうとする回復の動きといえるのである。

⑧ストレスをしなやかにはねかえす力——レジリエンス

その人らしく生き▶ることを追求する

サバイバーや精神障害をかかえる人々の当事者運動のなかで，**回復(リカバリー)**という言葉が生まれた(▶2巻：第9章，73ページ)。それは，症状や障害の

---

1) ベッセル・ヴァン・デア・コーク著，柴田裕之訳：身体はトラウマを記録する——脳・心・体のつながりと回復のための手法．紀伊國屋書店，2016.
2) トラウマとなるのは，衝撃が大きく，しかもその場からどうしても逃れられないという状況のときである。

有無にかかわらず，「その人が主体となってその人らしく生きていくこと」を追求する考え方である。自分が自分の人生の主役になることといってもよい。

心の回復力，しなやかな反発力▶ そうした回復を目ざす活動のなかで注目されているのが，あらゆる逆境にもかかわらず生きのびてきたその人の強さ(レジリエンス)である。**レジリエンス** resilience とは，苦難に耐えて自分自身を修復する心の回復力，ストレスをはね返すしなやかさと持続性をもった反発力をいう。

7つのレジリエンス▶ ウォーリン S. T. Wolin らは次の7つのレジリエンスをあげ，どれか1つでも自分のなかに見つけることで，人は強くなれるという[1)]。

①**洞察** 困難な問題に向き合い，誠実に答えを出そうとする習慣である。それには問題を問題と感じとることも必要である。

②**独立性** 問題のある家族や人間関係と自分自身の間に境界を引くこと。すなわち，情緒的かつ身体的な距離をおくことをいう。いくつものせめぎ合う要求のなかから，できる限り最善の取り引きをすること，すべての人を幸せにすることはできないと知ることを含む。

③**関係性** 他者との親密で満足のいく絆である。ギブ-アンド-テイクのバランスのとれた関係をつくり出し維持する能力，人との関係を保ちつつ，自己主張できる力，自分と他者の幸福への成熟した配慮も含む。

④**イニシアティブ** 問題に立ち向かうことによって自分自身を強化していこうとする志向性，みずから環境をコントロールしようとする決意をいう。自発性，主体性と言いかえてもよいだろう。

⑤**創造性** 想像力をもって，なんでもないことを価値あるなにかにしていく力である。つらい経験や痛ましい感情の混沌に，秩序，美しさ，目的をもたらすこと，苦しみを力強さに，痛みを喜びに，敗北を勝利にかえていくこと，遊ぶことなどを含む。

⑥**ユーモア** 悲劇のなかにおかしみを見つけること，深刻なことをとるに足らないことにしていく力である。

⑦**モラル** よい人生を送りたいと願うこと，さらにその願いを他者へも広げて考えることができることをいう。自己だけでなく世界をも修復しようとするのである。

レジリエンスは環境のなかで育つもの▶ レジリエンスは生まれもった性質ではない。そのときどきの状況や環境との相互作用によって変化するものである。レジリエンスをはぐくむには，1人ひとりが認められ尊重される環境をつくり出す必要がある。

---

1) スティーヴン・J. ウォーリン，シビル・ウォーリン著，奥野光・小森康永訳：サバイバーと心の回復力——逆境を乗り越えるための七つのリジリアンス．金剛出版，2002.

D 精神障害というとらえ方

①「疾患」か「障害」か

社会生活に着目した用語の変更▶ 従来，統合失調症や躁うつ病などは**精神疾患** mental disease と総称されてきた。**精神障害** mental disorder という用語が使われるようになったのは，1980年の「精神障害の診断・統計マニュアル第3版」(DSM-Ⅲ)からであり，1990年に改訂された「国際疾病分類第10版」(ICD-10)でも「精神および行動の障害」という分類名が使われている[1)]。

こうした変更は，医学的な「疾患」よりも，その結果としての社会活動の制限や社会参加の困難，そして社会的不利などの「障害」が重要であると認識されたためである。本書でも，疾患そのものをさす場合を除いて，原則として「精神障害」という言葉を使用している。

②精神障害者の法律的定義

かなり広い定義を採用▶ では，いったい精神障害者とはどのような人々のことをいうのだろうか。「**精神保健及び精神障害者福祉に関する法律**」(以下，「**精神保健福祉法**」)第5条には，次のように記されている。

> 「精神障害者」とは，統合失調症，精神作用物質による急性中毒又はその依存症，知的障害，精神病質その他の精神疾患を有する者をいう。

ここでは精神障害は，知的，精神的，さらには性格的な障害まで含めて，かなり広く，しかも疾患名で定義されている。

一方，2011(平成23)年に改正された「**障害者基本法**」の第2条では，障害者は次のように定義されている。

> 身体障害，知的障害，精神障害(発達障害を含む。)その他の心身の機能の障害(以下「障害」と総称する)がある者であつて，障害及び社会的障壁により継続的に日常生活又は社会生活に相当な制限を受ける状態にあるものをいう。

生きにくさをかかえた人びと▶ 障害だけでなく，社会的障壁によって日常生活または社会生活に相当な制限を受けるというのが，障害者の条件になっているのである。ちなみに，社会的

1) 近年は，mental disorder に「精神疾患」「精神障害/疾患」との訳語があてられている。

障壁は同法第2条の第2項で,「障害がある者にとつて日常生活又は社会生活を営む上で障壁となるような社会における事物,制度,慣行,観念その他一切のもの」と定義されている。

③ 疾患モデルと障害モデル

疾患モデルだけではとらえきれない▶

標準的な国際診断基準であるICDやDSMは,障害とよんではいるものの,そこに記されているのは疾患についての一般的医学的説明,つまり「疾患モデル」[1)]であり,精神障害者の生きにくさ全体をあらわすことはできない。そこで,疾患モデルとは別の「障害モデル」が必要となった。

国際障害者分類(ICIDH)の障害モデル▶

1980(昭和55)年のWHO総会で**国際障害分類(ICIDH**[2)]**)**が採択された。この分類では,障害は**機能・形態障害**,**能力障害**,**社会的不利**の3つに区分され,その全体が「障害」をかたちづくるとされた。これによって,身体障害・知的障害・精神障害といった複数の障害が1つのモデルで説明できるようになったのである。

国際生活機能分類(ICF)への移行▶

しかし,このICIDHでは,障害には能力障害や社会的不利がつきものであるかのような悲観的世界観に陥りがちで,もっとプラスの面や環境因子にも注目すべきである,社会的不利についての分類が十分でないといった批判があった。そこで,当事者も参加して改訂作業が行われ,2001(平成13)年のWHO総会で**国際生活機能分類(ICF**[3)]**)**が採択された。

④ 国際生活機能分類(ICF)の考え方

生活機能と障害の3次元▶

ICFの特徴は,障害と健康を「**生活機能**」[4)]という構成要素から分類し,背景因子として**環境因子**を加えたことである。

生活機能のなかには,「**心身機能・構造**」「**活動**」「**参加**」の3次元がある(▶表2-3)。そして,「障害」は生活機能の対立概念として定義される。まさに,障害とは「人が生きることの困難=生きにくさ」と定義づけられたのである[5)]。

心身機能・構造に問題が生じた場合は**機能・構造障害**となり,活動に問題が生じた場合は**活動制限**,参加に問題が生じた場合は**参加制約**となる。

---

1) その人に生じているなんらかの問題を「障害」とみなすのが「障害モデル」,「疾患」とみなすのが「疾患モデル」である。後者は「医学モデル」ということもできる。
2) ICIDH:International Classification of Impairments, Disabilities and Handicapsの略。
3) ICF:International Classification of Functioning, Disability and Healthの略。
4) 日本語版では,function(機能)という用語が「人が生きること」の全体を示すという意味を示すため,「生活機能」と訳されている。
5) 上田敏:ICF(国際生活機能分類)の理解と活用——人が「生きること」「生きることの困難(障害)」をどうとらえるか. p.15, きょうされん, 2005.

▶表 2-3 生活機能の 3 次元

心身機能・構造〈生命レベル〉	生命体としての身体の生理的機能と構造。精神機能を含む。
活動〈生活レベル〉	日々，生活していくための諸活動。日常生活動作(ADL)だけでなく，家事・育児・学業・仕事・余暇などを含む幅広い活動(アクティビティ)をさす。
参加〈人生レベル〉	さまざまな生活状況に関与し，そこで役割を果たすこと全般をさす。家庭を営むこと，職場での活動，地域活動や政治活動への参加なども含む。

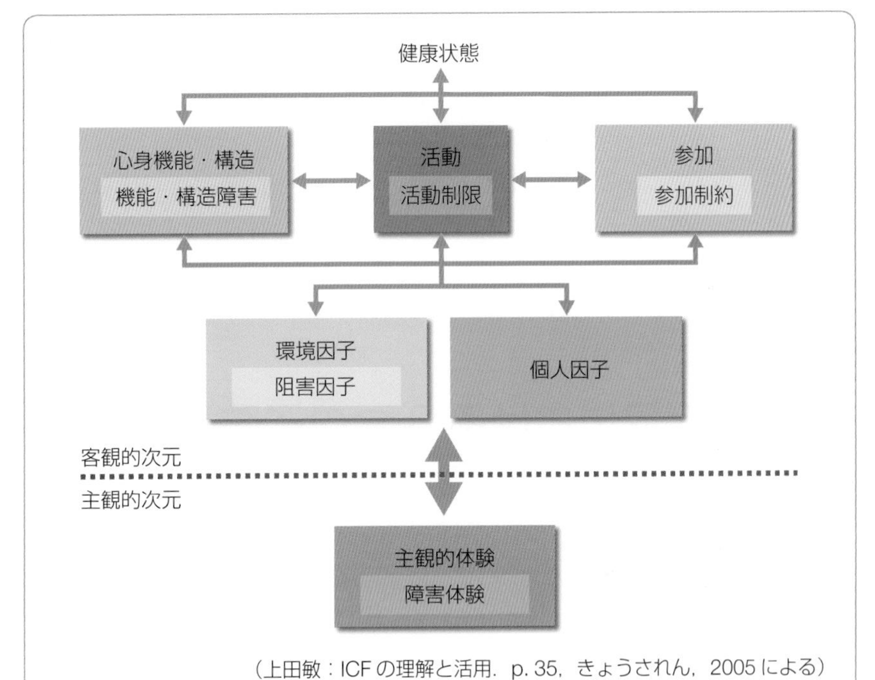

(上田敏：ICF の理解と活用．p. 35，きょうされん，2005 による)

図中の健康状態，心身機能・構造，活動，参加，環境因子，個人因子の相関を示したものが本来の ICF モデルにあたる(客観的次元の部分)。上田敏はこれに主観的体験を加え，「真の『生きることの全体像』」を示した。

▶図 2-6 ICF モデルの考え方

健康状態と背景因子の相互作用▶ さらに，ICF モデルでは生活機能のそれぞれの要素と，**健康状態**(疾患・変調・けがなど)と**背景因子**(個人因子と環境因子の 2 つがある)との相互作用にも注目する(▶図 2-6)。

たとえば，健康状態として統合失調症をもつ A さんの例を考えてみよう。

図 2-7 のように A さんの生きにくさを分析すると，たとえば訪問看護を行うことで「環境因子」に変化をおこし，買い物や受診の付き添いなどで「活動制限」を解消できれば，「機能障害」としての妄想もやわらぎ，人付き合いが

生活機能

- Aさんには誰かに監視されているという関係妄想がある…【機能障害】
- そのために外出ができず，家に引きこもっている …………【活動制限】
- そのために職を失ってしまった ………………………………【参加制約】

背景因子

- さらに，家族も友人もおらず社会的なサポートもない……【環境因子】
- もともと人付き合いが苦手で，ひとりを好む ………………【個人因子】

▶図2-7 Aさんの生きにくさのICFモデルによる分析

苦手という「個人因子」にも変化がおき，Aさんの健康状態は回復する可能性があるという援助計画がたてられる。

このような考え方は，障害を病因論的にとらえる「医学モデル」と，関係のなかでとらえる「社会モデル」を統合した「統合モデル」とされる。WHOは健康や病気についてはICFとICDの両者を合わせてみていくことが望ましいとしている。

⑤精神保健における3つの予防概念

治療より予防を▶ カプラン(▶34ページ)が提唱した危機介入の前提となるのが，精神障害に対する3つの予防概念である。

3つの予防概念▶ **①一次予防** 精神障害の発生を防ぐために，地域の精神保健にかかわる環境を整備することである。たとえば，ストレスと対処方法に関する知識を提供する一方で，子育て支援や災害時のメンタルサポートのためのボランティアの育成などを通して，地域住民のつながりを強化し，危機に直面した人々への早期介入と支援体制を整えることなどがあげられる。地域の失業や貧困への対策，教育環境の整備なども一次予防に含まれる。

②二次予防 障害の早期発見と早期治療をはかることである。たとえば，1歳半健診で「子育てに自信がない」と訴える母親に継続的に面接を行うことなどがあげられる。これによって，母子双方の精神健康上の問題の早期発見が可能となる。また，青年期の引きこもりや自殺に関する電話相談の設置なども二次予防にあたる。

③三次予防 治療のための入院が生み出す二次的障害としての施設病の防止や退院・社会参加を促すためのリハビリテーション，再発予防のためのアフターケアの提供などが含まれる。地域社会で精神障害者のソーシャルインクルージョン(▶第7章，333ページ)を進めることも三次予防となる。

Column コミュニティという言葉の意味するもの

日本の福祉の分野では，「地域」という用語は居住地を管轄する自治体や校区などの行政単位をさすことが多い。そして，「地域」とほぼ同じような意味でコミュニティという言葉も使われている。この言葉は共同体と訳されるように，元来，私たちが生活を通してなんらかの目的や状況を共有し，相互交流する人々のネットワークをさす。隣近所はもちろん，家族も１つのコミュニティであり，学校や会社もコミュニティである。最近ではインターネットを通じたウェブ上のコミュニティ(SNS)も生まれている。

１人ひとりの健康は，個人とコミュニティの関数である。精神障害を考える場合も，その両方からみていく必要がある。

予防としての危機介入▶

アメリカでは1970年代以降，こうした予防と環境整備，危機介入を重視する**予防精神医学**の考え方に基づき，巨大な州立病院にかわって地域ごとに精神保健センターが設置されたほか，気軽に相談したりたすけを求めたりできるように，駆け込み寺のようなウォークイン－クリニックや電話相談のシステムが設けられた。

最近では，フィンランドでのオープンダイアローグ(▶第６章，259ページ)の実践が，より早期の積極的な危機介入の方法として注目されている。日本でも，近年は産業精神保健や学校精神保健などが整備されるようになってきた。

参考文献

1) アービング・I. ゴッテスマン著，内沼幸雄・南光進一郎監訳：分裂病の起源．日本評論社，1992.
2) 浦河べてるの家：べてるの家の「当事者研究」．医学書院，2005.
3) シルヴァーノ・アリエティ著，近藤喬一訳：アリエティ統合失調症入門——病める人々への理解，第２版．星和書店，2004.
4) なだいなだ：くるいきちがい考．筑摩書房，1986.

ゼミナール

復習と課題

❶ 精神の健康とはどういう状態をさすのだろうか。
❷ 精神障害者自身が書いた本やインターネット上の動画などを通して，その体験を理解しよう。
❸「疾患モデル」と「障害モデル」はどのように違うのだろうか.

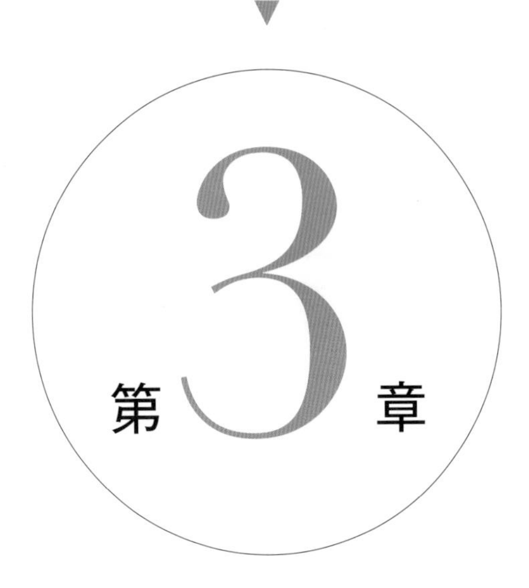

心のはたらきと人格の形成

本章で学ぶこと
- □心のさまざまなはたらきとしくみについて，生理学的・心理学的・社会学的側面から理解する。
- □どのようにして自己が形成されていくのか，さまざまな学説を通して理解するとともに，代表的な精神療法の基本的考え方を知る。

A 心のはたらき

心 mind とはなにか。この問いは古代中国やギリシャの時代からあり，現代の科学をもってしてもまだ十分に解明されているとはいえない。しかし，心が身体と分かちがたく結びついており，同時に，周囲の環境に反応してつねに動いていることは明らかである。

心には，ものごとを感覚でとらえる(知覚)，考える(思考)，経験によってさまざまなものを身につけていく(学習)，判断したり決断したりする(意志・意欲)，喜んだり悲しんだりする(感情)などのはたらきがある。

ここでは，こうしたさまざまな心のはたらきからみていく。

① 意識と認知機能

1 意識

すべての精神活動の舞台▶ **意識**はあらゆる主観的体験の土台であり，「私がいまここにいて，考え，感じている」という体験である。自己は意識を通して世界を体験する。すべての精神活動は意識という舞台の上で展開しているともいえる。

しかし，意識とはなにかという問いは，いまもって哲学の領域にまで及ぶ大きな謎なのである。

意識の障害▶ はっきりと目ざめた状態が意識の正常な状態である。意識が障害されると，傾眠から昏睡までの状態になる。これらの意識障害は，主として脳の器質的な変化に伴って生じる(▶意識障害については，第5章，158ページ)。

解離は健康な人にもおきる▶ しかし，目ざめていても，心には意識される部分と意識されない部分(**無意識**)がある。意識の障害のなかでも，とくに無意識の動きと密接に関係しているのが，**解離**である。解離がおきると意識の一貫性が失われ，過去・現在・未来を通して統合された存在としての自分という感覚がくずれる。解離には，記憶の一部を失う(**健忘**)，もうろう状態となる，人格が交代して出現する(**多重人格**)などの症状がある。健康な人でも，なにかをしている最中に別のことに気をとられたり，度忘れしたりする場合は，一時的な解離状態と考えられる。

また，ふとしたときに，自分が自分ではないように感じられたり，いつもの場所がなじみのない場所のように感じられたりする感覚を**離人感**といい，これも解離の一種である。

2 認知

認知は，情報へ関心を向ける(**注意**)，情報を入力する(**知覚**)，情報の保持や再生を行う(**記憶と思考**)，情報を組みたて，計画し，目的を達成する(**実行**)など，情報の入力から出力までの一連の情報処理プロセスであり，このプロセスにかかわる機能全般が**認知機能**である(▶NOTE「高次脳機能障害」)。

● 注意

注意には，知覚と結びついて多くの情報から必要な情報を選びとったり，特定の情報のみを拾い上げたり，いくつかの対象に注意を分散させたり，維持したりする機能がある。注意は，覚醒度・不安・抑うつなどに影響される。

理解されにくい注意障害▶

発達障害の１つである**注意欠如・多動性障害**(ADHD[1])(▶第５章，213ページ)には，「多動性」と「衝動性」のほか，「すぐに気が散る」「忘れ物やうっかりミスが多い」「ものをよくなくす」「心ここにあらずのように見える」というような行動が特徴の**注意障害**(不注意)がある。そのため，いじめの対象にされたり，知能は正常でも勉強に集中できないために成績がふるわず，本人も劣等感をもつようになったりすることがある(▶2巻：第10章，185ページ)。

ADHDは成人にもみられ，仕事や対人関係をうまくこなせないために転職を繰り返したり，育児や家事がうまくできずに離婚にいたったりすることがある。誰からも理解されず，抑うつや不安障害などの二次的な障害を引きおこしたり，恨みをつのらせて反社会的な行動をおこしたりする場合もある。

しかし，これを疾患とみて医学的に治療しようとすることについては批判の声もある。社会の許容度(適応力)の問題でもあるからだ。

NOTE
高次脳機能障害

事故などで脳に損傷を受けたために，注意，記憶，社会的行動の実行機能といったさまざまな認知機能が障害され，日常生活や社会生活への適応が困難になったものを高次脳機能障害という。外からは見えにくい障害のため，診断やリハビリテーション，生活支援などの取り組みが遅れていた。そのため公的な支援普及事業の必要から，病理学的な観点よりも行政上の疾患区分として導入された概念でもある。

1) ADHD：attention deficit hyperactivity disorderの略。かつては注意欠陥・多動性障害と訳されていたが，ネガティブな意味合いをやわらげるため，「欠如」に変更された。なお，「発達障害者支援法」の条文は「注意欠陥多動性障害」のままとなっている。

● 知覚

情報の入力から▶
意味づけまで

私たちは花を前にして，眼・鼻・皮膚といった感覚器を通して花をとらえ，その色やかおり・形からして花だろうと意味づけ，最終的にこれが花であると理解する。このプロセスが**知覚**である。

心身の状態に▶
よって変化する

あたり前に思えるこの機能も，脳の器質的変化によって意識が混濁すると，天井にいないはずの小動物が見えたり，あやしい物音が聞こえたりする。また，知覚は心の動きとも関連する。夜遅く暗い道を行くとき，恐怖を感じていると，風の音が誰かのささやき声に聞こえたり，街灯のつくり出す影があやしい人影に見えたりする。こうした知覚のゆがみが**錯覚**である。そのような条件がなくてもさまざまな**錯視**があることはよく知られている。

知覚の異常については，第5章(▶156ページ)で詳しく述べる。

● 記憶

記憶はあらゆる▶
精神活動を支える

記憶とは，過去の経験や情報が，時間がたってから意識に上ったり行為にあらわれたりする現象であり，記銘・保持・想起の一連のプロセスからなる[1](▶記憶の分類・障害については第5章，160ページ)。

人は，記憶によって自分自身の過去・現在・未来を連続したものとして実感できる。記憶は人格の統合やあらゆる精神活動において重要な役割を果たしているのである。認知症や外傷性脳損傷では，単に記憶が障害されるだけでなく，全人格にその影響が及ぶことから，それを支える全人的なケアが必要となる[2]。

トラウマによって▶
おきる記憶障害

一方，脳に器質的な損傷がなくても，心的外傷体験をきっかけに記憶障害がおきることがある。これを**解離性健忘**という。記憶もまた，脳の器質的な動きと心のはたらきの2つの方向から影響を受けているのである。

● 思考

人は思考しているときには，言葉を用いて概念をあやつり，頭のなかにイメージ(表象)を思い描く。また，原因と結果を結びつけて推理し，論理を展開する。このように，**思考**は抽象度が高い精神活動である。

◉ ピアジェの発生的認識論

ピアジェ J. Piaget(1896〜1980)(▶図3-1)は，子どもの思考は子どもと環境との相互交渉を通して発達するという**発生的認識論**を提唱した。

子どもは体験のなかで新しい情報や経験を，すでにもっている知識の枠組み

1) 記憶検査には，ウェクスラー記憶検査，日本版RBMTリバーミード記憶行動検査などがある。

2) 113ページに参考文献としてあげた小川洋子による小説『博士の愛した数式』は，交通事故による脳損傷で記憶障害となってしまった数学者をめぐる物語である。

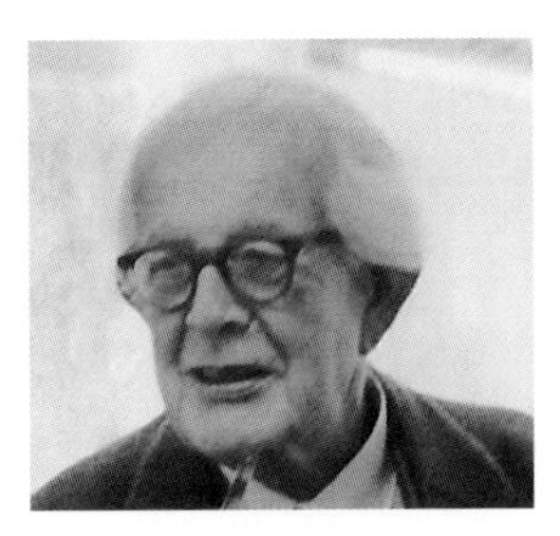

スイスの心理学者。生物学から心理学と認識論に関心を移し，子どもの行動を観察するなかでそのつぶやきに耳を傾け，子どもが段階的に思考の様式をかえていくことを発見した。そこから知の個体発生としての認知発達と，系統発生としての科学史をパラレルなものとして，実証的に考察する発生的認識論を提唱したことで，20 世紀の最も影響力をもつ心理学者の 1 人とされている。

(写真提供：PPS 通信社)

▶図 3-1　ジャン＝ピアジェ Jean Piaget(1896〜1980)

(シェマ schema)のなかで理解し，取り込んでいく(同化)。だが，そのシェマのなかで理解できないときにはそのシェマそのものをかえたり，新しいシェマをつくり出したりする(調節)。成長とは，この同化と調節を通して，より包括的で安定したシェマが統合されていく均衡化の過程なのである。

思考の発達段階▶ ピアジェは子どもの思考の発達段階を次の 4 つの段階に分けた[1)]。

①感覚運動期(0〜2 歳) 言葉はまだ獲得されておらず，赤ん坊はなんでも口に入れて，それがどのようなものかを知ろうとする。「触る」「なめる」「見る」といった運動と感覚を通して外界を認知し，シェマをつくり出していくのが，この段階の思考である。

②前操作期(2〜7 歳) 2 歳を過ぎると，幼児は急速に言葉を獲得しはじめ，言われたことをイメージしたり考えたりして行動することができるようになる。ごっこ遊びができるようになるが，まだ論理的に思考することはできない。

たとえば，同じ形のコップに同じ量の水が入っていれば，確かに同じ量だとわかるが，一方を細いコップに移すと水のかさが高くなるので，幼児はそちらのほうが量が多いと考えてしまう。このように，この時期はまだ，自分が見たり感じたりした情報だけで直感的にすべての状況を理解し，他者の立場にたって考えられない**自己中心性(中心化)**が特徴である。

③具体的操作期(7〜12 歳) この段階では，**保存**の概念が獲得される。上の例でいえば，見た目はかわっても水の量はかわらないとわかるようになる。そして，具体的なものを使って説明されれば，直観に左右されずに，ものごとを把握できるようになる(**脱中心化**)。

④形式的操作期(12 歳以降) この段階になると，具体的なものを離れた抽象的思考が可能になる。仮定のことに対しても，論理的に思考できるようになり，結果を予測することができるようになる。さらに，そうした思考(結果の予測)を動機や意欲と結びつけて行動できるようになる。

---

1) ジャン・ピアジェ，ベルベル・イネルデ著，波多野完治ほか訳：新しい児童心理学．白水社，1969.

危機の際には思考も退行する▶ しかし，思考は心の動きとも関連している。危機に際しては，思考もまた退行し，どんなに知的水準の高い人でもものわかりがわるくなる。また，うつ病ではすべてを悲観的に考えがちになったり，統合失調症では思考のまとまりがわるくなり，できごとをゆがんでとらえやすくなったりする(▶思考の障害については第5章，150ページ)。

②感情

感情は主観的経験世界をつくり出す▶ 心の最も基底にあって主観的経験世界をつくり出しているのが**感情**である。英語には，feeling，emotion，affect，affection，mood，sentiment，など，感情を示す多くの言葉があるが，それぞれの定義や訳語はさまざまである。一般的に感情(**フィーリング** feeling)とよばれるのは，喜怒哀楽のような感覚的な主観的体験をさすのに対して，心理学的研究の対象としての感情は**情動**(**エモーション** emotion)ともよばれ，身体と結びついた無意識的な面を含めての心の動きとして，区別されるのが一般的である。

普遍的な感情がある▶ 感情は，おもに表情で表現される。世界各地で表情を調査した**エクマン** P. Ekman は，「喜び」「悲しみ」「怒り」「おそれ」「驚き」「嫌悪」の6つの感情が，年代や地域をこえた人類普遍の基本的情動とした。このほか感情については，行動からとらえようとするもの，生理的変化としてとらえようとするもの，コミュニケーションとしてとらえようとするものなど，さまざまな角度から研究が行われている[1]。

1 感情と身体

感情は身体感覚を伴う▶ 日本語には，「腹がたつ」「むかつく」「頭に血が上る」「胸が締めつけられる」「胸が高鳴る」「鳥肌がたつ」「頭痛の種」などといった，身体を用いた感情表現が多い。実際に，感情は身体感覚や生理的パターンと密接に結びついているのである。

「笑えば心が軽くなる」こともある▶ だが，「悲しいから涙が出る」のか，「涙が出るから悲しい」のかといえば，どうやら後者が正解のようである。確かに，泣くと気持ちが落ち着いたり，落ち込んでいても笑えば心が軽くなったりする。逆に，泣きたいときに泣けないと，心がモヤモヤしてしまう。身体の緊張をとくリラクセーションが心の健康に効果があるのは，この作用のためである。

◉感情の神経生物学的研究

1990年代以降，感情についての研究が，神経生物学の分野で大きく進展してきた。

---

1) ランドルフ・R・コーリアネス著，齊藤勇監訳：感情の科学——心理学は感情をどこまで理解できたか．誠信書房，1999.

ダマシオ A. R. Damasio は，表情や動作，声などにあらわれた部分を「情動 emotion」，脳内で生じるイメージなどの目に見えない部分を「感情 feeling」として区別し，身体の生理的なプロセスと心理的なプロセスをひとつながりの生体の営みとみなした。彼は，「情動は身体（ボディ）という劇場で演じられ，感情は心（マインド）という劇場で演じられる」[1]と述べた。

たとえば山道で熊に遭遇したとき，思わず身体が硬直し，目を見開き，冷や汗が流れ出る。これが情動であり，こうした身体的変化を「恐怖」として感じとるのが感情なのである。

生命調節のプロセスをつかさどる▶

人間や動物などの生命体は，体内のさまざまなバランスを自動的に調整するホメオスタシス機構をもっている。その基本にあるのは，身体の免疫反応や基本的反射，代謝調節などである。この調整がうまくいっていると，人は「快」を感じ，うまくいかないと「苦」を体験する。たとえば，血糖値が下がると空腹感をおぼえて食欲が生じ，血糖値が上がると満足を感じる。つまり，ダマシオが生命調節と名づけたプロセスには，体内の生理的な調節だけでなく，動機としての欲求や欲望がかかわっているのである。

そして，生命調節の最も上位の調節機構としてたちあらわれるのが感情である。感情によって社会的関係が促進されるほか，食事をとる，危険をくいとめるなど，さまざまな生命調節がはたらく。ダマシオは，「命は綱渡り的活動で

Column ミラーニューロンと同調

1990 年，イタリアの研究者たちがサルの脳のニューロンに電極をつけ，レーズンをつまみ上げたときにどのニューロンが発火するかを観察していた。あるとき，実験者が残ったレーズンを箱に入れようとつまみ上げたとき，サルの運動指令ニューロンが発火していることを示すモニター音が鳴った。だが，サルは食べてもいなければ動いてもいなかった。人の行動を見ているだけで，自分が行動しているときと同じ反応を脳がしていたのである。これが，現代の神経科学における屈指の大発見といわれるミラーニューロンの発見の瞬間だった[*1]。

ミラーニューロンは誕生とともにはたらきはじめる。目の前の人が唇をすぼめたり舌を突き出したりするのを，生まれて 6 時間の新生児がまねるという。

いまでは，ミラーニューロンはいくつかあり，行動の次元だけでなく，共感や模倣，同調，言語の発達といった感情や心理の次元，心拍数や呼吸，ホルモン分泌などの身体の次元でもこうした同調がおこることがわかっている。「以心伝心」はまさに，このミラーニューロンのはたらきだったのである。

＊1 キーザーズ，C. 著，立木教夫・望月文明訳：共感脳――ミラーニューロンの発見と人間本性理解の転換．麗澤大学出版会，2016.

---

1) アントニオ・R・ダマシオ著，田中三彦訳：感じる脳――情動と感情の脳科学　よみがえるスピノザ．p. 51，ダイアモンド社，2005.

あって，ほとんどの感情はそのバランスをとるための努力(絶妙な調整と修正)の表出」であると述べている[1)]。

注目される迷走神経のはたらき▶ こうした生命調節のために，身体感覚と感情と行動とを結びつけているのは，脳と自律神経である。交感神経は不安や緊張，怒りなどと関連して，心拍数を上げ，血管を収縮させて血圧を上げ，発汗を促進し，胃腸のはたらきを抑制する。

一方，交感神経と拮抗してはたらくのが副交感神経である。その代表的な神経である迷走神経は，延髄から出て複雑に分岐しながら，頭部や頸部，胸部，腹部(骨盤を除く)のすべての内臓に分布して，感覚，運動，分泌を支配している。そのはたらきで，リラックスしたときには呼吸や拍動がゆるやかになり，胃や腸の消化活動が促進され，涙腺がゆるむ。しかしトラウマを受けた人は，迷走神経がはたらかなくなり，危険が去ったあとも交感神経が優位な状態が続くようになることがわかるなど，近年，この迷走神経の複雑なはたらきが注目されている[2)](▶第2章，46ページ)。

2 感情と理性

感情が理性を左右する▶ こうした研究の結果，感情と理性についても解明は進み，両者は対立するものではなく相互に支え合っていること，さらには感情が理性より優位にあることが明らかになってきた。

たとえば，人が意思決定をするとき，合理的思考がはたらいているようにみえるが，実はある選択肢を頭に思い浮かべたとき，たとえかすかにであっても身体が反応し，たとえば「不快」などの感情がわくのである。この感情が選択肢のしぼり込みに大きな影響を与えている。

◉ アレキシサイミア(失感情症)

自分の感情に気づけない▶ 世の中には，知的能力は高いのに，自分がいま，なにを感じているかを言葉で表現することができない人がいる。これは**アレキシサイミア** alexithymia(**失感情症**)とよばれる傾向である。この傾向の人は身体症状や自分の行動については詳しく話すことができても，そのときの気持ちや葛藤(かっとう)については語れないのである。いわば，感情についての失語症ともいえる状態である。

この傾向には，喜びや幸せのようなポジティブな感情を感じとることが苦手で，逆にネガティブな感情には敏感という面もある。また，自分の身体感覚と結びついた感情を感じとることができないために，自己感覚あるいは自己感情ともよばれる「自分」という感覚をもつことができない。これは，怒りや悲しみを身体の症状として経験する心身症の患者や摂食障害の患者などによくみられ，トラウマのサバイバーであることが多いといわれている。

---

1) アントニオ・R・ダマシオ著，田中三彦訳：前掲書．p. 25，ダイアモンド社，2005.
2) ポージェス，S. の提唱するポリヴェーガル理論が有名である。

◉感情知性と感情リテラシー

「感じる知性」▶の重要性

社会において良好な人間関係を築くためには，自己の感情を認識して適切に表現したり，他者の感情を正確に読みとり，共感したりする能力が不可欠である。これが**感情知性**(EI[1])である[2]。1996年にゴールマンD. Golemanの『EQ――こころの知能指数』[3, 4]がベストセラーになることで，EIは知能指数(IQ)ではかれない，人間にとってより重要な能力として，ビジネス界をはじめ一般に広く知られるようになった。

サロベイP. SaloveyとメイヤーJ. D. Mayerは，EIには次のような能力が含まれるとしている。

- 感情を正確に知覚する能力
- 思考を促進するために感情を利用する能力
- 感情とその意味を理解する能力
- 自己の感情を管理したり，他者の感情に対応したりする能力

感情を使いこなす能力▶

EIと似た意味をもつ用語に**感情リテラシー** emotional literacyがある。アメリカの薬物依存症者の回復を目ざす当事者組織，アミティでは，これを「感情にふりまわされるのではなく，感情を使いこなす能力」として，グループでの対話を通して高めることが回復のカギであるとしている。具体的には，以下のような能力である。

- 自分の感情に気づき，それを言葉で伝える能力
- 相手の感情に気づき，適切に対応できる能力
- 感情と自分の反応をふり返ってそのつながりを考え，理解する能力

3 感情と社会

感情は他者との▶関係を示すサイン

感情は身体と結びついているが，社会的関係のなかで生じるものでもある。たとえば，状況が期待どおりにいかないときには怒りが生じ，うまくいけば喜びが生まれる。悲しみは，自分にとってなにか大切なものが失われたというサインである(▶Column「映画『インサイド・ヘッド』が伝えるもの」)。

人がこうした感情を自分のものとしていくプロセスは，生まれてすぐの母親との関係から始まる。母親は赤ん坊の感情を示すサインに合わせてみずからの感情を調律し，それを赤ん坊に返す。この照らし返しを受けながら，赤ん坊はそのときの生理的感覚を感情と結びつけて理解し，表現することを学んでいく。さらに，子どもたちは同年代の集団のなかで，その社会固有の感情規範という

---

1) EI：Emotional Intelligenceの略。
2) ジョセフ・チャロキーほか編，中里浩明ほか訳：エモーショナル・インテリジェンス――日常生活における情報知能の科学的研究．ナカニシヤ書店，2005.
3) EQ：Emotional Intelligence Quotientの略。マスコミがEIをEQとして取り上げて有名になった。
4) ダニエル・ゴールマン著，土屋京子訳：EQ――こころの知能指数，講談社，1996.

ものを学び，自分の感情をコントロールすることを学んでいく。

このように，感情を社会的相互作用のなかでとらえ，感情から社会を研究するのが**感情社会学**である。感情社会学では，社会は人と人との感情の「ギブアンドテイク」でなりたっており，感情こそが社会の根幹をなしていると考える。16章でみる感情労働の概念は，感情社会学から生まれたものである(▶2巻：第16章，391ページ)。

③ 学習と行動

心理より行動に着目する行動科学▶ 精神分析の創始者として著名なフロイト(▶83ページ)の精神力動理論では，人間の心理は無意識のはたらきであり内省や推論によってのみとらえられるとする。それに対して，人間の心理を観察可能な行動によって実証的に理解しようとするのが**行動科学**である。

この行動科学の考え方がどのように発展してきたか，概観してみよう。

1 古典的条件づけ

条件反応と消去▶ フロイトは，人間の行動には本能的な動因(欲動もしくは衝動という)があると考えた。これに対して**パブロフ** I. P. Pavlov(1849〜1936)は，次の動物実験によって人間の行動は**学習**によることを証明してみせた。

Column 映画「インサイド・ヘッド」が伝えるもの

2015年度アカデミー長編アニメ映画賞と脚本賞を受賞した『インサイド・ヘッド』では感情が主役である。転校していじめにあう女の子の「悲しみ」「怒り」「嫌悪」「喜び」「おそれ」の5つの感情がキャラクター化されている。

この映画の解説書*1には，「感情たちの成長は，あなた自身の成長」と書かれている。また，それぞれの感情には次のような意味があるとも伝えている。

「喜び」は神様からの贈り物
「恐怖心」は生きのびるための切り札
「怒り」は不当な扱いをはねかえすエネルギー
「嫌い」は関心のあらわれ
「悲しみ」はやさしさをはぐくむ

なにごともポジティブであることがもてはやされるアメリカで，ネガティブな感情にも大事な意味があると子どもたちに教えているのだ。

*1 講談社編：あなたの感情たちのトリセツ――ディズニー／ピクサー インサイド・ヘッド．講談社，2015.

「パブロフの犬」の実験

ベルを鳴らして犬にエサを与える実験を繰り返すと，犬はベルを鳴らしただけで，エサがなくても唾液を出すようになった。ベルの音という刺激が食べ物の刺激と結びついて学習され，ベルの音という条件(刺激)を与えただけで唾液を分泌するという条件反応による行動が獲得されたのである。

これをモデル化すると次のようになる。

S(刺激 stimuli) → R(反応 response)

しかし，エサとは無関係にベルを鳴らしつづけていると，しだいに犬はこの反応をしなくなる。これを**消去**という。パブロフはこの**古典的条件づけ**とよばれる一連の研究で，ロシア人としてはじめてノーベル賞を受賞した。

2 オペラント学習

刺激と反応に着目する▶

行動主義を心理学に応用したのは，**ワトソン** J. Watson(1878〜1958)である。ワトソンは，人間の場合，感情や認知といった目に見えない部分でも学習がおき，反応を左右することに気づいた。たとえば，病院で白衣の医師や看護師を見たとき(刺激：S)，痛い注射をされた経験のある子ども(主体 object／生体 organism：O)は，おびえて泣きだしてしまう(反応：R)というような場面である。これをモデル化すると次のようになる。

S(刺激) ＋ O(主体／生体) → R(反応)

自発的な行動から学習は生まれる▶

しかし，人間は自発的な行動から学習し，新たな行動や認知を身につけていくことも多い。**スキナー** B. F. Skinner(1904〜1990)は次のような実験を行った。

スキナーの実験

「スキナー箱」とよばれる装置に入れられた空腹のネズミは，エサを求めて試行錯誤を繰り返す。この箱はレバーを押してブザーが鳴ると，エサが出てくるしくみになっている。レバーを押してもブザーが鳴らなければエサは与えられない。ネズミがたまたまレバーを押したとき，ブザーが鳴りエサが得られた。やがてネズミはブザーが鳴るとレバーを押すようになり，その頻度が増していった。これを「**正の強化**」という。しかし，レバーを押してもエサが与えられないことが続くと，ネズミはレバーを押さなくなった(消去)。

環境を操作する自発的行動を，オペラント行動という。レバーを押すというオペラント行動に対して，ブザーの音(刺激)に応じてエサ(強化子)が与えられることが繰り返されるうちに学習がおき，特定の行動が身についていくというのが，**オペラント条件づけ**である。

オペラント行動　＋　S(条件刺激，強化刺激)　→　行動学習

行動療法やプログラム学習への応用▶

刺激の種類がかわっても，与えられる強化子が似たものであれば，同じようなオペラント反応をおこす。これを「**般化** generalization」とよぶ。スキナーの提唱した行動分析学は，行動変容を促す行動療法や教育におけるプログラム学習などに応用されるようになった。

3 動機づけ(モチベーション)

外発的動機づけと内発的動機づけ▶

行動を開始させ，目標に向かって突き動かしていく過程や機能を**動機づけ**(モチベーション)という。学習につながる行動には，外発的動機づけと内発的動機づけがある。

①**外発的動機づけ**　誰かに認めてもらいたいために行動したり，罰や叱責(しっせき)を避けるために行動をやめたりする場合などである。義務や強制による行動の場合もこれにあたる。

②**内発的動機づけ**　他者からの評価や賞罰にかかわりなく，自身の興味や関心から行動する場合である。

一般に，内発的動機づけは外発的動機づけよりも効果的であり，持続性も強い。つまり，自分自身が知りたい，やってみたい，おもしろいと思う課題を設定してそれに取り組むほうが，報酬や称賛を求めて行動するより，高い有能感が得られ，自律性も自己効力感も高まる。

4 自己効力感

自分はどれだけできそうか▶

自己効力感 self-efficacy は，バンデューラ A. Bandura が提唱した社会学習理論の概念である。人がある目標を達成しようとするとき，自分がどの程度うまくできそうかと感じる感覚であり，動機づけの源でもある。

◉ 自己効力感に含まれる予期

自己効力感には，その行動がどのような結果を生み出すかについての結果予期と，ある結果を生み出すために必要な行動を自分がどの程度うまくできるかについての効果予期の2つがある。

ある課題に対して自己効力感の高い人は，「これだけやればだいじょうぶだ」「自分にはここまでできる」と感じることで，「よし，やってみよう」と自分から課題に取り組む意欲が生まれて積極的に行動するために成果も出やすい。

一方，自己効力感の低い人は「どうせだめだろう」「自分には無理だ」と感じて消極的になり，成果も出にくい(▶Column「学習性無力感」)。

◉ 自己効力感の源

自己効力感には，おもに次の4つの源がある。

①**達成体験**　自身の行動によってなにかを達成した体験であり，自己効力感を高めるのに最も効果がある。ただし，達成が不可能に思えるほど目標が能力

に比べて高すぎると，モチベーションは上がらず自己効力感もそこなわれる。逆に，目標が能力に比べて低すぎてもモチベーションは上がらず，たとえ達成できたとしても自己効力感は上がらない。自己効力感を高めるには，その人の能力に応じた適度な困難さが必要である。

②**代理経験**　他者がなにかを達成したり成功したりする姿を観察する経験である。仲間のがんばりを見て自分もがんばろうと努力したり，あこがれのプロ選手を見て「自分もああなりたい」と思い，その道に進んだりするような場合である。漫画やドラマなども代理経験となりうる。教育や行動療法などで用いられる**モデリング** modeling という技法は，この原理による観察学習である。

③**言語的説得**　達成の可能性を言葉で繰り返し説明され，励まされることである。しかし，これだけで得た自己効力感は消失しやすい。

④**生理的情緒的喚起**　なにかを達成しなければならない場面で，適度な緊張感や高揚感を高めるようなことである。サッカーのニュージーランド代表が試合前に行うハカなどがこれにあたる。

④ 知能

人間には誰でも学習する能力があり，それは**知能**としてとらえられる。とくに現代社会を生きるうえで，個人のこの能力の量的な差異が大きな意味をもつようになってきている。知能は心の機能というより，社会的な概念といえるだろう。

1 知能の定義

知能の定義は多様である。このうち比較的広く受け入れられているアメリカ心理学会の定義では，知能を「学習する能力，学習によって獲得された知識および技能を新しい場面で利用する能力であり，また獲得された知識によって選択的適応をすること」ととらえている。

Column 学習性無力感

セリグマン M. E. P. Seligman らは，ケージの中のイヌに痛覚刺激を与え，レバーを押せばその不快な刺激をとめることができることを学習させたあと，レバーを押しても押さなくても痛覚刺激が与えられる状況をつくり出した。すると，不快な刺激をなくそうと必死にレバーを押していたイヌも，それに効果がないとわかるとレバーを押さなくなり，逃げ出そうともしなくなった。この状態を学習性無力感もしくは学習された絶望感 learned helplessness という。

2 知能指数(IQ)

IQ100の意味▶ 学校制度ができつつあった20世紀の初頭，フランスの**ビネー** A. Binet(1857～1911)は，知的障害の鑑別のために精神年齢という概念をつくり出した。

精神年齢は知的発達の段階を示す指標で，各年齢に応じた問題に対する正解によって判定される。たとえば，10歳の少年が11歳の問題に正解した場合は，生活年齢が10歳，精神年齢が11歳となり，知能指数(IQ[1])は精神年齢÷生活年齢×100で算出される。この例では，IQは110となる。知能検査にはさまざまあるが，日本で標準化されたものに，**鈴木-ビネー式知能検査**あるいは**田中-ビネー式知能検査**などがある。

偏差値による知能尺度▶ **ウェクスラー** D. Wechslerが開発した性格判断もできる知能検査法には，成人用のWAIS，児童用のWISC，幼児用のWPPSIがある。14歳以上の場合，同年齢集団の得点の平均を100とした偏差知能指数(DIQ[2])を用いる。DIQは同年齢集団のなかでその人がどの位置にいるかを示す数値である(▶表3-1)。

知的障害とIQ▶ 理論上，IQが下位2.2%に入った場合に**知的障害** intellectual disabilityとされる[3]。だが，IQは検査によって測定される特定の能力であり，いわゆる「頭のよさ」全般をあらわしているのではない。たとえば，芸術や音楽などの創造性や対人能力などもIQでは示されない。

また，教育や文化の影響を受けやすく，とくに学校教育を受けていない人の場合は，結果が平均より低く出ることがある。注意欠如・多動性障害の子どもやひどいうつ状態の人の場合も低く出る。さらに，高齢者の場合，加齢により

▶表3-1 ウェクスラー検査による知的水準の分類

IQ	分類	理論上の割合(%)
130以上	非常に高い	2.2
120～129	高い	6.7
110～119	平均の上	16.1
90～109	平均	50.0
80～89	平均の下	16.1
70～79	境界線	6.7

ウェクスラー検査では平均100，標準偏差を15とする偏差知能指数(DIQ)をIQとしている。

(前田志寿代ほか：ウェクスラー知能検査．上里一郎監修：心理アセスメントブック，第2版．p.18，西村書店，2001による，一部改変)

1) IQ：intelligence quotientの略。
2) DIQ：deviation IQの略。
3) イギリスでは，学習障害 learning disabilityとよばれ，その看護は成人看護・小児看護・精神保健看護と並ぶ看護基礎教育の独立した専門領域となっている。

問題処理能力が低下すると，低い結果が出るようになるが，蓄積されたゆたかな知識や語彙(ごい)によって生活上はそれを補うことができる。

3 知的能力の障害と生活上の問題

知的障害は社会への適応を制約する▶ アメリカ知的・発達障害学会(AAIDD[1]，旧アメリカ精神遅滞学会)は，知的障害を単にIQが平均以下というだけでなく，「18歳以前に発症し，同時にコミュニケーション，身辺処理，家庭生活，社会的スキル，コミュニティ資源の利用，自律性 self-direction，健康と安全，実用的学業，余暇，労働といった適応スキルの領域に2つ以上知的機能と関連した制約をもつもの」と定義している[2]。つまり，本人の知的能力と生活上のさまざまなスキルとを合わせたものを知能としてとらえているのである。

どのような生活上の困難があるか▶ 一般に，知的障害が最重度(IQ20未満)の場合は，他者との意思疎通が困難で，食事や排泄などの全面的な介助を必要とし，身体合併症も多い。重度(IQ20〜35未満)の場合は，就学前に言語が発達せず，日常生活においてサポートが必要である。てんかん発作などの身体合併症をもつことも多い。成人後は保護的な環境のなか限られた範囲で自立が可能である。

知的障害に伴う新たな障害▶ 生まれつき知的に障害がある場合，幼いころは同年齢の子どもたちと一緒に遊ぶことができても，就学前後からスポーツやゲームなどの複雑なルールが理解できず，遊びの仲間に入れなくなることが多い。

また，学年が進むにつれて仲間と自分の違いを感じるようになり，自己イメージが揺らぐ。周囲の人々から見下されたり仲間外れにされたりするようになると，言葉で気持ちを表現したり交渉したりがうまくできずに暴れてしまったり，自傷行為や不登校などの不適応行動をおこしたりすることもある。

学習機能は保たれている▶ しかし，知的に障害があっても学習機能は保たれるので，障害の程度によって仕事をもつことは可能である。単純な作業に黙々と取り組んだり，特殊な技能を身につけたり，工芸や絵画の分野で卓越した才能を発揮することもある(▶Column「アール-ブリュット(生の芸術)」)。

環境との不適応が生きにくさを生む▶ ただ，状況を理解したり判断したりすることがむずかしく，周囲の見方と自己イメージのギャップもあり，できないことを人に質問するのが苦手であることや，コミュニケーションの問題もあって，不適応が生じやすい。つまり，知的障害そのものよりも，それによる環境との不適応が生きにくさをつくり出すのである。

また，そうした体験を繰り返すなかで自己評価が低くなり，過度に依存的になったり，周囲の人々から利用され，使い走りやおどし，虐待の対象になった

---

1) AAIDD: American Association on Intellectual and Developmental Disabilities の略。
2) アメリカ精神遅滞学会(AAMR)編，茂木俊彦監訳：精神遅滞定義・分類・サポートシステム．学苑社，1999.

りすることもある。地域で生活するためには，人としての尊厳を認め，それぞれのペースで成長する可能性を信じる支持的な環境が必要である。

4 知的障害と発達障害

知的障害と区別がむずかしいのが，発達障害である。広義の発達障害には，①知的障害(精神発達遅滞)，②自閉症スペクトラム障害 autism spectrum disorder (ASD)，③学習障害 learning disorder (LD)，④注意欠如・多動性障害 attention-deficit hyperactivity disorder(ADHD)があるが，通常，発達障害という場合，知的障害を除く3つをさすことが多い。しかし，この4つの障害には重なる部分も多いのである。

児童精神科医の滝川一廣は発達障害を，「なんらかの精神発達のおくれをもち，それが生きにくさをもたらしているもの」と定義している[1)]。また，滝川は，精神発達には「認識の発達」と「人間関係の発達」という2つの水準があるとし，発達障害を個体差として発達が平均よりも大きく遅れたものととらえている。

Column アール－ブリュット(生の芸術)

正式な美術教育や伝統的な訓練を受けておらず，既成の芸術観や流行にとらわれることなく独自の感性からつくり出された絵画や彫刻，服飾，映像，文学，音楽などの芸術作品のことを，フランスの画家ジャン＝デュビュッフェ J. Dubuffet(1901～1985)がアール－ブリュット(生の芸術)と命名した。アウトサイダー－アートともいう。

知的障害者や精神障害者の作品という印象が強いが，独学でひたすら作品をつくり出している人や刑務所ではじめて絵筆をとったというような人の作品も含まれる。スイスのローザンヌにデュビュッフェが収集した作品を集めたアール－ブリュット－コレクションがあり，日本では滋賀県近江八幡市にボーダレス・アートミュージアム NO-MA という専門の美術館がある。

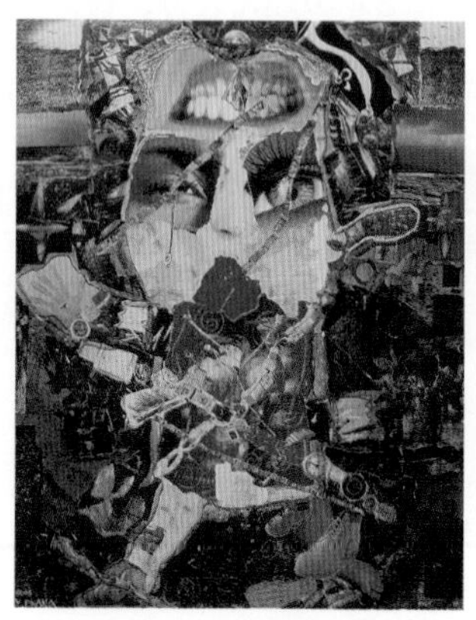

「拘束」(制作2004年)
作者：江中裕子

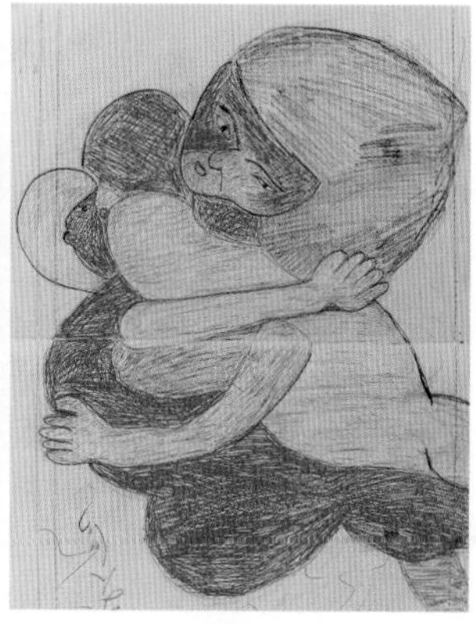

無題(部分)
作者：髙橋重美

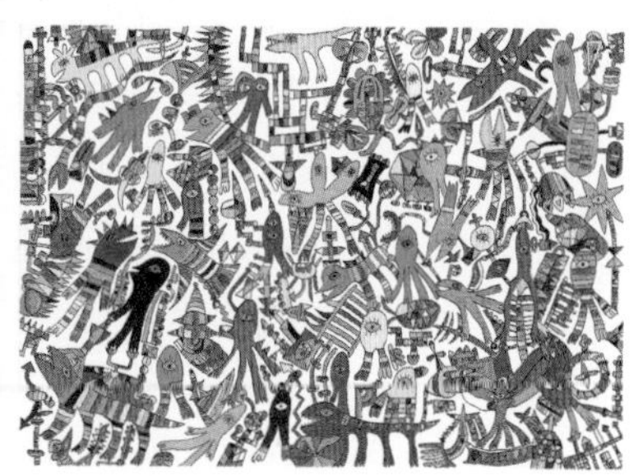

「パラレルワールド」(制作2012年)
作者：小津誠

1) 滝川一廣：子どものための精神医学．p. 152，医学書院，2017.

図 3-2 は，成人 1,000 人の関係発達と認知発達の分布を座標上にプロットした模式図である。この図の密集した中心部分に位置するのが，定型発達である。認識の発達全般の遅れが前面に出るのが知的障害であり，関係の発達全般の遅れが前面に出るのが自閉症スペクトラム障害である。

なお，全般としての遅れはないが，ある特定の精神機能の発達だけがピンポイントで遅れるものが特異的発達障害(学習障害)であり，全般としての遅れはないが，「注意集中困難」「多動」「衝動性」の 3 つの行動特性が年齢不相応に目だつものが注意欠如・多動性障害である。

⑤ 心の理論

1 人の心を読む能力

従来の知能の概念には含まれないが，ある種の対人的認知機能ともいうべき能力が，自閉症スペクトラム障害(ASD)との関連で注目されている。

たとえば，トランプ遊びをするとき，プレイヤーは自分の手のなかにあるカードと相手の表情から，相手がどのようなカードを持っているかを読みとろうとする。つまり，自分たちは皆，心というものをもっており，それぞれが心

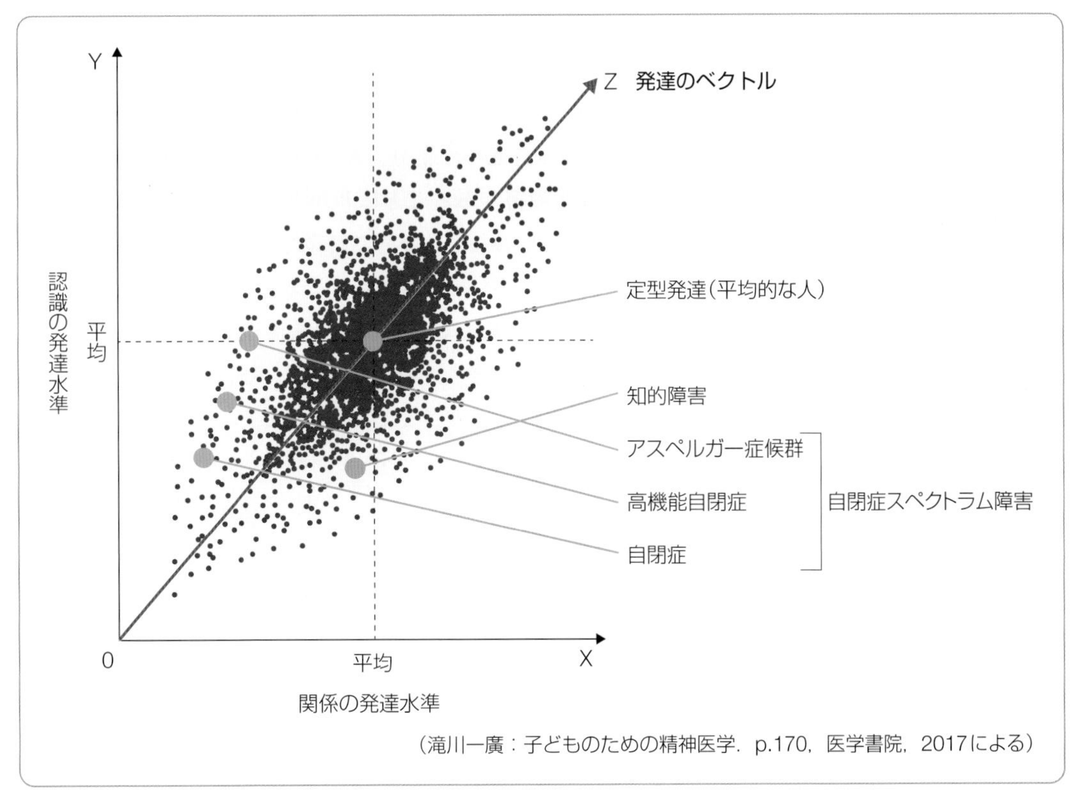

▶図 3-2 発達の領域分け

のなかで考えて行動していると想定している。これが**心の理論** mind theory である。これによって，他人の心のはたらきを理解し，それに基づいて他人の行動を予測することができるのである。

人の心が読めない▶ この，人の心を読むという行動は誰でも自然に行っているようにみえるが，ASD をもつ人の場合(全員ではないが)，そもそも自分とは違う考えをもつ人がいるという発想がなく，人の心の状態について考えるとはどういうことか想像もできないことがある。

2 心の理論の発達をみる方法

子どもの心の理論の発達を知るために，バロン＝コーエン S. Baron-Cohen (1958～)が編み出したサリーとアンという2体の人形を使った方法がある[1)]。

子どもに図3-3の状況を話して聞かせて質問する。サリーはアンがボールを移したことを知らないので，正しい答えは「自分のカゴの中」である。通常は3歳以上になると正解できるようになるが，ASD 児は「アンの箱」と誤って答えることが多い。これは心の理論のはたらきが欠けているためと考えられている。

心の理論の発達が遅れていると，対人コミュニケーションに支障をきたしたり，場にそぐわない行動に出たりして「共感性が低い」「空気が読めない」などといわれ，仲間外れにされてしまうようなことがおこる。それでも，よき理解者や支援者がいれば，遅まきながらも徐々に学んでいくことはできる。

3 ASD の生きにくさ

現在では診断の幅が広がったせいもあり，ASD の数は増えつづけている。ASD は脳のなんらかの機能障害であることはわかってきているが，その原因や病理については十分わかっておらず，なぜこれまでみたような行動やふるまいをするのか，本人がなにを体験しているのかはなかなかわかりづらい。

感覚処理の問題▶ しかし最近では，ASD の当事者による出版物や映像作品を通して，ASD についての理解が少しずつ広がってきた。そして，同じ ASD と診断されていても，そのあらわれ方は人によってさまざまであることがわかってきている。

グランディン T. Grandin は，幼くして ASD と診断されたが周囲の支援もあり，動物学の博士号をとって大学教授となった女性である。彼女は，ASD の行動上の問題の根本には**感覚処理**の問題があるという。つまり，ふつうの人にとってはなんでもない感覚刺激が，ASD の人にとっては強烈すぎて耐えがたく，それになんとか対処しようとして人を回避したり，奇異な行動をとったりするのだという。彼女からすれば，定型発達の人は鈍感すぎ，集中力がなさす

1) サイモン・バロン・コーエンほか編著，田原俊次監訳：心の理論(上)——自閉症の視点から．八千代出版，1997年．

サリーです。カゴを持っています。アンです。箱を持っています。
サリーはボールを自分のカゴの中に入れました。
そして，外へ出かけました。
アンは，サリーがいない間にボールを自分の箱に移しました。
さて，サリーがボールを探すのは，カゴと箱のどちらでしょうか？

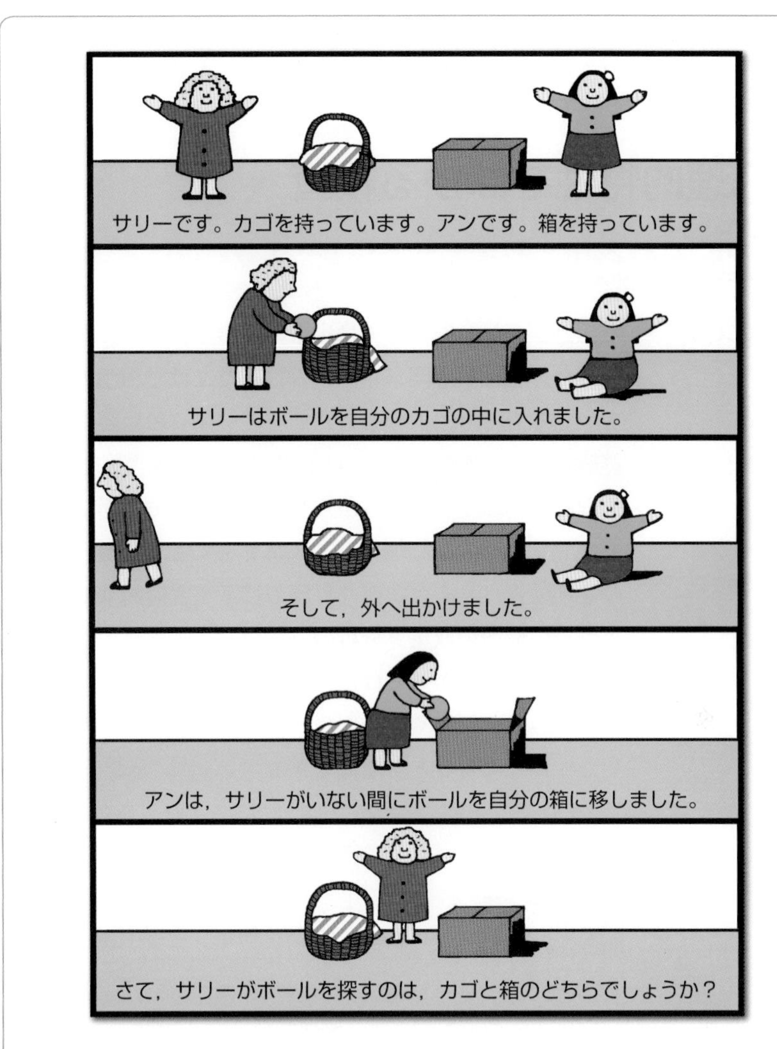

（ウタ・フリス著，富田真紀ほか訳：新訂　自閉症の謎を解き明かす，東京書籍，2009による，一部改変）

▶図 3-3　サリーとアンの課題

ぎるそうだ。彼女のように早期から適切な支援が得られて，言葉や人との付き合い方を学ぶことができれば，その刺激になんとか対処できるようになり，社会的成功も可能なのである[1)]（▶Column「テンプル＝グランディン」）。

法的な支援▶ ASDをもつ人のなかには通常教育を受けている人も多いが，友だち付き合いが苦手で，いじめやからかいにあうなどして，人への警戒心や不信感が植え込まれてしまい，それがさらに生きにくさを増強している例も少なくない。日本では，2005(平成17)年に「発達障害者支援法」が施行され，広汎性発達障

1) テンプル・グランディン，リチャード・パネク著，中尾ゆかり訳：自閉症の脳を読み解く――どのように考え，感じているのか．NHK出版，2014.

害，学習障害，注意欠如・多動性障害などの早期発見とこうした障害をもつ人びとの自立および社会参加を支援するための施策が盛り込まれた。

⑥ 心理的特性をはかる検査

1 心理検査とは

心理アセスメントのツール

医師が一見しただけでは患者の体のなかでなにがおこっているかわからないように，心理の専門家も，ひと目見ただけで相手の心のなかがわかるわけではない。そもそも，人の心の状態を理解するのは容易ではない。誰しも，自身の経験に基づく判断の枠組み(主観)をもっており，他者を理解する際もその主観的な枠組みに左右されるからである。そこで，面接や行動観察，心理検査などを通して多面的に心理アセスメントをすることが大切になる。

心理検査は，心の状態や行動の特徴を客観的基準に基づいて理解し，判断するための情報の収集と分析の方法である。それによって，その人をよく知り，治療やケアにいかせるばかりでなく，検査の過程で築き上げられる関係を通して，その人の不安や混乱をやわらげ，やがて納得のいく生活や人生を送るためのたすけとなることも期待できる。

Column テンプル＝グランディンと東田直樹

グランディンは，映画『レナードの朝』の原作者として有名な神経科医サックス Sacks, O. の著書『火星の人類学者』(ハヤカワ文庫，2001年)で紹介され，知られるようになった。「火星の人類学者」というのは，彼女が他の人とのかかわりにおいて，自身を「人類の存在しない火星で人類を研究している学者のようなもの」とたとえた言葉である。実際に彼女は，ヒトより動物の気持ちのほうがわかるそうである。

彼女の半生を描いた映画『テンプル・グランディン～自閉症とともに』(2010年)は，第62回プライムタイム－エミー賞テレビ映画部門で，作品賞や主演女優賞など多くの賞を獲得した。著書も多数あり，アメリカのトーク番組 TED にも当事者でもある科学者として出演して，人々の ASD への理解を訴えている[*1]。

日本では，東田直樹の活動が注目されている。会話のできない重度の ASD である彼は，母のつくった文字盤やワープロを使ってコミュニケーションが可能となり，13歳のときに書いた著作『自閉症の僕が跳びはねる理由』[*2] が世界各国で翻訳され，話題となった。いまではエッセイのほか，詩や絵本の著作も多数ある(公式ブログ：https://naoki-higashida.jp/blog/)。

＊1 テンプル・グランディン：世界はあらゆる頭脳を必要としている<https://www.ted.com/talks/temple_grandin_the_world_needs_all_kinds_of_minds?language=ja><参照 2020-07-28>

＊2 東田直樹：自閉症のぼくが跳びはねる理由．角川文庫，2016．※漫画にもなっている。

2 心理検査が求められるとき

心理検査は，医療・教育・福祉・司法・産業など，さまざまな現場で用いられている。医療においては，精神科・児童精神科領域に限らず，一般科(身体科)・高齢者領域，脳神経内科領域，小児科領域，産科領域など多岐にわたる領域で用いられている。

診断を確定するための補助として▶

医療の場合，心理検査は第一に「鑑別診断の補助」として用いられる。病態水準(精神症状の重篤さ)が神経症圏か，人格障害圏か，精神病圏かを判断するためである。最近では，自閉症スペクトラム障害をもっているかどうかの判断を求められることも多くなってきた。一般診療科(身体科)の場合は，せん妄・うつ病・認知症の鑑別のために認知機能検査(神経心理学的検査)が行われる例が多い。この3つの疾患は3D[1)]とよばれ，いずれも発症状況も症状も似ているため鑑別がむずかしい。これについてはあとで詳しくみていくことにする。

病状の変化を確認して予後を予測▶

そのほか，治療経過や病状の変化(たとえば，うつ状態や認知機能は回復したか)の確認や，予後の予測，パーソナリティの把握を目的にした検査もある。さらに，そもそも心理面接に適しているか，どのような心理面接が適応可能かを調べるために検査を行うこともある。

テストバッテリーを組む▶

各心理検査にはそれぞれ，その検査を作成した意図と測定しようとしている目的がある。そこで，心理検査を行う場合，複数の異なるテストを組み合わせ(これをテストバッテリーとよぶ)，多面的な情報を得るようにする。たとえば，反応が乏しい高齢者に対して，認知機能が低下しているのか，もともとの知的能力の問題か，それともうつの症状なのかが疑われる場合，その3つを調べることになる。また，知能検査によって発達や知的水準を，複数の人格検査によって人格の異なった側面を合わせ鏡のようにみていくことでその人らしさが浮きぼりになり，アプローチの糸口がみえてくる。

3 検査でわかる領域と代表的な心理検査

心理検査によってアセスメントするのは，主として「パーソナリティに関する側面」と「発達や能力に関する側面」の2つである。

● パーソナリティ(性格や人格)に関する検査

◉ 人格検査

人格検査は，みずからをある視点から俯瞰(ふかん)的にとらえることを求めるもの(質問紙法)から，多義的な刺激に対し自由度の高い回答を求めることで自分では意識していないものごとのとらえ方，人がらや対人関係の特徴，内的葛藤(かっとう)を

---

1) せん妄 delirium，うつ病 depression，認知症 dementia の頭文字をとって3Dといわれる。

はかるもの(投影法)まで，幅広く存在する(▶表3-2)。

そのほかに，乳幼児を対象とした発達検査や自閉症スペクトラム障害に関する検査，心の健康に関する検査，育児支援に関する検査，職業適性関連の検査などもある。

▶表3-2 おもな人格検査とその位置づけ

分類		代表的な検査	
質問紙法	あらかじめ定められた質問項目に回答する方法である。自分の意志で答えるため，自己認知された自己像が出やすい。 長所 実施が容易(短時間，個別でも集団でも可能)，統計的処理による客観的解釈ができる。 短所 回答のバイアスが生じやすく，意識的に操作された回答のチェックは困難，無意識的な側面が測定できない。	ミネソタ多面的人格目録性格検査(MMPI)	身体的・精神的健康，家族，職業，教育，性，社会，政治，宗教，文化などについての態度に関する550の質問項目で構成される。受験態度のかたよりをチェックする機能をもつ4つの妥当性尺度と，パーソナリティの特徴を査定する10の臨床尺度が設けられている。
		矢田部ギルフォード性格検査®(YGPI®)	120の質問項目で構成され，12尺度と6因子の得点水準により15の類型に分類される。尺度と因子の得点水準とまとまりを読みとることによって，性格を構成する心理特性を数的に把握することができる。
投影法	多義的であいまいな刺激を提示し，そこから得られる反応から個人の性格特性を把握しようとする方法である。 長所 回答の操作がむずかしく，患者みずからも言語化できない無意識的な側面(より深い内面)や個人の全体的・力動的な性格の把握が可能である。 短所 集団実施が困難，結果の解釈に主観が入りやすい，検査者の熟練(専門的な訓練・経験・洞察力)が必要である。	SCT(文章完成法)	「短い単語」を見せて，その言葉に続けて自由に文章を記述させる。個人でも集団でも実施可能である。
		P-Fスタディ(絵画欲求不満テスト)	会話する人物の「絵」を見せて，吹き出しに入るセリフを答えさせる。絵は24の欲求不満場面で構成されており，各場面に対する回答をアグレッション(主張性)の方向と型の2つの次元から評価する。
		TAT(主題統覚検査)	「絵」を見せて，物語をつくってもらう。31の図版から検査者が年齢や性別に応じて原則として20枚の絵を選択して実施する。結果を逐語的に記録し，主要な動機・感情・コンプレックス・葛藤などを分析する。
		ロールシャッハ	10枚の「インクのしみ」を見て，それがなにに見えるかを自由に答えさせる。結果を逐語的に記録し，認知・思考・情動・対人関係など特徴や，自我水準・現実検討能力を評価し，精神力動的な解釈と統合して人格傾向をとらえる。
		描画法	「自由画」と「課題画」がある。受検者の描く絵を通して，言葉ではうまく表現できない心の動きを知ることができる。言葉が未発達な子どもや，言語によるコミュニケーションのむずかしい患者にも実施が可能である。 課題画の例 バウムテスト(樹木画テスト)，HTPP(House-Tree-Person-Person Test)，S-HTP(統合型House-Tree-Person〔HTP〕法)，人物画，家族画，動的家族画，風景構成法，なぐり描き法(スクリブル，スクイグル)など

発達や能力に関する検査

◉知能検査

知能検査は，知的能力や発達をはかる検査として広く行われている。ビネー式知能検査とウェクスラー式知能検査が代表的なもので，どちらの検査でも結果が知能指数として算出される(▶表 3-3)。しかし知能指数は，一定の方法で測定した結果にすぎず，また，知能は発達によって大きく変化する可能性がある。したがって，医療職は知能検査には一定の限界があることに留意し，知能指数だけがひとり歩きしないようにしなければならない。

◉認知機能検査(神経心理学的検査)

認知機能検査(神経心理学的検査)は，認知機能(高次脳機能)の状態をはかるための検査で，医療に限らず，教育・福祉・司法・産業など，幅広い領域で用いられている。

認知機能検査の目的▶

認知機能検査は，以下のような目的で行われる。

- 認知症や認知機能低下のスクリーニング
- 感情や人格変化の背景にある器質因の検索
- 障害プロフィール(認知機能を構成する各機能がどのくらい保たれているか／低下しているか，どのような症状を呈しているか)
- 治療経過の評価
- 法的手続きにおける意思能力判定の際の補助資料

認知機能検査の評価▶

認知機能の評価は，その人固有の障害のありようを把握するうえでも重要である。医療や福祉，介護の現場で最も多く用いられている検査には，改訂長谷川式簡易知能評価スケール(HDS-R)とミニメンタルステート検査 Mini Mental State Examination(MMSE)があり，この 2 つは特別な道具や手続きを必要とせず，短時間で簡便に施行できる利点がある。しかし，合計得点だけで判断するのではなく，質問内容を理解し，失点した下位項目の内容や反応をていねいに

▶表 3-3 おもな知能検査とその位置づけ

検査法	特徴	種類
ビネー式	• 認識能力や全体能力を測定するため「総括的検査」であり，知能を 1 つの統一体としてとらえる。 • 「精神年齢」と「知能指数 IQ／偏差知能指数 DIQ」を算出する。	田中ビネー検査，鈴木ビネー検査などがある。
ウェクスラー式	• 知能構造の診断をするための「診断的検査」である。 • Ⅳ(第 4 版)では，それまであった言語性 IQ・動作性 IQ は廃止され，言語理解・知覚推理・ワーキングメモリー・処理速度の 4 つの指標得点の合計から全検査 IQ を算出するようになった。 • 指標ごとの指数が算出できるので，多面的な解釈ができ，能力のばらつき(得意／不得意)を理解しやすい。	成人用として WAIS-Ⅲ や WAIS-Ⅳ，児童用として WISC-Ⅳ，幼児用として WPPSI がある。

みていく必要がある。

一方，認知機能を多面的に評価するコグニスタット認知機能検査(COGNISTAT)は，「保持されている機能」と「低下している機能」を的確に把握することで，患者の障害に合ったケアのあり方や，生活障害を補う工夫を考える際にも役だつ。COGNISTATは，3領域の一般因子(覚醒水準，見当識，注意)と5領域の認知機能(言語，構成，記憶，計算，推理)を評価するもので，総合病院で3D(せん妄・うつ病・認知症)を鑑別する際にも用いられる。

◉ 認知機能検査による3Dの鑑別

図3-4は，認知機能検査のある結果を示したグラフである。この場合，覚醒水準は正常域にある一方で「見当識」や「記憶」の成績低下が顕著であるため，アルツハイマー型認知症(AD)の可能性が高い。

一方，せん妄の場合は，「注意」や「計算」の低下が目だつが，「記憶」は低下が目だたないことがある。

うつの場合も同様であるが，加えて，抑うつ気分や思考抑制によって柔軟性を必要とする課題に影響が出ることがあり，反応が遅れたり課題の失敗を気にしたりするような，検査場面での反応も参考にする。

検査結果をケアにいかす▶ 患者の認知機能を理解することで，患者がなにに困っているか，患者の行動理由を理解することができる。そして，保持されている機能や強みになりそうな習慣をいかした生活障害を補う工夫や，低下している機能に応じたかかわりを行うことができる(▶表3-4)。

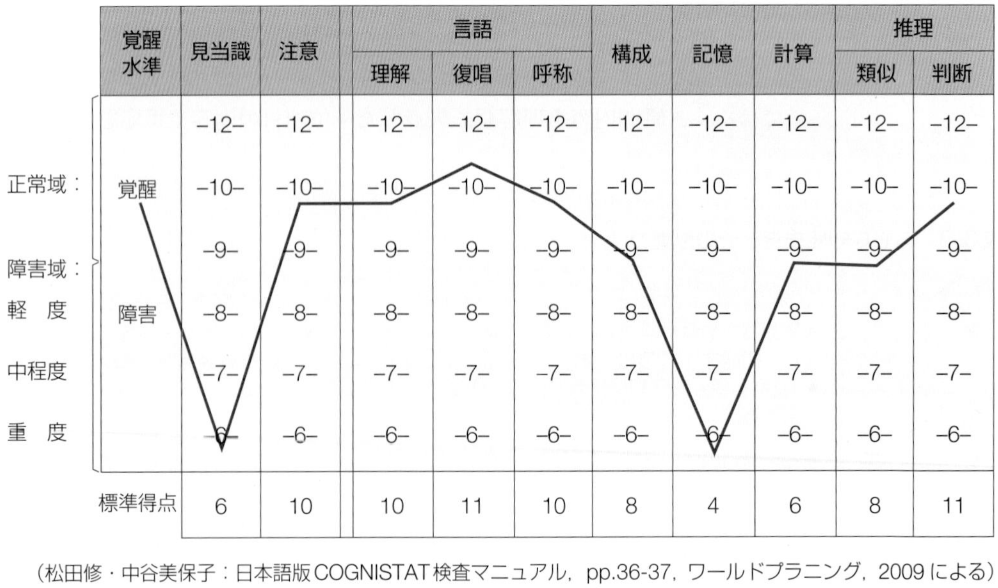

	覚醒水準	見当識	注意	言語			構成	記憶	計算	推理	
				理解	復唱	呼称				類似	判断
		−12−	−12−	−12−	−12−	−12−	−12−	−12−	−12−	−12−	−12−
正常域：	覚醒	−10−	−10−	−10−	−10−	−10−	−10−	−10−	−10−	−10−	−10−
障害域：		−9−	−9−	−9−	−9−	−9−	−9−	−9−	−9−	−9−	−9−
軽　度	障害	−8−	−8−	−8−	−8−	−8−	−8−	−8−	−8−	−8−	−8−
中程度		−7−	−7−	−7−	−7−	−7−	−7−	−7−	−7−	−7−	−7−
重　度		−6−	−6−	−6−	−6−	−6−	−6−	−6−	−6−	−6−	−6−
	標準得点	6	10	10	11	10	8	4	6	8	11

(松田修・中谷美保子：日本語版COGNISTAT検査マニュアル，pp.36-37，ワールドプランニング，2009による)

▶図3-4　日本語版COGNISTATの例

▶表 3-4 認知機能の障害に合わせたケアプランの例

症状	ケアプラン
見当識の低下	●環境を整える。カレンダーや時計を設置し，日付や時間を確認できるようにする。その際も，一緒に確認することに意味がある。見当識障害の程度によっては，月めくり式ではなく，日めくり式にするなど工夫する。 ●(アセスメント以外では)患者に日付や日時を質問することはさけ，具体的に日付や場所，時間を盛り込んだ会話をしたり，外の風景や時計を見せたりしながら「もうお昼ですね」などと声をかけることで，現実を正しく認識できるように支援する。 ●生活リズムを整える。禁食中でも食事の時間はベッドを起こして口腔ケアを行うなど工夫する。
注意障害	●なにかを説明をする際は，①1 つずつ行う，②同時に 2 つ以上のことは行わない，③ポイントを押さえ，ゆっくりていねいに反復して行う，の 3 つに注意する ●注意や集中を促すよう，手順などを，声を出しながら行ってもらう。 ●とくに高齢者は高音域が聞きづらいため，低い声でゆっくり話す。 ●環境を整える(注意や集中力を促すために整理・整頓する)。
記憶障害	●点滴や治療の必要性を繰り返し説明する。何度も説明することで，なにをするかは覚えていなくても，「なにかする」「大切なもの」ということは残っていく。 ●何度聞かれても，(こちらもはじめてととらえて)ていねいに，毎回同じように説明する。「さっきも聞きました」「その話は何度も聞いています」といった言葉はつつしむ。いつでもていねいに接することで，安心感がえられ，精神的安定にもつながる。 ●本人の見える位置にメモを貼っておく。自分で確認して安心することができると同時に，誰もが同じ言葉で説明することができ，混乱を避けることができる。 ●本人が「タイムスリップしている時代」に寄り添う。
実行機能障害	●指示は，動作ごとに伝える。たとえば，「リハビリに行くので，着がえて車いすに座ってください」ではなく，「リハビリに行きます」と伝え了承を得られたら，「着がえましょう」と着がえをしてもらう。着がえ終わったら「車椅子に座りましょう」と伝える。

(上野優美：対応ポイント——個々のケアにつなげる！ 病棟の認知症患者の行動とケア．Expert Nurse27(1)：68-73，2011 による，一部改変)

B 心のしくみと人格の発達

A 節では，心のさまざまなはたらきをみてきた。そうした心のはたらきの 1 つひとつにまとまりを与えるのが**人格** personality である。ここでは，人格のしくみとその発達に関する代表的な理論についてみていく。

① 人格と気質

1 人格(パーソナリティ)とは

「その人らしさ」の総称▶

人の心の動きは目に見えない。そこで人は，言葉や態度，行動からその人の心の動きを推測し，あの人は「論理的だ」「やさしい」「社交的だ」などと言う。こうした「その人らしさ」が，性格や人格とよばれるものである。

性格 character という用語は，一般では「性格がよい」などと評価的に使われるため，学術的にはより中立的な用語として，人格あるいはパーソナリティという言葉が使われる[1)]。

オールポート G. W. Allport（1897〜1967）は人格を，「個人の環境に対する独自の適応を決定する精神－身体的システムのダイナミックな組織化」と定義している[2)]。

2 気質

人格のなかでも，とくに**気質**といわれるものは精神活動の基礎となるもので，生物学的あるいは生理的な素質から生じていると考えられている。

◉クレッチマーの３類型

クレッチマー E. Kretschmer（1888〜1964）は，気質を体型と関連づけて，次の３つのタイプに分けた[3)]。

①**統合失調気質**　すらりとしたやせ型。内気で，まじめ，かつ繊細である。

②**循環気質**　ふっくらした肥満型。社交的で，ユーモラスである。

③**てんかん気質**　がっしりとした闘士型。きちょうめんで，潔癖，徹底性がある。

疾患と類似した名前がついているが，統合失調症の人がみな統合失調気質というわけではなく，統合失調気質の人が統合失調症になるわけでもない。

◉「中心気質」を中核とする３つの気質

安永浩（1929〜2011）は，気質にはどのような人でも基底にもっている中心気質を中核として，その周辺に統合失調気質と循環（躁うつ）気質があるとした[4)]。それぞれの特徴的な傾向を示そう。

①**中心気質**　子どもらしく自分中心で，ものごとを理屈ではなく「快か，不快か」「好きか，嫌いか」を基準にして行動する。明るくのびのびしているが，衝動的で一貫性がないようにもみえる。自他の区別がなく，なににでも感情移入することができるが，次の瞬間，気がかわっていることがある。正義感が強く，フェアではないとおこる。

中心気質には，竹を割ったようにさっぱりしたタイプと粘着質で爆発的なタイプがある。静かな取り扱いが必要で，瞬間勝負のところがあり，前のことをもち出しても意味はない。

1）日本精神神経学会は2008（平成20）年に「人格障害」という用語のもつ否定的なニュアンスをやわらげるために「パーソナリティ障害」と改定した。しかし，人格とパーソナリティでは，その意味するもののイメージが異なる。本書では，文脈に応じて，両方を使うことにする。

2）星野命ほか：オルポート——パーソナリティの心理学．p. 46，有斐閣，1982.

3）エルンスト・クレッチメル著，相場均訳：体格と性格——体質の問題および気質の学説によせる研究，訂正版．文光堂，1974.

4）安永浩：「中心気質」という概念について．方法論と臨床概念（安永浩著作集3）．pp. 285-321，金剛出版，1992.

②統合失調気質 他者との親密なかかわりに消極的で，どこか超然としたところがある。感情を表に出すことが少なく，一見なにを考えているかわからないところがあり誤解されやすいが，感じていないわけではない。行動より知的な思考や空想を好み，「理屈に合わない」ことや「わからない」ことを嫌う。行動基準は「安全か，安全でないか」であり，不意打ちや急な予定変更などに弱いので，前もって準備や説明が必要である。

この気質の人は集団にはなじみにくいが，意外に影響を受けている。無理に仲間に入れようとせず，「かわり者」であることをお互いに楽しむようにしたほうがよい。

③循環(躁うつ)気質 調和と一体感を求め，おおぜいの人と仲よくすることを好む一方，孤独が苦手である。行動基準は「善か，悪か」であり，秩序を重んじ，常識や決まりごと，上下関係などにこだわる。論理的・抽象的に考えることは苦手で，頭で考えるよりは行動することを好み，「わからない」ことより「できない」ことに悩む。

この気質の人は適度に感情表現ができ，一見，表と裏がないようにみえるが，深いところで自己評価の低いところがあり，なんらかのきっかけでそれが表に出ると際限なくくずれることがある。そんなときには，ただそばにいて支えてあげるとよい。

関係を築く手がかりになる▶

安永は，気質の違いは人間関係に大きく反映するが，異なる気質の人を理解することはむずかしく，誤解のもとになりやすい。患者とのコミュニケーションを考えるときも，気質に目を向けると手がかりを見いだしやすいという。

◉ユングの「外向－内向」

「あの人，外向的だよね」とか「私は内向的だから」などと，人の態度を表現することがある。「**外向－内向**」という人間心理における2つのタイプを提唱したのは，スイスの精神科医，**ユング** C. G. Jung(1875〜1961)である[1,2](▶図3-5，NOTE「ユング心理学(分析心理学)」)。

「外向的」とは，自分の外のことに心のエネルギーが向きやすい，つまり，他者やものごとに対して積極的に興味・関心をもつタイプである。社交的で多くのことに興味をもつが，考え方が月並みになりがちである。

「内向的」とは，エネルギーが心の内側に向きやすい，つまり，他者やできごとよりも自分のこと(たとえば気持ち)に興味・関心をもつタイプである。自分に合った環境では能力を発揮できるが，それ以外の領域では他者との関係がうまくいかないことが多い。

ただし，人は誰でも外向と内向，両方の傾向を心のうちに備えている。ある個人のタイプが外向のみ，内向のみ，ということはなく，どちらがより優位に

1）C. G. ユング著，林道義訳：タイプ論．みすず書房，2011.
2）河合隼雄：ユング心理学入門．培風館．2002.

なるかは，もって生まれた素因と環境の影響によって決まる。ユングは素因のほうがより決定的な要因であると考えたが，育ってきた環境によっては，本来の傾向とは逆のタイプを身につけねばならない場合があり，そのような個人は神経症になることが多いとユングは述べている。

ただ，このような分類は大まかなものであり，同じタイプの人間でも大きな違いがある。ユングは，思考，感情，感覚，直感という心の4つの基本機能と「外向－内向」という2つのタイプを組み合わせて，全部で8通りに分類した。たとえば「種の起源」で有名なダーウィン C. R. Darwin は外向的思考型であり，哲学者のカント I. Kant は内向的思考型であるといえる。

ここに述べた気質やタイプの見方は，人をより深く理解するための座標軸のようなものであり，人をただ分類するだけの道具として用いるべきではない。

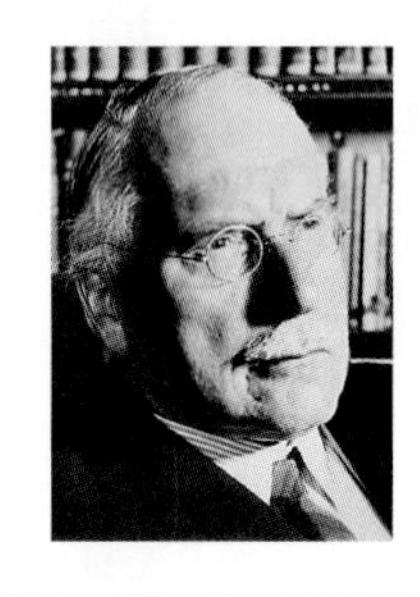

スイスの分析心理学者。チューリッヒのブルクホルツリ州立精神科病院（▶2巻：図11-3，224ページ）でオイゲン＝ブロイラーの助手となり，その後病棟医長となった。フロイトとウィーンで出会い親密な関係を築いたが，のちに決別した。ユングは統合失調症に強い興味をいだき，その精神分析治療を試みた最初の精神科医の1人となった。心理学にコンプレックスという語が導入されたのは，彼の功績によるものである。また，絵画療法や音楽療法の源ともなった。

（写真提供：PPS通信社）

▶図3-5 カール＝グスタフ＝ユング Carl Gustav Jung（1875～1961）

NOTE

ユング心理学（分析心理学）

ユングの理論に基づく心理学体系を，ユング心理学もしくは分析心理学とよぶ。「夢は無意識にいたる王道である」というフロイトの言葉は有名だが，ユング心理学でも夢などのイメージを重視する。

ふだん，私たちは「あれもしたい，これもしたい」という願望が心の大部分を占めており，無意識をあまり重視していない。しかし，夢を無意識からのメッセージとして真剣に受けとめ，自分の態度に欠けているものはなにかを考えることで，人の心はより広く深く，柔軟なものになると考えるのである。

ユングは，無意識には個人的無意識と集合的無意識の2つの層があると考えた。前者はその人個人に属する層（たとえば忘れられた過去のできごとや思い出が蓄積している層）であり，後者は個人や時代をこえて，人の心に共通して受け継がれている層である。

さらに，人体には人種をこえて多くの共通点があるように（たとえば骨格や内臓の数に大きな違いはない），心にも共通の「型」があると考え，ユングはそれを「元型」と名付けた。「元型」は集合的無意識の層に存在する。意外かもしれないが，「元型」を知るにはおとぎ話が役にたつ。

たとえば「シンデレラ」。これと似たような物語は，古代エジプトの時代から西洋だけでなく，アジアやアフリカにもある。それは，人種や個人の違いをこえて，心のあり方に普遍的な「型」が存在するためである。「元型」を種子として，おとぎ話という花が咲くのである。ユング心理学では，おとぎ話を通じてそのような「型」を知り，人の心をより深く理解しようとする。

② 意識と無意識——精神分析と精神力動理論

意識と無意識の領域がある▶

人間の心の深層に分け入り，精神療法の礎を築いたのが，フロイト S. Freud (1856～1939)(▶図 3-6)である。

フロイトはヒステリー症[1]患者の催眠療法において，寝椅子に横になった患者が思い浮かんだことを自由に語るうちに，忘れ去られていた記憶とそのときの感情がよびさまされ，みずからの葛藤(かっとう)に気づくようになると，症状が軽くなることに気づいた。こうして**精神分析**とよばれる精神療法が誕生した。

フロイト以後の発展▶

フロイトが精神分析を行うなかで構築した**精神力動理論**[2]からは，ユングの分析心理学をはじめ，このあとに紹介するエリクソンの自我心理学(▶97 ページ)，ボウルビーの愛着理論(▶102ページ)，コフートの自己心理学(▶107ページ)，土居健郎の「甘え」理論(▶111 ページ)など，さまざまな理論が生まれている。なかでも対象関係論(▶91 ページ)は現代精神分析の中心理論として発展しつづけている。

1 自我の構造

欲動とその抑圧というモデル▶

フロイトは，ヒステリー症状を，過去の外傷体験にまつわる不安がおきかえられたものと考えた。その不安は，当時の社会ではタブーとされていた性愛にかかわるものであったために無意識のなかに押し込められ，それが身体症状におきかえられたと考えたのである。フロイトはのちに，現実体験ではなく性的

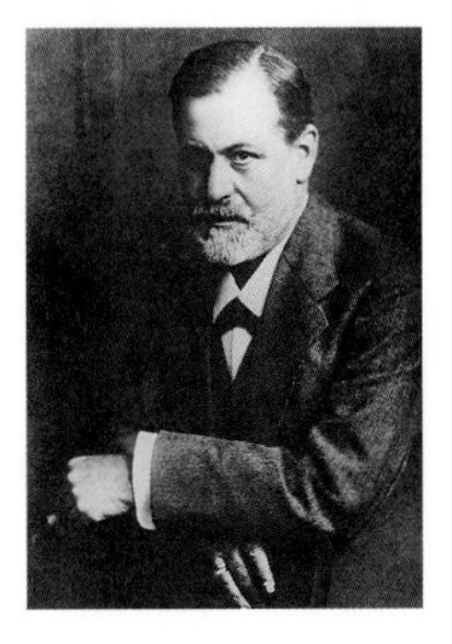

精神分析の創始者。チェコのモラヴィア地方で生まれる。ウィーン大学で生理学を学び，その後，医師としての経験を積んだのちにウィーン大学の神経病理学の講師となった。パリのサルペトリエール病院に留学した際にシャルコーのヒステリー研究に出会い，神経症に関心をもつようになったことが，精神分析に向かうきっかけとなった。ユダヤ人であったため，ナチスの迫害から逃れてイギリスに渡り，第二次世界大戦勃発直後にロンドンで死去した。

(写真提供：gettyimages®)

▶図 3-6　ジクムント＝フロイト Sigmund Freud(1856～1939)

---

1) ここでいうヒステリーは，一般にかんしゃくなどと同じような意味で使われるものとは異なる。不安が身体症状におきかえられたとみなされたものであり，転換ヒステリーともよばれる。

2) フロイトの理論が精神力動(サイコダイナミクス)理論とよばれるのは，欲動(リビドー libido)とよばれる生物学的基底に根ざした心的エネルギーが人間の行動の動因となり，またさまざまなかたちにおきかわるという，熱力学からヒントを得た発想からである。

願望，すなわち性欲に原因があると考えるようになった。社会に適応して生きていくためには，そのような本能的欲動はコントロールしなければならない。このような**葛藤**こそが，症状を生み出すと考えたのである。そこから，イド(エス)・自我・超自我からなる自我の3部構造モデルが生まれた。

● イド(エス)

リビドーの貯蔵庫▶ **イド** id(エス es)は心の最も原始的な基層であり，混沌とした無意識のなかにうごめく本能的欲動であるリビドーの貯蔵庫である。**リビドー**は「快楽原則」に従って人間を突き動かす心的エネルギーである。のちに2度にわたる世界大戦の惨禍をまのあたりにしたフロイトは，人間の本能には「生の本能」と「死の本能」とがあり，性の本能は「生の本能」であると考えるようになった。

● 自我

イドをコントロールする▶ **自我** ego[1)]は「私」と感じている部分であると同時に，心と外界との接点でもある。もし人間がイドの求めるままに行動すれば，社会の規範とぶつかってしまう。そこで自我は，「現実原則」に従って社会に適合したかたちでイドをコントロールしようとすると同時に，外界にもはたらきかけようとする。

自我は人格にまとまりをもたらす▶ 自我は過去・現在・未来と時間をこえてつながり，人格に1つのまとまりをもたらす。自我は自分と周囲の世界に対していきいきとした現実感をもち，安定した自己の身体像をいだく。

自我の強さは成熟の指標であり，また精神の健康とも関連している。自我機能の障害は，さまざまな精神障害のなかに見いだされる。

● 超自我

命令する「良心」▶ **超自我** super-ego は，しつけや教化などによって人間社会の道徳や規範を取り込んだものであり，自我の内部にあって「こうあるべき」「こうあってはならない」などと命令したり禁止したりする「心の声」「良心」のようなものである。超自我はイドと同じく意識されないことが多いが，たとえばイドの衝動に従って物を盗んだりうそをついたりしたときに胸がズキッと痛むのは，超自我のはたらきといえる。

2 自我の発達段階

精神力動理論では，自我の発達段階を，性的欲求の満足にかかわる身体部位によって，口唇期・肛門期・男根期・潜伏期・性器期に分けている。

---

1)「ego (イーゴと発音する)」は「私」を意味するラテン語に由来する。日本では「エゴ」というとネガティブな意味合いがあるが，ego には本来そうした意味はない。

ただし，この発達は一定の速度で順調に進むとは限らず，前の発達段階の満足の様式が，のちの段階にまで残存することもある。また，特定の段階の痕跡を長くとどめる場合があり，その現象を**固着**とよぶ。

● 口唇期

あらゆる満足の原型となる ▶

0歳から生後1歳半くらいまでの乳児期にあたる。この時期の満足は，おっぱいを吸う快感と結びついているため，このように名づけられた。のちのあらゆる満足の原型がここにある。

この時期に乳離れの遅れなどで過剰に満足を経験した人や，逆に満足が得られなかった人は，口唇期に固着して，のちに口唇的な満足にしがみつく傾向を残す。たとえば，むちゃ食い・飲酒・喫煙・おしゃべりといった口唇的活動に快楽を求めたり，依存的で要求がましい**口唇性格**となってあらわれたりする。

● 肛門期

自我がめばえ，アンビバレンスがきわだつ時期 ▶

おむつがとれて自分で排泄ができるようになる，1歳後半から4歳ころの幼児期の前半にあたる。自己と他者の分化が始まり，自我がめばえてくる時期でもある。子どもは自分の意志で大小便を「ため込んで排出する」(つかんで放す)ことができるようになり，そのときの快感を体験するようになる。また，すばらしい排泄物を母親にプレゼントすることで母親の称賛を勝ちとることができ，子どもの誇りと自尊心が育っていく。その一方で，衣類や手足を排泄物でよごして，わざと母親をおこらせるようにもなる。

母親とコントロールをめぐる攻防 ▶

この時期には，従順と反抗，不潔と潔癖，気の弱さ(恥)と意地っぱりのような正反対の感情や傾向，すなわち**アンビバレンス** ambivalence(▶93ページ)がきわだってくる。また，この時期の**攻撃性**は憎しみや敵意がこもったものであり，**肛門期サディズム**とよばれる。とくに2歳ごろは**第1反抗期**(イヤイヤ期)ともよばれるように，排便や食事，着衣といったあらゆる面で，子どもをしつけようとする母親と嫌がる子どもとの間で，コントロールをめぐる攻防が繰り広げられる。このとき母親との間に信頼関係が確立していれば，子どもは母親の愛情にこたえようと排泄による本能的満足を自制するようになる。

フロイトは，倹約家(ためこむ人)にきちょうめんで潔癖，かつがんこな人が多いことから，これを肛門期に固着する**肛門性格**と名づけた。この性格は，肛門期における「出すこと」と「ためること」に関連する。きちょうめんで潔癖なのは，「よごす」ことへの反動形成とみられている。

● 男根期

性的な興味のめばえ ▶

3歳から6歳ごろまでの幼児は，男女の性の区別に目ざめ，ペニスに関心をいだくようになる。また，みずからの欲求不満やさびしさを慰めるために性器をいじることを覚え，幼児自慰とよばれる行為がみられるようになる。この行為自体にまだ性的な空想は伴っていないが，大人にとがめられることによって性的欲求が罰としてペニスを失うという恐怖，つまり**去勢不安**と結びつく。

父親の内面化と超自我の形成▶ この時期，母親中心であった幼児の行動範囲は拡大し，父親の存在を意識するようになる。男児は無意識のうちに母親に性的願望をいだくが，その結果，ライバルである父親によって罰せられるという不安(去勢不安と同じ性質をもつ)が生じる。このとき父親が内面化されて超自我が形成される。

フロイトはギリシャ悲劇『オイディプス王』の物語を下敷きに，この時期にあらわれる親子葛藤を**エディプスコンプレックス**と名づけ，これこそが人類共通の基本的な葛藤であり，これがうまく処理されない場合に，さまざまな神経症症状となってあらわれるとした。

● 潜伏期

仲間へ関心が向かう時期▶ 6〜7歳から思春期の始まる12〜13歳の学童期にあたる。超自我が確立してエディプスコンプレックスが抑圧され，学校教育を通してさまざまな教化が行われる結果，関心が自分と同じような仲間へと向かうようになり，性欲の発達が中断されるとの考えから潜伏期とよばれる。もちろん，性的活動や関心がまったくなくなるわけではなく，仲間どうしで性的なことを口にしてふざけ合ったりするが，人間相互のいつくしみ合いとしての性交の観念はまだない。

● 性器期

快楽と禁欲の間で揺れる思春期▶ 思春期に入ると，身体的成熟とともに本能的欲求が急激に増大し，性器が本来の生殖機能を果たすようになる。抑圧されていたエディプスコンプレックスが再び表にあらわれ，性的欲求が深い罪悪感と自己嫌悪をよびさます。しかし，性欲が弱まることはなく，快楽的傾向と禁欲的傾向の間で若者は揺れ動き，犯罪あるいは禁欲的理想主義といった両極端に走ることがある。

一方で，こうした性的な欲求の高まりがもたらす困難を，知的な活動や音楽，芸術，文学，映画などの創作や表現活動によって昇華し乗りこえようとする若者もいる。

ゲーテ J. W. Goeth が「若さとは，時のみが癒(いや)しうる病(やま)いである」と語ったように，性器期の入り口である思春期は，人間の成長にとって自己を確立するための疾風怒濤(しっぷうどとう)の時期であり，まさに**成熟の危機**を迎えるのである。

3 自我の防衛機制

不安におびえる自我の対処策▶ 外界と内界の接点でもある自我は，基本的に不安定である。そこで，不安をコントロールし，心が崩壊するのを防ごうとする自我のはたらきを**防衛機制**という。それには，以下のようなものがある。

●退行

発達段階を逆戻り▶ 本能的欲動と超自我との葛藤があまりに強大なとき，あるいは自我が弱すぎてうまく防衛できないとき，過去の精神の発達段階に逆戻りする。これが**退行**である。可逆的な退行は精神の健康にとって不可欠でもあり，自我の発達段階と関連して，退行は精神分析の重要な概念となっている(▶NOTE「退行は必ずしもわるいことではない」)。

●抑圧

無意識に押し込む▶ 自分の内にあって自分のものと認めたくない苦痛な感情や記憶を意識から排除し，無意識のなかに押し込めてしまおうとするはたらきであり，最も基本的な防衛機制である。しかし，抑圧されたものはやがて，言い間違い，うっかりミス，夢，症状のかたちであらわれる。

- 参加したくない会合の案内状を，うっかり捨ててしまった。
- 恋人と会えなかった日の夜，恋人が死んでしまう夢をみた。
- 20年前に事故で夫と子どもを一瞬のうちに失った女性は，それから3年間のことをまったく思い出せないでいる。

●否認(否定)

現実を認めない▶ 現実に目をつぶり認めようとしないはたらきである。現実を過小評価したり，逆に自分を過大評価したりする。理想化や白昼夢，子どもの空想(ファンタジー)などにも否認が含まれている。

- 酒による失敗を何度も重ねて解雇された人が，「少し飲みすぎただけなのに，会社は理解がなさすぎる」と訴えた。
- 母親に叱られた子どもが，自分はもらいっ子で，どこかに本当の親がいると空想して自分を慰めた。

●転換・おきかえ

別のかたちで表現▶ 欲求の対象を別のものにおきかえたり，欲求を別の表現形に転換したりするはたらきである。

- 学校でいじめられた子どもが，帰宅してペットの犬をけとばした。
- 上司の命令にさからえず無理をして仕事をしたが，その後体調をくずし，欠勤してしまった。
- いやなことがあると，必ずなにか食べたくなる。

同一化(同一視)

元来，別々の存在であるはずの対象と一体であるかのような錯覚をさす。これには「取り入れ」と「投影」の2つの様式がある。

◉取り入れ(摂取)

自分のなかに取り込む▶

自分にはなく対象のなかにあるものを，自分のなかに取り込んでしまうはたらきである。そこには対象へのあこがれと羨望(せんぼう)とがある。

・おままごとをしていた子どもが，母親そっくりの口調で人形を叱っていた。
・アクション映画を見た直後の友人の口調は，映画のヒーローそっくりだった。

◉投影(投射)

相手のなかに映し出す▶

自分のなかにあって自己のものと認められない不快な感覚や感情を，自分から切り離してあたかも対象のなかにあるかのように感じとるはたらきである。取り入れの逆の様式である。

・内心では患者に近づくのを恐れていた学生が，患者が自分のことを嫌っていると感じた。
・母は，他人の世話は喜んでするのに，他人から世話されるのはいやがる。

反動形成

本心とは正反対の態度をとる▶

みずからのなかにある欲求や感情を認めることができない場合に，無意識のうちに正反対の感情・考え・行動様式を身につけてしまうはたらきである。不自然でわざとらしい感じがするときは，この機制がはたらいていることが多い。

・内心強い敵対心をもっている相手に，自分でも気づかずにへりくだった態度やばかていねいな言葉づかいをしてしまう。
・男性性に自信をもてない人が，身体をきたえ男らしさを誇示する。
・きまじめだが潜在的に強い反社会的傾向をもつ人が，警察官を志す。

NOTE

退行は必ずしもわるいことではない

一般に退行は否定すべきものと思われがちだが，必ずしもそうではない。かぜに限らず，すべての病(やま)いはある種の退行状態を引きおこす。すなわち，寝込むことから始まり，おかゆやスープを飲ませてもらう，体をふいてもらう，寝巻きをかえてもらう，トイレを介助してもらう，おむつを使用するなど，病状の悪化とともに赤ん坊のような依存状態になっていくが，ケア(世話)されることで回復する。病人にスプーンや箸(はし)で食べ物を与えることを日本語で「養う」というが，nurse の語源も nourish(養う，栄養を与える)にある。

● 分離・解離

切り離してやりすごす▶ 内なる感情とその表現とがまったく切り離されてしまうはたらきである。「オモテ」と「ウラ」などもこの一種である。極端な場合は，多重人格になる。

・強盗におそわれて大けがをした被害者が，その体験をまるで他人ごとのように笑いながら話した。
・職場ではきちょうめんでまじめと思われている人が，プライベートな時間には酒やギャンブルにおぼれている。
・明るく仕事熱心と評判の先輩だが，腰痛で身体は悲鳴をあげている。

● 取り消し（復元）

やり直しとつぐない▶ 自分の行動や感情が不適切と感じられた場合，それを打ち消すように反対の行動をとったり，もう一度同じことを繰り返しやってみたりするはたらきである。「やり直し」と「つぐない」という心理がはたらいている。

・上司への不満を言っていた部下が，上司の前ではほめまくっている。
・受験に失敗した学生が，あとから何度も教科書を読みかえした。
・玄関の鍵をかけ忘れたと思い，戻って何度も鍵をチェックする。

● 知性化（観念化）

頭で考えて説明しようとする▶ みずからの欲求を感じるより，知的に頭で考え，説明しようとするはたらきである。自我がめばえる思春期のころに顕著にみられる。

・実際に恋愛をした経験はないが，恋愛哲学の理論家となる。
・自分について悩む若者が，心理学を学ぼうとする。

● 合理化

理屈をつけて正当化する▶ 欲求をありのままに認めるかわりに都合のいい理屈をつけて正当化するはたらきである。こじつけや屁理屈のことが多いが，必ずしも否定すべき機制というわけではない。人生哲学や宗教なども，こうした機制によって生まれてくると考えられる。

・高い枝のブドウを手に入れることができなかったキツネが，「あれはすっぱいブドウだ」と思って自分を慰めた（イソップ物語）。
・アジアを解放するという大義名分を掲げて，日本は太平洋戦争に突入した。
・酒は百薬の長と言っては，医師にとめられている酒を飲みつづけている。

昇華

価値のあることへ欲求を向ける▶ 本能的欲動を抑圧するかわりに，社会的に有用で価値あることに向けるはたらきである。

- 攻撃的でサディスティックな傾向をもつ人が，外科医となる。
- 破壊的な衝動をもつ人が彫刻家になる。

4 葛藤の三角形

防衛は現実適応のためである▶ 防衛機制は，自我が現実に対処し適応するために用いられる。たとえば，前述の解離の説明にある，「職場ではきちょうめんでまじめと思われている人が，プライベートな時間には酒やギャンブルにおぼれている」という例を考えてみよう(▶89ページ)。

この人は，職場での自分とプライベートでの自分とを解離させている。さらに，酒やギャンブルで現実を一時的に忘れる(解離する)ことで，仕事のストレスに対処しようとしているのである。

しかし，こうした行動を繰り返していると，身体にも心にもわるいことは目に見えている。でもやめられないのは，解決しない葛藤が心の奥にあるからである。それはたとえば，「上司に意見を言いたくても言えない」，あるいは「職場の同僚に自分の弱みをみせられない」というようなものかもしれない。その葛藤を解決しない限り，酒やギャンブルをやめられず，ついには肝臓をわるくしたり，飲酒運転で事故をおこしたりすることになる。

症状は新たに組織された防衛▶ だが，肝機能障害や飲酒運転といった深刻な症状や問題行動が表にあらわれるようになると，ようやく事態の深刻さが自分にも周囲にも認識され，治療や援助を求めざるをえなくなる。つまり，症状や問題行動は，使い慣れた防衛(酒やギャンブル)が破綻(はたん)したときに組織される，新たな**防衛**なのである。

そもそも，防衛がはたらくのは不安があるからである。そして，不安の陰には必ず葛藤がある。上の例では，「上司に意見を言うと，いやなら会社をやめろと言われるのではないか」「職場の同僚に弱みをみせるとバカにされるのではないか」という不安があるのかもしれない。そうした不安をいだくのは，過去に親に手ひどく拒絶されたり，いじめにあったりした経験があるのかもしれない。そして，過去のできごとにおいて経験した強烈な感情がよみがえるたびに，酒やギャンブルでまぎらわせ，無意識のうちに抑えこもうとしているのかもしれない。葛藤とは，このようなものである。

図3-7は，一般的な葛藤の構造を三角形で示したものである[1)]。精神力動的

1) D. H. マラン著，鈴木龍訳：心理療法の臨床と科学．誠信書房，1992.

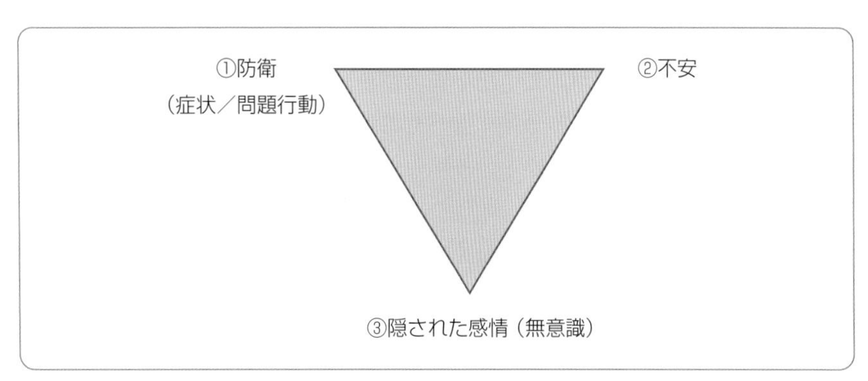

▶図 3-7　マランの葛藤の三角形

精神療法では，治療者との対話を通して心の奥にひそむ葛藤を明らかにしようとする。まずは，「症状や問題行動は防衛である」（①）とみることから出発して，そこに「どのような不安があるのか」（②），次に「どのような隠された感情があるのか」（③）を順に明らかにしていくことで，自分のなかの見捨てられていた部分を取り戻し，自我の統合をはかろうとする。

治療の作業には▶抵抗がつきもの

しかし，隠された感情を明らかにしようとする作業は痛みを伴うために，患者のなかにさまざまな抵抗が生じる。第 8 章でみる「転移」は，抵抗のあらわれでもある。ウィニコット（▶94 ページ）は「新しい（より健康な）防衛が組織されるまで，患者は外からの看護を必要とする」と述べている[1)]。

たとえば，統合失調症の幻覚・妄想といった症状も，それによって混乱した世界に意味が与えられ，圧倒的な不安が自我を崩壊に追いやる破滅的危機から身をまもる防衛としての意味がある。それをやみくもにはぎ取ろうとするよりは，ケアすることで患者が自分や他者への信頼を取り戻し，より健康的で現実的な防衛の仕方を見いだせるように支援することが重要なのである。

③ よい乳房・わるい乳房——対象関係論

「関係」に着目▶する

精神分析から生まれた**クライン** M. Klein（1882〜1960）（▶図 3-8）らの**対象関係論**にはさまざまな学派がある。しかし，共通しているのは，人は生まれながらに関係を求める性質があり，人格の発達は対象関係の発達とともにあると考える点である。**フェアベーン** W. R. D. Fairbairn（1889〜1964）は，人間が最も強く希求するのは人間どうしの**情緒的接触**であり，成長の究極の到達目標は，互いに分化をとげた人間どうしのつり合いのとれた**成熟した依存関係**であると述

1）ウィニコット，D. W. 著，牛島定信訳：情緒発達の精神分析理論——自我の芽ばえと母なるもの．p. 157，岩崎学術出版社，1977．

べている[1]。

また，人生最早期の葛藤は，その後の人生を通じてさまざまな現実の人間関係のなかで繰り返したちあらわれる。対象関係論では，それを個人の内界だけでなく関係という視点からとらえ，集団や組織のダイナミクスまでも理解しようとする。

「対人」ではなく▶なぜ「対象」か

ではなぜ，対人関係ではなく対象関係というのだろうか。それは，現実の人との関係だけでなく，内的世界にイメージとして存在する人やもの，すなわち**内的対象**との関係をもとらえようとするからである。

1 投影同一化と妄想分裂態勢

乳房と一体化した▶世界

生まれてすぐの赤ん坊はたいていの時間まどろんでいるが，空腹で目ざめ，おっぱいを与えられて満ち足りると，また眠りに落ちる。赤ん坊は**幻想（ファンタジー）**[2]のなかで，乳房は自分の世界そのものであり，自分と乳房は一体であると感じている。その乳房は母親[3]の一部分なのだが，まだ赤ん坊はそれを知らない。赤ん坊にとって母親は，におい，母乳の味，乳房のやわらかさ，あたたかさの感覚，ぼんやりと見える母親の目といった部分的なものがジグソーパズルのピースのようにバラバラに存在している**部分対象**にすぎないのである。

「よい乳房」と▶「わるい乳房」

こうした心的世界のなかで，赤ん坊は対照的な2種類の母親を経験する。満足と安心を与えてくれる愛すべきよい母親（**よい乳房**）と，空腹感や寒さを味わわせる憎むべきわるい母親（**わるい乳房**）である。どちらも，赤ん坊のなかに生じた感覚が投影されたものなのだが，この**投影同一化**のなかで赤ん坊は理想的なよい母親のイメージを再び取り込み，自分を万能であると感じる一方，迫害

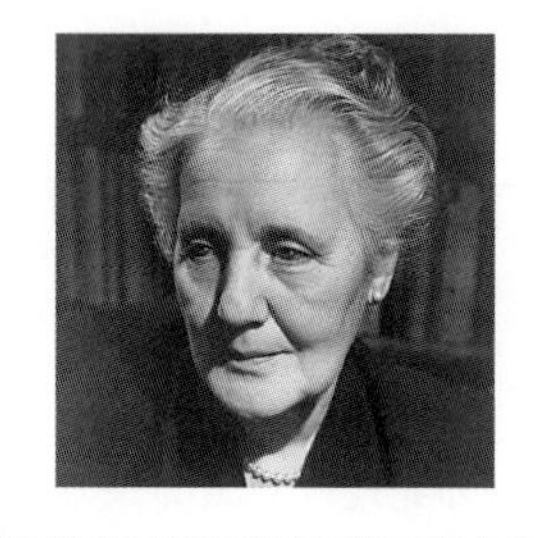

ウィーンにて出生。医師を志したが，結婚のためかなわず，生涯いかなる学位ももたなかった。21歳で結婚，2児をもうけたのちにフロイトの著作にふれ，教育分析を受けた。離婚後，イギリスに渡り，児童の分析治療の実践のなかから対象関係論の基礎を築き上げ，クライン学派とよばれるようになった。

（写真提供：gettyimages®）

▶図3-8　メラニー＝クライン Melanie Klein（1882～1960）

1）フェアベーン，W. R. D. 著，相田信男監修，栗原和彦翻訳：対象関係論の源流——フェアベーン主要論文集．p. 48，遠見書房，2017．

2）幻想とは意識的につくり上げられた空想の物語ではなく，無意識的に生じる感覚やイメージ（表象）を意味する。

3）ここでいう母親とは，必ずしも生物学的な母親ではなく，母親的な世話（ケア）を提供する養育者を意味している。

するわるい母親を恐ろしいものと感じて排除し，攻撃しようとする。

このように，内なるよいものとわるいものが外的世界に投影され，**分裂**(**スプリット** split)して存在する心的状態を**妄想分裂態勢**[1]とよぶ。このとき自己もまた，「万能的な自己」と「無力な自己」とに分裂している。

このとき，分裂によってバラバラに崩壊しかねない赤ん坊を支えるのが，母親の**ケア**(**世話**)である。母親は赤ん坊の怒りと失望を自分のことのように感じとり，抱っこしたり，あやしたりすることによって，その痛みをやわらげて返すのである。

2 抑うつ態勢

母親から切り離される恐怖▶

生後3〜4か月になると，赤ん坊は目ざめている時間も増え，乳房が母親という1つのまとまった存在，すなわち**全体対象**の一部に過ぎないことに気づくようになる。だがそれは，赤ん坊にとっては自分が母親から切り離された存在であり，母親なしには生きられない絶対無力の存在であるという現実に直面することを意味する。このとき生じる見捨てられる恐怖，置き去りにされる恐怖は，子どもをおびやかす最も強烈な恐怖である。

罪悪感と思いやり▶

また，赤ん坊は「よい乳房」を失うさびしさや悲しみを感じるようになる。しかも，「よい乳房」を失ってしまったのは，ほかでもない自分が飲みつくしたせいであり自分が攻撃した結果であると感じ，罪悪感をいだく。ここで体験される感情はすべてうつ的な感情であるため，この心的状態を**抑うつ態勢**とよぶ。一方，この時期，罪悪感からつぐないの気持ちや思いやり，感謝といった人間関係にとって大切なポジティブな感情も生まれてくる。

アンビバレンスが成立する▶

さらにこの時期，同一の対象に対して相反する2つの感情(たとえば愛と憎しみ)が分裂することなく，同時にもてるようになる。すなわち**アンビバレンス**(両価性あるいは両価感情)に耐えられるようになるのである。アンビバレンスは人間にとって基本的な感情のありようであり，ある感情の裏には必ずその反対の感情もあるものなのである。

3 成長を促す「ほどよい母親」

1つのユニットとしての母子▶

精神分析医であり小児科医でもあった**ウィニコット** D. W. Winnicott(1896〜1971)(▶図3-9)は，「1人の赤ん坊 a baby などというものは存在しない」と言った[2]。赤ん坊は母親のケアなしには存在しえないからである。

赤ん坊はときおり，なにかに向かって手をのばしたり，じっと見つめたり，手足をバタバタさせたり，おかしな音をたてたり，さまざまな自発的な身ぶり

1) 段階ではなく態勢(ポジション)というのは，それが一生を通じて何度も経験される基本的な心理状態だからである。
2) ウィニコット，D.W. 著，牛島定信訳：前掲書．p. 35.

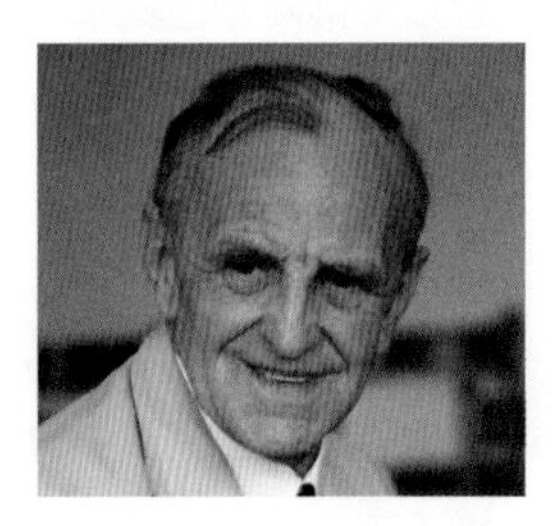

イギリスの児童精神科医。小児科医として働きながら精神分析の訓練を受け，独自の対象関係論を打ちたてた。精神的に障害をもった子どもやその母親をみるなかで得た体験をもとに，「ほどよい母親」「偽りの自己」「移行対象」など，その後，非常に大きな影響を与えることになった概念のいくつかを考え出した。
（写真提供：PPS通信社）

▶図3-9 ドナルド＝ウィニコット Donald Winnicott（1896～1971）

を示す。この身ぶりは赤ん坊の本当の自己から直接生じたものである。

これに対して，母親は自分自身の本当の自己から出た，それでいて赤ん坊の身ぶりにも合った身ぶりで応じてやる必要がある。この身ぶりには決まりはなく，教えられるものでもない。母親は抱っこしたりあやしたりして，赤ん坊の身ぶりに肯定的に応じることによって赤ん坊の万能感を満たそうとし，そうすることで赤ん坊の本当の自己が生きた現実となっていく。このようにして成長を促す母親のことを，ウィニコットは「**ほどよい母親** good-enough mother」とよんだ。

ほどよい母親は失敗する母親でもある▶

ほどよい母親は，赤ん坊に適切に応答することに「失敗」する母親でもある。完璧なタイミングで赤ん坊のあらゆるサインに応答してくれる理想的な母親は，赤ん坊の成長にとっては理想的ではない。もし完璧な応答が続いたなら，赤ん坊は自分が万能であるという錯覚からいつまでたっても脱することができないのである。

抱っこする環境としての母親▶

ほどよい母親は，ときに応答に失敗するが，赤ん坊の不安と幻滅したときの嘆きを知っていて，つぐなおうとする。そのとき，「子どものなかになにかあたたかなものが生まれる」とウィニコットはいう。それはあとに述べる「甘え」とも共通するなにかである。

子どもの心のなかに母親のイメージが取り込まれ，安定した内的対象として存在するようになると，子どもは分離の不安に耐え，希望をもって「待つこと」が可能になる。このとき，母親は子どもの欲求を直接満たす**対象としての母親**ではなく，子どもを象徴的な意味で抱っこする**環境としての母親**になる。その環境のなかで，はじめて子どもは安心して母親から分離していくことができる（▶NOTE『内容－容器』モデル」）。

4 応答的ではない養育環境と偽りの自己

絶滅の不安と「偽りの自己」▶

環境から適切な応答が得られない場合，赤ん坊は絶滅の不安に直面する。深い空虚感を味わい，自分を無意味に感じると同時に，世界を迫害的に感じる。その強烈な不安を防衛するために，赤ん坊は「**偽りの自己**」をつくり出す。たとえば，養育環境に恵まれなかった子どもは，しばしば母親や自分を取り巻く世界で主役を演じている人物と同一化して，世話役の自己とよばれる性格を身につけ，本当の自己をおおい隠していく。その結果，大人びた「しっかり者」や，思いやりのある「よい子」として周囲から評価されるが，それは物まねにすぎないために，空虚感がつきまとい，生きている実感も得られにくい。

正常発達のなかにもある▶

ただし，偽りの自己は正常な情緒発達のなかにもみられる。たとえば，礼儀正しい社交的態度などである。正常な発達にとって，本当の自己と偽りの自己との間で，妥協をはかるのも重要な能力なのである。

安心して相互交流ができない▶

では，応答的ではない養育環境とはどういうものだろうか。たとえば，前章(▶41ページ)でみたような，虐待やネグレクトなどの非道処遇の場合がそうである。あるいは母親が心身に問題をかかえている，ほかに世話する必要のある家族がいる，仕事で忙殺されているなど，さまざまな事情で子どもが十分に世話されない場合もある(▶NOTE「アダルトチルドレン(AC)」)。

逆に，母親が自分の欲求や都合で子どもをかまおうとする場合もある。たとえば，母親が自分の空虚感をまぎらす，あるいは夫との満たされない関係を補うために，子どもを溺愛するというような場合である。

子どもに障害がある場合にも，親は罪悪感から過保護になってしまったり，治療やリハビリテーションのために子どもの思いを無視して過剰な身体的・情緒的な刺激が与えられたり，逆に十分な刺激が与えられないこともある。もともと動作や反応が遅い子どもや反応の乏しい子ども，なつきにくい子ども，気むずかしく扱いにくい子どももいる。そうした場合は，タイミングよく応答し合うことができず，情緒的な交流がむずかしくなる。

5 ひとりでいられる能力

生後6〜8か月ころ，赤ん坊は母親とほかの人との区別ができるようになり，人見知りが始まる。そして，少しでも母親の姿が見えなければ不安がって泣き叫ぶ。これが**分離不安**である。

NOTE
「内容－容器」モデル

赤ん坊と母親の間に生まれる投影同一化による言葉によらない相互交流のありようを，ビオン W. R. Bion は「内容－容器」モデルを用いて説明する。

赤ん坊は自分がもちこたえることのできない強烈な感情(内容)を自分から切り離し，母親という容器(コンテナ)のなかに流し込み，母親は赤ん坊から流し込まれた不安や恐怖を包み込む(コンテイン contain する)。このとき母親は，自分のなかに強い感情がかきたてられるような体験をするが，この感情に耐え，より受け入れられやすいかたちにして再び赤ん坊のなかに戻す。

この現象は，治療者(看護者)－患者関係にも再現されると考えられている。

母親がそばにいてもいなくても▶ この時期を乗りこえれば，子どもは母親がそばにいなくても，その気配さえあればひとりで遊んでいられるようになる。ウィニコットはこれを「**ひとりでいられる能力**」とよんだ。しかし，これには母親がそばにいてもひとりでいられるという意味もある。もし，一緒にいる母親がいついなくなるか，いつ気分がかわるかが心配で，子どもが安心して自分のことに没頭(ぼっとう)できないならば，それはひとりでいられないことになる。他者がいてもいなくても，安心していられることが重要なのである。

6 移行対象と言葉の獲得

「安心毛布」が移行をたすける▶ スヌーピーでおなじみのコミック『ピーナッツ』に登場する少年ライナスは，「**安心毛布** secure blanket」とよぶ布きれをいつも肌身離さず持っている。このように，幼児がどんなにボロボロになっても手放さず，それがなければ寝つくこともできないようなぬいぐるみやタオルなどを，ウィニコットは**移行対象**(過渡的対象ともいう)とよんだ。自分の外部にある「もの」(**外的対象**)であると同時に，自分のよだれや涙やにおいがしみついた自分の一部(**内的対象**)でもあるからである。またこの時期は，母親との一体化の段階から分離の段階への移行段階でもある。

言葉を獲得してひとりに耐える▶ 移行段階で重要なのが言葉である。赤ん坊のころの身ぶりや泣き声といった非言語的な信号から「ウマウマ」「マンマ」といった喃語(なんご)を経て，1歳半から2歳ころには幼児は言葉をコミュニケーションの道具として使うようになる。一心同体でないからこそ言葉が必要となるのである。そして，言葉で自分の意思や感情を伝えることができれば，子どもは自分と母親が一心同体ではないという現実にも耐えられるようになる(▶NOTE「反社会的傾向と希望」)。

NOTE
アダルトチルドレン(AC)

もともとは，アルコール依存症の親のもとで育った人が，セルフヘルプ活動のなかでみずからをアダルトチャイルド adult child とよんでいたものが，しだいにその概念が広がり，いまでは「機能不全家族で育った結果，なんらかの生きにくさをかかえるようになった人々」を総称する言葉になった。

機能不全家族とは，親がその機能を果たさず，子どもにも応答的な環境を提供しない家族である。そのため，子どもは表面的には人とうまく付き合えているようでも，実は早くから本来の子どもらしさを捨て，「偽りの自己」を育てることになる。その結果，他人を信頼できなかったり，自己評価が低く自尊感情がもてなかったりする一方で，自分より他人のニーズに敏感なところがあり，共依存関係に陥りやすくなる。こうした生きにくさが，やがてうつ病やさまざまなかたちのアディクション(嗜癖)などの問題となってあらわれてくる。

しかし，ACは診断名ではない。当事者自身がみずからの問題をこう定義することによって，その生きにくさの由来を理解し，自分らしい生き方を見つけていこうとするための言葉であり，ACとレッテルをはるだけではなんの解決にもならない。

④ ライフサイクルとアイデンティティ――エリクソンの漸成的発達理論

1 人格の漸成的発達と社会

身体感覚と社会とのつながりを強調▶

エリクソン E. H. Erikson(1902〜1994)(▶図3-10)は，精神力動理論に社会的な次元を加え，人間の成長を「身体」「精神」「社会」の3つの次元が相互につながり合い，段階的に組織化されていくプロセスと考えた。彼の理論は**漸成的発達理論**[1)]とよばれる。

健康な子どもは，適切な導きがあれば，共通の発達法則にそって「適切な速度」と「適切な順序」で成長していく。あらゆる社会はそうした個人の成長を保障するための固有の文化をもつ。たとえば，母親の授乳の仕方やあやし方，離乳やトイレットトレーニングの時期や方法などには，その社会独特の共通したやり方があり，親は「しつけ」のかたちで身体を通して社会の期待を子どもに伝えていく。

また，日本の七五三や成人式，還暦(60歳)，古希(70歳)，喜寿(77歳)，米寿(88歳)，卒寿(90歳)，白寿(99歳)といった伝統的儀礼は，六・三・三制の教育制度，定年や年金の制度などの社会システムと同じく，人々のライフサイクルをかたちづくる。入学式や卒業式，入社式なども，成長が新たな段階に入ったことを社会が認める**イニシエーション(通過儀礼)**の意味をもつ。

NOTE

反社会的傾向と希望

ウィニコットは，子どものなかに盗み・うそ・失禁・破壊といった反社会的傾向があるとき，そこには本当の愛情剝奪があるとした。

彼らが盗むのは，あらかじめ彼らから奪われたよいもの，彼らが当然得る権利がある母親をさがし求めているのであり，破壊を行うのは自分の衝動性に耐えるだけの安定した環境をさがし求めているからである。彼らは失われた環境の供給(人間らしい姿勢)をさがし求めているのであり，反社会的行動は喪失の痛みを誰かに取り扱ってほしいという希望をさし示しているとウィニコットはいう。

またウィニコットは，反社会的傾向はその不愉快さ，迷惑さの価値(「不快値」)が特徴であるとした。つまり，彼らは周囲を不愉快にさせることによって巻き込んでいくのであり，その行動には対象希求の衝動がみてとれる。子どもが反社会的傾向をみせると，不適応児として誰かが彼らの管理に専念せざるをえなくなるが，それは彼らが無意識に望んでいることだというのである。

1) 漸成的とは，時間の経過にそって段階的に発達していくさまをいう。

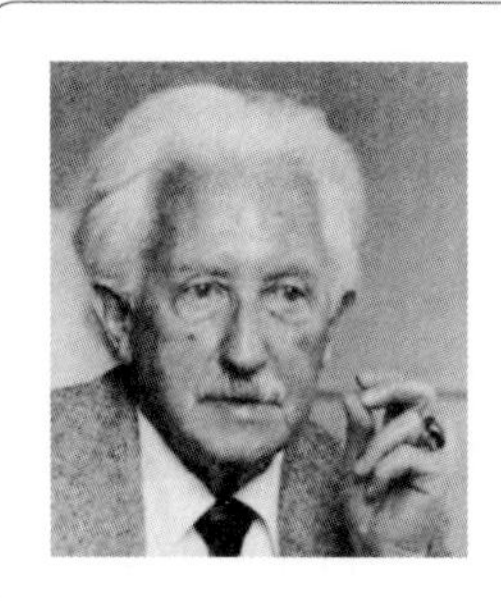

ドイツにて出生。母はユダヤ系デンマーク人だが父は不明。ウィーンでアンナ＝フロイトの教育分析を受けて精神分析家となるが，のちにナチスの台頭とともにアメリカに移住，アメリカ国籍を得た。自身の複雑な出自のうえに，マサチューセッツのオースティン－リッグス－センターでアイデンティティの問題に苦しむ境界例患者に会ったことがきっかけとなり，自我アイデンティティの発達という研究課題への考察を深めていった。

（写真提供：PPS通信社）

▶図3-10 エリク＝H＝エリクソン Erik Homburger Erikson（1902～1994）

2 自我アイデンティティ（自我同一性）

「私」という感覚の重要性▶ エリクソンは自我の無意識的な機能とともに，主観的な「私」という感覚を重視した。「私」は，無意識のうちに欲動に突き動かされる受け身の存在ではなく，自分という存在の中心にあると感じられる，はっきりとした能動的な感覚である。

自我アイデンティティとは▶ 「私」という感覚は，やがて自分の時間と空間のなかに安心して存在しているという感覚（「居場所がある」という感覚）と結びついていく。このプロセスこそが生きるということなのであり，そこで形成されていく感覚が，**自我アイデンティティ（自我同一性）**[1]である。

成長は「私」と「他者」の相互関係▶ しかし，人が成長する過程において，「自分は何者であり，何者になろうとしているか」という問いに対する自分自身の答えと，他者の考えとが一致しないことがよくある。そんなときには受け身に外界に適応（▶NOTE「適応・不適応」）するだけでなく，みずから能動的に他者にはたらきかけていくことも必要である。そこで，人間の心理社会的発達段階は，「私」と「他者」との相互関

NOTE
適応・不適応

よく「厳しい学校生活に適応できなかった」「不適応をおこした」などという。適応 adjustment とは，人が新しい環境や状況に合うように，みずから行動や考え方を学習してかえたり，環境や状況にはたらきかけて変化をおこさせたりする能動的な動きをさす。ただ自分を外部条件に合わせて同化していく場合は，順応 adaptation という。不適応はむしろ適応の失敗 maladjustment であり，本人だけでなく，環境側の失敗でもある。

1）エリクソンはアイデンティティを多義的で動的なものととらえており，その定義はわかりづらいところがある。自我アイデンティティという場合は，対自的なニュアンスが強く，単にアイデンティティと述べているときは対他的なニュアンスが強いようだが，その違いはあまり明確ではない。

係によって特徴づけられることになる。

3 漸成的発達図式

葛藤の危機から生まれる徳▶ エリクソンが考えた発達段階には，「私」と「他者」が協和し合う**同調傾向**と，相反する**失調傾向**との葛藤（かっとう）が存在する。この葛藤の危機を乗りこえるなかで固有の心理社会的な「**強さ**」あるいは「**徳**」とよばれる価値が生まれてくる。

臨界期があるが終わらない▶ それぞれの葛藤には最も重要な**臨界期**というものがあり，この時期を逃すとなんらかの障害を残すことがある。しかし，その葛藤のテーマは，それ以前の段階から部分的に準備されており，この時期を過ぎたのちも残ってそれぞれの発達をたどり，人生を通じて違ったかたちや意味をもってたちあらわれてくる。

そこで，エリクソンが描く発達図式は，各発達段階を特徴づける葛藤とその結果獲得される強さ(「徳」)が，幼児期から老年期へと斜め上方に向かって積み重ねられるように格子状に描かれる(▶図3-11)。

4 基本的信頼と基本的不信

最初の葛藤▶ 発達段階の最初期，赤ん坊がおっぱいを飲んで満足すると，母親もまた満足感をおぼえる。赤ん坊は母親からおっぱいを「受け取る」ことで母親に満足を「与え」，母親はおっぱいを「与える」ことで赤ん坊の満足を「受け取る」のである。このとき母子相互に体験される「与える give」ことと「受け取る take」ことのつり合いのとれた満足感こそが，以後の発達に欠くことのできない**基本的信頼** basic trust の感覚をかたちづくる。

基本的信頼と基本的不信の葛藤から希望が生まれる▶ 一方，十分におっぱいが与えられず，赤ん坊が「受け取る」ことに失敗するとき(それはふつうにおきることでもある)，**基本的不信** basic mistrust の感覚が生まれる。しかし，「基本的不信」と「基本的信頼」の葛藤を乗りこえるとき，赤ん坊は**希望**という強さを獲得する。エリクソンは「基本的信頼は希望の証であり，この世の試練と人生の苦難からわれわれを守る一貫した支えである」という[1)]。

5 遊びとユーモア

自主性と罪悪感の葛藤を乗りこえる▶ 従来の精神分析理論では男根期と名づけられ，エディプスコンプレックスが生じるとされた時期を，エリクソンは**遊戯期**と名づけた。

このころ，子どもはみずからの意志で自分が望む方向へ進もうとしはじめ，大人から叱られることが多くなる。この時期の葛藤のテーマは「**自主性**」対「**罪悪感**」である。自主性にはつねに罪悪感がつきまとい，それが内的な制約としてはたらく。このとき罪悪感をいだくことなく自主性を発揮できるのが遊

---

1) エリク・H・エリクソン，ジョーン・M・エリクソン．著，村瀬孝雄・近藤邦夫訳：ライフサイクル，その完結(増補版)．p. 153，みすず書房，2001.

発達段階	※	同調傾向対失調傾向の葛藤と《徳》							
老年期	—								統合 対 絶望・嫌悪 《英知》
成人期	—							生殖性 対 停滞 《世話》	
前成人期	性器期						親密性 対 孤立 《愛》		
青年期	性器期 (思春期)					同一性 対 同一性混乱 《忠誠》			
学童期	潜伏期				勤勉性 対 劣等感 《適格》				
遊戯期	男根期			自主性 対 罪悪感 《目的》					
幼児期初期	肛門期		自律性 対 恥・疑惑 《意志》						
乳児期	口唇期	基本的信頼 対 基本的不信 《希望》							

※おおむね対応する精神力動理論における自我の発達段階をあらわす。

▶図 3-11 エリクソンによる漸成的発達図式

びであり，空想なのである。ユーモアもこの遊戯性に根源があるとエリクソンはいう。

6 アイデンティティを求めるたたかいとモラトリアム

「私」の輪郭がはっきりしてくる▶ アイデンティティは固定したものではない。誕生後，名づけられるとき，親の「どのような人になってほしいか」というイメージが付与され，アイデンティティの最初の輪郭が与えられる。さらに「お姉ちゃんだから」「ひとりっ子だから」「しっかり者」「甘えん坊」といった言葉や家族からの扱いによって，徐々にアイデンティティの核となる「私」という感覚が育っていく。

集団同一性から個人の同一性が育ってくる▶ 学童期になると，家族以外に特別の「仲よし」ができる。さらに，性的な成長とともに思春期が近づくと，親に対する反抗心がめばえる一方で，共通の趣味や考え方などによって結びついた**仲間(チャム)集団**を求めるようになる。そして集団への同一化を通して「仲間の一員としての自分」という**集団同一性**が生まれ，**われわれ意識**を通して個人のアイデンティティが育つ。

アイデンティティ混乱の時期▶

思春期から前成人期にかけてのいわゆるAYA世代は，家族との同一化から脱して新たな社会的アイデンティティと安定した家族を形成するまでの時期であり，精神的な危機をまねきやすい時期でもある。個人のアイデンティティを求めるたたかいは，社会の承認という課題に直面するからである。社会が望む存在に同一化しようとして，受験勉強に励む若者がいれば，人気のスポーツや音楽などにのめりこむ若者もいる。逆に，暴走族に加わったり，危険な思想に身を投じたりして，社会が否定する存在と同一化しようとする若者もいる。これを**否定的同一性** negative identity という。

同一化の対象がどこにも得られない場合，強い疎外感とともに停滞と激しい自己解体の危機にさらされる。**アイデンティティの混乱**である。

モラトリアムとしての学生時代▶

一方，中学生くらいから青年期にかけての長期にわたる学生生活は，心理社会的な**モラトリアム**(**猶予期間**)となる。この期間，性的にも知的にも成熟していながら，社会への最終的なコミットメント(関与)を延期することが社会的に認められているのである。近年，18歳で選挙権が与えられ，2022年4月からは成年年齢が20歳から18歳に引き下げられるなど，社会的に成人と認められる時期が早まっており，自己意識と社会からの期待とのギャップに悩む人も増える可能性がある。

7 大人になるということ

親密性とアイデンティティの融合▶

前成人期の葛藤のテーマは「**親密性**」対「**孤立**」である。この時期，孤立への恐怖から，人生最早期の依存段階に退行することがある。ここで生まれる強さが「**愛**」である。若者は仕事や性愛や友情のなかで，互いに補い合うような関係をもつことのできる相手と，親密さのなかでみずからアイデンティティを融合させようとし，その関係のためには犠牲や妥協もいとわなくなる。

ケアという概念の登場▶

次に訪れる成人期の葛藤のテーマは，「**生殖性**」対「**停滞**」である。生殖性は単に子孫を生み育てるというだけでなく，さまざまな作品や観念を生み出し，新たな自己アイデンティティを生み出していくという意味をもつ。一方の停滞感は，嗜癖(アディクション)や虐待などを生み出す。

この葛藤からあらわれてくるのが**世話**(**ケア** care)である。それは人の世話だけでなく，次の世代の強さをはぐくむ協和的行為すべてをさす。たとえば，里山から水源地の森の手入れをする森林ボランティアなどもこの例といえる。

8 新たな老年期の課題

つながりの喪失という最大の危機▶

老年期における葛藤，すなわち最後の危機のテーマは「**統合**」対「**絶望・嫌悪**」である。老年期には加齢による身体的な機能低下がおこり，記憶が薄れたり欠落したりして一貫性・全体性を失っていく。また，引退や死別・離別によって頼るものや社会的な役割を失う。こうして「統合」は「つながりの喪失」という最大の危機にさらされる。高齢者の自殺の背景には，こうしたアイデンティティの危機が存在する。だが，ここから「**英知**」という強さが生まれる。エリクソンはそれを「死そのものに向き合うなかでの，生そのものに対する聡明かつ超然とした関心」と述べている[1)]。

死にゆく準備の必要性▶ 多くの人々が若さを保ちつつ長い老年期を生きている現代では，老年期の役割を再考する必要があるとエリクソンはいう。なんらかの明確な「しめくくり」の感覚と死にゆくことへのより積極的な予期と準備を提供する，新たな活力ある「儀式化」が必要であり，それは人生の始まりと人生の終わりとの意義深い相互交渉を提供するものでなければならないと，エリクソンは述べている。

⑤ 愛着と心の安全の基地——ボウルビーの愛着理論

1 母性剥奪とホスピタリズム

母親的ケアを奪われると▶ 子どもの成長発達における母子関係の重要性が学術的にも認識されるようになったのは，第二次世界大戦で大勢の子どもたちが戦災によって親を失ったり，疎開(そかい)により家族から切り離されたりしたことがきっかけであった。

フロイトの娘**アンナ＝フロイト** A. Freud（1895〜1982）は，ロンドンの育児院に収容された子どもたちの治療と研究を行い，児童分析の開拓者となった。また，アメリカではスピッツ R. A. Spitz（1887〜1974）が入院して母親から切り離された乳幼児を観察し，その反応を「依他(いた)性抑うつ」と名づけた。彼が製作した映画『悲嘆——乳幼児期における危機』は社会に大きな衝撃を与え，ホスピタリズムへの関心が高まった。

戦後，WHO のコンサルタントとなった**ボウルビー** J. Bowlby（1907〜1990）（▶図 3-12）は，施設に収容された戦災孤児の調査を行い，彼らが十分な母親的ケアを受けられないことによって，身体的な発育の遅れや病気に対する抵抗力の低下，自発性や言葉の遅れ，情動の欠如などのさまざまな障害を示し，重症の場合は衰弱死さえあると報告した。彼はこの状態を**母性的養育の剝奪**(はくだつ)（**母性剝奪**）maternal deprivation とよんだ。

ボウルビーは，幼い子どもには母親との接触を求める**愛着**（**アタッチメント**）**欲求**があること，それが奪われると心身ともに重大な影響をこうむることを実証的に明らかにした。彼の一連の研究は**愛着理論**とよばれる。

1）エリク・H・エリクソン，ジョーン・M・エリクソン著，村瀬孝雄・近藤邦夫訳：前掲書．p. 79.

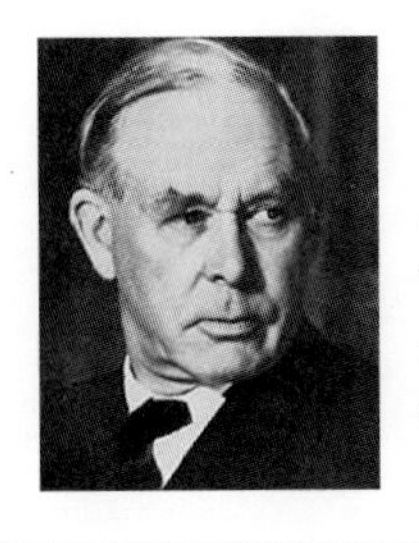

イギリスの児童精神医学者。愛着(アタッチメント)理論の創始者。WHOの委託を受けて行った孤児院などの収容児に関する研究で示した「母性的養育の剥奪」という概念は，その後のWHOの福祉プログラムの根幹となった。

(写真提供：gettyimages®)

▶図3-12 ジョン=ボウルビー John Bowlby(1907〜1990)

2 愛着に関する動物行動学的研究

ふれあいを求める▶

ハーロウ H. F. Harlow は，出産直後のアカゲザルの子どもを母親から離し，代わりに針金製の「母親」とビロードの布を巻いた「母親」を与える実験を行った。どちらにも哺乳びんがくくりつけられていて，ミルクを飲むことができる。すると，明らかに子ザルは布を巻いた「母親」を好み，満腹してもずっとしがみついていた。針金製の「母親」からミルクを飲むようにしつけられた子ザルも，哺乳びんをくわえながら，手をのばしてビロードの母親に触っていた(▶図3-13)。

こうして哺乳動物には食べ物への欲求だけでなく，なにかに接触したりしがみついたりすることを求める傾向が生まれつき備わっていることが明らかになった。

本能と環境との相互作用▶

ローレンツ K. Lorenz とティンバーゲン N. Timbergen は，生まれてすぐの鳥や哺乳動物には，人であれおもちゃであれ，最初に目についた動くもののあとについていく習性が先天的にプログラミングされていることを発見し，これを**インプリンティング** impriting(**刷り込み**)と名づけた(▶図3-14)。

自然界では，ひな鳥が生まれてすぐ目にするのは親鳥なので，この習性のおかげでひな鳥は間違いなく餌にありつけ，生きのびることができる。ところが，生後一定期間内に刺激信号(動くもの)が与えられなければ，この反応は生じない。つまり，生まれつき刷り込まれている特性も，タイミングよく環境からの刺激信号が与えられなければ，発現しないのである。このしくみを**生得的解発機構**という。この発見によって本能と学習の相互作用が明らかにされ，ローレンツらはノーベル生理学・医学賞を受賞した。

3 母子分離に対する反応の段階

子どもの反応には3つの段階がある▶

ボウルビーによると，入院などにより親から離された子どもは，以下の3段階の情緒的反応を示す。

①**抵抗** 子どもはおびえ，混乱して泣き叫び，不安にかられて母親をさがそうとする。

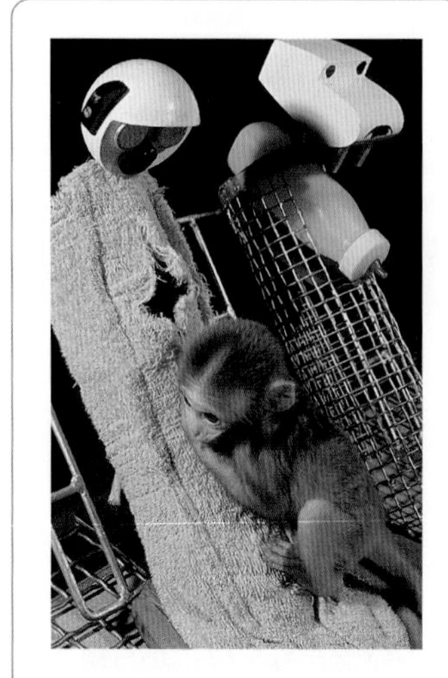

（写真提供：PPS 通信社）

▶図 3-13 ハーロウの実験

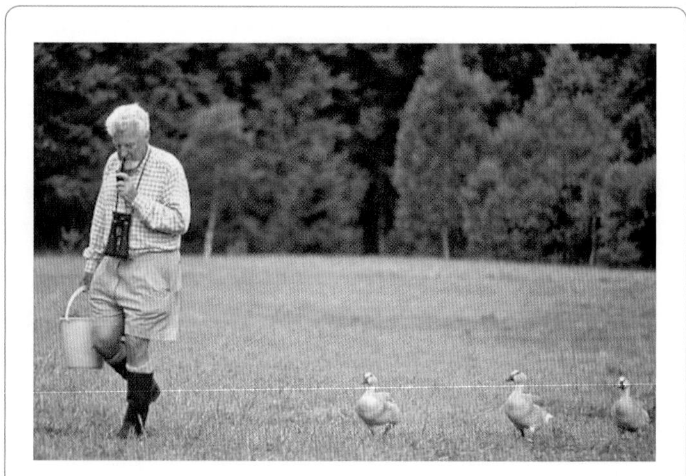

インプリンティングによってローレンツを追いつづける。
（写真提供：gettyimages®）

▶図 3-14 ローレンツとインプリンティングされたガチョウ

②**引きこもり** 子どもは母親のもとに帰る望みを失い，徐々に声を出さなくなり，動きも少なくなる。まわりや食べ物に対する関心もなくなる。しかし，この段階ではまだ，母親があらわれるとうれしそうなそぶりや怒りを見せる。

③**脱愛着（デタッチメント）** 子どもはあえて母親をさがそうとせず，母親が訪れても喜びを示さず，近づこうとしない。母親が帰る際にも不安を見せず，あたかも母親がいないことをまったく気にしていないかのようにふるまう。

この最終段階では，周囲の大人たちに見さかいなく接触をもつようになり，あたかも病院での生活に適応したかのようにみえる。だが，親に対する感情は失敗の繰り返しによって「死んで」しまったのである。

4 安心な愛着と不安な愛着

心の安全基地としての母親▶ 赤ん坊は身体機能の発達とともに，母親との一体化の状態から抜け出ていく。ハイハイするようになると，母親の膝（ひざ）から降り，母親の反応を確かめながら行動範囲を少しずつ広げていくが，危険を感じたり，母親の関心がどこかに行ってしまったと気づくと，あわてて母親のもとに戻ってきてしがみつき，安心感を得るという行動を始める。このとき，母親は子どもにとっての「**心の安全基地**」となっているのである。この行動を繰り返すことで，子どもは自分が愛され，望まれ，価値のある，能力のある，よい子であると実感できるようになり，世界は安全で，信頼にあたいし，生きる価値のあるものと感じられるようになる。

愛着のタイプの違い▶ ボウルビーらは，母親から一時的に分離させられた子どもの反応を観察し，子どもたちの愛着の型に異なるタイプがあることに気づいた。それは大きくは

「安定型の愛着」と「不安定型の愛着」[1)]に分けられた[2)]。

安定型の愛着の赤ん坊は，母親がいなくなると泣き出し，母親を求めるが，再び顔を見るとすぐに泣きやみ，自分から近づいてうれしそうに笑う。

一方，**不安定型の愛着**の赤ん坊の反応には，3つのサブタイプがある。

抵抗と回避の不安な愛着パターン▶

①アンビバレント型[3)] 母親の姿が見えなくなったとたんにおびえ，激しく泣きわめいて必死に追い求め，再び母親を見いだすと近づいてうらみをぶつける。いつも母親がそばにいないと不安がり，どこまでもまとわりつき，しがみつく。

②回避型 母親がいなくても気にかける様子を見せない。拒絶されることでの痛手を未然に防ぐためか，再会しても喜ぶそぶりをみせず，おこることもない。また，母親がいようがいまいが関係ないと言わんばかりに無関心を装う。

③無秩序－無方向型[4)] 母親がいないことに気づくと，動作の最中で突然固まったり，ただなにもない空間をじっと見つめたり，奇妙でぎこちない反応をする。また，再会した母親に背を向けながら近づいたり，隠れたり，どこに行きたいのか，なにをしたいのかわからないような混乱した行動をとる。

5 愛着のパターンと対人関係

子どもの愛着の型と養育者の反応のよい循環▶

子どもの愛着パターンは，養育者の愛着への感受性や応答性とも相互に関連し合っている。そして，それはのちの対人関係にも影響を及ぼすようになる。

乳児期に敏感で応答的な養育者に世話されると，親密な関係やケアといったものがポジティブなイメージとして子どもの心のなかにはぐくまれていく。そして，自分には愛される価値があり，世界も自分の求めに応じてくれるだろうと信じて待つことができ，安定した愛着が育つ。自己コントロール能力も高くなり，周囲の人と「同調」するなかでポジティブな自己認識や共感能力を身につけ，自発性を発達させて社会の有用なメンバーとなっていくことができる。

子どもの愛着の型と養育者の反応のわるい循環▶

逆に，養育者が子どもからの愛着を求めるサインに敏感に応答できない場合，子どもは不安な愛着行動をとるようになる。愛着の対象との関係に安心できないためにしがみついたり，逆に過度に従順になったりする「アンビバレント型」の愛着を示す子どもには，養育者もいらだち，冷たくつきはなしたり，どなったり手をあげたりするようになるか，逆に過保護になったりする悪循環が生まれる。

---

1) 多くは「安定」と訳されているが，原語の secure は「安全な，安心できる」という意味であり，「安心な愛着」と「不安な愛着」というほうが近い。
2) ピーター・フォナギー著，遠藤利彦・北山修監訳：愛着理論と精神分析，誠信書房，2008.
3) 最初は「抵抗型」と分類されていた。
4) 不安定型の愛着のなかで，最近命名されたタイプ。数は少ないが児童虐待などのトラウマや「境界性パーソナリティ障害」との関連で注目されている。

そして，子どもは親密な関係やケアに対して，不信・怒り・不安・おそれといった否定的なイメージをもつようになり，自己コントロール感も低下し，否定的でうつ的な傾向をもちやすくなる。

みずから愛着を否定するような行動をとる「回避型」の子どもは，周囲を落胆させたりおこらせたりして，拒絶される結果をまねく。すると，子どもはますます人をあてにしなくなり，反社会的な傾向が助長されることになる。

混乱した行動を示す「無秩序－無方向型」の子どもは，周囲に理解されず，情緒的な交流がむずかしくなるため，対人的にも不安定な行動を繰り返すようになる（▶NOTE「メンタライゼーション」）。

養育者との関係が人間関係のひな型となる▶

とくに幼少期にトラウマを負った子どもの心には，自分は無力であり，愛されるにあたいしないという否定的な自己イメージが植えつけられる。同時に，他者イメージも自分を傷つける存在，あるいは見捨てる存在という否定的なものとなる。そして，世界は危険に満ちていて，自分の居場所はどこにもないと感じられるようになるのである。

こうして，人生早期につくり上げられた親密な関係やケアについての内的イメージは，生涯を通じての人間関係のひな型（内的ワーキングモデル）となる（▶図3-15）。その結果，対象はかわっても，繰り返し似たような人間関係を体験するようになる。

自立と依存をめぐる葛藤とつながる▶

愛着の問題は，人生を通してあらわれる，自立と依存をめぐる葛藤ともつながり，援助者との関係にも大きな影響を及ぼす。このことについては，第8章でみていく。

NOTE

メンタライゼーション

無秩序－無方向型の不安な愛着の研究から，「メンタライゼーション」という精神療法的アプローチが生まれた。「心理化」と訳されることもあるが，カタカナのまま使われることが多い[*1]。

これは，人生最早期の母子関係のように，治療者が患者の感情を敏感に受け取り，自分のなかに生じた感情を率直にわかりやすい言葉で返す方法である。これによって，患者のなかに肯定的な内的ワーキングモデルをつくり出しつつ，患者がみずからの耐えがたい感情を受け入れ，自己や他者の行動や思考と精神状態（感情）とのつながりに気づけるようにする。

メンタライゼーションは，トラウマを負った患者の治療に有効といわれている。精神療法的なプログラムが十分ではない急性期病棟でも，看護師の日常的なかかわりのなかで治療的に用いることができる。

*1 アレン，J. G. &フォナギー，P. 著，狩野力八郎監修，池田暁史訳：メンタライゼーション・ハンドブック──MBTの基礎と臨床．岩崎学術出版社，2011．

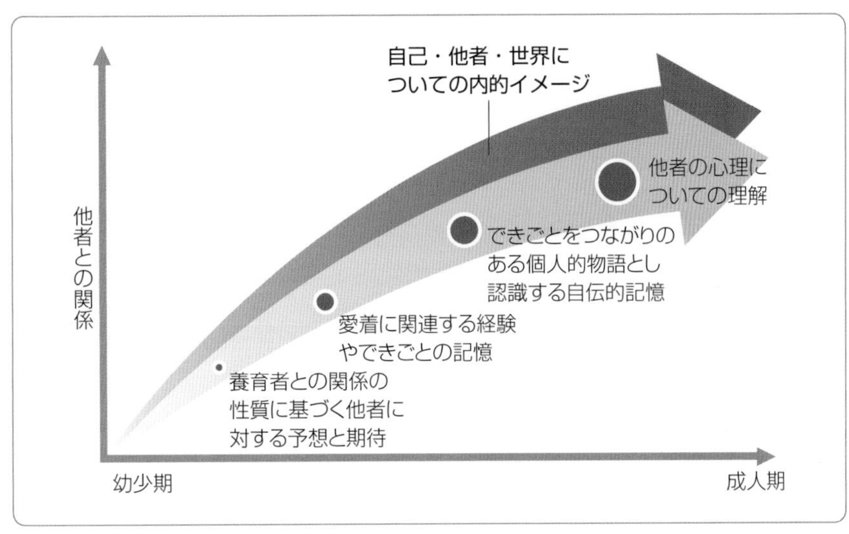

▶図 3-15 対人関係に関する内的ワーキングモデルの発展

⑥ 自己愛と自己対象体験――コフートの自己心理学

主観的体験としての自己▶ 自分はいま，なにかを感じている。自分はこう思う。自分が元気だと感じる。自信がない。自分が情けない。このように主観的に体験される自分が「**自己** self」である。**コフート** H. Kohut は，こうした主観的体験としての自己の概念を精神力動理論から発展させ，**自己心理学**を打ちたてた。その中心概念である自己愛を中心にその考え方をみていこう。

1 健康な自己愛と病理的な自己愛

自己愛(**ナルシシズム** narcissism)という言葉を最初に用いたのはフロイトである。フロイトは，自己と対象とが未分化な段階での**一次的自己愛**と，分離が達成されたのちにあらわれる病理的な**二次的自己愛**とを区別した。

赤ん坊は自分が世界の中心であり，万能であるという誇大的な錯覚のなかに生きている。これがフロイトのいう一次的自己愛であり，子どもの健康な成長発達の基盤となる。この一次的自己愛を支えはぐくむのは母親であり，このとき母親もまた，強大な力をもつ理想的な存在と感じられている。

二次的自己愛は自己中心的傾向を生み出す▶ 一方，思春期以降にみられる二次的自己愛は，他人の感情に対する鈍感さや共感性の乏しさ，極端な自己顕示欲や名誉欲といった自己中心的傾向を生み出す。この傾向が顕著にあらわれるのが自己愛性パーソナリティ障害(▶第 5 章，216 ページ)である。

自己愛の傷つきが恥の感覚と自己愛憤怒を生む▶ これは一次的自己愛のレベルにまで退行した状態であり，自己愛が傷つけられたときにあらわれる病理的な自己愛である。たとえば，トラウマを負った人などは，自分を「情けない」「みっともない」「恥ずかしい」と感じる。この**恥**

の感覚が「恥をかかされた」「おとしめられた」という相手への怒りにかわると，**自己愛憤怒**とよばれる原始的な激しい怒り(かんしゃく)が生まれる。たいていはささいなことから突然おこりだすが，相手がいくら弁明したり，あやまったり，つぐなったりしたとしても，受けた傷を癒すことはできない。

2 自己愛をはぐくむ体験

誰にでもある健康な一次的自己愛▶

これに対しコフートは，一生を通じた自己愛の健康で適応的な側面に注目した。コフートは，自己愛は人間の健康な発達を促す動因であり，潜在力でもあるとしたのである。

人間は映し返しを求めている▶

健康な自己愛は他者との関係によって支えられ，はぐくまれる。たとえば，友人と道で出会ったとき，あいさつを返してくれなかったとしたら，自己は一瞬ばらばらになり，自信がぐらつき，落ち込んでしまう。逆に，うれしそうな表情を返してくれたら，自己はまとまりと自信を取り戻し，気分がよくなる。このように，自己を確かなものと感じさせてくれる体験を，コフートは**自己対象体験**と名づけた(▶NOTE「自己対象体験と自己対象」)。それは，一生を通じて必要不可欠なものである。

自己対象体験の原型は，赤ん坊の時代にさかのぼる。赤ん坊は「自分がある」という確かな感覚を得るために，母親からの映し返しを求め，母親による応答が赤ん坊の自己愛をはぐくんでいく。

自己愛をはぐくむのは人だけではない▶

それがやがて，具体的で直接的な母親からの応答がなくても，たとえば食事のにおいや洗濯や掃除をする物音など，いつもの慣れ親しんだ環境が自己の存在を確かなものと感じさせてくれ，それで満たされるようになっていく。

青年は時代のヒーローやアイドルなど若者文化を象徴するものと同一化することによって，大人は自分を認めてくれるコミュニティに所属したり趣味や仕事を通して，自己愛の欲求を満たすようになる。

3 自己愛の欲求

健康な自己は，応答的・共感的心理的環境を必要としている。その欲求には以下のようなタイプがある。

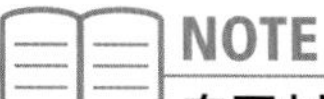

自己対象体験と自己対象

コフートは，自己を支持してくれるような環境から得られる体験を自己対象体験と名づけた。だが，その体験そのものを自己対象ともよぶ。つまり，体験であると同時に対象でもある。この自己対象体験は，自己が形成され，維持され，完全性をもつために必要不可欠な体験であるが，外側から客観的に観察されるものではなく，内省と共感によってのみ観察できるとコフートはいう。日本人にとっては，「甘え」と言いかえるとよくわかる気がする。

● 映し返し(ミラーリング)への欲求

自己が確かで完全なものとして認められ，自分自身の表現が受け入れられ，評価されたいという欲求である。

転校生の祐太は，買ってもらったゲームを学校に持っていき，クラスのみんなに見せびらかした。そして，家には父親が出張した外国のおみやげがいっぱいある，兄がサッカー選手だなどといって自慢した。はじめのうちは感心して聞いていた同級生も，裕太が自慢話ばかりするので，徐々に近づかなくなっていったが，彼はそれに気づかなかった。

転校してきたばかりの祐太は，なじみのない環境のなかで新たな映し返しの体験(自己対象体験)を必要としていたのである。

● 理想化の欲求

自分が称賛し，尊敬する特別な対象に受け入れられ，そのなかにとけ込みたい欲求である。

美術部の高杉先輩は，絵の才能だけでなく部長としても部員から尊敬されていた。ある日，聡美はあこがれの高杉先輩に自分の絵を見てもらおうと，朝早く部室に行き，絵を描いていた。そこに高杉先輩がやって来たが聡美には気づかない様子で，男子部員とふざけながら，聡美の同級生の絵をけなしはじめた。聡美は高杉先輩がそんな人だとは思っていなかったので幻滅し，裏切られたように思い腹がたった。

高杉先輩は聡美の絵をけなしたわけではなかった。だが，聡美にとって理想であるはずの高杉先輩が，それに失敗したことに腹がたったのだった。

● 分身への欲求

自分が対象と本質的に似ていることを体験したい欲求である。

みどりには親しい5人の仲間がいた。休み時間にはいつも一緒にいて，好きなアイドルも一緒だった。毎日会っているのに，帰宅後もSNSでたわいのないことをチャットし合い，通学用のバッグには同じマスコットをつけていた。

ところが，仲間の1人であった美香が受験のために塾に通いだしたころから，グループの様子がかわってきた。なんとなく共通の話題もなくなり，集まってもつまらないと思うことが多くなってきた。

みどりにとって「5人の仲間」は，分身の欲求を満たす対象であった。

対立への欲求

対象を失うことなく，それに立ち向かい自己主張したい欲求である。

糖尿病で何度も入退院を繰り返している江藤さんは，なにかにつけ看護師に文句をつけるため，スタッフからけむたがられていた。今回も，入院時に看護師長があいさつに来なかったと不満を言ってきた。
その日，看護師長は急な会議でいなかったのだと説明しても，会議と患者とどっちが大事なのかと言って引き下がらなかった。スタッフは，そんなに不満ならほかの病院に行けばいいのに，なぜいつもこの病院に来るのだろうと不思議でならなかった。

長い糖尿病とのたたかいのなかでおなじみとなったこの病棟は，江藤さんにとっては自分を受け入れ認めてくれる自己対象でもあった。しかし，これまでひとりで会社をおこし切り盛りしてきた江藤さんは，誰かにやすやすと依存することができなかった。安心してぶつかることのできるこの病棟の看護師たちは，対立への欲求を満たしてくれる存在でもあった。

融合の欲求

これには，対象が完全に自分と一体化することを求める原始的な映し返しの欲求と，理想的な対象と自分が一体となることを求める欲求とがある。

主婦の真知子さんは最近，夫に腹がたってしかたがなかった。これまでは，子どもたちが独立したら，夫と2人で旅行したり食事に出かけたりしようと話していた。それなのに，夫は仕事が忙しくとてもそんな暇はないといって取り合わない。おまけに最近，更年期のせいか体調がわるいのに，「年のせいだろう」と気づかってもくれない。せめて洗い物でも手伝ってくれたらと，テレビを見ている夫の背中を見ながら真知子さんは恨めしく思うのだった。

真知子さんが腹をたてていたのは，子どもが巣立ったあとのさびしさや年をとっていくことへの不安を分かち合い，融合の欲求を満たしてくれるはずだった夫が，その期待を裏切ったからである。

効力感の欲求

自分がなにかに強い効果を及ぼすことができると感じたい欲求である。

博之の将来の夢は，コメディアンになることである。きっかけは，中学時代にクラスメイトの前で教師のものまねをしたところ，意外にもおおいに受けてみんなが大笑いしたことだった。成績もぱっとせず，目だたない生徒だった博之にとって，それは忘れられないできごとだった。

このように周囲に大きな効果を及ぼすことが自己愛を満たす体験となるが，必ずしも肯定的な効果でなくても，怒りをかきたてたり，悲しませたり，いやがられたりすることであっても，なんの反応もなく捨ておかれるよりは望ましい体験となる。

「対立への欲求」の例に登場した江藤さんのように，医療の現場でクレーマーやモンスターペイシェントとよばれる患者には自己愛の傷つきによる憤怒がひそんでいることが多い。自分が無価値な存在のように扱われたと感じての反応なのである。こうした人が回復へと向かうには，自己愛の欲求が満たされる必要があり，そのうえではじめて現実検討が可能になる。

⑦「甘え」理論

1「甘え」とは

つながっているという感覚▶ これまで，ウィニコットのひとりでいられる能力やほどよい母親，エリクソンの基本的信頼，ボウルビーの愛着，さらにはコフートの自己対象体験といったさまざまな概念をみてきた。いずれも，子どもが母親との一体化から脱して健全に成長していくために不可欠な，自分と母親とが別個の存在でありながら，どこかでつながっているという感覚に注目しているという点で共通している。

「甘え」なくして成長はない▶ この感覚を，土居健郎は「**甘え**」とよんだ（▶図3-16）。彼は「甘え」なくしては母子関係の成立は不可能であり，母子関係の成立なくして幼児は成長することもできないという[1)]。

自己感覚の基盤としての「甘え」▶ 「甘え」が成立していると，孤立無援感や見捨てられる恐怖におびやかされずにいられる。自分は母親にとって特別な存在である，気にかけてもらえているという感覚は，確かな自己感覚，つまり自己愛の源となる。

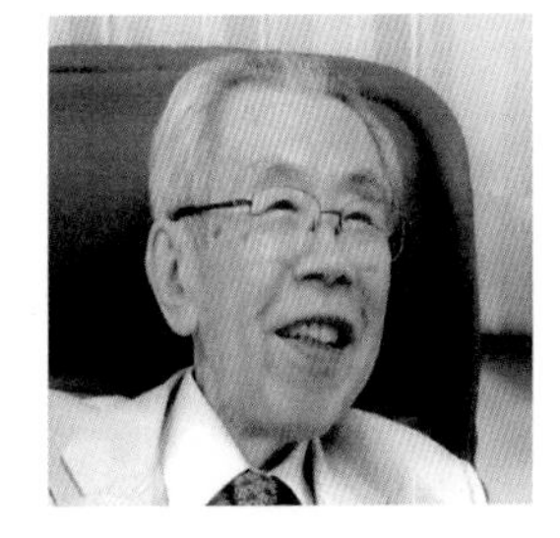

日本の精神科医，精神分析家。東京大学医学部卒業後，日本精神分析学会の創設者でもある古澤平作に教育分析を受けたのち，アメリカで教育分析を受ける。3度にわたる渡米でのカルチャーショックから，独自の「甘え」理論を打ちたてた。その著書『「甘え」の構造』は，世界各国で翻訳され，「Amae」という言葉が世界に広まった。

▶図3-16 土居健郎（1920～2009）

1）土居健郎：注釈「甘え」の構造．p. 88，弘文堂，1993.

「察してほしい」という気持ちは「甘え」▶ 「甘え」は，成人したあともつねに人の心に存在し，人間の健康な精神生活に欠かすことのできない役割を果たしている[1]。たとえば，以心伝心，誰かに自分の気持ちをわかってほしい，察してほしいと期待するときや，あの人なら頼みに応じてくれるだろうとあてにする心理は，「甘え」にほかならない。

2 すなおな「甘え」と屈折した「甘え」

「甘え」は本来，非言語的なものである。自分の思いをいちいち言葉にしなければならない相手には，甘えることはできない。たとえ説明してわかってもらえたとしても，もはやその相手に純粋に満足するわけにはいかないのである。

「甘え」は相手次第で屈折する▶ このように「甘え」が満たされるかどうかは，相手しだいのところがあって，甘える側と甘えを受け入れる側の双方が同調してはじめて成立する。自分の思うようにはいかないのである。そこで，甘えには確かな受け手がいる**すなおな「甘え」**と，そうではない**屈折した「甘え」**が存在することになる[2]。

すなおに甘えられないとき，甘えは「すねる」「ひがむ」「ひねくれる」「恨む」「ふてくされる」「やけくそになる」，さらには「甘ったれる」といった態度[3]にあらわれる。屈折した甘えは，相手に対してネガティブな態度をとりながら，その陰に察してほしい気持ち(甘え)が透けてみえるのが特徴である。わかってもらえない屈辱の怒り(ひがみ)と，受け入れを求める尊大な甘え(恨み)とがまじり合っているために，相手にも屈折したアンビバレンスな感情を引きおこし，ますます甘えにくくなる。

3「甘え」と現代社会

英語にないAmaeの表現▶ 日本人にとって「甘え」は自然なものだが，英語やフランス語には，「甘やかす」という意味の言葉はあっても，「甘える」に相当する言葉はない。個として自立することに最大の価値をおく西洋社会では，他者をあてにするような心理を認めることがむずかしいようである。

しかし，最近では欧米でも高齢化の波が押し寄せ，相互に依存し合う人間関係を受け入れざるをえなくなってきたせいか，“Amae”という日本語が通用するようになってきた[4]。

甘えられない社会のなかで▶ 一方，日本人は「甘え」の感受性が高いが，非言語的なものだけに誤解や限界があり，察し合うだけでは問題は解決しないことも多い。さらに，日本社会も「甘え」に対して許容的ではなくなってきている。入院の短期化と医療の効

1) 土居健郎：前掲書．p. 89.
2) 土居健郎：注釈「甘え」理論と精神分析療法．p. 117，金剛出版，1997.
3) こうした態度は，受動的攻撃性のあらわれともみなされ，ストレートな攻撃性より扱いがむずかしい。
4) ディラン・エヴァンス著，遠藤利彦訳：感情．pp. 2-4，岩波書店，2005.

NOTE
医療の場の「甘え」

病棟でひっきりなしにナースコールを押したり，看護師にあれやこれや要求したりする患者は「甘えている」と評価される。しかし実際には，患者は甘えられないために，不安を感じているのである。自分が気にかけてもらっていると信じられれば，「待つ」ことができるのだが，そう思えないために手をかえ品をかえ，「甘え」の欲求を満たそうとするのである。不安な愛着と言いかえることもできる。

一方，どうしても患者が満足しないとき，看護師は自分のケアや看護師としての有能さが否定されたように感じて自己愛が傷つき，怒りや恥の感覚をおぼえる。そこには，患者に受け入れられたい，苦労をわかってもらいたいという看護師の「甘え」がある。一方，看護師が患者を「甘やかす」ような態度をとる場合は，看護師がその関係を楽しんでいる，甘えているのだと，土居はいう[*1]。

＊1 土居健郎：看護と「甘え」．看護 47(11)：161-175，1995．

率化が叫ばれる現在，「甘え」をどのようにとらえるかが，看護においても問われている(▶NOTE「医療の場の『甘え』」)。

ゼミナール
復習と課題

❶ 認知とはどのようなプロセスをいうのだろうか。
❷ 感情と身体はどのように結びついているか，体験を通して考えてみよう。
❸ 人格には，どのような要素が含まれているのだろうか。
❹ 自我の防衛機制について具体例を考えてみよう。
❺ 屈折した「甘え」について具体例を考えてみよう。

参考文献

1) ウタ・フリス著，冨田真紀ほか訳：新訂　自閉症の謎を解き明かす．東京書籍，2009年．
2) 小川洋子：博士の愛した数式．新潮社，2005年．
※記憶障害のある数学者とお手伝いの女性の息子との交流を描いた物語である。数学者の数式をとく能力や子どもに対する気づかいは保たれているが，新しいことを記憶することができず，博士は洋服のいたるところにメモをつけていた。
3) グレアム・J.テイラーほか著，福西勇夫監訳，秋本倫子訳：アレキシサイミア――感情制御の障害と精神・身体疾患．星和書店，1998．
4) スーザン・ブラックモア著，山形浩生・守岡桜訳：「意識」を語る．NTT出版，2009．
5) チャロスキー，J.ほか著，中里浩明ほか訳：エモーショナル・インテリジェンス――日常生活における情報知能の科学的研究．ナカニシヤ出版，2005．
6) 坪倉優介：ぼくらはみんな生きている――18歳ですべての記憶を失くした青年の手記．幻冬舎，2001．
※オートバイの事故で18歳以前の記憶を失った青年が感情や状況を説明する言葉を手に入れながら，新たな自分の記憶をつくっていった記録である。「あたらしい過去が愛おしい。今一番怖いのは事故前の記憶が戻ること。そうなった瞬間に，今いる自分がなくなってしまうのが，ぼくにはいちばん怖い。この12年間に手に入れた，あたらしい過去に励まされながら生きている」と書かれている。

7) バロン・コーエン，ボルトン著，久保紘章ほか訳：自閉症入門——親のためのガイドブック．中央法規出版，1997.
8) ピーター・フォナギー著，遠藤利彦・北山修監訳：愛着理論と精神分析，誠信書房，2008.
9) ホームズ，J. 著，黒田実郎・黒田聖一訳：ボウルビーとアタッチメント理論，岩崎学術出版社，1996.

精神看護の基礎

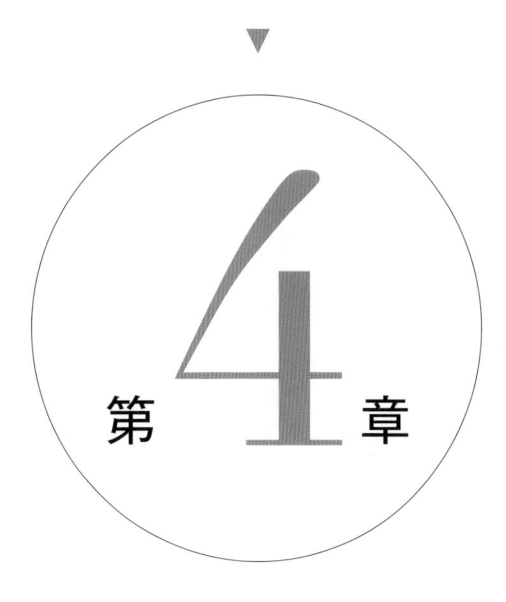

関係のなかの人間

本章で学ぶこと
- □看護の基本となる人間関係についてシステム論の観点から学ぶ。
- □家族のコミュニケーションや家族役割について学ぶ。
- □看護にとっては家族もケアが必要なクライエントであることを理解し，家族をケアする際に気をつけなければならないことを学ぶ。
- □人の成長と回復にとっての集団の役割と意味を知る。
- □集団のダイナミクス（集団力動）を学ぶ。

A　システムとしての人間関係

人は他者との関係のなかで生まれ，育っていく。母と子の分かちがたい二者関係から始まり，**家族**という親密な集団のなかで，やがて，近隣のコミュニティや学校で，喜怒哀楽を体験しながら社会というものを学んでいく。そして，職場やさまざまな組織に所属するなかで，自己のアイデンティティが確かなものになっていく。

しかし，人にとって他者との関係は，癒（いや）しや安心，慰めや励ましの源となる一方で，ときに傷ついたり悩んだりする原因ともなる。人間関係は当然ながら相手があってのものであり，自分の思うようにはならないからである。

精神看護の対象となる人々は，たいていこの人間関係に悩み，それゆえの生きにくさをかかえている。どうして人間関係は思うようにはいかないのか，そこにどのようなことがおこるのか，ここではシステム論の観点からみていくことにする。

① システムとはなにか

すべてはシステムで説明できる▶

20世紀の半ば，フォン=ベルタランフィ von Bertalanffy（1901～1972）が唱えた**一般システム理論**は，多くの学問分野に大きな衝撃をもたらした。機械や生物，化学反応から社会や経済の動き，人間の行動や心理にいたるまで，この世のすべての現象がシステムとして説明できるというのである（▶NOTE「一般システム理論」）。

システムには，次に示すような一般的ルールがあり，あらゆるシステムはそれに従って機能する。

(1) システムは，複数の下位（サブ）システムから構成されている。しかし，上位システムはサブシステムの総和ではなく，それをこえる独自のものである。たとえば，グループの力は，個々の構成員の力を足し合わせたものではない。

NOTE
一般システム理論

一般システム理論とは，あらゆる現象や概念は「システム」という一般概念におきかえて統一的に理解できるという考え方である。

世界には，時計やコンピュータのような機械的なシステム，動物の細胞や器官などの生物学的システム，化学反応やエネルギーの変換といった化学的・物理学的システム，そして社会における人間の相互作用や国際関係，経済交流などの心理学的・社会学的・経済学的システムなどがあるが，これらすべてに一貫したシステムの原則があるという考え方であり，これまでのものの見方にまったく新しい枠組み(パラダイム)を提供することになった。

(2) システムには，内と外とを隔てる境界があり，外の情報(人間や資源のこともある)をどれだけ受け入れるかは，境界によって調整される。

(3) システムには，なんらかの刺激(**インプット**)に対してみずから反応(**アウトプット**)をおこし，新たな安定を得ようとする**自動制御(フィードバック)機能**がそなわっている。それが変化を促進する場合は，ポジティブフィードバックといい，逆に変化を抑制する場合は，ネガティブフィードバックという。

(4) システムは，Aという原因がBという結果を生み出すという**直線的な因果律**ではなく(▶図4-1-a)，Aという原因がもたらした結果Bが，今度は原因B'となってあらたな結果A'を生み出すという**円環的な因果律**に従って動く(▶図4-1-b)。こうして，すべてのものごとはすべてループ状に結びついているのであり，どこで区切って見るかによって，ものごとの意味が違ってくる。後述する共依存などはその例である。

(5) システムには階層性(▶図4-2)があり，それぞれはレベルが違っていても，

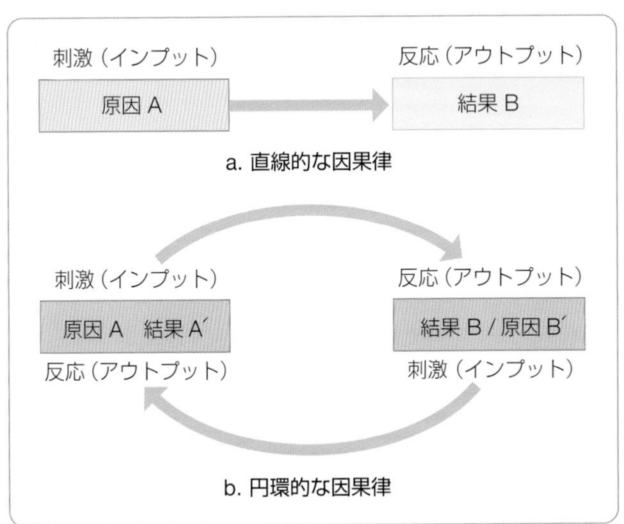

▶図4-1　因果律

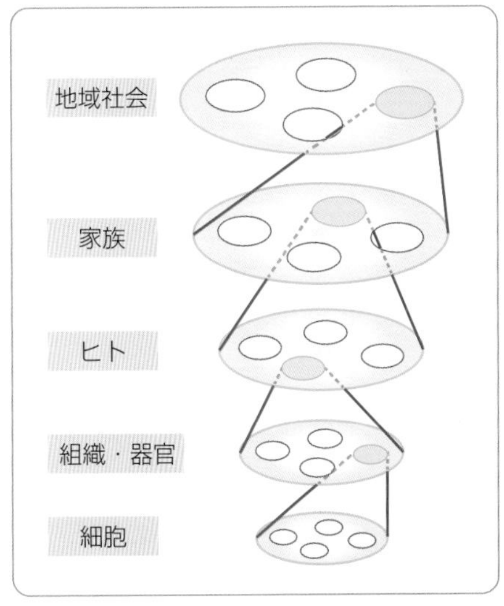

▶図4-2　システムの階層性と相同性

互いに相同的な構造と機能をもち，あるレベルでの変化が，別のレベルのシステムに影響を及ぼす。

②二者間における 2 つの関係パターン

人間関係のなかでも二者関係は基本的に不安定なものである。そのため，相補的関係と相称的関係の 2 つのパターンのいずれかに陥りやすい。

● 相補的関係

A さんと B さんは子どものころからの仲よしだが，いつも A さんがなにかを提案し，それに B さんが黙って従うという関係である。A さんはそのことに不満をもっていたが，B さんも A さんが自分を無能な人のように扱うのにいやけがさしていた。

このような関係が**相補的関係**である。この例では，主体性という点で機能過剰な A さんが，機能不全[1)]の B さんを補っているようにみえる。しかし，A さんが機能過剰なために B さんが機能不全にさせられている，あるいは B さんが機能不全としてふるまうことで機能過剰な A さんを支えているともいえる。つまり，A さんと B さんのどちらかに原因があるとはいえないのである。

● 相称的関係

A さんと B さんは子どものころからの仲よしなのに，最近はけんかばかりしている。たとえば，A さんが誰かを好きだと言うと，B さんは必ずそれをけなし，からかうのである。すると A さんも負けじと B さんのあれこれをけなしだし，しまいには「もう口をきかない」とけんか別れになってしまう。だが，何日かするとなにごともなかったように会って話しだし，またけんかになってしまうのだった。

このような関係が**相称的関係**である。この例では，A さんも B さんも同じように機能過剰のようでありながら，相手を思いやるという点では機能不全どうしである。互いに関係を悪化させ合っているのだが，そのくせ離れられないでいる。

これら 2 つの例はともに「2 人でいつも同じダンスを踊っているようなもの」である。この関係をかえるには，どちらかがステップをかえるしかない。

1）家族療法家のサティア(▶122 ページ)は，機能不全の人とは「適切にコミュニケーションすることを学ばなかった人」であるという。

B 全体としての家族

家族は多様である▶

家族と聞いて，どんなイメージをいだくだろうか。「家族団らん」「ホームドラマ」という言葉から連想される家族は，親密さやくつろぎ，和気あいあいとした雰囲気など，あたたかくなごやかなイメージである。「家族的」という日本語にもそうした肯定的な響きがある。しかし，現実の家族はどうだろうか。テレビやインターネットでは毎日のように，子どもや高齢者の虐待やネグレクトのニュースが流れ，介護うつや介護殺人という言葉まである。

現代では離婚や再婚もめずらしくなくなり，シングルペアレント(ひとり親)の家庭も増えている。養子縁組した子ども，人工授精や代理母から生まれた子どももいる。同性婚を法律で認める国や地域も増えてきた。家族のあり方は多様化し，それを支える社会の文化や価値観も大きく変化してきているのである。

家族もクライエントである▶

医療者は，家族を単なる「患者の引き受け手」や「世話する人」とみなしがちである。しかし，患者をみることは家族をみることであり，同時に家族もまたケアを必要とするクライエント[1)]なのである。ここでは，家族とはなにか，個人にとってどんな意味がある存在なのかを考えていくことにする。

① 家族と精神の健康

精神障害における家族研究▶

精神障害をもつ人にとって，家族は重要なソーシャルサポートの源である。その一方で，家族内の葛藤(かっとう)が精神障害の原因であるとする考え方が昔からあった。フロイトの神経症の背景にエディプスコンプレックスがあるという考え方(▶第3章，86ページ)も，その1つといえる。

フロム＝ライヒマン F. Fromm-Reichman(1889〜1957)は，統合失調症の子どもをもつ母親に，過保護でいながら否定的という傾向がみられたことから，こうした特徴をもつ母親を「統合失調症をつくり出す母親」とよんだ。彼女は父親にも冷たく無関心という特徴があることを指摘していたのだが，母親に関する言葉だけがひとり歩きしていくことになった。その後，母親の子育てに問題があるとする「母原病」という言葉が生まれてきた。

近年，前章でみた幼少期の養育者との関係が子どもの人格や対人関係に影響を及ぼすというボウルビーの愛着理論(▶第3章，102ページ)も，母親だけに一方的に子育ての責任を負わせるものとして，フェミニズムの立場から批判され

1) この章では，患者や利用者だけでない，広いケアやサービスの受け手をさす言葉としてクライエントを用いる。もともと顧客という意味があるが，心理療法では相談者を患者ではなくクライエント(来談者)とよぶ。

た。しかし，母親や父親がどのような人たちであるかより，どのような関係性であるかが問題なのである。

② 家族の関係性とコミュニケーションに関する研究

第2次世界大戦以降，精神障害をかかえる家族のコミュニケーションに関する研究から，さまざまな家族理論や概念が生まれてきた。そのいくつかをみていこう。

1 二重拘束理論

二重の否定にさらされるとき▶

文化人類学者ベイトソン G. Bateson(1904〜1980)は，統合失調症家族のコミュニケーションを観察し，**二重拘束理論**(**ダブルバインドセオリー double bind theory**)を構築した[1)]。

二重拘束(ダブルバインド)とは，特定の2人の人間の間で次のようなパターンのコミュニケーションが何度も繰り返される心理的状況をいう。

(1) 意識的・言語的レベルでの否定的メッセージ(「もし○○をしなかったら罰を与える」)が送られる。

(2) 非言語的・抽象的レベルでの矛盾する否定的メッセージ(「私が禁止したからといってそれに従ってはいけない」)が同時に送られる。

(3) どちらに反応しても罰せられ，しかもその場から逃れられない。

ダブルバインドが病的反応を生む▶

たとえば，母親が子どもに「あなたはもう大人なのだから，いつまでも甘えてはいけない」と言いながら，せっせと世話を焼き，「あなたがやらないからいけないのよ」と文句を言う。そして，「お母さんがいるから，あなたはやっていけるのよ」と恩着せがましくだめを押すというような状況である。子どもは甘えることも，ひとりだちすることもできないまま，どうしようもない子どものままでいるしかないことになる。

このようなコミュニケーションが反復され習慣化してしまうと，このパターンの一部が再現されるだけで，子どもは統合失調症様の怒りの爆発をおこすようになる。

言葉には2つのレベルがある▶

言葉には文字どおりのレベルと，その裏にある意味のレベルとがある。関係を維持していくには，その両方を読みとり，相手の伝えようとしていることを自分なりに解釈しながら自分の感情や行動を調整しなければならない。しかし，これには高度な情報処理能力が必要となる。

統合失調症をもつ人は，概して こうした複雑な情報を適切に処理することが苦手で，混乱してしまうか，引きこもってあらゆる刺激を遮断しようとする。

---

1) グレゴリー＝ベイトソン著，佐藤良明訳：精神の生態学，改訂第2版．新思索社，2000.

上の例では，結果として「いつまでも甘えてはいけない」と「あなたはだめな人間だ」という否定的メッセージだけが刷り込まれていく。

ダブルバインドは▶病棟にもある

しかし，こうしたダブルバインドな状況は，社会のいたるところにある。学校では生徒に自発性を推奨しながら，従順であることを要求する。病院では患者の自立を促す一方で，医師の指示をまもるように言い，抗精神病薬を投与して行動を抑制したり，外出にいちいち許可が必要だったり，毎日のスケジュールが厳密に決まっていたりする。病棟ぐるみでダブルバインドの状況をつくり出しているのである。

2 まやかし

旧来の精神医学を批判し，精神障害は社会的関係のなかでつくり出されると主張した**レイン** R. D. Laing（1927〜1989）は，家族間で交わされる問題のコミュニケーションパターンを**まやかし**（**欺瞞**〈ぎまん〉）とよんだ[1)]。

自他の感覚が▶あやしくなる

たとえば，疲れて早く就寝したいと思っている母親が，いつまでも寝ようとしない，子どもに「眠いね。疲れたものね」と言って寝かしつけようとする。これは子どもへの気づかいと見せかけた命令である。子どもは疲れも眠さも感じていないかもしれないが，母親に「よい子」と思われたければ，自分が眠いと感じざるをえない。これがまやかしのコミュニケーションであり，これが繰り返されるうちに，子どもは自分の感覚が自分のものか他者のものか不明確になっていく。

3 偽相互性と偽敵対性

偽りの親密性と▶偽りの敵意

家族のなかには，きわめて親密に見えながら，実は個人としての同一性が犠牲にされている家族がある。**ウィン** L. Wynne はそうした偽りの親密さを**偽相互性**とよんだ。そして，いつもけんかばかりして仲がわるいように見えながら，実はその関係から離れられないような関係を**偽敵対性**とよんだ[2)]。

③ 家族システムという考え方

家族は，家族メンバーが相互に関連し合いながら機能しているダイナミックなシステムである。ここでは，家族システムの考え方について学んでいく。

1 家族役割

家族のなかには，さまざまな役割がある。「一家の大黒柱」や「家のほまれ」

1）Laing, R. D.: Mystification, confusion and conflict. In Boszormenyi-Nagy, I. & Framo, J. L. (Eds) : *Intensive Family Therapy*. Brunner-Routledge, 1985.
2）フォーリー，V. D. 著，藤縄昭ほか訳：家族療法初心者のために．創元社，1984.

のような人がいれば，「家中のやっかい者」「一家の恥」のような人がいるといったぐあいである。

家族役割が固定化するとあぶない▶ 家族メンバーはそれぞれ**家族役割**をもち，全体としてバランスをとっている。そして，誰かがその役割から抜け出ようとすると，家族全体が強く反応し，引きとめようとする。家族役割は，家族の病理が深いほど硬直したものとなる。

イネイブラーという役割▶ 家族には前述した相補的関係がよくみられ，その典型が共依存である。

共依存とは，アルコール依存症など嗜癖(しへき)の問題をかかえる家族によくみられる関係である。二日酔いで仕事に行けない夫にかわって，妻が職場に休みの電話を入れてあやまったり，夫が酒を飲まないようにせっせと酒びんを隠したりするような関係をいう。

一見すると，夫は暴君であり，妻はそんな夫に支配された被害者のようにみえるが，実は夫が依存しつづけられる環境を，妻がせっせとつくり出しているのである。こうした役割を，「問題を可能にする enable」人という意味で**イネイブラー** enabler とよぶ。イネイブラーは，「私がいなければ，この人はだめになる」と言いながら，実は問題のパートナーを最も必要としている。

DVの関係も複雑である▶ 家庭内暴力(ドメスティックバイオレンス，DV[1])にも同様の関係がよくみられ，逃げ出しても結局は戻っていくというケースもめずらしくない。

逆に，夫からDVを受けていると思われていた妻が，実はアルコール依存症で，夫は妻をなんとかしようと思うあまりに手が出てしまったという例もある。また，妻が夫をなじりだすと，それに言葉では対抗できない夫がついに暴力で抑えつけようとしてしまうような関係もよくみられる。

2 家族役割としてのIP

IPはSOS▶ 重要な家族役割に，**IP**(identified patient)がある。IPとは，家族が問題をかかえているときに，なんらかの「症状」をあらわすことで「患者として認められた人」という意味である。「症状」は必ずしも精神症状とは限らず，不登校や非行，身体疾患や事故など，家族によってさまざまである。

家族療法の母とよばれる**サティア** V. Satir(1916〜1988)は，家族の一員が「症状」というかたちで痛みを感じているとき，すべての家族がそれぞれに痛みを感じているとして，それを**家族の痛み(ファミリーペイン)**とよんだ。

IPの症状は，家族の痛みと家族のバランス失調に対するSOSであり，IPが「症状」を出すことによって，家族のなかに治療者や援助者がよび込まれ，新たなバランスがつくられる。

IPは，痛んでいる親の夫婦関係に最も影響されている。基本的に不安定な二者関係に第三者が呼びこまれ，IPとなってある種の安定がかたちづくられ

1) 最近では，家族ではなくても，親密なパートナー間での暴力的支配を，intimate partner violence(IPV)とよんでいる。

るのである。そのため，IP 自身も巧みにほかの家族メンバーを犠牲にし，みずから「わるい人」「問題児」といった役割を続けたがる傾向がある。そこで，IP 個人だけではなく，全体としての家族を治療することが必要となる。

家族を集めて合同面接する**家族療法**は，このようなとらえ方から編み出された[1]。家族療法の詳細は第 6 章で説明する(▶256 ページ)。

3 家族ホメオスタシス(家族恒常性)

事例① うつ病で入院した横沢さんと母親

気分障害(うつ病)と診断された横沢さんは，入院して 10 日ほどでようやくぐっすり眠れるようになったが，薬がきいて昼間も眠たげな様子であった。

面会に来た母親は心配して，医師に「薬が多すぎるようなので，減らしてもらえないでしょうか」と頼んだ。医師は「いまようやく薬がきいてきたところなので，もう少し様子をみてから徐々に減らしていきましょう」と答えた。

その後，横沢さんは，昼間は起きてテレビを見たり，ほかの患者と雑談したりして過ごすようになった。面会に来た両親は喜んで「元気になった。これならすぐに退院して仕事に戻れるね」と言った。横沢さんもニコニコとこれを聞いていたが，両親が帰ってから夕食もいらないと言って寝込んでしまった。

家族は変化を嫌う▶ この事例のように，家族が患者の治療に介入し，回復してきた IP のぐあいをわざわざわるくしているようにみえることがある。また，IP が回復すると，今度は別の家族メンバーのぐあいがわるくなるような，「シーソー現象」とよばれる現象もよくみられる。

このように，家族には問題のある現状をつねに保とうとする傾向がある。これを，**ジャクソン** D. Jackson (1920〜1968) は**家族ホメオスタシス**(**家族恒常性**)とよんだ。

家族にはたらく 2 つの力▶ システムとしての家族には，家族成員を分離(自立)へと向かわせる遠心力(**拡散性**)と，もう一方でもとの家族に引き戻そうとする求心力(**凝集性**)とがはたらく。家族は子どもの成長や親の加齢とともに変化していかざるをえないが，基本的に家族は変化をきらい，習慣に従おうとする性質がある。子どもは成長して家族から分化し，自立しようとするが，家族はいつまでも子どもを子どものままにおいておこうとするのである。

4 家族の構造

ミニューチン S. Minuchin (1921〜2017) は，IP の問題を家族全体の構造の問

---

1) バージニア・サティア著，鈴木浩二訳：合同家族療法(現代精神分析双書)．岩崎学術出版社，1970.

題としてとらえ，家族内の人間関係のルールに着目した。彼はカギとなる要素として，境界・提携・力の3つをあげている。

境界・提携・力▶ **境界**（バウンダリー）とは，システムを内と外とに分けると同時に，内と外をつなぐものである。インプットとアウトプットを調節する役割をもつ。

境界が明瞭でなければシステムは拡散し，崩壊する危険性がある。逆に境界がかたすぎれば，情報や人の出入りがなくなり，システムは活性を失う。

かたい境界をもつ家族は，コミュニティとの交流もなく孤立している。一方，やわらかい境界をもつ家族は，つねに人や情報が出入りしているが，やわらかすぎても，家族としてのアイデンティティは保ちにくい。

提携とは，家族メンバーどうしの協力または対立といった関与の仕方をさす。

力とは，個々の家族メンバーが他の家族メンバーに与える影響力をさす。子どもが親のかわりに力をもつような家族は，あまり健康とはいえない。

網状家族と遊離家族▶ 家族システムには，個々の家族メンバー，夫婦，きょうだい，祖父母といったサブシステムがあり，それぞれの間にも境界がある。たとえば，メンバーがそれぞれの部屋に鍵をかけて閉じこもっているような家族は，境界がかたすぎるようにみえて，実はそうしなければ侵入されそうなほど境界があいまいなのである。両親システムと子どもシステムとの境界があいまいで，親の葛藤にいつも子どもが巻き込まれているような家族も，健康な家族とはいえない。

ミニューチンは，境界が不明瞭で互いに過剰に関与し合っている家族を**網状**（もうじょう）**家族**とよび，反対に境界が硬直していて互いに協力や支持の関係をもたない家族を**遊離家族**とよんだ。そして，個人や夫婦，きょうだいといったサブシステムの自律性を高めることで，家族のなかで個人が豊かな人間関係を営めるように援助する家族療法を提唱した[1]。

5 家族の三角関係化

不安定な二者関係に第三者がかり出される▶ ボーエン M. Bowen（1913〜1990）は，二者関係は不安定なものであり，葛藤が生じると，それを解決するために迂回路（うかいろ）のように第三者を介してコミュニケーションをはかろうとするといい，これを**三角関係化**とよんだ。たとえば，片方の親がもう一方の親の不平不満を子どもに言うなどである。子どもはどちらの肩をもつべきか，どう反応したらよいのかわからない困難に直面する。

また，母親が父親に直接怒りを向けるかわりに子どもへとおきかえて投影し，さらに反動形成の結果，過剰な愛情を子どもに注ぐようになることもある。こうした状況で**母子共生**とよばれる抜きさしならない相互依存関係が生まれる。ここでは母と子の境界があいまいになり，子どもは，自我同一性の危機に直面する。

1）サルヴァドール・ミニューチン著，山根常男監訳：家族と家族療法．誠信書房，1984.

多世代伝達過程▶ ボーエンは，発病にいたるのは，少なくとも三世代にわたってゆがんだ関係が伝達された結果であるとしている。

6 クライエントとしての家族の事例

ある個人がメンタルヘルス上の問題をかかえるとき，その背景に家族の葛藤やコミュニケーション不全といった問題がひそんでいることがよくある。そんなとき，問題をその個人だけにあると考えるのではなく，家族全体をケアの対象であるクライエントとしてとらえ，理解する視点が重要となってくる。

事例②-1 保健所に相談に訪れたある家族

夫 50 代・会社員，アルコール依存症

長女 20 代・会社員，摂食障害

長男 10 代後半・高校中退，シンナー吸引の既往あり

妻(芳子：相談者)40 代後半・パート，うつの既往あり

芳子さんが保健所を訪れたのは，高校を中退して家でブラブラしている長男のことを相談するためだった。事情を聞いた保健師は，一度，家を訪問してみたいと思い，芳子さんに長男の了解を得ておいてほしいと頼んだ。

後日，保健師が訪問して長男に会ってみると，思っていたほど不安な感じはなく，質問にもすなおに受け答えをし，自分なりに将来のことを考えているようだった。しかし話題が父親のことになったとき，「あんなやつ，酒ばっかり飲みやがって！」と，それまでとはうってかわった怒気を含んだ強い口調で父親を非難しはじめたのである。

保健師は，この家族全体がなにか大きな問題をかかえているように感じたので，あらためて保健所で芳子さんに話を聞くことにした。すると，芳子さんは次のような事情を淡々と語った。

「夫は外ではまじめな人という評判だったが，会社から帰宅すると必ず晩酌し，酔っては家族にくどくど文句を言ったりどなったりした。休みの日は必ず朝から酒を飲む。酔ったまま子どもたちを遊園地に連れていったのはいいが，途中で動けなくなり，子どもたちが引きずるようにして帰ってきたこともある」

「長女は成績優秀だったが，夫の酒のせいで生活がたいへんだったので，大学進学をあきらめさせた。長女はひとことも恨みごとを言わないが，最近では過食がひどいようだ。夜遅くに冷蔵庫の中のものを食べつくし，あとでトイレで吐くことを繰り返しているらしい。ただ，仕事には通っていて，話し相手にもなってくれているので，これまで長女のことは長男ほど心配していなかった」

「長男は，長女とは違って小さいころから勉強嫌いで，中学のときにはシンナーで補導されたこともあった。そのときには教育相談センターに行き，夫と2

人でしばらく通って指導を受けた。そのうちシンナーはやめたものの，高校はおもしろくないと中退してしまった。アルバイトも長続きせず，最近は家にいることが多い。父親はそれが不満でよく大声でどなり合っており，2人の間でいずれたいへんなことがおきないか心配だ」

よくよく聞いてみると，芳子さん自身も何年か前に気持ちが落ち込んでなにもやる気がしなくなり，精神科クリニックを受診したことがあるという。医師には「うつ」と言われ，しばらく薬をもらって飲んでいた。そのことは誰にも言わず，家族も気づいていないようだ。そのうちなんとなくよくなり，いまでは薬は飲んでいない。

IPとしての長男の「症状」

長男の引きこもり▶が SOS に

芳子さんの家庭は，夫の飲酒と暴言で夫婦関係は崩壊寸前だった。長男はそんな家族から離れたかったのか，わるい仲間とつるんでシンナー問題をおこした。だが，長男がIPとなり，シンナー問題という「症状」をあらわしたおかげで，両親は一緒に相談所に通うという共通の課題を見いだし，家族システムは崩壊の危機から救われたのである。

こうして長男のシンナー問題は解決したが，家族全体としての問題が解決したわけではなかった。夫の飲酒癖や長女の摂食障害，芳子さん自身のうつといった「症状」はいくつもあった。だが，芳子さんはせっかく精神科クリニックを受診したものの，誰にも秘密にしていたので，家族の問題は表沙汰にならず，解決は先送りされてしまっていた。

今回，長男が，今度は引きこもりという「症状」を示したことから保健師がよび込まれ，いよいよ家族の問題に取り組むことになったのである。まさにIPの「症状」が家族救助信号となったのである。

家族の構造と境界の変化

芳子さんの家では，芳子さんと夫との間には対立関係があったが，長女が芳子さんのよき相談相手として協力関係を結び「三角関係化」することで，両親システムの崩壊が回避されていた。

一方，長男は父親と対立するかたちで三角関係を形成していた。長男がシンナー問題をおこすと両親は一時的に協力関係をもつことになったが，それが解決してしまうと両親の協力関係は持続しなかった。

こうして長女と長男は，互いに相補的な役割をとりながら，この家族システムを支えていたのである。その代償として，長男の引きこもり，長女の食べ吐きという「症状」が生じていた(▶図4-3)。

やがて，保健師という援助者を得て，芳子さんは自己実現の場を家庭外に模索するようになった。

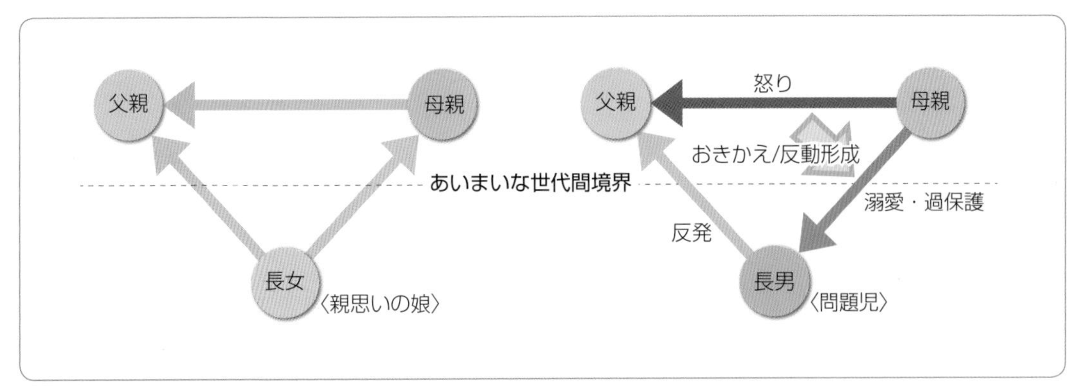

▶図 4-3 家族における三角関係化の例(事例②の芳子さんの家族関係から)

事例②-2

<芳子さんのその後>

芳子さんは，保健所で開催されているアルコール家族教室に参加し，保健師とも定期的に面接することになった。1年がたつころには，趣味の日本舞踊を再開し，いきいきと発表会のことを話すようになった。

そんなある日，長女が突然，芳子さんの面接についてきた。長女は母親の相談相手を見にきただけというふうであったが，自分から大学に行けなかったくやしさを母の前で保健師に語った。芳子さんははじめて長女の思いを知ったのだった。

やがて長女は結婚が決まり，海外赴任する夫について行くことになった。父親と一緒の家にいることにいやけがさした長男は，母親の援助を受けて近所のアパートでひとり暮らしを始め，アルバイトも少しずつするようになった。夫の晩酌は依然として続いているが，子どもたちもいなくなったし，芳子さんも前ほどは気にならなくなったという。

この事例では，長女と長男はとりたてて治療を受けたわけではない。しかし母親が第三者に相談することで自分の生きがいを見いだすようになるにつれ，2人とも家を離れて自分なりの生活を始めることになった。長女が保健師に自分の気持ちを話したことも，母と娘が距離をもって接するきっかけとなったようである。しかし，夫の飲酒問題は解決したとはいえず，いつまで夫婦がこの微妙なバランスを保っていられるかはわからない。

7 家族問題としての嗜癖(アディクション)

事例②の芳子さんの家庭では，夫の問題飲酒，長女の摂食障害，長男のシンナー乱用など，いくつもの嗜癖問題が重なっていた。

嗜癖は脳の障害である▶

嗜癖は**アディクション** addiction ともいい，「ある行為が習慣的になり，健康や利益を害するようになっても，とめられない状態」をさす。嗜癖は意志の弱さが原因と思われがちであるが，意志の力ではどうすることもできない脳の障害と考えられている。

嗜癖には3つの種類がある▶ 嗜癖は，以下の3つに分類されることがある。

①**物質嗜癖** アルコールや薬物などの物質への嗜癖[1)]。

②**行動プロセスへの嗜癖** 摂食障害，ギャンブル依存症，借金癖，買物依存症，万引きなどの行動への嗜癖。ほしい物を手に入れて満足するのが目的ではなく，それを手に入れるプロセス(スリルやそのあとの落ち込みも含めて)そのものにはまってしまう嗜癖である。リストカットやワーカホリック(仕事中毒)などもこれに含まれる。

③**人間関係への嗜癖** 恋愛依存，セックス依存，DVなどの暴力的人間関係への依存，共依存など。

トラウマが根っこにある▶ 嗜癖は，表にあらわれる問題のかたちはさまざまでも，共通してその底に「慢性的な空虚感」があるといわれている。図4-4は，**嗜癖のアイスバーグ(氷山)モデル**とよばれるもので，さまざまな嗜癖問題の根っこにトラウマの問題が隠れていることを示している。そのため，摂食障害からアルコール依存に，アルコールからギャンブル依存に，とかたちをかえて嗜癖が続くことや，摂食障害にアルコール依存やリストカットあるいは万引きというように，1人で同時に複数の嗜癖をあわせもつこともよくある。

また，芳子さんの家族のように，家族メンバーそれぞれが嗜癖の問題をもつという例もよくみられ，こうした嗜癖家族のなかで，最も弱い立場の子どもや高齢者への虐待がおきることもめずらしくない。世代間に嗜癖の問題が受け継がれてしまうようなこともおきる。

嗜癖からの回復を支えるもの▶ この状況から回復するには，根本にある空虚感や孤立無援感，さらにはそれを生み出したトラウマに目を向ける必要がある。しかし，嗜癖をかかえている人は，たいていそのこと以外は考えられないものである。家族も問題を隠そうとしがちでなかなか問題が表面化せず，外からは恵まれた理想的な家族と見えることもあり，治療や回復支援が遅れてしまうことも多い。

芳子さんのように，家族メンバーの誰かがみずからの無力を認め，第三者に相談してそのたすけを借りようと思えるようになったときが，家族にとっての回復の第一歩である。家族が自分たちの問題を正直に語れるような信頼関係をつくり出すこと，そうしたケアを提供する環境を整えることが回復への支援となる。また，嗜癖問題をかかえる家族は，社会的に孤立していたり，貧困の問題をかかえていたりすることも多いので，包括的な支援が必要である。

---

1) アルコールや薬物の嗜癖は従来，医学的には「依存」または「依存症 dependence」とよばれてきた。DSM-5では，依存の前段階である「乱用」と「依存」を一括して「物質使用障害」とよんでいる。

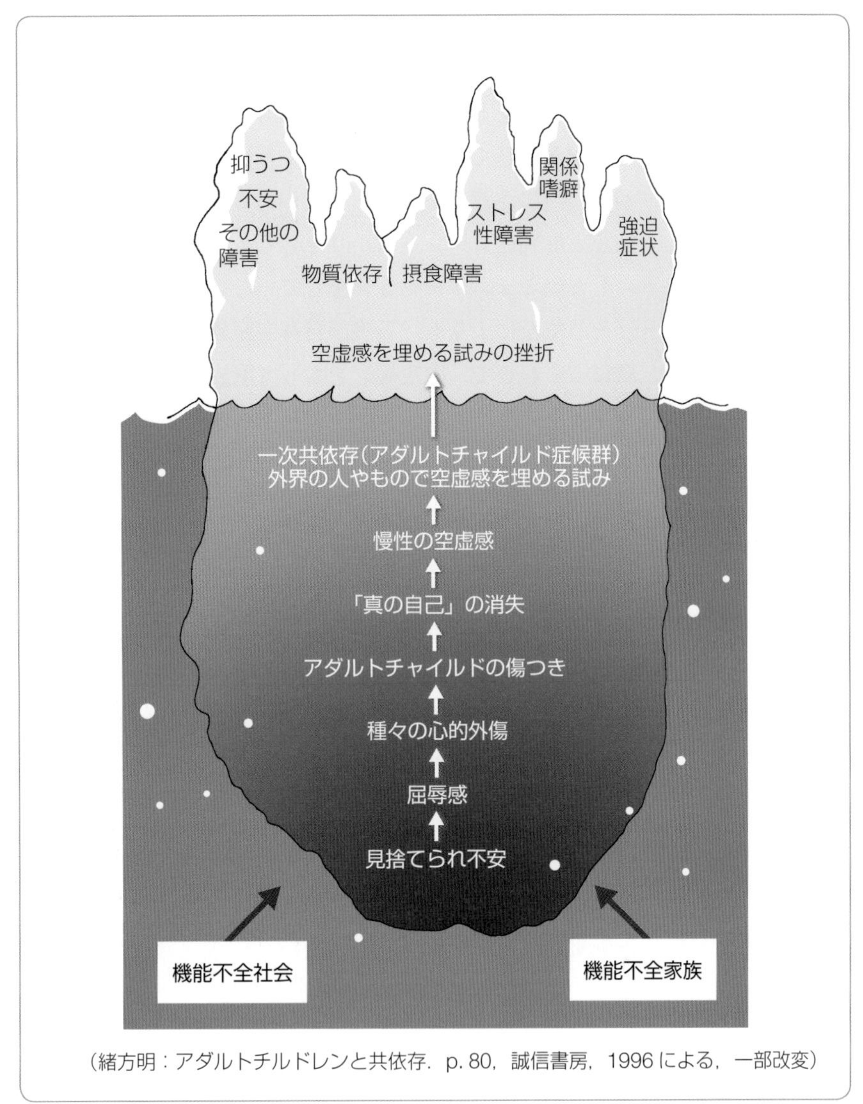

(緒方明：アダルトチルドレンと共依存．p. 80，誠信書房，1996による，一部改変)

▶図 4-4 嗜癖のアイスバーグモデル

8 治療チームと家族

チームに家族関係が投影される▶

家族システムの考え方は，医療や福祉の場における人間関係を考えるうえでも役にたつ。

医療や福祉の場においては，しばしばクライエントがスタッフを母親もしくは父親のような存在とみなして，依存したり怒りを向けたりしてくることがある。これは**転移**とよばれる現象である。それに対してスタッフが感情的に反応すると(逆転移)，家族と同じような葛藤が再現されることがある(▶2巻：第8章，45ページ)。

とくに日本では，治療チームが擬似家族のようになり，偽親密性の「なれ合い」の関係になったり，スタッフどうしが反目し合う偽敵対的な関係におちいったりすることがある。親密でありながら，それぞれの同一性を保ち，互いに言いたいことを言い合える関係を維持するのは，非常にむずかしいのである。

クライエントとの関係においても，相補的・相称的な関係やダブルバインドな状況が生じてはいないか，偽相互性や偽敵対性の関係ができ上がっていないか，つねに注意をしている必要がある。また，スタッフが感情的に巻き込まれ，敵意と批判的コメントばかりを発してはいないか，クライエントをないがしろにしたコミュニケーションをしていないか，立ちどまって確かめてみるとよい。

そしてなによりも，看護師自身が家族についての幻想やみずからの過去の葛藤にとらわれて，固定観念をもって家族や患者・利用者をみてはいないかということを，もう一度ふり返ってみる必要がある。

④ 家族のストレスと感情表出

情緒的緊張のレベルの高さ▶

ヴォーン C. Vaughn とレフ J. Leff は，カンバウェル家族面接法(CFI)という方法を用いて家族の**感情表出** expressed emotion(EE)を測定し，家族内の情緒的緊張のレベルと統合失調症などの患者の予後との関連を研究した。そして家族を，情緒的緊張レベルが高い「high(高)EE」(HEE)家族と，情緒的緊張レベルの低い「low(低)EE」(LEE)家族に分類した[1)]。

HEE 家族では，「情緒的な巻き込まれ」「敵意」「批判的コメント」が多く表出される。すなわち，家族が患者の状態に一喜一憂し，「そうやってお母さんを困らせるのね」などと感情的になっておこったり，「そんなことをしたら変に思われるよ」「ばかなことを言わないで」などと叱ったりする。統合失調症患者にとっては，HEE 家族との生活そのものが慢性的ストレスとなり，服薬していても再発の危険性が高くなり，とくに家族との接触時間が長いとそれが顕著になる。この場合，ひとり暮らしをするか，接触時間を短くすると再発の可能性が少なくなる。

冷静な low EE 家族は再発しにくい▶

一方，LEE 家族は，「ぐあいがわるいようだったら，病院へ行ってみたら」などと，患者に対して冷静に距離をおいて対応する。そのため，同居していても患者へのストレスは小さく，服薬していなくても再発の可能性が低い(▶図4-5)。

つまり，熱心すぎる家族より，少々冷たいくらいの家族のほうが，再発予防という点では望ましいのである。この結果は世界各国で追試され，最近では統合失調症だけでなく，ほかの精神障害についても同様な結果が得られている。

また，この研究から家族心理教育という家族支援の方法が編み出されたのだが，これについては第6章で学ぶ(▶260ページ)。

---

1) レフ，J.，ヴォーン，C. 著，三野善央・牛島定信訳：分裂病と家族の感情表出．金剛出版，1991.

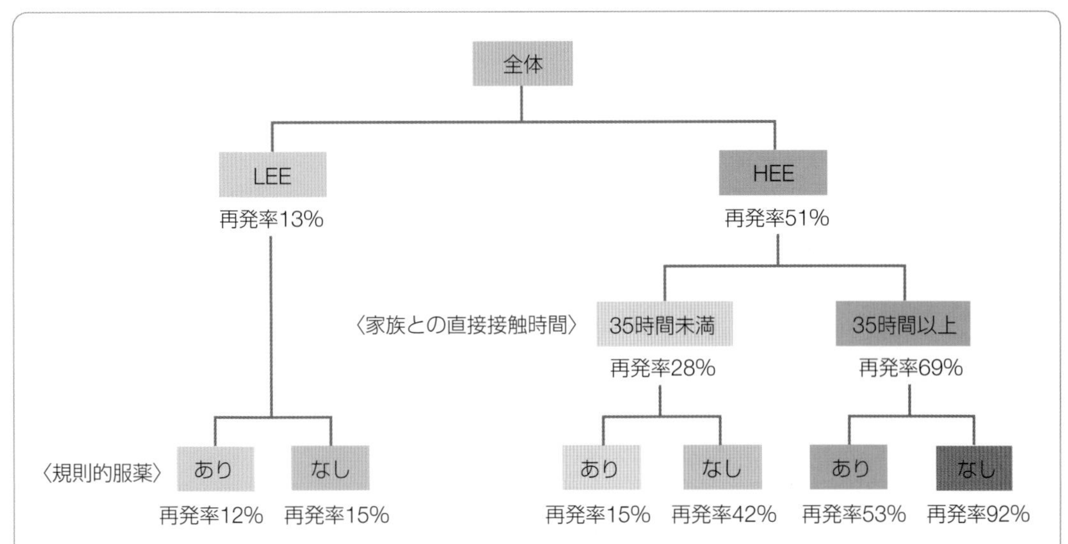

▶図 4-5　統合失調症患者の退院 9 か月後の再発率

C 人間と集団

① 集団と個人

個人にとって集団▶は不可欠である

これまでみてきたように，人間は，それ自体が社会的集団である家族，あるいはそれにかわる養育者たちのなかで生まれ育つ。その後，家族や養育者たち以外のさまざまな集団に仲間として受け入れられ，自分もその一員であると感じることで**集団同一性(われわれ意識)**を獲得し，そのことを通じて自己同一性(アイデンティティ)を確立していく。人間にとって集団は，生きていくためにはなくてはならないものである。

人の価値観や行動▶に影響を与える準拠集団

また人間は，知らず知らずに集団から大きな影響を受けている。社会学では，人の価値観や信念・態度・行動などに影響を与える集団を「準拠集団」とよぶ。多くの場合は，いま所属している集団が準拠集団になるが，準拠集団と所属集団とが必ずしも一致するとは限らない。

次の例をみてみよう。

光さんは中学校・高等学校と女子校に通っていたが，親の転勤で共学の学校に転校することになった。すると新しい学校では，これまではなんでも女子がやっていた自治会の仕事や部活の責任者の役割をことごとく男子が担っていることに驚いた。光さんは前にいた女子校と比較して，新しい学校の女子学生の意識が低すぎると感じ，腹がたった。

光さんは現在，共学の学校に所属しているのだが，彼女にとっての準拠集団はいまだに過去の女子校である。彼女の価値観や態度，行動の判断基準は女子校のものなのである。このような場合に，さまざまな不適応をおこすことが多い。海外への留学や移住などで異文化に接するときなどにもおこるが，同じ組織内でも部署がかわるだけでもおこりうる。「昔はよかった」が口癖の高齢者は，過去の社会が準拠集団となっているのである。

集団と個の葛藤はどこにでもある▶

また，集団には個人をこえた力があり，個人ではなしとげられなかったことを可能にする。ただし，その一方で，集団が必ずしも個人にとって益にならないことがあるのも事実である。家族内の虐待や学校でのいじめは，子どもの心や身体の健康を著しくそこない，一生の傷ともなりうる。

集団のなかで個人が自己同一性を保ち，その人らしく存在できることと，人との親密なつながりを維持していくことという2つの課題を両立させるのは容易ではない。個人と集団との葛藤は一生を通じてあるのであり，その経験のなかで人は成長していくのである。

個人が集団の犠牲になることもある▶

極端な場合，個人が集団の犠牲になることもある。その最大の例は戦争である。第一次世界大戦の惨禍をまのあたりにしたフロイトは，「集団の心理とは最古の人間の心理にほかならない」と記している[1)]。その後も，ドイツでは全体主義のナチスが唱えた優生思想によって障害者が安楽死させられ，ついでユダヤ人が排斥され絶滅の危機にさらされることになった。

集団は人にとって毒にも薬にもなるのである。だからこそ，集団のなかでいかにうまく行動するかではなく，集団のなかでそれぞれがいかにして個としての存在を保っていけるかを学ぶ必要がある。

② グループの活用――なぜグループなのか

「グループ」という用語について▶

ここからは「集団」にかわり「グループ」という言葉を使っていく。集団とグループは同じような意味で用いられるが，本書でグループという場合は，単なる集団ではなく，なんらかのつながりをもって複数の人々が存在する状況，あるいは集団での活動(グループワーク)をさしている。また，グループミー

1) フロイド，S. 著，井村恒郎訳：集団心理と自我の分析．自我論(フロイド選集4)．日本教文社，1970.

ティングや集団療法などの治療的セッションそのものをさして，グループということもある。

1 グループを治療に用いる

グループの治療への導入▶

グループを医療の場で最初に用いたのは，ボストンの内科医プラット J. H. Platt といわれている。1905 年，彼は重症の結核患者に対して療養日記をつけるように指示し，それについて話し合うクラスを設けたところ，重症結核患者特有の無気力さなどが改善したという。

1930 年代にはスラブソン S. R. Slavson が，ニューヨークで情緒的な問題をかかえた青少年のために，遊びやゲームを用いた**グループセラピー（集団療法）**を始めた。また，モレノ J. L. Moreno も，**サイコドラマ**とよばれる演劇の枠組みと技法を用いた集団精神療法を編み出した。

その後，アメリカでは第二次世界大戦をきっかけに，赤十字社のソーシャルワーカーが病院や軍の駐屯地，海外のクラブなどに配属され，レクリエーションプログラムやカウンセリング，集団精神療法などを行い，精神科ソーシャルワーカー(PSW)による治療的グループワークが広まっていった。

イギリスでもさまざまな集団精神療法が生まれたが，その詳細については第6章で学ぶ(▶252 ページ)。

2 グループで感受性を高める

グループダイナミクスは，日本語では集団力動や集団力学などと訳されるが，一般的には集団のなかに生じるさまざまな心理的現象をさす。もともとナチスの迫害を逃れてアメリカに渡った**レヴィン** K. Lewin が，自身の集団行動に関する一連の実践研究をグループダイナミクスと総称したことに発する。

この実践研究では，民主的なリーダーをもつグループのほうが，そうでないグループに比べて意欲や成果が高く，専制的なリーダーをもつグループではメンバーの自発性が失われて不満が高まり，攻撃的行動やけんかが多くなるなどの結果が示された。彼はこうした研究を通して，いかに民主的な社会をつくり

Column ソシオメトリー sociometry

サイコドラマの創始者モレノ Moreno, J. L. は，さまざまな集団の人間関係を測定する方法として，ソシオメトリーを考案した。これは，集団のありようは絶えず変化する個人間のひきつける力と反発する力によって決まるとの考えから質問紙を用い，仲間として選択するか拒否するか，どちらでもないかを記入させ，それをもとに集団の構造やメンバーの地位を測定，分析する。日本では，教育現場などで学級集団の人間関係を理解するためによく用いられた。

出す必要があるかを証明しようとしたのである。

またレヴィンは，民主的な社会をつくるための人材育成を目的としたワークショップを開催した。そのなかで生まれた感受性を高めるためのグループがTグループである。これは決まったテーマなしに，メンバーがその場で感じたことを自由に話し合うもので**感受性訓練**ともよばれる。Tグループは，対人援助職のためのトレーニング法として広く行われている。

3 グループによる人間性の回復と成長──エンカウンターグループ

クライエント中心アプローチ▶

1960年代以降，アメリカの公民権運動やベトナム反戦運動，女性解放運動などの社会運動が盛り上がるなかで生まれたのが，**エンカウンターグループ**である。これは，カウンセリングにおける**クライエント中心アプローチ**（**来談者中心療法**）を追求していた**ロジャーズ** C. R. Rogers（▶2巻：第8章，4ページ）が，セラピストとクライエントの1対1のカウンセリングでは真のクライエント中心を実現することはむずかしいと気づき，それにかわるものとして提唱したものである[1)]。

彼の考案したベーシック-エンカウンターグループは言語的な交流を中心としたもので，グループでの「**いま，ここで** Here & Now」の感情に焦点をあて，メンバーが対等な立場で話し合い，共感的に理解し合うなかで，それぞれの真の姿を発見していくことを目ざす。このほかに，あらかじめ設定された課題をもとにゲームなどのアクションも取り入れて行われる構成的グループエンカウンターとよばれる方法がある。

エンカウンターグループは人間の潜在的な力を引き出し，相互信頼の回復と成長をもたらす方法として，人間性の回復を目ざすさまざまな自己啓発運動へと発展していった。ソーシャルスキルトレーニング（社会生活技能訓練，SST ▶2巻：第9章，100ページ）などもこの流れのなかにある。

4 セルフヘルプグループの源流──アルコホーリクス・アノニマス®（AA）

当事者の力で回復を模索▶

1935年に第一次世界大戦からの帰還兵ビルと外科医ボブが出会い，**アルコホーリクス・アノニマス®（AA[2)]）**が誕生した。2人はアルコール依存症で何度も入院治療を受けたが，医療では回復は不可能であることを自覚し，自分たちの力で回復するためのミーティングを開くことにしたのである。

アノニマス anonymous とは，匿名を意味する。このミーティングでは，参加者は互いに素性は明らかにせず，ニックネームで呼び合う。柱となるのは，自分が無力であることを認めることから始まる12ステップのプログラムであ

1）カール・ロジャーズ著，畠瀬稔・畠瀬直子訳：エンカウンター・グループ──人間信頼の原点を求めて．創元社，1982.

2）AA：Alcoholics Anonymous の略。匿名アルコール依存症者の会とも訳される。

り，自分たちのやってきたことを正面から見つめようとする。

当事者の家族もグループで回復▶ 1951年にはビルの妻ロイスが，**アラノン**®(**Al-Anon**®)を結成した。これは，アルコールの問題をもつ人の家族や友人がお互いの共通の問題を話し合うことで回復を目ざすセルフヘルプグループ(後述)である。

セルフヘルプグループの広がり▶ AAは世界中に広まり，いまではアルコールや薬物依存からの回復には，こうしたグループへの参加が不可欠と考えられている。それ以外の問題についても，それぞれにアノニマスの名前がついた，12ステップを基本とするセルフヘルプグループが実践されている。

受刑者の更生のためのグループ▶ グループは現在，欧米を中心に刑務所に服役中の人たちのための更生プログラムとしても行われている。日本では，刑務所は懲罰のための場所という考えがいまだに根強いが，それでは罪の意識をもちにくく，出所後の再犯は避けられない。むしろ自分の罪やそこにいたる過去に向き合い，これからどのように生きていくのかを同じ立場の仲間と一緒に考えていくことが重要なのである。

受刑者の更生のためのグループのもとになったのは，アメリカのシナノンという薬物依存症からの回復者たちによる治療共同体である。いまでもアミティという回復者の団体が，刑務所内でグループを行っている。

日本でも，2006(平成18)年に旧監獄法が改正され，収容者の人権尊重と適切な管理運営をうたった「刑事収容施設及び被収容者等の処遇に関する法律」となった。2008(平成20)年には，国と民間事業者の協力のもとで島根県に島根あさひ社会復帰促進センターが設置され，アミティの手法にならい，回復共同体と名づけられたプログラムが行われている(▶NOTE「『プリズン・サークル』」)。

5 当事者運動としてのセルフヘルプグループ

1970年代には，既存の組織や専門家の力や知識に頼るよりも，当事者の力で解決していこうという志向性をもった**セルフヘルプ運動**が盛んになり，「医療の静かな革命」とうたわれるようになった。

セルフヘルプ運動の中核を担うのはセルフヘルプ(自助)グループである。セ

NOTE
『プリズン・サークル』

『プリズン・サークル』は，島根あさひ社会復帰促進センターで回復共同体プログラムに参加する収容者を追ったドキュメンタリー映画である。これを見ると，犯罪者となるにはわけがあること，罰するだけではそれを防ぐことも更生させることもできないことがわかる。監督の坂上香はこれまでも，アメリカの刑務所でアミティのプログラムに参加する終身刑を言い渡された薬物依存症者たちを追った映画『Lifers ライファーズ 終身刑を超えて』や，同じく女性受刑者の演劇活動を描いた『トークバック 沈黙を破る女たち』を製作しており，日本で同じような実践が行われるようになるとは思っていなかったと語っている。なお，この映画は2020(令和2)年度文化庁映画賞を受賞した。

ルフヘルプ(自助)グループとは，共通のハンディキャップや生きにくさをもつ仲間(ピア)どうしが相互援助のために集まったグループ(ピアグループ)である。メンバーは自分たちの課題に協働して取り組み，自分だけでなく社会にも変化を引きおこそうとする。現代のリカバリー運動の源流ともいえる(▶2巻：第9章，73ページ)。

その代表が，第1章でも紹介した浦河べてるの家の活動である。ここでは，「三度の飯よりミーティング」「弱さの情報公開」「場の力を信じる」といったスローガンのもと，メンバーどうしが共同して商品の販売などの活動に従事しながら地域生活を送っている。その活動の中心となるのがミーティングであり，その発展として「当事者研究」がある(▶第1章，8ページ)。べてるの家には「勝手に治すな自分の病気」「苦労を取り戻す」「そのまんまがいいみたい」というスローガンもあり，治療すらも医療の専門家にまかせるのではなく，自分たち自身の力で自分たちの問題に向き合い，自分たちなりに生きていこうとしているのである。

あらゆる課題にセルフヘルプグループ▶

このほかにも，精神障害だけでなく，がんや難病のような孤立しがちな身体疾患の患者や家族・遺族などのためのセルフヘルプグループがあり，インターネットを通じて治療や助成金などについての情報を発信したり，支援のための法整備をはたらきかけたりする活動なども行っている。

病院の入院期間が短縮化した現在，看護師はこうしたグループの情報を患者・家族に伝え，退院後の支援につなげることが求められている。

6 がん患者へのグループの効果

1990年代，アメリカの精神科医らが相ついで，がんの転帰にグループセラピーなどの社会的支援がよい効果をもたらすことを明らかにした。乳がんの女性患者たちのグループでは，女性たちが互いに深い感情的なきずなをつくり上

Column 兵士のおしゃべりグループから生まれた心的外傷からの回復への道

1970年代，ベトナム戦争に従軍した多くの兵士たちが，帰還後も戦場での熾烈(しれつ)な体験をフラッシュバックで再体験し，苦しんでいた。彼らは自分の苦しみは誰にも理解されないと感じて専門家による治療を拒否し，同じ外傷的体験を生きのびてきた仲間によるカウンセリングやセルフヘルプグループのシステムをつくり上げていった。自分たちの戦争体験を語り合う「おしゃべりグループ」(ラップグループ rap group)はその1つである。

同じ試練をくぐり抜けた仲間どうしが出会い語り合うことで，「自分はひとりではない」と感じることができ，孤立感，疎外感，恥辱感，スティグマ感が浄化される。こうして人間どうしの絆で結ばれた共世界に再加入することで，回復がもたらされるのである。

このような帰還兵の活動が反戦運動に発展していく一方で，心的外傷後ストレス障害(PTSD)の概念を世に広めることになった。

げ，がんになった悲しみや怒りを表現することを学び合ううちに，やがてがんが自分の一部でありながら自分とは別個の存在であることを受け入れる境地に達し，グループ外でも互いに精神的な支えとなっていった。

彼女たちの予後をグループに参加しなかった女性たちと比べると，グループという強い社会的な支援ネットワークをもつ女性のほうが，何か月も長く生存したという。ただし，グループに参加しても周囲と距離を保ちつづけたメンバーには，そうした効果がみられなかった。スターンバーグ E. M. Sternberg は，これはストレス刺激に対する生理的反応を心理社会的な支援が緩和することで，がんとたたかう免疫細胞がそこなわれることを防いだためだろうと解説している[1)]。

③ 全体としてのグループ

1 グループプロセス

グループには，たいてい目的や課題がある。たとえば，サークルやクラブの場合，スキルや能力を高める，競争に勝つ，探究する，楽しむ，実践する，利益を得る，親睦を深める，などである。

背後で渦巻く人間関係に着目する▶

グループは，そうした目的を達成するためにメンバーが一致団結し，目覚ましい成果を上げることもあれば，反対に仲間割れが生じてひどい失敗に終わることもある。グループはその活動の裏でさまざまな人間関係が渦巻いており，それがうまくいくかどうかで，グループの成果が左右されるのである。

こうしたグループの活動のなかで生じるメンバーの相互作用を**グループプロセス**という。治療や教育のために行われるグループワークは，このグループプロセスをポジティブなかたちでいかそうとする。

2 システムとしてのグループ

ある有名なスポーツチームが豊富な資金を使って優秀な選手を集めることに成功した。ところが，トップクラスの選手ばかりを集めたにもかかわらず，チームの成績はなかなか上がらなかった。チームの内外で監督への批判が強まり，選手どうしのいさかいがおきて，ますますチームは崩壊していった。

そこで，チームのオーナーは監督を交代させ，不満分子を退団させるなどの手を打った。ところが翌年，また同じことの繰り返しがおこった。

---

1) スターンバーグ，E. M. 著，日向やよい訳：ボディマインド・シンフォニー——心身の再統合へ向かう先端医学．pp. 218-219，日本教文社，2006 年．

グループがもつ独自の力▶ グループは，家族と同様，1つのシステムである。例のように，いくら優秀な人材を集めたチームであっても成功するとは限らない。一方で，2019(令和元)年のラグビーワールドカップの日本代表チームのように，選手1人ひとりの体格は外国の選手より劣っていても，すばらしいチームワークによって驚くような勝利をあげることもある。このように，グループには個人をこえた，グループ独自の力がはたらくのである。

グループの問題としてとらえる▶ このように，できごとを個人の問題としてではなく，「グループの問題」としてとらえようとするのが，**全体としてのグループ**の見方である。

3 グループのダイナミクス

グループには2つの層がある▶ 人間の心に意識と無意識の層があるように，グループにも2つの層がある。1つは，課題達成のためにメンバーが理性的に協力してはたらく，目に見える層であり，もう1つは，混沌としてときに課題達成を妨げるようにはたらく，目に見えない層である。**ビオン** W. R. Bion(1897〜1979)は，前者を**作業グループ**，後者を**基本的想定グループ**[1)]とよんだ[2)]。実際のグループは，作業グループと基本的想定グループの相互作用によって進む。

基本的想定とは，グループに生じる幻想(ファンタジー)によって特徴づけられるグループ現象である。それは不安への反応として生まれるもので，依存，闘争と逃避，対の形成(ペアリング)の3つのタイプに分けられる。

● 依存の基本的想定

クラスの催しでなにかをやろうと，仲間が集まった。はじめのうち，みんなはわいわいと楽しげに話していたが，だんだんと「それで，なにをするんだよ」「早く決めようよ」といらだちをみせるようになった。やがて，いつもこういうときにリーダーシップを発揮するAさんにみんなの期待が集まった。「なにか考えがあるんだろう？　早く言えよ」とせかすような声も出てきた。

救世主を待ち望む▶ 人はグループのなかで不安になると，退行し依存的になる。誰かがリーダーシップをとってくれることを期待して，質問したり指示を求めたりする。グループをまもり導いてくれる救世主のようなリーダーを待ち望むのである。これが**依存**の基本的想定である。しかし，ここでリーダーがその役を引き受けてしまうと，メンバーの力は育たないことになる。

---

1) 「基本仮定」や「基底的想定」と訳されることもある。
2) ビオン，W.R. 著，対馬忠訳著：グループ・アプローチ――《集団力学と集団心理療法》の画期的業績・人間援助の心理学．サイマル出版社，1973.

闘争と逃避の基本的想定

Aさんは，いつもこういうときにかつぎ出されることにうんざりしていた。そこで「今度ぐらい，誰かやってよ」と突き放した。するとB君が「そんなにもったいぶっていないで，考えがあるなら言ったらいいじゃないか」とおこりだした。「そうだそうだ」と加勢するC君。するとDさんが「そんなに言ったらAさんがかわいそうよ」と言いはじめた。E君も「そうだよ。クラスの催しなんだから，みんなで考えようよ」と言い，その場は真っ2つに分かれてしまった。

そのとき，Fさんが「だいたい，こんな時期に催しをやるなんて，先生のほうがどうかしているんじゃない？　先生は私たちがいまどんなにたいへんなのか，わかっていないのよ」と言いだした。すると，B君もE君も，そしてAさんも「そうだ，こんなことはやっていられないって先生に言いに行こう」という意見で一致して，みんなで教員室に行くことになった。

対立抗争か▶共通の敵か

ここではAさんが依存を満たすリーダーとなることを拒否したために，グループは崩壊の不安から，怒りと不満が高まった。このようなときに生じるのが，**闘争－逃避**の基本的想定である。

グループは，Aさんを攻撃するメンバーと擁護するメンバーの2つのサブグループに**分裂**(**スプリッティング**▶2巻：第8章，64ページ)してしまったのである。このとき，グループの外にいる先生を共通の敵とすることで，グループはまとまりを取り戻した。内に向かおうとした攻撃心が，外に向けられたのである。

闘うかわりに▶逃避する

こうした**闘争**のかわりに，**逃避**の現象が生じることもある。

教員室に向かってみんなが歩いていると，突然C君が，「僕は行かない」と言いだした。理由を聞いてもはっきりせず，先生に言いに行くのはいいが，もう家に帰らなければいけないからと言う。一番後ろにいたGさんも，いつの間にかいなくなってしまっていた。

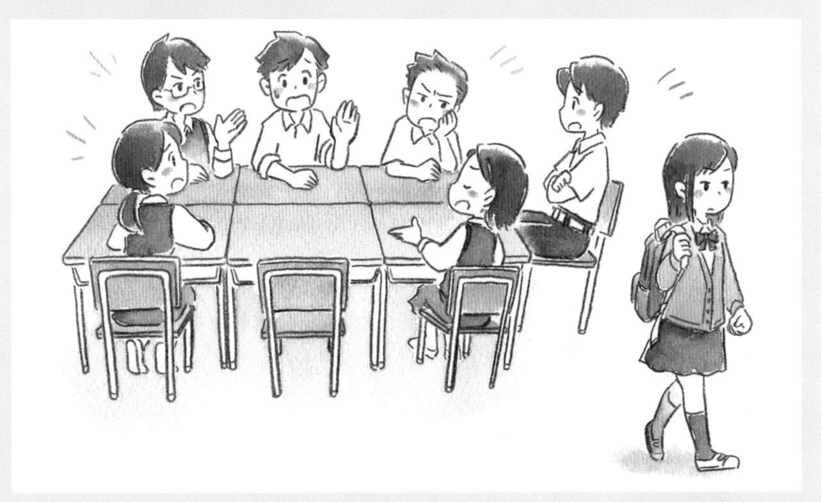

心ここにあらずの状態も▶ 逃避は，グループをさぼったり，参加していても別のことに気をとられていたり，寝てしまったり，ふざけたりというかたちであらわれることもある。

● 対の形成(ペアリング)の基本的想定

しばらくすると，その場の熱気はさめ，白けた雰囲気になった。するとDさんとE君がなにやらひそひそと話しはじめ，なにかおもしろいことでもあるのか，2人だけで楽しそうに笑っていた。思わずほかの人たちも，2人を見やってニヤニヤしはじめた。

親密なペアが生まれる▶ このようにグループが機能不全に陥ると，グループのなかに親密なペアが生まれることがある。ほかのメンバーもそれをいやがるわけでもなく，あたたかく見まもる雰囲気が生じる。そこからなにかが誕生して，グループが維持されるという期待があるのだ。これが**対の形成(ペアリング)の基本的想定**である。

グループでいつも決まったメンバーどうしの議論になって，それがえんえんと続くという場合も，敵対していると見せかけたなれ合いのペアと考えられる。

グループは1つの有機体▶ このように，グループは全体としてあたかも1つの有機体のように，ときに落ち込んでうつ状態になったり，逆に躁状態になってはしゃいだり，ときに妄想的になって怒りと不信でいっぱいになったりする。こうした**グループ現象**は，クラスでも病棟でも，どこにでもおきるのである。

4 グループ役割

グループ役割としてのスケープゴート▶ 家族に家族役割があるように，グループにもさまざまな役割がある。上の例で，生徒たちから一斉攻撃されそうになった先生は，**スケープゴート**[1]の役割を担っているといえる。

スケープゴートは，崩壊しそうなグループの凝集性を高め，グループの維持・存続に役だつ。彼らを罰したり追放したりすれば問題が解決すると思われがちだが，真の問題解決にはなっていないため，再び新たなスケープゴートが選ばれることになる。たとえば，クラス全体に不安が潜在していると，いじめがおこることがある。だが，いじめる生徒を叱責しても不安の根源を追究しない限り，次にはいじめっ子がいじめられる側になったり，別のかたち(たとえば，校内暴力・非行・事故・自殺・精神障害など)であらわれてきたりする。

リーダーもメンバーも役割▶ リーダーも1つのグループ役割である。リーダーには，グループの課題達成に向けてメンバーを導いていく**手段的リーダー**や，メンバーに気を配りグループの安定と維持につくす**情緒的リーダー**など，異なるタイプがある。必ず

1) スケープゴートとは，旧約聖書のなかで人にかわって生けにえとして神にささげられる「贖(しょく)罪の山羊」からきたもので，グループのなかにある怒りや欲求不満など，不快な感情を一身に引き受けるメンバーのことをいう。

しも「代表」や「長」のつくメンバーがリーダーであるとは限らず，隠れたリーダーが存在する場合もある。

フォロワーであるメンバーにも，リーダーに従順な人がいるかと思えば，反抗的な人もいる。また，冷静な人がいれば，熱しやすい人もいる。いつも明るく場を盛り上げようとする人や，文句ばかり言って雰囲気をわるくする人もいる。よく話す人がいれば，黙り込む人もいる。これらは皆，グループ役割なのであり，互いに相補的な関係や相称的な関係をつくり出しているのである。

5 グループの凝集性のメリットとデメリット

グループは変化を嫌う▶

グループには１つにまとまろうとする力(**凝集性**)と，反対に分化しようとする力(**拡散性**)とがつねにはたらいている。

グループの凝集性は仲間意識をはぐくみ，個人のアイデンティティを形成するたすけになる。また，グループが成果を上げるためにも必要不可欠である。しかし，凝集性が強ければ強いほど，異質なものへの抵抗が強くなり，排他的になる。たとえば，グループに新しいメンバーが入ってくるときや，新しい方法を導入しようとするときには，それを押し戻そうとする力がはたらく。グループは変化を嫌うのである。

「和」の危険性に気づくこと▶

また，日本には「和をもって尊(たっと)しとなす」という聖徳太子が言ったとされるフレーズがあるように，協調性を美徳とする文化がある。幼いころから，規律をまもること，自己主張するより仲よくすること，他人に迷惑をかけないことが教え込まれている。そのせいか，日本人は個人競技よりもチーム競技が得意である。そして，凶悪犯罪は先進諸国のなかではきわだって少ない。

日本人の協調性の高さは海外の人々の目には奇異に映ることもあるのだが，日本人にとってはあまりに自然なことなので，「自分がどうしたいか」ではなく，「みんなに合わせるにはどうしたらよいか」という発想から行動していることにも気づかないでいることが多い。「みんなと同じ」を求めるあまり，１人ひとりの欲求や同一性が犠牲にされている危険性も高いのである。

互いの違いを認めながらつながる▶

とくに精神障害をもつ人々にとって，グループの和や協調性を強調することはかえって有害となる。それぞれの違いを認め合いながら，ゆるやかなつながりを保つ，ほどよい加減が重要となる。「和(わ)して同(どう)ぜず」という言葉もあるように，和とは本来「みんな同じ」ということではなく，それぞれが違っていながら，美しく響き合うハーモニーなのである。

④ 組織をグループとしてみる——組織のダイナミクスと職場の人間関係

組織もまた１つのシステムであり，グループでもある。たとえば，病棟や施設あるいはチームなども，日によって全体が明るく浮きたつようなときもあれば，暗く沈うつなときもある。新しい患者や利用者(以下，クライエントと総称する)が入ってくるとき，スタッフが異動したりやめていったりするときには，組織は全体として不安になり揺れる。そんなときほど，トラブルや事故がおこりやすい。

組織が感情の容器となる▶ とくに対人援助にかかわる組織は，クライエントの不安や言葉にならない感情を含みこむ容器となることが多い。たとえば，思春期のクライエントを対象とする組織でおきやすいのは，「甘えたいけれど，甘えられない」というクライエントのアンビバレントな感情が分割されて別々のスタッフに投影され，「厳しいスタッフ」対「やさしいスタッフ」といったスプリッティングを引きおこし，チームを二分するような騒ぎになったりする。組織に闘争－逃避の基本的想定がはたらいているのである。

問題メンバーを排除してもかわらない▶ こんなとき，家族におけるIPのように，「問題のクライエント」が登場する。バラバラになっていた組織も，そのIPへの不平不満を話題にすることでまとまり，崩壊をまぬかれるのである。しかし，問題のクライエントがいなくなっても，根本にある不安を取り扱わない限り，また同じような問題が生じてくる。患者であれ，スタッフであれ，「問題の人」は組織がつくり出すのである。

また，組織全体が混乱しているとき，一方で，問題を一気に解決してくれる理想的なリーダーを待ち望む，依存の基本的想定がはたらきだすこともよくある。組織の管理者，主治医や師長などに非現実的なまでに強いリーダーシップを期待し，せめるようなこともおこる。しかし，メンバーが依存している限り問題は解決せず，成長もない。問題が生じたときには，それを組織全体の問題としてとらえ，全員で検討してみる必要があるのである。

こうした，さまざまな組織の問題に対処するためのコンサルテーションにも，対象関係論に基づくグループ理論とその方法が活用されている[1)]。

ゼミナール

復習と課題

❶ 相補的関係，相称的関係の例を考えてみよう。
❷ IPはどのような家族役割をもっているのだろうか。
❸ 自分や身近な人の準拠集団について考えてみよう。

参考文献

1) 武井麻子・鈴木純一編著：レトリートとしての精神病院．ゆみる出版，1998.
2) 武井麻子：「グループ」という方法．医学書院，2002.

1) アントン・オブホルツァー，ヴェガ・ザジェ・ロバーツ編，武井麻子監訳：組織のストレスとコンサルテーション対人援助サービスと職場の無意識．金剛出版，2014.

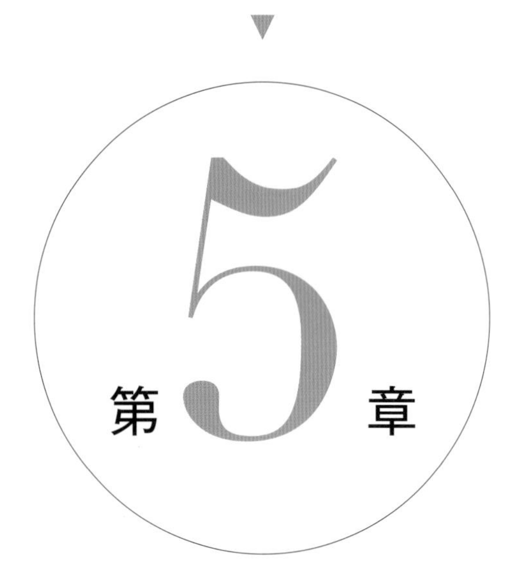

精神科疾患のあらわれ方

本章で学ぶこと

- □当事者にとって「精神を病む」体験とはどのようなものかを理解する。
- □「病い」の経験と医学モデルによる「疾患」という2つの側面から精神障害を理解する。
- □その基礎として精神看護における「症状のとらえ方」を理解する。
- □精神機能(思考・感情・意欲・知覚・意識・記憶など)の障害である，さまざまな精神症状を学ぶ。
- □精神障害の診断と分類，それに基づくさまざまな精神障害について学ぶ。

A 精神を病むことと生きること

精神疾患やその症状は，特定の条件さえ整えば誰もが経験する可能性がある。しかし，その人のもって生まれた体質や気質，生育環境などが影響して，特定の状態に「なりやすい人」と「なりにくい人」がいる。

また，疾患は人生のどの時期に始まるかによっても，その後の経過や人生への影響が大きく異なる。出生してまもなく始まるものもあれば，学童期や思春期というその人の人格が形成される途上で生じる場合もある。人生の後半になってはじめてあらわれるものもある。一般的にいって，障害の出る時期が早ければ早いほど，それ以降の人生行路に及ぼす影響は大きいといえる。

それぞれの障害は，その人のおかれた環境や生活史と複雑にからみ合いながら，本人や周囲の人々にとっての独特な「生きにくさ」に結びついていく。

本章では，「精神を病む」とはどういうものなのか，その経験を当事者の「生きる」という文脈のなかで考えながら，一方でそれらを治療し援助するとはどういうことなのかを考えていくことにする。

①「病いの経験」の理解への手がかり——疾患と病い

「疾患」と「病い」の違い▶ 人が病気になったとき，その人にとっての病気は，医療者のみる病気とはおのずと違っている。ここでは，その人固有の「**病い**(やまい)**の経験**」を理解するために，**病気** sickness を「疾患」と「病い」とに分けて考えてみよう[1)]。

外側から描かれる「疾患」▶ **疾患** disease とは，医療の専門職が医学モデルに従って，つまり医学的な診断基準によって分類しとらえるものである。いわば当事者個人の「外側」から，科学的・論理的な思考によって客観的に描き出されるものといってよい。

1) Eisenberg, L.: Disease and illness: Distinctions between professional and popular ideas of sickness. *Culture, Medicine and Psychiatry*, 1: 9-23, 1977.

たとえば，次のように説明される事例がある。

> 38歳女性，双極性感情障害(ICD-10)。既婚。1児の母。18歳に抑うつで発症。そののち不眠や多弁，過活動や乱費など出現。躁状態が生じこれまでに4回の再発があり，2回の入院歴がある。躁状態の極期には精神病性の幻覚や妄想がまじることもある。従来炭酸リチウムに少量の抗精神病薬が処方されていたが，今回再燃して入院となった。

ここではおもに疾患について論じられており，本人は双極性感情障害(躁うつ病)という疾患をもった人と考えられている。すなわち，「不眠・多弁・過活動などは躁状態を示す症状である」「しかも躁状態と抑うつとを繰り返している経過からみて双極性感情障害であろう」といった**推論**に基づいて，抗躁効果のある気分安定薬である炭酸リチウムと抗精神病薬が投与されている。

このように，個別の事情などはいったんわきにおいて抽象的・一般的な面をとらえ，「XならばYである」というふうに論理的に推論していく理解の仕方を，アメリカの認知心理学者ブルーナー J. S. Bruner[1)]は**《科学－論理的思考モード》**とよんだ。このようないわば生物医学的(バイオメディカル)な説明の仕方は**《診療録による会話》**(マッティングリー C. Mattingly)とも表現され[2)]，ケースカンファレンスや申し送りでおもに用いられる。ここで用いられる理解や推論の仕方は臨床教育や具体的臨床場面で繰り返し要求されるものであり，医療に携わる者にとってそのトレーニングは不可欠である。

内側から経験▶される「病い」

一方，**病い**(やまい) illness とは，当事者である患者や家族などによって経験された個別的・主観的なものである。いわば個人の「内側」から，物語的思考によって生み出され，体験されるものといえる。

たとえば，上記の事例の女性が語る話に耳を傾けるとしよう。

> 私はひとり娘で大事に育てられました。高校卒業までずっと活発なほうだったと思います。大学入学の年にやさしくて大好きだった父親が脳出血で急死し，これから大学を続けるかどうかで悩みました。経済的な問題もありました。それで引きこもってしまい，大学の相談室を訪れたら，カウンセラーに「抑うつですね」と言われました。
>
> そのときはなんとか回復し，卒業して就職しました。やっとついた自分の好きな仕事でしたが，忙しくてほとんど寝る間もなく，疲れて腰痛になり，ひどく落ち込むようになりました。それではじめてクリニックに行って抗うつ薬を処方されました。そうしたら今度は少し調子が高くなりすぎて，おしゃべりがとまらなくなったり，むだづかいばかりするようになったりして，その後も何回か同じようなことがあり，結局仕事もやめることになりました。

---

1) ブルーナー，J著，田中一彦訳：可能世界の心理. pp. 16-22，みすず書房，1998.
2) Mattingly, C., Fleming, M. H.: *Clinical Reasoning: Forms of inquiry in a therapeutic practice.* F. A. Davis, 1994.

> その後，理解ある男性と知り合い，結婚して女の子を出産しましたが，そのころから夫の会社がおかしくなって経済的にも苦しくなりました。夫ともうまくいかなくなり，腰痛もよくならず，そのうえ娘が幼稚園や小学校に入るころには親どうしの付き合いで気をつかい，おまけに娘に多動傾向があると指摘されて，不安で眠れなくなり，いまのように落ち着かない状態になってしまいました。

ここで語られているのは，あくまで個人的で個別的な**病いの経験**である。この女性は現在の自分の状態を，「ひとり娘として大切に育てられたこと」「大好きな父の急死」「それによる経済的困窮」「寄(よ)る辺(べ)のなさ」「就職後の多忙と疲労」「結婚と出産」「夫の経済的問題」「持病の腰痛」「子育てや子どもの多動をめぐる不安」といった，いくつかのできごとが連なった結果ととらえているようである。

こうした推論の方法をブルーナーは，前述の《科学 - 論理的思考モード》に対して**《物語的思考モード》**と名づけた。この思考モードでは，複数の多元的な要素がゆるやかに結びつきながら現在の経験にいたっている，という理解になる。医療場面でいえば，カンファレンスや申し送りなどで《物語的思考モード》が強調されることはない。これらはスタッフどうしの日常会話のなかで用いられるのが特徴である。そのとき，語り手の関心は疾患というより，「その人がどういう人か」あるいは「現在なにに苦しんでいるのか」ということにあり，断片的なエピソードをあれこれ結びつけて，その当事者の経験を内側から理解しようとする。そのため，前の《科学 - 論理的思考モード》を**客観的モデル**，《物語的思考モード》を**主観的モデル**とよぶこともできる(▶図5-1)。

疾患 disease…医療専門職の医学モデルにしたがって，いわば「外側」から再構成されたエティック etic*[1] で範疇的なもの 1)《科学 – 論理的思考モード》(ブルーナー，J.) 例「もしXならばYである」：個別性をこえ抽象化を求める 2)《診療録による会話》(マッティングリー，C.)：生物医学的(バイオメディカル)な事例提示	=科学 – 論理的推論 客観的モデル
病い illness…患者や家族などの当事者によって，いわば「内側」から経験されたイーミック emic*[2] で個別的なもの 1)《物語的思考モード》(ブルーナー，J.) 例「王が逝去され，そして女王が亡くなった」：特定事例の個別的経験の理解 2)《ストーリーテリング storytelling》(マッティングリー，C.)：障害の経験の描写	=物語的推論 主観的モデル

当事者の視点による「病いの経験」の理解を重視するために，「疾患」と「病い」の2つの見方が必要である。
*[1] エティック：ある事象を普遍的な尺度を前提として外側から見る見方
*[2] イーミック：ある事象を個別的に理解しようと内側から見る見方

▶図5-1 疾患と病いの二分法

② さまざまな病気の説明の仕方をさぐる

2つの思考モード▶ でみる必要がある

このような「疾患」と「病い」という2つの側面から臨床場面を考えることは，なぜ必要なのだろうか。教科書などに記されている《科学－論理的思考モード》による「疾患」の理解で十分ではないかという意見もあるだろう。しかし，その当人が体験しているさまざまな個別の不安や苦しみにふれないまま,「疾患」の治療を進めるだけでは，本人の苦悩や生きにくさにつながる部分(「病い」)を理解することも手当てすることもできない。その結果，治療が本人や家族にとっては満足のいかないものとなるばかりか，苦痛のみを与えるものになりかねない。

この事例でいえば，この女性の心配ごとである「家族の経済状態」や「娘の多動性の問題」などが話し合われるならば(それらは通常本人の口から話されることは少ないが)，ただ単に本人の病状と薬の効果ばかりが話し合われる場合よりも，何倍もの安心感がもたらされ，治療効果もみられるに違いない。

重要なことは，専門職からみるとまったく合理的でない説明であっても，そのなかには「病い」を経験している当人や家族がそれぞれに考える「原因」や「意味」があり，それらは，当事者の生活史や生活環境，生きている社会や文化とも重なっているということだ。

また，相手のとらえかたが専門職である自分とは異なっていることを，共感をもって理解することによって，医療や看護・福祉など専門職の説明の仕方も変化しうる。それがないと，疾患を中心とした狭い医学モデルのみを相手に押しつけて，正しく診断と処置・処方をすればそれで十分だという考えになってしまう。その結果，医療者の期待する行動から逸脱しがちな患者や家族をみて,「疾患理解ができない」，あるいは「コンプライアンスが低い」といった一方的な評価になってしまいがちになる。そうなれば，患者・家族と治療者の距離は開くばかりで，互いに協力して治療にあたることがむずかしくなる。

③ 看護と精神医学の広がり

医学が関与できる▶ 範囲は限られる

医学の発展により，かつては治らないとされたいくつもの疾患が治療可能となってきた。たとえば天然痘(とう)や結核，梅毒などは20世紀にその診断と治療法が発見され，多くの生命が救われることになった。しかし同時に医学の進歩は，多くの慢性疾患を出現させることにつながった。現代社会には，治癒にいたらず，長い年月その病いをかかえながら生活せざるをえないような慢性疾患が数多く存在する。とくに年をとれば，人は誰でも変形性関節症や循環器疾患，脂質代謝異常といった複数の疾患や障害をかかえながら，毎日の生活を送るようになる。

医学や看護学などで教えられる「疾患」論では，発症と経過・予後が明確に区分され，その段階や状態に応じて有効な治療法や対処法が示されている。つまり，そこで説明される疾患には，明確な輪郭がある。しかし実際には，治ることがない「病い」をかかえ，それらと日々折り合い，生活していかなければならない場合も多い。これには病理学や生理学といったものだけでは説明しきれない困難もあり，精神医学的・心理学的要素が重要になってくる。精神医学は，一方で生物医学(バイオメディシン)としての神経科学(ニューロサイエンス)に連なる部分もあるが，他方，生活や心理に広がり結びついている部分も多い専門領域である。精神保健医療の場で，福祉や看護，介護などのケア職に求められるものは多い。

「看護できない患者はいない」▶

福祉職や看護職，介護職は，エビデンスに基づいた厳密で狭義の疾患モデルを示そうとする医療者よりも，心理的・社会的により広い日常的な視点から障害をとらえようとする。看護は，いわばそれらをまたぐかたちで，厳密な疾患や病態の治療・ケアから，より広い心理的・社会的領域のケアまで，そのすべての領域を往(い)き来するといってよい。ここから中井久夫の「看護できない患者はいない」という見方が生まれてくる[1]。

以上を概観したところで，精神医学の領域で最も「生物医学的な領域」，すなわち《科学-論理的思考モード》に近い症状論と疾患論をみていくことにする。実は，この症状論や疾患論や治療論も，ときの流れにつれて少しずつ変化が生じている。精神医学の骨格を正確に学び，それらをもとに目の前の患者1人ひとりに合った看護や援助につなげることを目標としたい。

B 精神症状論と状態像——理解への手がかり

① 症状とはなにか

症状を知って疾患を理解する▶

すべての疾患はそれを構成する**症状** symptom や**徴候** sign によってなりたっている。しかも，複数の症状や徴候がまとまった**症候群** syndrome としてなりたっている場合も多い。これを正確に把握することによって，その疾患の理解が可能となり，適切な治療や看護につなげることができる。

症状だけでは「その人」がみえない▶

しかし一方で，症状ばかりに目がいくと，その人のなかの健康的に機能している部分を見すごしてしまう。つまり，目の前にいてたすけを求めている人を「○○障害の患者」，たとえば「統合失調症の患者」としてだけみてしまい，ブルーナーのいう「苦境にある人」としてみることができなくなる[2]。そして，疾患をかかえた人の「生きにくさ」を，患者，すなわち自分とは切り離された「他者」の単なる病理にしてしまうのである。こうした視点では，焦点をあてるべき当人への共感や理解はむずかしくなる。

1 病気とは回復過程である

回復過程への自然の努力▶ ナイチンゲール F. Nightingale(1820～1910)は近代看護学の基礎を築いた人物だが，その代表的著書『看護覚え書』(1860 年)の冒頭で，「病気とは回復過程である」と述べている。彼女は，「病気とは，毒されたり衰えたりする過程を癒(いや)そうとする自然の努力のあらわれ」ととらえ，さらに「その病気につきもので避けられないと一般に考えられている症状や苦痛などが，実はその病気の症状などではけっしてなくて，まったく別のことからくる症状…(略)…であることが非常に多い」として，そこから看護とはなにかを論じている[3]。疾患や症状は，つねにこうした文脈において理解する必要がある。

複眼的なものの見方が大切▶ 大切なのは，疾患の症状とみえるもののなかには疾患のみから派生したものではない，その人が「苦境」や「生きにくさ」から脱け出ようとする一種の自己治療の試みが含まれるということであり，生物医学的な視点だけではそれを見逃してしまいがちになるということである。したがって，距離をおいた客観的な症状の把握と並行して，「苦境にある人」への共感的な理解が必要であり，その双方の間をバランスよく往き来する複眼的なものの見方が要求される。

2 特異的症状と非特異的症状

特異的症状ばかりをみてはいけない▶ 症状には，ある特定の障害に特異的に結びつくものがあり，それを**特異的症状**とよぶ。詳細はあとで述べるが，緊張型統合失調症(緊張病)でみられる緊張病性昏迷(こんめい)やカタレプシー，統合失調症における思考伝播(でんぱ)，アルコール症の離脱時にみられる振戦せん妄などがあげられる。これら特異的症状は，特定の疾患や病態でしか観察できないもので，見落としてはならない主症状である。

一方，こうした特異的症状とは別に，**非特異的症状**というものがある。つまり複数の疾患にまたがって出現し，単一の疾患に結びつかない症状である。たとえば，統合失調症の回復過程では，不眠，便秘，下痢，おっくうな気分，のどの渇きなどの副症状ともよばれる非特異的症状があらわれる。こうした症状に着目することも，治療経過をみる際には重要となってくる[4]。

正常部分を含んだ全体像を描く▶ 実は，特異的症状よりも，非特異的症状のほうが本人の日々の生活には支障となる場合が多い。しかし医療者は，つい病理的な特異的症状を改善することにやっきになってしまいがちである。健康的に機能している部分を過小に評価

---

1) 中井久夫・山口直彦：看護のための精神医学，第 2 版．p. 2，医学書院，2004.
2) ブルーナー，J.：前掲書．pp. 16-22.
3) ナイチンゲール，F. 著，湯槇ます監修，薄井坦子・小玉香津子ほか訳：看護覚え書(ナイチンゲール著作集 1)．pp. 150-152，現代社，1975.
4) 中井久夫・山口直彦：看護のための精神医学，第 2 版．医学書院，2004.

▶表 5-1 精神医学の教科書に示された現症

1. 体型	細長型(統合失調気質)，肥満型(循環気質，軽躁性－抑うつ性)，闘士型(粘着性－爆発性)，小児様－形成不全型(逸脱，小児症)
2. 外見	着衣(けばけばしい，上品な，気どった，だらしない)，髪型(芸術家風長髪，預言者風あごひげ，「男性的」口ひげ，手入しない，乱髪)
3. 精神運動性	表情(大げさな，いきいきした，やつれた，鈍い，無表情，ゆるんだ，かたい，チック，しかめ顔，表情倒錯)，身ぶり(女らしい－男らしい，無骨，落ち着きのない，わざとらしい，顕示的)，話し方(高い／低い，せっかち／のろい，抑揚のない，抑揚の多い，切れ切れの，大げさに区切って言う，不明瞭，あいまいまたは無口)，全体的態度(昏迷，途絶，抑制，拒否的，緩慢，興奮した，抑制のない，常同)
4. 接触	よい／乏しい／欠けている，わるくなる，またはよくなる
5. 意識状態	昏迷－傾眠，混濁－錯乱，夢幻様
6. 見当識	所，時，自己，および状況(見当識が保たれているか，失われているか)
7. 気分	好機嫌(多幸的)，沈んだ，不機嫌，不安でたまらぬ，絶望的，無味乾燥，無関心，よくかわる，または不変，妥当でない(表情倒錯)，情動不安定および情動失禁
8. 思路	飛躍，滅裂，支離，不明瞭，途絶，思考促迫，観念奔逸，迂遠，粘着，保続，緩慢，速すぎる
9. 思考内容	内的および外的体験，願望と危惧について，とくに異常な欲動衝動，心迫衝動，強迫衝動，意志衝動について，幻覚，錯覚および人物誤認について，妄想観念および強迫観念や支配観念について，自責などについての患者のあらゆる陳述

(Spoerri, T. 著，鹿子木敏範監訳編：精神科マニュアル．pp. 184-185，文光堂，1980 による，一部改変)

したり，日常的に苦しんでいる症状を見すごしたりしないように気をつけなければならない。

したがって，現在の状態像を描く場合は，正常部分を含んだ全体像を描く必要がある。そこには，たとえば体型や外観，動作や疎通性なども含まれる。**表 5-1** は，伝統的な精神医学の教科書に示された現症[1]のリストで，これらを順番に観察しながら，特徴的な状態を短時間で描くことを身につけたい。

② さまざまな精神症状

1 思考の障害

思考の障害の 3つのタイプ

思考とは，表象や言語(心象や観念)などを用いて論理的に進められる，人間の知的な抽象度の高い精神活動の1つである。思考障害は，①思考の流れ(思路〔しろ〕)の障害，②思考の形式の障害，③思考内容の障害に分けられる。

1) 現症とは，現在の患者の自覚的症状および他覚的所見をいう。

思考の流れ(思路)の障害と思考の形式の障害

◉観念奔逸

いくつもの思考や観念がつぎつぎに結びつき，それらが際限なくつながり，さらにわき道に入ってもとまらない状態を**観念奔逸**(ほんいつ)という。躁状態や飲酒酩酊(めいてい)の際にしばしばみられる。酩酊時のだじゃれや語呂(ごろ)合わせのように，観念や表象が飛躍し音韻(おんいん)だけでつながる**音連合**(おと)を伴うことが多い(例：赤岳 - 赤福 - あかんべえ - アメリカ至上主義……)。

支離滅裂▶ 思考自体の論理のつながりがそこなわれ，さらにまとまりのない状態を**支離滅裂**(しりめつれつ)といい，次の2つの様態がある。

①**滅裂思考(思考滅裂)**　意識清明な状態で生じるまとまりのない思考。統合失調症でよくみられ，ときに**言葉のサラダ**とよばれる単文・単語の羅列(られつ)(例：ああどうも - アリタリア - でございますか - こづかい帳 - ごろべえ……)や，自分にしか通じない言語を使用する**言語新作**(例：「ショーエンが胸をかけ上がって苦しい」「生まれたときからトバシにあっている」)などにいたることもある。

②**思考散乱**　器質的疾患などによる意識混濁(こんだく)時にみられる思考障害。

一方，観念奔逸とは逆に，うつ病などで思考内容が展開しないものは観念貧困とよばれる。抑うつの基本症状である**思考制止**は，思考の流れが渋滞し，観念の想起や連合が困難で，なにも思い浮かばない状態である。それに似た状態として，枝葉末節(しようまっせつ)に入って目的にたどり着かない**迂遠**(うえん)**思考**がある。器質性疾患や粘着(ねんちゃく)気質者にみられる。

◉思考途絶

統合失調症にしばしばみられる，思考の流れ(思路(しろ))の突然の中断を**思考途絶**(とぜつ)という。話が突然途切れ，本人は「考えが突然とまった」と感じる。

◉連合弛緩

思考が関連のない観念に結びついて思考の連合(つながり)が失われるのが**連合弛緩**(しかん)である。統合失調症の基本的障害の1つとして考えられている。一方，まとまりのない考えがひとりでに浮かんでくることを**自生**(じせい)**思考**とよぶ。

◉作為(させられ)体験・作為(させられ)思考

他者からあやつられる体験・思考▶ 個人の主体である自我(▶第3章，83ページ)が障害されると，他者からの圧倒的な影響によって主体があやつられると感じる**作為**(さくい)**(させられ)体験**が生じる。統合失調症によくみられる障害である。なかでも他者の思考が支配的となり，自分の思考だと感じられないものを**作為(させられ)思考**という。

自我の障害と強く結びつく思考の障害には，以下のものがある。

①**考想(思考)化声**(かせい)　自分の考える内容が他者の声で聞こえる幻聴体験。

②**思考吹入**(すいにゅう)　他者の考えが自分のなかに吹き込まれると感じる。

③**考想察知**　自分の考えが周囲に知られてしまうと感じる。

④**思考奪取**　考えを抜き取られると感じる。

⑤**思考伝播**(**筒抜け体験**) 自分の考えが他人に伝わって，しばしば広範囲に放送されているように確信する。思考伝播のために，自分の考えをアナウンサーがそのまま話すように感じてテレビの生中継を見ることができないという統合失調症の患者はめずらしくない。

◉ その他の障害

そのほかに強迫性障害の際にみられる，自分でも不合理だと思いながら特定の考えに縛られてしまう**強迫観念**(▶194ページ)がある。また，激しい感情に結びついて，その人の思考や行動を支配する**支配**(**優格**)**観念**などもある。

● 思考内容の障害

◉ 妄想

妄想とは，自己に結びついた不合理的な内容をもつ，訂正不能で強固な個人的確信のことである。多くの場合，幻聴を代表とする幻覚とともに生じ，「幻覚・妄想状態」と記され，とりわけ統合失調症関連の障害によくみられるが，それ以外の精神疾患でもおこりうる。

◉ 妄想知覚

特定のできごとを知覚し，それに誤った意味づけをするのが**妄想知覚**である。たとえば，街角で車のクラクションが2回ずつ鳴ったのは自分の命をねらっている合図であると確信する，などである。

◉ 妄想着想

唐突に，ある観念が頭に飛び込んできて確信することを**妄想着想**という。たとえば，自分はロマノフ王朝の子孫だと突然思いつく，などである。

◉ 妄想気分

自己の外界が変容し，たとえば背後から闇が迫りおびやかすような，言葉では言えない不気味で差し迫った感じが押し寄せる状態が**妄想気分**である。これが極端に進み，この世界の終わりが間近にくると確信する**世界没落体験**へとつながることがある。統合失調症のはじまりにあらわれることがある。

◉ 妄想の種類

妄想には，その内容(テーマ)に従ってそれぞれ名称がつけられている。

①**被害妄想** 他者の行為が自分に関係しているというものを一般に**関係妄想**とよぶ。たとえば，道ですれ違った人がくしゃみをしたのは私に合図を送ってきたのだと直感する，などである。他者からひどいことをされている，危害を加えられているというものを**被害**(**迫害**)**妄想**という。自分が見つめられ監視されているという**注察妄想**，誰かにあとを追われているという**追跡妄想**，認知症で多くみられる，物を盗まれるという**物盗られ妄想**，食物や飲料水に細菌や毒を入れられたり，ガスを送られたりするという**被毒妄想**などがある。近年では，団地やマンションの上階や隣から騒音でいやがらせをされたり，天井や換気口から有害物質を散布されたりする，という形式のものが多い。また，アル

コール症や認知症でみられ，そうした事実がないにもかかわらず配偶者がほかの異性と浮気していると確信する**嫉妬妄想**もある。

②**微小妄想**　自己の価値を失い，自分は「なんの価値もない虫けらである」「この世のじゃま者で消えたほうがいい」などと確信するもの。取り返しのつかない誤りをおかして罪深いとする**罪業妄想**，実際はそうではないのに財産や金銭がなくなってしまったと確信する**貧困妄想**，どこか身体の一部のぐあいがわるくて治らないとする**心気妄想**は，うつ病の際にしばしばみられ，かつてうつ病の3大妄想といわれた。自分の身体や世界，生死をも認めない**否定妄想**もある。

③**誇大妄想**　微小妄想とは反対に，自分の価値や存在を過大なものと確信するもの。天皇家や外国の王族などの血をひく高貴な出自であると確信する**血統妄想**が代表的である。画期的な発明・発見をしたとする**発明妄想**，世を救うために自分は選ばれたとする**宗教妄想・救済者妄想**などがある。特定の高名な人物や芸能人から愛されているという**恋愛妄想・被愛妄想**をこれに含めることもある。

また，被影響体験をもとにして，ヘビやキツネや悪魔が憑いたとする**憑依妄想**や，自分がほかのなにものかに変化する**変身妄想**などもある。

2 感情の障害

感情と気分▶「感情」を示す用語には「情動 affect」や「情緒」，「気分」などがある。「感情」という場合は，「快い」「美しい」「感じがわるい」などというような，「主体が状況や対象に対する態度あるいは価値づけをする心的過程」を意味する。一方，「気分 mood」とは「恒常的ではないが比較的弱くある期間持続する感情の状態」(『広辞苑』)とされる。いずれも快と不快，喜びと悲しみ，楽しさと苦しみなどの相反するものから成立している。ここでは感情や気分の障害についてみていくことにする。

● 病的抑うつ気分，病的爽快気分

◉ 抑うつ気分

気分がどこまでも落ち込んでいく状態を**抑うつ気分**もしくは**抑うつ** depression とよぶ。これまで興味があったことも含み，なににも喜びを感じられなくなる**快楽消失**(アンヘドニア anhedonia)を伴う。うつ病などで顕著にみられる。これがさらに高じると，身体的不調に悩む心気的感情，自責感や悲哀感がつのり，みずからの意志発動が著しく低下する**うつ病性昏迷**へといたることもある(▶事例③，184ページ)。

◉ 気分高揚

生命的気分が高揚した状態で，爽快で楽観的な気分をいう。躁病などで顕著にみられる。さらに高じて宗教的・性愛的なものが加わり最高潮に達すると，

回心・啓示・悟り(さと)にも通じる忘我(ぼうが)の恍惚(こうこつ)状態(エクスタシー)になる。

その他の感情の障害

前記のほか，次のような各症状があげられる。

◉ 多幸症(上きげん症，ユーフォリア euphoria)

脳器質性疾患(とくに認知症)でみられ，状況とかかわりなく空虚な爽快感を示す。

◉ 情動不安定

わずかな刺激で短い期間のうちに感情が大きく動揺する。多くの精神疾患にみられる。

◉ 情動失禁

感情失禁ともいい，情動の調節がうまくいかず，涙もろくなり，ちょっとした刺激に泣いたり，笑ったり，おこったり，刺激とは不つり合いな感情反応をみせる状態をいう。脳動脈硬化症や脳血管性認知症などでよくみられるが，危機状態から九死に一生を得て生還した人や極度の緊張から解放された人などが見せる泣き笑いの状態もこれに入る。

◉ 感情鈍麻

統合失調症の残遺(ざんい)状態[1]や器質性精神病[2]でみられる。いきいきした感情がほとんどみられない**感情の平板化**や**無感情**などがある。統合失調症の陰性症状に加えて，抗精神病薬の影響，長期入院によってもたらされる，いわゆる施設病 institutionalism などが複雑に関与していることが多い。

◉ アンビバレンス ambivalence(両価性，両価感情)

同一の対象に対して，愛と憎，快と不快など相反する2つの感情を同時にいだくことである。アンビバレンスは知・情・意レベルにまたがるが，フロイトによって精神分析学に取り入れられて基本用語になった。ブロイラーはアンビバレンスを統合失調症の基本症状の1つとしてあげており，統合失調症・境界性パーソナリティ障害(▶217 ページ)・神経症性障害(▶191 ページ)にきわだったかたちでみられることが多いが，アンビバレンスは健康な人の通常の心理のなかにもつねにある。

不安状態

不安と恐怖▶ **不安** anxiety とは，誰でも感じうる，対象のない漠然としたおそれである。不安の実体はつかみどころのないものであるが，明確な身体感覚を伴うことが多い。また，おそれが明らかな特定の対象に向かう場合を**恐怖** fear とよぶ。

---

1) 統合失調症の残遺状態とは，統合失調症が進行した最終的な状態をいう。比較的安定した状態ではあるが，陰性症状が支配的で，著しい社会的機能の障害がみられる。
2) 器質性精神病とは，おもに脳や身体に一次的原因のある精神障害のこと(▶223 ページ)。

恐怖は危機に対する防衛的な適応反応である。

◉ パニック発作(不安発作)

突然の衝撃や災難に対して，動物は「闘争か逃走か fight-or-flight」という反応の選択を迫られ，交感神経の興奮により一連の自律神経症状(交感神経系)である動悸・頻脈・ふるえ・冷汗などが短期間に生じ，警戒と覚醒の亢進などがおきる(闘争も逃避もできないときには，「麻痺 freeze」が生じる)。

不安が病的に高まるとき，**パニック発作**が出現する。パニック発作は不安発作ともいわれ，動悸・胸痛・窒息感・呼吸困難・発汗・ふるえ・吐きけ・めまい・非現実感(離人感や現実感喪失)などの症状が突然出現して，短期間にピークに達する発作である。突然生じる激しい恐怖であり，いますぐに死ぬとか正気を失うという圧倒的な思いがわいて，平静時には可能な適切な対処がいっさいできなくなり，著しく取り乱す。泣きわめき，興奮して幼児的な行動をとる人もいる。夜間など耐えきれずに救急車を呼んで救急外来にかけ込むこともあるが，到着時にはパニック症状は消失していることも多い。

3　意欲の障害

意志＋欲求が意欲▶

意欲とは，意志 will と欲求(欲動)drive の結びついたものである。その障害にはまず，意欲が高まって行動的になる**意欲増進**と，意欲が減り行動が減少する**意欲減退**とがある。意欲増進はさらに高まると**精神運動興奮状態**になり，落ち着かず行動があらあらしく不きげんでけわしい形相になり，徘徊や多動，攻撃という行動があらわれることもある。

◉ 昏迷[1]

意欲減退が進むと，意志発動がまったく停止してしまう**昏迷**状態にいたる。統合失調症(緊張病)やうつ病では，程度が軽く，部分的に意志発動が低下した**亜昏迷**状態がしばしばみられる。昏迷状態の患者は，意志発動がまったくみられず，横になったまま目をつむった状態でいるが，意識はあって外界からの刺激は受け取っている。多くの場合，眼瞼の細かいふるえや，声をかけて立ち去ろうとするときに動きが出ることでそれがわかる。緊張病状態では，昏迷がとける際に運動暴発がみられ，暴力行為につながることがあるので注意が必要である。

◉ 行動制止

うつ状態で，意欲減退が主要症状であり，なにをするのもおっくうで行動範囲が極端に狭まることを**行動制止**という。

統合失調症の慢性状態では，終日臥床しつづけ(**無為**)，外界への関心や自発性が乏しい状態がみられ(**無関心・自発性低下**)，ときには**緘黙**(**無言症**)やいっ

---

1) ここでいう「昏迷」は意識障害のレベルの1つである「昏迷」とは意味が異なるので，使い分けに注意する(▶159ページ脚注)。

さいのはたらきかけをこばむ**拒絶症**，上半身を前後に揺するなどパターン化した単純な動作を繰り返す**常同症**がみられることもある。これには前述の感情鈍麻と同様，統合失調症の陰性症状と長期の薬物投与の影響，さらには施設病などが複雑に関連している。

◉ 被暗示性の亢進

意志の発動性の低下によって，外界からの影響や暗示に極端に左右されやすくなることを**被暗示性の亢進**という。催眠や解離状態で顕著である。外界からの指示にそのまま従う**命令自動**，相手の動作や言葉をそのまま反射的に模倣する**反響動作**や**反響言語**，なされたままの不自然な姿勢を保つ**カタレプシー** catalepsy(**強硬症**)，そして脱力姿勢を保つ**蠟屈症**(ろうくつ)などに結びつく。

◉ 脱抑制(抑制消失)

発動性(自発性)や欲動が通常の意志によってコントロールできないことを**脱抑制(抑制消失)**という。精神運動興奮状態に脱抑制が加わると，運動不穏・攻撃・暴力行為などに結びつき，強制入院や行動制限が必要となる場合が多い。認知症の高齢者や慢性統合失調症者でみられる徘徊やそのほかの逸脱行動も，脱抑制の結果であることが多い。

◉ 社会的引きこもり

いくつかの要因で，社会的な引きこもりが持続することがある。背景に精神病性の障害のある場合もあるが，そうした障害がみとめられない場合でも社会的な場面への参加から身を引いて長く閉居状態に引きこもる人がおり，かつては**アパシー症候群**ともよばれていた。近年の**社会的引きこもり**も，こうした系譜につながるものであろう。

4 知覚の障害(幻覚を中心に)

知覚は影響されやすいもの▶

人間の感覚には視覚・聴覚・嗅覚・味覚・触覚の五感があり，それぞれ眼・耳・鼻・舌・皮膚の5つの感覚器(「五官」)がつかさどっている。外界からの感覚刺激がこれらの感覚器で電気的刺激に変換され，それが中枢神経系に達し，脳でさらに高度な処理を施されて，**知覚**は生み出される。つまり，知覚は複雑な神経回路を経てかたちづくられるものであり，さまざまな要因によって影響される[1)]。

幻覚は現実以上のリアリティをもつ▶

幻覚，とくに幻聴や幻視を経験した人は，現実以上のリアリティを感じるため，周囲の人々から「それは幻聴や幻視だ」と説得されても，「幻(まぼろし)」のものとはとうてい思えない。その知覚にさらに妄想による意味づけが加わるために，訂正不能とされる強度をもった確信となるのである。

1) 山鳥重：知覚．加藤正明ほか編：(縮刷版)精神医学事典．p. 534，弘文堂，2001.

知覚の変容

◉感覚過敏・感覚鈍麻

感覚の異常には，外界からの刺激が通常より強く感じられる**感覚過敏**と，逆に弱く感じられる**感覚鈍麻**（どんま）がある。統合失調症の急性期や覚醒剤使用時などの過覚醒（かかくせい）状態では，さまざま微細なノイズまで聞きとれてしまう**聴覚過敏**や**視覚過敏**がみられ，「遠くの音が明瞭に耳に入ってくる」「いろいろな雑音を拾ってしまう」「周囲の物がすべてあざやかに見える」と訴える人が多い。自閉症スペクトラム障害の一部では，五感すべてにおいて感覚過敏を伴うことが多く，耳をふさいだり，目をおおったり，身体接触や特定の食べ物を嫌ったりするような行動から気づかれることが多い。

逆にうつ病では聴覚や味覚など多くの感覚が鈍く遠ざかって感じられ，「なにを食べても味がしない」などと訴えることがある。また，統合失調症の慢性期には，たとえば隣のベッドで救急蘇生をしていても関心を示さないようなことがある。

感覚の異常は対象の見え方にも影響し，小さく見える**小視症**，大きく見える**大視症**などのほか，視野自体が狭まる**視野狭窄**などがある。

◉錯覚

対象を誤った，ゆがんだかたちで知覚することを**錯覚**（さっかく）という。錯視（さくし）や錯聴（さくちょう）が多い。健康な人の場合でもみられるが，軽い意識混濁によるもの，不注意によるもの，強い情動が加わったことによるものがあり，たとえば，不安な夜道で，道ばたの枯木を幽霊と錯覚する(「幽霊の正体見たり枯れ尾花」)などがある。壁や天井のしみが人の顔などに見える現象をパレイドリア pareidolia という。

また，急性精神病状態や認知症などの際にしばしばみられるものに**人物誤認**がある。家族を見ても知らないと言ったり，逆に，家族とよく似ていると言い，初対面の人に「知り合いの○○さんですね」とあいさつしたりする。

知覚変容には，はじめて見るものを過去に見たと感じる**既視感**(デジャヴュ déjà-vu〔仏〕)，体験したように感じる**既体験感**などがあり，しばしば正常人でも疲弊時などにみられるが，離人症や統合失調症やてんかんでも観察される。

幻覚

対象なき知覚▶

幻覚とは，外界からの感覚刺激なしに知覚される異常体験で，幻視・幻聴・幻味・幻嗅（きゅう）・幻触がある。エスキロール J. E. D. Esquirol はこれを「対象なき知覚」とよんだ。

◉幻視

多くは意識混濁や意識変容を伴う。自分の姿が見える自己像幻視，自分の考えが文字で見える考想可視などがあり，電光掲示板のように文字が流れて見えることもある。

◉ 幻聴

妄想とともにきわだった精神症状で，しばしばまとめて**幻覚・妄想状態**とよばれる。言葉の聞こえる言語幻聴のほかに音楽幻聴がある。のちに述べるシュナイダー K. Schneider の「一級症状」には，考想(思考)化声(かせい)，応答形式の幻聴，行為に干渉する幻聴の3つが含まれている(▶168ページ)。

通常は否定的でおびやかすような内容を，1，2名の人物が語る場合が多いが，長期化した事例では，複数の声が自分のことについて談話しているとか，いいことを言って励ましてくれるようだと言うことがある。

◉ 幻味・幻嗅

しばしば，水や食事になにか毒や薬剤がまぜられている，隣家から化学物質を放散していて腐ったにおいがするなど，被毒(ひどく)妄想や被害妄想に結びつく。自分のからだから不快なにおいがするという**自己臭(しゅう)妄想**では幻嗅が主症状になる。

◉ 幻触

体表の感覚領域に生じる幻覚で，身体をありありと触れられると訴える事例がある。漠然とした体感をめぐっては，「腸がとけて流れ出してくる」といった，グロテスクな内臓感覚などを訴える**体感幻覚**(セネストパチー cenesthopathy)がある。

5 意識の障害

意識とはなにか▶ **意識** consciousness の定義はさまざまである。代表的な定義はヤスパース K. Jaspers による「現在の瞬間における精神生活の全体」というものがある。

意識障害とはどのようなものか▶ 意識の理解には，舞台にライトがあたっている「場」という比喩がよく使用される。その「場」は，明かりの広がり(意識野)と，その明るさ(清明度)，質的変化からなる。

意識障害は，多くの場合は器質性・症候性・中毒性などの外因によっておこる。軽度な障害は目だたず，たとえば夕方以降になるとぼんやりした状態になり，いつもと違っておかしいといった印象を与える軽度の**せん妄**や，注意が集中できずに自分がいま存在している時間・場所・人物についての認識があやふやになる**失見当識**(しつけんとうしき)がおきたり，記憶があいまいになったりする。なお，逆に意識の清明度が上がった状態は**過覚醒**とよばれる。

意識障害の3つの分類▶ 意識障害は，意識混濁(こんだく)・意識狭窄(きょうさく)・意識変容の3つに分類されることが多い。

◉ 意識混濁

意識混濁とは清明度が障害されたもので，通常，軽度・中等度・高度の3段階か，以下の5段階に分けられる。ややぼんやりした**明識困難**(めいしき)，浅眠状態が続く**昏蒙**(こんもう)，それ以上になると，呼びかけに反応するがほうっておくと眠ってしまう**傾眠**，強い刺激で多少反応するが刺激をやめると戻ってしまう**嗜眠**(しみん)(さらに精神活動は落ちほとんど反応しないか，強い刺激にごくわずか反応する**昏迷**(こんめい) stupor[1)]が加わることもある)，そして高度のすべての刺激に対して反応性を失った**昏睡**(こんすい) coma である。

これらの段階をあらわす尺度(スケール)が開発されていて，日本では**ジャパン-コーマスケール**(JCS)が救急搬送時などに広く使用されている。海外では**グラスゴー-コーマスケール**(GCS)が普及している。

◉ 意識狭窄

軽度の意識混濁を背景として意識野が狭まるものをいう。周囲とバランスよく関係をもつことができなくなる。ヒステリーの主要な症候と考えられたこともある。

◉ 意識変容

意識混濁に質的変化が加わり，不安・不穏(ふおん)[2)]・緊張などの刺激症状を呈するものをいう。幻覚・錯覚・不安・徘徊などの症状を伴った**もうろう状態**と，意識混濁・幻覚・不安・精神運動興奮を伴う**せん妄**とがある。

せん妄は入院中に▶よくみられる

せん妄は，全身疾患・中枢神経系疾患，処方薬や乱用薬剤による中毒や離脱などで生じ，精神科に限らず，入院中の患者にしばしば観察される。全入院患者の 10〜30%，高齢患者では 10〜40%，術後の患者では 50% 以上，ICU 患者の約 30%，人工呼吸器使用者は 80% 以上，終末期の患者では 90% 近くにみられるとされている。

典型的な例は，高齢者が入院したとき，とくにその初日の夜などにみられるもので，患者の意識はぼんやりまとまらず，周囲からの刺激にもあいまいにしか反応できない。氏名・生年月日・場所などもはっきりせず，ときに落ち着かなく立ち上がろうとして転倒したり，点滴を引き抜こうとしたりする。

ただぼんやりしているだけのように見えるときには，うつ病や認知症と間違えられやすいが，実は意識障害があり，内的に不穏が持続している**低活動型のせん妄**の場合がある。

夜間にとくにみられる**夜間せん妄**，かつての習慣的な手指の動きなどを繰り返す**作業せん妄**，アルコール症の離脱時にみられる**振戦せん妄**(多くは小動物幻視を伴う)などがある(▶事例⑥，202 ページ)。

多くは急性で可逆的であり，水分の補給，電解質バランスの補正や栄養の確保，肝障害の改善，アルコール症の離脱など原因疾患の改善とともに消失する。

---

1) 昏迷 stupor：日本では，精神科で一般に「昏迷」という場合は，統合失調症やうつ病で意識は明瞭に保たれているが意志発動が極端に低下した状態をさす。患者はまったく動かなくても意識ははっきりしているため，周囲でなにがおきているかがわかっており，こちらの話しかけも十分に理解できる。一方，精神科以外の麻酔科や救急医療で「昏迷」という場合には，器質的な原因により軽度の意識障害(混濁)をきたした状態をさす。領域によって使われる用語の意味に違いがあるので注意が必要である。

2) 不穏とは，感情や行動が落ち着かない状態をさす。

同時に，患者の環境を整えることも重要である。ただし，なかには慢性的に推移する場合もある。

不穏・焦燥(しょうそう)が著明な際は，抗精神病薬を少量使用する。チアプリド塩酸塩(グラマリール®)や，ベンゾジアゼピン系抗不安薬を使用することもあるが，かえってせん妄が引きおこされる場合もあり，薬物での鎮静は慎重に行う必要がある。

6 記憶の障害

● 記憶の種類と分類

◉ 出入力の形式による分類

記憶の3要素▶ **記憶** memory とは，過去に学習した内容を保持し，それを呼び出して利用する機能である。**記銘**(きめい)＝入力，**保持**＝貯蔵，**想起**(**再生**)＝出力の3段階の要素からなる。

入力から出力までが数分以内のものを**短期記憶**，数日・数年に及ぶものを**長期記憶**とよぶ。短期記憶のなかでも，一時的に貯蔵した複数の情報を判断・照合・加工して精神作業を行うもの(「心の黒板」「メモ帳記憶」[1])を**作業記憶**(ワーキングメモリー)とよぶ。

◉ 保持時間による分類

記憶は保持時間の長さで，**即時記憶・近時記憶・遠隔記憶**に分けられる。

①**即時記憶**　数秒から1分のごく短い記憶をさすもので，数の順唱(例：2-9-4などを言って復唱してもらう)などで測定される。

②**近時記憶**　数分から数時間，数日間保たれるもので，通常3〜5個の物の名(例：ネコ・桜・電車)を復唱してもらい，他の検査をはさんで数分後に再生することで測定する。

③**遠隔記憶**　月や年単位のもので，自伝的記憶，過去におこった重大事件の記憶などが含まれる。

◉ 内容による分類

陳述記憶と非陳述記憶▶ 記憶はその内容で**陳述**(ちんじゅつ)**記憶**(**宣言記憶**)と，それ以外の**非陳述記憶**(**非宣言記憶**)に分けられる。

陳述記憶は，私たちが通常，記憶とよぶもので，事実(例「日本の首都は東京である」)やできごと(例「朝食に卵を食べた」)についての記憶であり，意識的に想起することができる。

一方，非陳述記憶は**手続き的記憶**ともいわれ，昔習った楽器をひく，着物の着つけをする，自転車に乗るなどの身についた記憶のことである。想起するこ

1) 黒板やメモ帳にさまざまな情報を書きならべて作業しているようであることから，心の黒板やメモ帳記憶ともよばれている。

とはできないが身についている記憶であるから，非陳述記憶は**潜在記憶**ともよばれ，陳述記憶は**顕在記憶**ともよばれる。

陳述記憶は学習によって簡単に形成され，かつ容易に忘却されるのに対し，非陳述記憶は形成に時間を要するが，忘れ去られることは少ない。

陳述記憶の二分類▶ 陳述記憶は，さらに**意味記憶**と**エピソード記憶**に分けられる。

①**意味記憶** 数字や概念や，授業で学んだ歴史的事実，言葉の意味など社会一般の知識にかかわる記憶である。

②**エピソード記憶** 朝食になにを食べたか，昨日誰に会ったかといった，これまでの個人的体験やできごとについての生活史の記憶である。

● 記憶障害

記憶障害のタイプ▶ 記憶障害には，記銘過程・記憶内容・追想機能の障害がある。近時記憶の障害を**記銘力低下**とよぶ。昔のことは覚えているが最近のできごとは覚えていないもので，アルツハイマー型認知症にみられる。

記憶(追想)の量的障害としては，過去の記憶が活発によみがえる**記憶増進**と，逆に追想が全般に低下する**記憶減退**という現象がある。

◉ 器質健忘と解離性健忘

健忘(けんぼう)とは，一定の期間の追想ができない場合をいう。器質的疾患による**器質健忘**と，特定の原因による(かつては心因健忘といわれた)**解離性健忘**とがある。

器質健忘には**健忘症候群**として有名な**コルサコフ症候群**があり，慢性アルコール症・脳血管障害・頭部外傷・一酸化炭素中毒などでおこる。

◉ 逆向性健忘と前向性健忘

外傷に基づく記憶の欠損には，逆向性健忘と前向性健忘とがある。**逆向性健忘**とは，記憶障害がおきるきっかけとなったできごとより前の一定期間の記憶が失われるもので，その後のできごとや遠い過去の記憶は保たれている。**前向性健忘**とは，一見すると意識障害から回復したかにみえるが，それ以降の新しいできごとを記憶していられなくなるものである。

また，できごとの全体を忘れている**全健忘**と，一部は覚えている**部分健忘**とがあり，特定の人物や状況などだけが想起できない健忘を**選択健忘**という。このうち自分の生活史全般にわたるものを**全生活史健忘**という。解離が背景にあり，なにかのきっかけでしばらくの間，健忘状態のままで放浪・徘徊したり，失踪したりすることがあり，この現象を**遁走**(とんそう)とよぶ。

7 局在症状

脳血管性障害・脳の外傷・認知症など，大脳の一部の器質的病変や損傷によって生じた機能障害を**局在症状**という。**巣症状**(そう)ともよばれ，失語・失行・失認など，神経心理学的な問題に結びつく。

失語

言葉の表出と理解の障害▶

失語 aphasiaとは，言語象徴(話し言葉と書き言葉)の表出と理解の障害である。文字の意味もわかり，相手の話も理解するが，自分から話したり書いたりすることができないものを**運動失語**とよぶ。耳は聞こえ，目も見え，話もできるのに，相手の話が理解できず，文字理解も障害され音読できないものを**感覚失語**とよぶ。前者は自発語が少なく，会話に流暢(りゅうちょう)さを欠くが，後者は話すことができるので多弁になりがちとなる。かつてはその発見者の名を冠して前者をブローカ失語，後者をウェルニッケ失語とよぶこともあったが，今日ではさらに細分化されている。

失行

理解していながら動作ができない▶

失行(しっこう) apraxiaとは，運動麻痺・失調・不随意運動などの運動障害がなく，行うべき行為や動作を十分に理解していながら，習熟しているはずのその動作ができない状態のことである。多くは大脳の優位半球(左半球)の損傷後にみられる。たとえば，物を自発的にはつかめるが，命令に応じて拳(こぶし)をつくることができない，積み木を重ねて家をつくったり，椅子の絵を描いたりすることができないなどがある。指折り数える，貨幣を数える，ピアノを叩くなどができないといったものもある。服であることはわかっていて自分で脱いだり着たりしようとするが適切にそれができない(**着衣失行**)などがよく知られている。

失認

知覚した対象がわからない▶

失認 agnosiaとは，感覚器は障害されていないのに，知覚した対象がなんなのかがわからない認知障害をいう。**視覚失認**・**聴覚失認**・**触覚失認**・**身体失認**などがある。よく知っている人が誰かわからない**相貌(そうぼう)失認**，よく知った物がなにかわからない**物体失認**，色の名前がわからない**色彩失認**，自分の指の区別がつかなくなる**手指失認**などがある。また，自分や物の空間的配置が正しく理解できず，歩こうとするとぶつかってしまう**視空間失認**などもある。

C 精神障害の診断と分類

① 診断と疾病分類

1 DSMとICDの分類

現在，世界的に使われている精神疾患の分類には大きく2つある。1つは，アメリカ精神医学会の**精神障害の診断・統計マニュアル(DSM)**であり，もう

1つは，世界保健機関(WHO)が精神疾患を含むすべての疾病分類をコード化した**疾病及び関連保健問題の国際統計分類(国際疾病分類，ICD)**である。日本の精神科の公文書ではICDが用いられているが，研究論文などではDSMが用いられることが多い。

両者とも改訂が続けられており，2023年12月現在の最新版は，DSMは2021年公表の第5版改訂版(DSM-5-TR)[1]，ICDは2018年6月公表の第11版(ICD-11)で，ICD-11は未邦訳である。

2 外因・心因・内因という分類から生物・心理・社会モデルへ

精神疾患の3分類▶ 精神疾患は従来，その原因から，外因性疾患・心因性疾患・内因性疾患の3つに分類されてきた。

①**外因性疾患** 外傷や炎症など脳の器質的変化によるもので，狭義の**器質精神病**と，脳以外の身体疾患が原因の**症状精神病**，薬物などによって生じる**中毒精神病**が含まれる。

②**心因性疾患** 葛藤や不安などの心理的な原因で生じる疾患であり，かつて**神経症**とよばれてきたものなどが含まれる。

③**内因性疾患** 上記以外の，特定の原因がなく人間の内側から自然に生じてくるようにみえる疾患であり，**統合失調症**やかつての**躁うつ病**はここに分類される。

生物・心理・社会モデル▶ 最近では，精神的であれ身体的であれ，ほとんどの疾患が生物学的・心理的・社会的諸要因の相互作用によって影響されることが明らかになっている。そこで，それ以前の**医学モデル** medical model に対して，**生物・心理・社会モデル** biopsychosocial model[2]とよばれる考え方が，1980年代から，エンゲル Engel, G. L. の提唱によって強調されるようになってきた。

3 本章で使用する診断について

ICD-11は2023年12月現在，未邦訳であり，日本の精神科の公文書ではまだ旧版(ICD-10)[3]が使用されているため，本章では基本的にICD-10の枠組みを基本にし，DSMの記述のほうがより理解しやすいと思われる障害についてはDSMを中心とする説明を行う。さらに，ある部分では1980年以前の疾病分類も取り入れている。ICD-10とDSM-5で用語が異なるとき，もう一方の呼称は〔 〕に入れて示した。

---

1) American Psychiatric Association 著，髙橋三郎・大野裕監訳：DSM-5-TR 精神疾患の診断・統計マニュアル．医学書院，2023.
2) Engel, G. L.: The need for a new medical model: A challenge for biomedicine. *Science*, 196 (4286): pp. 129-136, 1977.
3) World Health Organization 著，融道男ほか監訳：ICD-10 精神および行動の障害——臨床記述と診断ガイドライン，新訂版．医学書院，2005.

▶表 5-2 DSM-5-TR における精神疾患の分類

1. 神経発達症群
2. 統合失調スペクトラム症及び他の精神症群
3. 双極症及び関連症群
4. 抑うつ症群
5. 不安症群
6. 強迫症及び関連症群
7. 心的外傷及びストレス因関連症群
8. 解離症群
9. 身体症状症及び関連症群
10. 食行動症及び摂食症群
11. 排泄症群
12. 睡眠・覚醒障害群
13. 性機能不全群
14. 性別違和
15. 秩序破壊的・衝動制御・素行症群
16. 物質関連症及び嗜癖症群
17. 神経認知障害群
18. パーソナリティ症群
19. パラフィリア症群
20. 他の精神疾患群と追加コード
21. 医薬品誘発性運動症群及び他の医薬品有害作用
22. 臨床的関与の対象となることのある他の状態

(日本語版用語監修 日本精神神経学会，髙橋三郎・大野裕監訳，染矢俊幸ほか訳：DSM-5-TR 精神疾患の診断・統計マニュアル．pp. 45-92，医学書院，2023による)

※APA より DSM-5 が刊行されたのが 2013 年で，日本語訳は日本精神神経学会より 2014 年に公表された。DSM-5-TR は，ICD-11 に対応するかたちで 2021 年に刊行された改訂版である。日本精神神経学会の「DSM-5 病名・用語翻訳ガイドライン」(2014 年)では，原則，病名の disorder を「障害」ではなく「症」と訳す方針とされたが，DSM-5 では多くのケースで「障害」と「症」が併記となっていた。DSM-5-TR では原則的に「症」だけが使われている。

▶表 5-3 ICD-10 における精神疾患の分類

F0	症状性を含む器質性精神障害
F1	精神作用物質使用による精神および行動の障害
F2	統合失調症，統合失調型障害および妄想性障害
F3	気分[感情]障害
F4	神経症性障害，ストレス関連障害および身体表現性障害
F5	生理的障害および身体的要因に関連した行動症候群
F6	成人のパーソナリティおよび行動の障害
F7	精神遅滞(知的障害)
F8	心理的発達の障害
F9	小児期および青年期に通常発症する行動および情緒の障害

なお，DSM と ICD には本章では詳述できない精神や行動の障害がほかにも多数掲載されている。**表 5-2** は DSM-5 の改訂版である DSM-5-TR，**表 5-3** は ICD-10 における精神疾患の分類である。

② 統合失調症 schizophrenia

ここからは精神科臨床の場で出会うことの多い障害や病態を取り上げる。

入院患者の50%▶を占める

精神科の疾患のなかでも，統合失調症は代表的なものである。現在，日本には約30万人の精神科入院患者がいるが，その約50%はこれから紹介する**事例①**の有田さんや，**事例②**の神田さん(▶177ページ)のような統合失調症の患者といわれている。多くの場合は，成長途上の思春期から青年期に発症するため，その人の人生に大きな影響を及ぼす。

多様な経過・症状▶をもち定義も多様

また，この疾患の経過や症状は多様であり，その原因もいまだ確定されていない。かつては「現実との生ける接触の喪失」(ミンコフスキー E. Minkowski)や「自然な自明性の喪失」(ブランケンブルグ W. Blankenburg)などと，その基本障害を定義づけるものもあった。

近年の診断基準(たとえばDSM-5-TR)では統合失調症を中心に，統合失調型(パーソナリティ)障害 schizotypal (personality) disorder などもその外延に含む，**統合失調スペクトラム症** schizophrenia spectrum disorder という，より広い枠組みでとらえようとする傾向になっている。

実際いつも典型的な症状が出現するわけではなく，周囲から監視されている“感じ”がときに漠然としたり，自分のうわさをする声が聞こえる“気”がするという程度で，十分に社会生活を送ることのできる場合が多い。

1 統合失調症の症状

ここで，看護学生が実習で受け持った有田さんという患者を紹介しよう。

有田さんは，統合失調症と診断された30歳の女性である。両親と妹がいるが，入院前はアパートでひとり暮らしをしていた。これまで数回の入院歴がある。学生が受け持ったのは，今回の入院から，1か月半ほどがたったころであった。

事例①-1 有田さん，女性30歳

<実習で受け持った看護学生の記録から>

実習の初日，急性期病棟をあいさつしてまわっていたときに有田さんに出会った。薬のせいか眠そうで，ベッドに横になっていた。話しかけてみると，「向こうへ行ってよ」「うるさいわね」と拒否されてしまった。2回目に会って軽くあいさつをすると，有田さんはあいさつを返してくれた。いやがられると思ったので，意外だった。その後，少しずつ病棟での生活などについて話をすることができた。

ところが話を続けていると，しだいに「両親は自分を売りとばそうとしている」「テレビの国会中継で，自分は首相の愛人にどうかと誘われている」などと，なかば怒りながら真剣な表情で話しだしたので，学生はどう返事してよいか困ってしまった。

学生は有田さんの話が事実とは思えず，ナースステーションに戻って看護記録を見た。そこには「生活史や病歴については，本人はあまり話したがらない」と記されていた。そこで学生はカルテを見ることにした。

今回の入院は医療保護入院(▶第7章，344ページ)で，当時は相当混乱していたことがわかった。とくに入院直前のエピソードは，いまの有田さんからは想像もつかないものであった。

事例①-2

＜カルテに記された入院時の有田さんの状態＞

入院には，母親が付き添っていた。深夜はだしで国道沿いを歩いているところを警察官に保護され，家族がよばれたのだという。

母親によれば，有田さんはアパートでひとり暮らしをしていたが，数日前から急に周囲の物音が大きくなり，「地域の秘密集団の騒音攻撃」が始まったとせっぱつまった様子で電話してきた。「寝ている間にからだ中にマイクロチップを埋め込まれた」「そのチップから考えがすべて盗まれ放送されてしまう」「そのチップを通していろんな“声”が入ってくるのでこわくていられない」「テレビでもラジオでも自分のことを言われる」などと，まとまらないことを言い，こちらの言うことを聞き入れなかったという。

警察官に保護されたときのことを本人に聞くと，部屋にいたらおそわれると思い，アパートを逃げ出したという。

● 代表的な症状の分類

有田さんは統合失調症と診断されていた。統合失調症の症状については，いくつもの定式化がなされている。以下に代表的なものをあげる。

◉ 基本症状と副次症状

20世紀はじめ，統合失調症 schizophrenia という名称を提唱者したスイスの精神医学者**ブロイラー** E. Bleuler(1857〜1939)(▶第7章，307ページ)は，その症状を**基本症状**(**中核症状**)と**副次症状**とに分けた。

基本症状とは▶ ブロイラーのあげた基本症状は以下の4つであり，英語圏ではその頭文字をとって「4つのA」と称される。

(1) 連合弛緩(思考障害)association loosening

(2) 感情障害(感情鈍麻)affect disturbances

(3) アンビバレンス(両価性)ambivalence

(4) 自閉 autism[1]

副次症状とは▶ 副次症状は知覚の障害(幻覚)・妄想・記憶障害・緊張病性症状・急性症状な

どである。

有田さんの今回の入院前に急激にあらわれた幻覚・妄想などの急性症状は，ブロイラーの分類では副次症状ということになる。ブロイラーは，これらの副次症状は疾患に対する患者の心理的反応部分と考えた。

さらにカルテには，有田さんの発症時の情報もあった。

事例①-3

＜カルテに記された有田さんの発症時のエピソード＞

最初に異変がおきたのは中学３年のときだった。成績表を同級生に見られ，それ以来，自分の成績に関連するうわさがクラス中に一気に広まった感じがした。数日後には「クラスのみんなが自分のことをガリ勉と言っている」気がして，「換気扇から“声”が聞こえる」ようになった。頭の中に“声”が入ってきて，自分の考えがすべてみんなに伝わってしまうのがこわかった。

それをきっかけに引きこもるようになり，不登校になった。母のすすめで大学病院の精神科を受診し，「統合失調症」と診断された。

このときも幻覚・妄想の急性症状があった。それをきっかけに有田さんは引きこもり，不登校になった。内的な経験が優位になり(ブロイラーのいう自閉)，学校に行きたくても行けないアンビバレント(両価的)な状態に陥っていたのである。

さらにカルテを読んでいくと，有田さんの「クラスのみんなが自分のことをガリ勉と言っている」という部分には根拠がありそうなことがわかってきた。彼女には次のような家族背景があったからである。

事例①-4

＜カルテから得た有田さんの生活歴＞

カルテの家族欄には，父方の伯母が精神疾患で長年入院歴があると記されていた。有田さんは２人姉妹の長女で，もともとすなおでおとなしい子どもであった。父親は大酒家で，飲むとよく本人をたたいたというが，反抗したことはない。父親が飲んで暴れるのを見るのがいやで，部屋にこもって勉強に没頭するようになった。その結果，学校では成績はよかったが人間関係が苦手で，いじめで悩んだときもあった。

中学３年時，成績表を同級生に見られたことをきっかけに，クラスのみんなが自分のことをガリ勉とよぶという思いにかられて不安になった。

---

1) ブロイラーの「自閉」は，いわゆる引きこもりとは異なる，思考パターンを示す概念である。

学生は，有田さん自身，勉強をしたくてやっていたわけではなく，自分が勉強ばかりしていて友達と付き合わないでいるとまたいじめられるかもしれない，と気にしていたのではないかと思った。また，人間関係が苦手な有田さんには，安心して家庭の事情を話せるような友人もいなかったのだろう。それは，学生とのぎこちないやりとりからも推測することができた。

今回の入院のきっかけとなった急性増悪にもわけがあったことが，カルテに書かれていた，医師との面接で有田さんが語った今回の入院までの経過からわかった。

事例①-5

<有田さんの語った今回の入院までの経過>

半年前から作業所に通いだしたが，そこで好きな男性ができ，いずれ結婚しようと思った。それには家を出て単身生活をして結婚，それから出産と考えて服薬もやめた。親と大げんかをして家を出て小さなアパートを借りた。

自分は病気とは思えなかったし，妊娠・出産のことを考えるとずっと薬を飲むのもいやだと思った。やめた数日は気分も晴れやかだったが，3～4日で落ち着かなくなり，まったく眠れなくなった。そうするうちに，急に周囲の物音が大きく響くようになり，「地域の秘密集団の騒音攻撃」が始まったと思った。さらに，寝ている間にからだ中にマイクロチップを埋め込まれ，そのチップから考えがすべて盗まれ放送されたり，そのチップを通していろんな“声”が入ってきたりするようになった。こうして入院直前の状態になり，深夜はだしでアパートを飛び出した。でも，どこに行っても安全なところはないような気がした。

◉ 一級症状と二級症状

ドイツの精神医学者**シュナイダー** K. Schneider（1887～1967）は，統合失調症の症状について，**一級症状**と，そのほかの**二級症状**という有名な定式化を行った[1)]。なかでも，統合失調症の診断上とくに重要なものとして，以下の8つの一級症状をあげている。

シュナイダーの一級症状▶

①考想（思考）化声 自分の考えたことが声になって聞こえる。

②応答形式の幻聴 複数の声が対話し，自分についての話をしている。

③自己の行為に干渉する幻聴 「食べるな」「歩くな」など，しようとする行為に批判的な声が突然入る。

④身体への被影響体験 頭・腹・性器が熱く（冷たく）なるなど影響される。

⑤思考奪取とその他の思考への影響 考えが抜き取られる。その結果，頭の中が真っ白になり，なにも考えられなくなるなどと言う。

1）クルト・シュナイダー著，針間博彦訳：新版臨床精神病理学．文光堂，2007．

⑥**妄想知覚** 知覚したことに特別な意味づけがされる(▶152 ページ)。

⑦**感情や衝動や意志の領域にあらわれるその他の作為・被影響体験** 他者によってさせられていると感じる(させられ体験)。

⑧**思考伝播** 自分の考えがほかに伝わってしまう，放送されるなどと言う。

有田さんの語る内容は増悪時の幻覚・妄想状態を示すものだが,「寝ている間にからだ中にマイクロチップを埋め込まれた」という感覚は身体への被影響体験と考えられる。また,「自分の考えが引き抜かれる」という体験は思考奪取,「自分の考えていることがみんなに伝わってしまう」「テレビやラジオで自分のことを言われる」という体験は思考伝播と考えられ，周囲の物音を「地域の秘密集団の騒音攻撃」と思ったことなどは妄想知覚といえる。

シュナイダーの二級症状▶

一方，統合失調症でみられるが，診断上それほど重みのないものをシュナイダーは二級症状とした。これには，そのほかの幻覚・思考制止・観念奔逸(ほんいつ)・錯乱(さくらん)と困惑・強迫行為・妄想着想・疎隔(そかく)体験・気分変調などが含まれる。

こうした症状の基礎には，自分が自分であり，他者とは別個の独立した存在であるという**自我意識の障害**があると考えられている。

◉ 陽性症状と陰性症状

ふだんほとんどみられないものがある陽性症状▶

陽性症状とは幻覚・妄想や思考障害など，ふだんはほとんどみられない知覚や思考，行動などが出現するものをさし，ブロイラーの副次症状にあたる。有田さんの発症や増悪の急性期にみられたものである。

あるはずのものがない陰性症状▶

陰性症状とは意欲の低下や感情の平板化など，ふつうならあるはずの意欲や感情，自発性，活動性といったものが低下したり，失われたりするもので，慢性期によくみられ，陽性症状より目だたないものである。ブロイラーの基本症状がほぼこれに該当する。

今日では，ブロイラーの基本症状／副次症状という区分ではなく，陽性症状／陰性症状という区分が用いられることが多い。

現在の DSM-5-TR による統合失調症の診断基準を**表 5-4** に示した。

▶表 5-4 DSM-5-TR による統合失調症の診断基準(抜粋)

A. 以下のうち 2 つ(またはそれ以上)，おのおのは，1 か月間(治療が成功した場合はより短い期間)ほとんどいつも存在する。これらのうち少なくとも 1 つは(1)か(2)か(3)である。
(1)妄想，(2)幻覚，(3)発話の統合不全(例：頻繁な脱線または滅裂)，(4)行動の著しい統合不全またはカタトニア性の行動，(5)陰性症状(すなわち情動表出の減少，意欲欠如)。
B. 障害の始まり以降の期間の大部分で，仕事，対人関係，自己管理などの面で 1 つ以上の機能のレベルが病前に獲得していた水準より著しく低下している(または，児童期や青年期の発症の場合，期待される対人的，学業的，職業的水準まで達しない)。
C. 障害の持続的な徴候が少なくとも 6 か月間存在する。この 6 か月の期間には，基準 A を満たす各症状(すなわち，活動期の症状)は少なくとも 1 か月存在しなければならない(以下略)。
D. 統合失調感情障害と「抑うつ障害または双極性症，精神病性の特徴を伴う」の除外(略)。
E. その障害は，物質または他の医学的状態の生理学的作用によるものではない(略)。
F. 自閉スペクトラム症と児童期発症のコミュニケーション症との関係(略)。

(American Psychiatric Association 著，髙橋三郎・大野裕監訳：DSM-5-TR 精神疾患の分類と診断の手引．pp. 110-111，医学書院，2023 による，一部抜粋)

2 統合失調症の病型とその症状

統合失調症には従来より，緊張型・破瓜(はか)型・妄想型の3つの病型がある。

● 緊張型 catatonic schizophrenia

興奮と昏迷▶ 筋肉の運動や精神の緊張を中心としたものであるためにこうよばれる。10代後半から20代の青年期に急性に発症することが多い。今回の入院時に有田さんが示したような，激しい不安や緊張から混乱し不穏・多動状態となる精神運動興奮がみられる。身体が物質化し，世界が自分となじみのないもののように感じて身動きがとれなくなるような状態を経験する。思考は滅裂で，外界の刺激にはいっさい反応しない昏迷(こんめい)や，問いかけに応じない緘黙(かんもく)(無言症)，周囲の接近をかたくなに拒否する拒絶症などを主症状とする。

緊張がゆるむと攻撃的行為も▶ 最近ではあまりみられなくなったが，されるがまま不自然な姿勢を保持するカタレプシーや蠟屈(ろうくつ)症などの症状，反響言語(オウム返し)や反響動作といった特徴的症状を示すこともある。緊張が緩和したとき，運動暴発が出現することがあり，それに伴って自傷や他害に及ぶこともある。

陽性症状が中心，短期で回復も▶ この型は，いわゆる陽性症状が中心であり，ピーク時には社会生活は困難で，有田さんが家族の同意による医療保護入院になったように，非自発的な入院が必要になることが多い。睡眠や食事や水分摂取が困難なため，循環器系を含め急性期の身体管理には細心の注意が必要になるが，抗精神病薬が効果的に作用

Column 緊張病 catatonia(カタトニア)

もともと緊張病(カタトニア)は，ドイツの精神科医カールバウム K. L. Kahlbaum が1874年の著作で独立した疾患を示すために使用した用語であった。しかしその後，クレペリン E. Kraepelin によって統合失調症(彼の用語では早発性痴呆 dementia praecox)のなかに受容され，3つの下位分類の1つとされてきた長い歴史がある。2003年改訂のICD-10でも，統合失調症のおもな病型として，緊張型・破瓜型・妄想型があげられている。

しかし緊張病は，20世紀末よりしだいに統合失調症とは独立したものとして考えられるようになっている。緊張病は急性期の精神科入院患者の10%が示す症候群であり，気分[感情]障害や器質性精神障害などにもかなりの割合でみられるものであること，さらに，抗不安薬のロラゼパム(ワイパックス®)が第一選択薬で電気けいれん療法(ECT)も奏功することが明らかになっている[*1]。2013年改訂のDSM-5の「統合失調症スペクトラム障害および他の精神病性障害群」において，従来の破瓜型統合失調症といった下位分類が解消されている一方で，この緊張病(カタトニア)が，独立した疾患単位に近いものとして扱われているのはそのためである。

DSM-5-TRにおける緊張病(カタトニア)は，次の12の特徴的な臨床像のうち3つ以上を満たすものとされる。その臨床像とは，昏迷・カタレプシー・蠟屈症・無言症・拒絶症・姿勢保持・わざとらしさ・常同症・外的刺激の影響によらない興奮・しかめ面・反響言語・反響動作である。

*1 Fink, M. and Taylor, M. A. 著，鈴木一正訳：カタトニア．星和書店，2007.

する場合が多い。著しい人格水準の低下[1]にいたらず，短期間で回復することもある。

破瓜型 hebephrenic schizophrenia

思春期に発症して▶陰性症状が中心

破瓜[2]型は思春期に周囲には目だたずゆるやかに発症して，退行しまとまりのない思考を示し，陰性症状を中心に慢性に経過するうちに徐々に人格水準の低下をきたし，いわゆる統合失調症の残遺状態にいたるものをいう。

当初は，中学3年時に発症し不登校になった事例①の有田さんのように，対人関係を避け，通学や社会的場面を嫌って引きこもることなどから始まることが多く，極端な場合は着がえや入浴もしないで垢(あか)や体脂にまみれ，ふとんに長期臥床して外出せず，髪や爪ものばしっぱなしにし，尿を容器にためて捨てないなどの奇妙な行動がみられることもある。また昼夜逆転し，独語(どくご)・空笑(くうしょう)などがあらわれる。会った人に，対人接触の困難からくる困惑を引きおこす**プレコクス感**とよばれる独特の印象を与えることがある。

生活療法や▶社会療法が重要に

この型は，精神療法も薬物療法も目だった効果をあげることが少ない。しばしば無為・自閉といわれる生活を送るが，ちょっとした環境変化や心理的負担で大きく動揺して悪化することもある。入院治療では，日常をベースとしたきめ細かい生活指導や社会療法などが重要になる。

妄想型 paranoid schizophrenia

被害関係妄想が▶中心

幻覚・妄想を中心とし，その他のとくに陰性症状はみられないか，みられても軽いものをいう。通常は30代以降に発症し，何回かの増悪を経て慢性期に移行し，人格水準の低下や残遺・荒廃状態を呈するものとされた。

症状の中心は被害関係妄想で，たとえばCIAや暴力団などの組織や特定の人たちがたえず監視してあとを追い，つけねらう。または，そうした人たちが考えを引き抜く，悪口雑言(あっこうぞうごん)を言いそのうわさを広めるなどである。言語性幻覚が多く，身体の一部を操作される体感幻覚などは少ない。

多くの事例で，当初は雰囲気の不気味な変化(妄想気分)が生じ，それを説明するために妄想が生まれる。さらに被害妄想が誇大妄想に転化し，自分は高貴な生まれで，天皇家のご落胤(らくいん)(落とし子)だから迫害されるなどと言説が逆転することがある。宇宙の摂理(せつり)がすべて把握できて図や数式で示すことができるというような妄想の体系化が生じたり，当初のおびやかす声がしだいに励ます声

1) 統合失調症の一部には，発症後，感情や意欲，関心などが枯渇し，エネルギーが全面的に低下した状態になることがある。これは従来，残遺・欠陥状態とよばれてきたが，長期にわたる入院の影響なども大きい。このような欠陥や，回復不能のエネルギー低下，退行などを総称して，人格水準の低下とよばれることがある。

2)「破瓜」とは，もともと女性の16歳を意味する。そのころに発症することが多いので，破瓜型と名づけられた。

に変化したりする場合もある。

人格水準の低下がない例も▶ 妄想をもつ患者のなかに，人格水準の低下や荒廃がないまま，特定のテーマの妄想が持続する場合もある。これを**妄想性障害**や**パラノイア** paranoia（**妄想症**）とよんで，妄想型統合失調症と区別することがある。嫉妬（しっと）や恋愛（被愛）や政治や訴訟に結びつくテーマが多い。孤立した苦しい社会生活を送っている場合が多いが，エネルギーは保たれ，多くの場合は治療的な信頼関係が成立せず，薬物療法も効果があらわれにくい。

3 統合失調症の疫学

100人に1人弱が発症する▶ 統合失調症の有病率は，世界的にみても人口1,000人あたり2.0〜8.0人であり，およそ100人に1人弱の人が，一生の間に罹患するリスクがある。性差はほとんどない。好発年齢は15〜35歳で，思春期・青年期に発症するものが多い。

世界的に軽症化の傾向▶ 近年，統合失調症の軽症化とともに発症率が下がっているといわれている。かつてのように激しい症状で発症し，急速に残遺・荒廃状態にいたる経過をたどる統合失調症が少なくなってきている。

統合失調症をめぐる国際規模の疫学的比較研究では，①地域が異なっても発生率に大きな差がないこと，②長期転帰は開発途上国より先進国において，より不良であること，③転帰にかかわる因子は複雑で，疾病と障害という2つの側面があること，④中核（基本）症状が転帰の予想因子にならないこと，などがあげられている[1)]。

4 統合失調症の成因

多くの精神疾患と同じく，統合失調症の成因や発症のメカニズムには不明な部分が多い。そのために多様な仮説がこれまでも提示されてきた。それらのいくつかを生物学的な成因と心理・社会的な成因に分けて紹介する。

● 生物学的成因論

複数の遺伝子の関与の可能性▶ 統合失調症の出現頻度は，親子やきょうだいに統合失調症者がいる場合に一般より高くなる。一卵性と二卵性双生児を比較すると，一卵性の場合は双方とも統合失調症であるリスクは二卵性より高い。また，養子が統合失調症を発症するリスクは，養父母ではなく実の両親が統合失調症であった場合に高くなる。このような統計結果から，統合失調症の成因に遺伝子がかかわっているという見方があるが，これは統合失調症が遺伝疾患であるという意味ではない。近年では，単一ではなく複数の遺伝子が関与している可能性が示されている。

ドーパミン仮説とは▶ 統合失調症の症状は，大脳の神経伝達物質[2)]ドーパミンの代謝異常の結果であるとする仮説を**ドーパミン仮説**という。

しかし，ドーパミン受容体も複数存在することが判明し，単一の神経伝達物質の関与というよりはドーパミンのほか，グルタミン酸・セロトニン・ノルアドレナリンなど複数の物質の相互作用を含む，より複雑なメカニズムが考えられている。

新しい仮説と研究▶ ほかにも，脳の認知・情報処理過程の機能障害説や，**ストレス脆弱(ぜいじゃく)性仮説**(閾値以上のストレスによって統合失調症の症状が出現するという見方)，ドパミン系神経の発達不全を想定する神経発達障害仮説，スローウイルス[3]などを成因とする説もある。それに加えて，頭部 MRI や陽電子放射断層撮影 positron emission tomography(PET)などコンピュータを用いた脳の形態や血流量，脳代謝などの研究も行われている。

心理・社会的成因論

母子関係に焦点をあてるものが多い▶ 心理学では歴史的に，統合失調症を出生時からの自我の発達障害と考えることが多く，とりわけ母子関係や家族関係に焦点をあてるものが多い。詳しくは第 4 章に記したので，ここでは概略を述べる。

1930〜40 年代，サリヴァン H. S. Sullivan は，社会的文脈を重視した対人関係論に基づく統合失調症論を展開した。その影響を受けて，フロム＝ライヒマン F. Fromm-Reichman は「統合失調症をつくる母親」という見方を示した。

こうした見方は，やがてしだいに家族の機能不全を問題とする見方にかわっていき，アッカーマン N. W. Ackerman の一連の家族研究以降，レイン R. D. Laing の「まやかし(欺瞞(ぎまん))mystification」，ウィン L. C. Wynne の「偽(ぎ)相互性 pseudo-mutuality」や，リッツ T. Lidz の「世代境界の侵害 violation of generation」という概念を生んだ。

また，統合失調症家族のコミュニケーションを研究したベイトソン G. Bateson やジャクソン D. Jackson らは，言語的・非言語的レベルで矛盾する否定的メッセージが繰り返し伝えられることで統合失調症症状を引きおこすとする**「二重拘束(ダブルバインド)」**という概念を定式化した。

感情表出(EE)研究の成果▶ 1970 年代のイギリスを中心に，統合失調症の再発の問題に関して，**家族の感情表出** expressed emotion(**EE**)研究が行われ注目された。EE は尺度化され，家族関係を示す指標として使用されている。また，EE を低下させる家族支援

---

1) 中根允文・道辻俊一郎：疫学変数と相対危険度，および比較文化研究(国際共同研究)．松下正明総編集：精神分裂病 I (臨床精神医学講座 2)．pp. 49-71，中山書店，1999.

2) 神経伝達物質とは，前シナプスの神経末端からシナプス間隙に放出され，後シナプスの受容体に取り込まれてその神経の活動を刺激ないし抑制する物質のこと。現在，100 種類以上の物質が同定されている。アセチルコリン，ドパミンやノルアドレナリン，セロトニンやメラトニン，GABA などが代表的なものである。それぞれの物質には受容体があり，その結合能を抑制する拮抗薬や促進する作動薬，さらに再取り込み阻害薬などが研究され精神薬理学が展開されている。

3) スローウイルスとは，感染したあとにきわめて長い潜伏期間を経て，症状を引きおこす病原ウイルスの俗称。遅発性ウイルスともいう。

プログラムが開発され，普及している(▶第6章，260ページ)。

以上，生物学的な成因と心理・社会的な成因に関する仮説をまとめて示した。だが，どちらが正しいというわけではない。事例①の有田さんの場合も，父方に精神疾患で長年入院歴がある伯母がいた。だからといって，そのために有田さんが統合失調症になったと言いきることはできない。実際，父親はアルコール依存症ではあったが，統合失調症ではなかった。精神疾患になりやすい素因の上に，生まれてからのストレスフルな体験(家庭内だけではなく学校でもあった)，さらにはおとなしく従順な有田さん自身の性格など，多様な要因がそこには複雑にからまっているのである。

5 統合失調症の治療

統合失調症の治療には，薬物療法や精神療法，そして社会療法(リハビリテーション)の三者の有機的な統合が不可欠である。それぞれの詳細は第6章で述べるが，ここではその要点を記す。

● 薬物療法

薬を飲みたがらない患者▶

多くの場合，患者はなにか変だ，自分におかしなことがおきているという**病感**はあっても，自分が病気であるという意識，いわゆる**病識**をもたない。病的体験とされる妄想や幻覚などは，現実以上にリアルなものとして経験されるためである。そのため，薬で治すという発想にいきつかない場合も多い。とくに従来型の抗精神病薬の場合は，効果よりも眠けやだるさといった有害反応が最初に生じることから，自分の毎日の不調や頭がまわらないのは，特定の薬のせいであると思い，服薬をこばむ患者もいる。

症状を抑えたい医療者▶

一方，薬を処方する側にも，問題はある。症状をどう減少させるかが治療の中心となり，本人の生活や**飲みごこち**を無視してかなりの用量の薬物が投与されることも多い。そのような場合，患者は，入院中はすすめられて服薬するが，その後服薬を中止したりすることがある。

飲みごこちを聞くとなぜよいか▶

確実に服薬させることは重要であるが，人によってこうした薬物になじみやすい人となじみにくい人とがいる。本人が抗精神病薬を飲んでどのような感じがしたか，からだになじむかどうかを聞くことが大切である。そして，服薬をすすめる際には，薬で気持ちやからだが多少でもらくになり，毎日少し余裕がもてるようになったか，生活しにくさは軽減したかなど，日常感覚の改善を中心にすえてたずねるほうが，患者にとってもなにを目的に服薬するのかがわかり，自分のために飲むという意識をもてるようになる。

事例①-6

＜有田さんの服薬への態度＞

急性期病棟に入院して1か月半ほど経過し，有田さんは抗精神病薬を服用することによって当初の急性症状がおさまったようである。学生が実習でかかわった２週間の間でも，少しずつ表情がやわらいでいくのがわかった。それでもなお，「考えが盗まれる」「おそわれる」といった病的体験があり，それが病気のせいであるとは認めていないようである。服薬も，飲めば気持ちが落ち着くということはわかっているようだが，将来の妊娠や出産の希望を述べ，薬剤の長期服用を心配しているため，継続できるかどうかが気がかりである。

● 精神療法

患者の日常感覚を大事にする▶

統合失調症への精神療法も，患者の日常感覚を大事にすることでなりたつものである。患者の幼少時からの生活史を綿密にたどって精神力動的な理解をするのも，事例の学生のように援助者が患者の状態を理解するためにはたすけになる。しかし，患者自身が自分の生活史とともにかつての病的体験について距離をおいて語ることは寛解状態にあってもむずかしい。病的体験は本人の苦痛な現実のなかに，それと切り離せないかたちで埋め込まれているので，偶然に断片的にしか聞きとることができないことが多い。

患者の手の届くところにいる▶

精神療法とは，安全保障感が弱く，人に対して信頼感をもつより被害感へと転化しやすい人への援助を，その場その状況に応じて工夫して行うことが中心である。必要なのは，身体的な不調や不眠や不安への配慮であり，家族や対人関係のむずかしさへの理解である。悲観的にならず，あまり患者の言動に一喜一憂せずに，患者の手の届く範囲にいることを心がけたい。患者がよくよく困ったときに，相談してみてもいいかもしれないと思えるまで待とう，というくらいの構えでよい。教えさとす調子でもなく，マニュアルどおりの言い方でもなく，日常会話のトーンをくずさず，相手に自然に話しかけられることが基本である(セシュエー的態度▶2巻：第８章，64ページ)。

● リハビリテーション

「治す」から「暮らす」へ▶

従来，精神科での治療は，統合失調症をもつ人の症状をどう治して社会に戻すのかという発想で，リハビリテーションということがいわれてきた。しかし，現在では，社会や環境をいかに整備すれば，障害をもつ人々が地域でふつうに生活していけるかという視点から社会のシステム全体が見直されている。国が進める「障害者プラン」や，ノーマライゼーション normalization[1)]，さらには

1) ノーマライゼーションとは，障害者が特別視されることなく，住みなれた地域で，一般の人と同じような社会生活を送り，積極的な社会参加を進めていくという考え方で，1950年代後半にデンマークにおける知的障害者の親の会の運動から生まれた，「障害のある人たちに，障害のない人々と同じ生活条件をつくり出す」という理念が基本になっている。国際障害者年(1981)を契機に全世界に広まり，現在では社会福祉共通の基本的な原理の１つとなっている。

ソーシャルインクルージョン social inclusion(▶第7章, 333ページ)という発想は，こうした視点にたつ考え方である。これと並行して疾患の「治癒」ではなく，その人らしく生きることを中心にすえた「リカバリー」(回復)(▶2巻：第9章, 73ページ)へと視点が変更されている。

多様なアプローチをチームで▶ とくに地域では，訪問看護，作業所，グループホーム，アウトリーチ，地域生活支援事業などにおいて，多職種からなる多様なアプローチが展開されるようになった(▶2巻：第10章, 120ページ)。

病院でも，生活療法や作業療法，そして芸術療法・音楽療法・園芸療法などの社会療法的アプローチに加え，社会生活技能訓練(SST)や家族心理教室などが行われ，日常生活での困難を乗りこえる方法を学ぶ機会が提供されている。

事例①-7

<有田さんのこれから>

有田さんにも服薬指導が行われ，退院後には訪問看護師が定期的に訪れ，並行してデイケアに通う方向で話が進んでいる。入院前には興奮する有田さんをとめようとする家族に抵抗して暴力をふるうこともあったが，なんとか関係を修復できそうである。有田さんは「今度退院したら薬は続けるし，デイケアや作業所にまた通所して簡単なアルバイトができるようになりたい」と話している。

農耕モデルという可能性▶ 入院治療，とくに長期の入院病棟では，星野弘や中井久夫のいう「統合失調症を耕す」[1)]，「病棟を耕す」[2)]という**農耕モデル**も重要である。患者個人というより，患者が生活している病棟や病室，さらにはそこでの患者相互の対人関係といった環境への配慮である。病棟の廊下や病室を往復するときの，視線の低いゆるやかな日常的態度が，患者の対人的な緊張をやわらげ，病棟の「**治療文化**」をゆっくりと培養するものになる(▶第6章, 236ページ)。

1953(昭和28)年の世界保健機関(WHO)の報告では，当時の日本の精神科病棟が総合病院の一般科病棟と刑務所とをミックスしたようなものになっていると警告されていた。現在でも，精神科救急施設の診察室があたたかみのなにもない倉庫や物置のように見えたり，病棟全体が手入れのゆきとどかない工場のようになっていたりすることがある。その反対の方向のものを治療環境に取り入れるようにする工夫や感覚が重要である。

6 統合失調症の発病と回復のプロセス

精神科には，長い病歴をもつ患者がおおぜいいる。長期にわたって入院しつ

1) 星野弘：分裂病を耕す．星和書店，1996.
2) 中井久夫：こんなとき私はどうしてきたか(シリーズ ケアをひらく)．p.74，医学書院，2007.

づけている患者もいるが，何度も入退院を繰り返し，年をとって入院してくる患者もめずらしくない。そこで，神田さんという慢性統合失調症と診断された74歳の女性患者を紹介しよう。

事例②-1 神田さん，女性74歳

＜神田さんの入院までの経過と現在の問題＞

神田さん(74歳，女性)にはこれまで5回の入院歴がある。職業にはついておらず，90歳をこえる父と入院直前まで同居していた。義兄・義姉がいて，家族関係は複雑である。

地域のヘルパーの援助を受けていたが，同居している高齢の父親から暴力をふるわれるようになり，緘黙(かんもく)状態で急性期病棟に再入院となった。

まもなく，長期入院患者が中心の慢性期病棟に転棟となった。しかし，食事の時間が近づくと，真剣な表情で食堂のテーブルをふこうとする。足もとがおぼつかず転倒しそうになるため，スタッフがとめようとすると涙を浮かべて抵抗する。こうした現状への対応にスタッフは困っている。

医師のカルテには，神田さんのこれまでが次のように記されていた。

事例②-2

＜生活歴と病歴＞

昭和のはじめに東京の下町で生まれた。もともとすなおでおとなしい子どもだった。若くして母を亡くしている。戦争のため女学校を卒業しないまま敗戦を迎え，その直後17歳で料理店に勤める。まじめでよく働き，数年でレジをまかされた。

10代の終わりごろ，職場での恋愛がきっかけとなって発症する。初診時には，「ほかの同僚がヤキモチをやいて呪い殺すと言っている。レジのお金を恋愛のために使ったとうわさされる。○○病院のほうに大きな樹があってそれに引き寄せられる。父が○○病院に入院中だ」などと，被害的な内容を話す。繁華街でバンザイを叫び，無賃乗車をして警察に保護され入院となった。昭和20年代のことである。

＜入院時のカルテの記載＞

「気が狂ったから来院した」「自分ではなく他人がしゃべらせる」などと述べる。幻聴・作為体験・考想化声・被毒妄想などの統合失調症の陽性症状がみとめられる。

＜これまでの治療経過＞

初回入院時はまだ抗精神病薬がない時代であり，電気けいれん療法とインスリンショック療法が繰り返し行われ，少し幻聴があると施行されていた。入院以降の電気けいれん療法は合計150回，インスリンショック療法は70数回を数えた。

1959(昭和34)年ころからクロルプロマジンによる薬物療法が開始され，しだいにほかの処方も試されて，入院から17年後に退院した。

退院後は父と同居し，簡単な仕事を8年間していた。45歳のときに「おじいさんの霊がいる。外に行け行けと命令する」と不穏になり，およそ1年半入院したが，以降20年間はパートで再び食堂関係で働いていた。働きぶりはよく，ほめられたという記録がある。最近は，ヘルパーの訪問を受けるようになった。

60代で行動にまとまりがなくなり数か月間入院，そして今回の入院となった。本人は高齢の父親の体調を心配しているようだが，父親は本人が言うことをきかないと暴力をふるうらしい。頭部CT写真ではわずかだが脳梗塞の所見もみとめられ，認知症が始まり，それが困惑や父への抵抗につながっているようである。

● 前駆期

手のかからない子▶ 統合失調症の発病に先だって，いくつかの発達史上の特徴が指摘されている。多くは，事例①の有田さん(▶165ページ)や事例②の神田さんのように手のかからない，うそのつけない子で，学業成績はわるくはないがどこか器用さに欠け，反抗期のない幼児期・学童期を送る。たいてい対人関係は苦手で，「本と動物が友だち」と子ども時代を描かれることもよくある。学童期に周囲からのいじめの体験があったと訴える事例が多い。神田さんのような高齢の患者には戦争の影響も大きい。

安全保障感が揺らぐ時期▶ 思春期には脳神経系の発達がピークを迎え，二次性徴の発現もあり，心身ともに急速に成長する。この時期は，個人として学業成績が問われ，家族から出て社会的な他者と出会い，友人を知り，性愛をめぐるあこがれや不安が生じ，自分ははたして何者かということが問われるときである。そして，「安全保障感」はしだいに揺らぎ，いわゆる「アンテナ感覚」とよばれるものが攪乱(かくらん)される[1)]。有田さんと神田さんが，2人とも家庭外で他者と接触し，恋愛などを機に調子をくずしたのは偶然ではない。

不眠や不安から▶ 多くは著しい不眠や不安から始まり，あせりや漠然とした疲労感と結びついて，引きこもり・抑うつ・離人感などが生じる。対人関係で適切な距離がとれず，学業にも集中できずに成績が急降下したりする。通常は睡眠や休息によって回復するが，逆に不眠が高じ，思考や観念に促されるまま行動を選択してしまい，進退きわまる状態にまで追い込まれる。

● 発病初期

徴候に満ちた世界▶ 発病時の体験をそのまま言葉にすることはむずかしい。それは未曾有(みぞう)の経験

1) 中井久夫：分裂病の発病過程とその転導．分裂病(中井久夫著作集1)．岩崎学術出版社，pp. 181-238，1984.

だからである[1]。具体的には，背後から迫るような圧倒的気配におびやかされ(妄想気分)，あせり・疲労感・不全感が空まわりして通常では考えられない意味の連鎖が生じてくる(妄想着想)。批判的コメント(「○子はアルツ〔ハイマー病〕だ」)や，行為に干渉する禁止(ものを食べる瞬間に「食べるな」と命令する)の声が聞こえる。さらには自分の考えが引き抜かれて皆が知っている(考えたことがそのまま放送され，世のなかの人すべてに伝わる)など，シュナイダーの一級症状(▶168 ページ)が急速に展開する。

突然の「ああそうか」体験▶ こうした事態に苦しんだ末，突然回答が見つかり，「aha(ああそうか)」体験が生じる。「自分はあの親の子どもではなく，本当は高貴な家の生まれなのだ」とか，「いままでの苦しみは世界救済のための試練だった」と納得するようになる。こうした部分が目だたぬまま，徐々に周囲も自己も変容して破瓜型過程をたどることもある。本人の表現能力に加え，この時期に共感的な他者がいるかいないかで安全保障感は大きく異なる。

未治療期間を長くしてはいけない▶ 多くの患者は，10 代後半か 20 代のはじめに，家族にすすめられて精神科を受診する。症状出現から治療が始まるまでの期間は**精神病未治療期間**(DUP[2])とよばれ，これが長くなると治療効果が減少するといわれている。早く治療すれば服薬ですみやかに症状が軽減し，その後長らく安定を得ることも多い。し

Column 幻の声を聞く

精神病状態ではなくても，人間は，いろいろな状況で(幻の)他者の声を聞く体験をもつことがあると報告されている。たとえばアメリカ先住民の間では非常に高い割合で，親族とくに配偶者と死別して 1 週間以内に，その霊があの世に向かうときに自分の名前を呼ぶ声を聞くといわれている*1。これは人間の意識の成立に先だって，古代文明では幻の声(神々の声)に呼びかけられるというまったく別の心の構造があったとするジェインズ J. Jaynes の「二分心」仮説につながる事実かもしれない*2。

原田誠一によれば，いくつかの条件(不安・孤立・不眠・過労)がそろえば人間は幻聴を体験することがあるという*3。冬山での遭難や無菌室での隔離治療場面などが例にあげられる。こうした幻の声を聞くことを，統合失調症などの幻聴と区別して「ヒアリングボイス」とよぶことがあり，その際の幻の声をどのように受けとめるか(認知するか)によって，それに対する解釈や影響のされかたが大きく異なってくる。こうした着想から，統合失調症への認知行動療法や症状コーピングというものが生まれている*4。

*1 クラインマン，A. 著，江口重幸ほか訳：精神医学を再考する．pp. 20-21，みすず書房，2012.
*2 ジェインズ，J. 著，柴田裕之訳：神々の沈黙．紀伊國屋書店，2005.
*3 原田誠一：統合失調症の治療――理解・援助・予防の新たな視点．金剛出版，2006.
*4 バーチウッド，M., ジャクソン，C. 著，丹野義彦・石垣琢磨訳：統合失調症――基礎から臨床への架け橋．東京大学出版会，2006.

1) 中井久夫：上掲書.
2) DUP：duration of untreated psychosis の略。

かし，初発時には症状も不明瞭で，うつ状態などと診断されて適切な治療が遅れたり，当人が自分の発病初期の病的な意味づけにこだわってしまったりして，現実生活にスムーズに戻れない場合もある。

●回復・寛解過程

寛解まで3〜6か月はかかる▶

学生時代に発病した場合，治療を受けながら，病院や地域のデイケアや作業所に通うかたちで社会生活を広げていくことができる。しかし，その後に待っている就職や結婚という社会的なステップを乗りこえなければならないとき，人間関係をはじめさまざまな負荷が生じ，再発につながることも多い。神田さんのように職業生活の経験者は，社会的スキルがあるので，それ以前に発症した場合よりも予後はよく，社会生活をそれなりに送ることができる。

一応の**急性期**を乗りきるには数週間から3か月程度，**寛解期**にいたるのに3〜6か月以上は要する。ただし，これだけの期間の入院が必要という意味ではない。入院期間が長期になると，施設病などの，もともとの疾患とは異なる別の問題が生じる。日常生活に大きな支障がなくなった時点で，すみやかに外来治療に切りかえるほうがよい。

多様な身体症状が出現する臨界期に注目▶

一般に，統合失調症の回復過程は発病過程より，さらに言葉で表現することがむずかしい(▶NOTE「統合失調症の経過と予後」)。最も重要な回復過程の指標は，中井久夫のいう**臨界期**であろう。この時期には，多様な身体的症状が急速にあらわれ，自律神経症状や薬物の有害反応が目だつようになる。交互に生じる下痢と便秘，原因不明の発熱，めまい，薬物有害反応の一時的増強，ときにてんかんのような発作が生じることもある。

NOTE
統合失調症の経過と予後

スイスの精神科医で，オイゲン＝ブロイラー(▶166ページ)を父にもつマンフレート＝ブロイラー M. Bleuler は，統合失調症の25年間(1940年と1967年の比較)の予後調査を行って8つの経過に分けた。これによれば，単純(急性・慢性)ないしは波状の経過から重度の荒廃状態に入り，長らく入院生活をしいられる荒廃型は全体の約10％ほどであり，軽度の残遺症状を残すものは約40〜55%，波状の経過で治癒にいたるものは約35〜40％であった。

統合失調症の転帰について，従来から約1/3は慢性化し，1/3はなんとか社会生活を送り，1/3は寛解にいたるといわれたが，慢性・荒廃型が少なくなったというポジティブな傾向を結果づけるものとなった[*1]。

こうした軽症化傾向には，医療者側の視点も関係するのかもしれない。実際に第二次世界大戦前までは，統合失調症の診断名がつけばほぼ一生を病院で送ることが決定的であった。それ以後も，急性症状が電気けいれん療法などでいったん消えたあとも入院を続け，そののち症状が落ち着いてからも病院での軽作業中に淡い幻聴が生じれば再発と考えられたような治療観があった(事例②神田さん，▶177ページ)。

症状があっても入院治療は急性期に限局され，その後リハビリテーションによって地域生活を促し，長くても原則3か月の入院期間をこえない今日の治療観と比較するとき，同じ疾患の治療でも経過や予後に大きな差異が出てくるのは当然である。

＊1 Bleuler, M.: *Lehrbuch der Psychiatrie*. Springer, 1975.

つぎつぎに激しい非特異的症状があらわれてくるために，患者は再発や増悪ではないかと思い，不安にもなりやすい。そこで，とくにこの時期には精神療法的な関与が必要で，不安を緩和し，再建途上の安全保障感を基礎から補強する必要がある。

ぐっすり眠れるようになる寛解期▶

寛解期はなかなか見分けがむずかしい。外からは傾眠傾向のようにみえ，言葉数が減り，目だたない存在になるくらいである。中井の比喩によれば「繭(まゆ)につつまれた感じ」[1)]である。急性期の苦痛な症状から脱した感じがして，ぐっすりと眠れるようになる。

また，寛解期には季節感が回復し，さまざまな言語表現がされるようになり，病的な過程から脱け出ていく。しかし，寛解過程は容易に慢性化過程に転じやすい。それに陥らないようにすることが重要であるが，いったん慢性化過程にいたっても，そこから再び臨界期を経て寛解過程に戻ることがある。

事例②-3

<今回の入院後の経過と治療計画>

現在，神田さんは言語接触が十分とれず，不穏・焦燥・多動が目だつ。すぐに涙をこぼす情動失禁がみられるが，これは脳梗塞によるものと考えられる。食堂の掃除へのこだわりは，長い間食堂に勤めてきた習慣から，身についた動作を繰り返す作業せん妄に近いものとも考えられる。

家庭での生活は困難なので，将来は老人ホームなどの施設入所を検討するが，とりあえず薬物は少量に抑え，不眠や転倒を防止し，現在の日常生活動作能力(ADL)を落とさないように援助し，あわせて不安や焦燥を少しでも軽減する。

7 統合失調症に近縁の疾患

統合失調症と近縁の病態と考えられる疾患が，先述の妄想性障害(▶172 ページ)のほかにもいくつかある。

◉ 急性一過性精神病性障害〔短期精神症〕

統合失調症の急性症状を呈しながら，錯乱のような典型的病状をたどるもので，多くは関連する急性ストレスが存在する。一般に予後は良好である。

◉ 統合失調感情障害

双極性障害(躁うつ病)のような経過をとりながら，そのピークに激しい急性症状を呈する障害である。幻覚や妄想もみられるが，どちらかというと感情障害が中心で，困惑や錯乱・夢幻(むげん)様状態を特徴とする。急性期を過ぎると軽度の健忘を伴いながらけろりと治る印象を与え，人格の低下もなく，病前性格も統

1) 中井久夫：精神分裂病状態からの寛解過程．分裂病(中井久夫著作集 1)．岩崎学術出版社，pp. 166-167，1984.

合失調気質とは異なる。従来，非定型精神病とよばれてきたものはこれに近い。

③ 気分[感情]障害 mood(affective) disorders 〔双極症および関連症群，抑うつ症群〕

1 気分[感情]障害の歴史

メランコリーとマニー▶ 古代ギリシャ時代から，人間の感情や意欲や知的機能が低下するもので，動かしがたい妄想的観念を伴う状態が観察され，**メランコリー** melancholia とよばれた。反対に，感情が高揚(こうよう)し興奮した状態は**マニー** mania とよばれた。

19世紀になり，気分の高揚と下降の2つの相が交代する経過のものが観察され，「循環性精神病」(バイヤルジェ J. G. F. Baillarger)として注目されるようになった。その後，**クレペリン** E. Kraepelin はそれを「**躁うつ病(MDI**[1]**)**」と名づけ，うつ病，マニー(躁病)，およびその混合状態を，1つの疾患単位に組み入れ，統合失調症と並ぶ2大内因性精神病とした。

この躁病・うつ病・躁うつ病をひとくくりにして，20世紀末以降は，気分障害あるいは感情障害として広く定義されてきた。

双極性障害という名称に▶ DSM-III(1980年)では，躁とうつの2つの病相をもつ障害として，従来の躁うつ病ではなく**双極性障害** bipolar disorder という名称が用いられた。なお，DSM-III-R(1987年)からは，感情障害 affective disorder という総称にかわって，**気分障害** mood disorder が用いられるようになった。ICD-10(1990年)では気分[感情]障害とされ，感情障害という語も用いられている。

広がる双極性障害の概念▶ その後，双極性障害の概念は拡大し，DSM-5(2013年)では，双極性障害(および関連症候群)は抑うつ障害群と切り離され，いわば独立した障害群として考えられるようになった。そこにおいて**双極Ⅰ型**と**双極Ⅱ型**の2つの障害に分類されることは以前と変化はない。双極Ⅰ型障害は躁病相の中等度以上のもので，若年発症で遺伝的傾向が強い。一方，双極Ⅱ型障害は，躁病相が入院を必要としない程度のもの(軽躁状態)で，抑うつを基礎に，ある時期から軽躁状態が加わるものとされる。長期にわたって軽躁と軽度抑うつが持続する**気分循環性障害**も，双極性障害の関連障害群に組み入れられている。

一方，**抑うつ障害群**には，2年以上持続的に慢性のうつ状態が続く**持続性抑うつ障害(気分変調症**[2]**)**のほかにも，**月経前不快気分障害**や，小児のかんしゃ

1) MDI：ドイツ語の manisch-depressives Irresein の略。
2) 気分変調症 dysthymia は，かつては抑うつ神経症とよばれたものを含み，軽度の慢性抑うつ気分が持続する。初発は20歳以下が多く，過眠傾向や軽度の気分の日内変動があり，性格やパーソナリティとの関連も指摘される。抗うつ薬で軽躁状態に移行する可能性がある。生涯有病率は3〜6%であり，女性の未婚者に多く，高齢になると低下する。

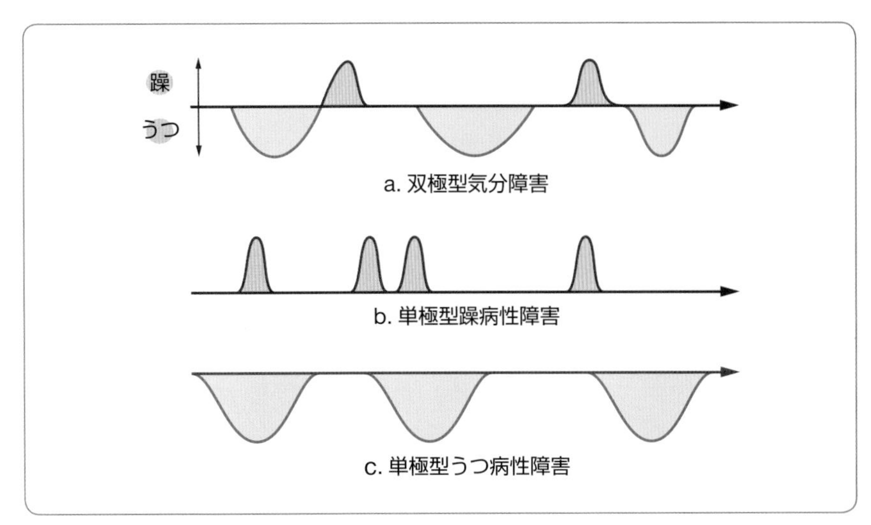

▶図 5-2 気分[感情]障害の単極型と双極型を示す従来の模式図

くを中心とする**重篤気分変調症**，薬剤や医薬品によって誘発される抑うつ障害などを含むことになり，うつ病そのものも，**大うつ病性障害**，ないし DSM-5 で定義される**うつ病**(DSM-5-TR)と新たに定義されるようになっている。このように従来，気分[感情]障害とされた領域の分類は，大きく変化をとげつつある。しかし ICD-11 では，両者は依然として**気分障害群**という同一の障害群にまとめられているので，以下はそれに準じ，従来の視点も織りまぜながら論じることにする。

双極型と単極型がある▶ 従来は，躁とうつの 2 つの病相からなる**双極型気分障害**(いわゆる躁うつ病)に対して，躁あるいはうつの一方の病相だけからなる気分[感情]障害を，**単極型躁病性障害**(いわゆる躁病)もしくは**単極型うつ病性障害**(いわゆるうつ病)とよんだ(▶図 5-2)。現在この用語が使用されることはまれだが，これが気分[感情]障害をとらえる従来の基本的な視点である。

季節が関係する気分障害▶ 気分[感情]障害には，季節の変化との関連も指摘されている。季節性感情障害とよばれるものである。代表的なものには秋口から冬季にうつ状態となり，春・夏には寛解するパターンを示す**冬季うつ病**がある。これには夏型を示すものもある。「季節型」反復性うつ病とよばれることもある。

2 気分[感情]障害の病いの体験

ここで，気分[感情]障害(重度のうつ病性障害)と診断された酒井さんの語りに耳を傾けてみよう。酒井さんは，商社で管理職として働く 53 歳のサラリーマンである。妻と 2 人の子どもがいる。

事例③-1 酒井さん，男性53歳

<酒井さんの初診時の語り>

〈受診までの経過〉

受診しようと思ったのは，なにをする気にもならず，頭が押さえつけられるように重く，身体が動かなくなったからです。商社に勤めています。53歳の管理職です。

昨年，部下の不注意で大きな損失を出すことになり，不眠不休で事態収拾にあたり家にも戻れない時期が続きました。直属の上司として処分も受け解決したのですが，そのころより強い疲労感が抜けなくて，なにもやる気がおきず，食欲もなく睡眠もとれなくなってしまいました。会社の健康診断で胃腸の検査をしましたが問題はなく，産業医から精神科受診をすすめられたのです。

〈生育・生活歴〉

3人兄弟の長男です。父は銀行員でしたがいまは退職して，母とともに郷里で弟夫婦と暮らしています。私は子どものころからなんでも徹底してやるほうで，学生時代には楽器やスポーツもやり，成績もよく友人もたくさんいました。地元の高校を卒業して上京し，理工系の大学を卒業しましたが，性格的に営業や経営のほうが向いていると思い，有名商社に就職しました。

これまで大学時代に一度だけ，失恋してなにもする気がおこらず寝込んでいた時期がありましたが，そのときは数か月で自然に回復しました。その後会社で知り合った妻と結婚して，息子と娘がいます。海外の支社勤務なども経験し営業成績もよく，同期のなかでも出世頭といわれていました。

〈初診時の状態〉

部下のおこした損失は，自分が責任をとってなんとか収拾しました。ですが，そのころから深夜に目ざめるようになり，疲れが残ってとれなくなりました。頭の上に鉛の帽子が乗ってしめつけられるような感じです。大好きなゴルフの誘いにも気のりしません。毎朝の習慣だった犬の散歩も，いまは家族まかせです。

仕事に行くので，朝食は無理に詰め込みますが，味がせず砂をかんでいるようです。なんとか会社には行っていますが，身体が重く頭もまわりません。すべてに集中できず，大事な仕事の電話も，ついおっくうで後まわしにしてしまいます。重要な会議も正直に言って座っているだけの感じです。これではいけないと，気持ちだけはあせるのですが，身体がついていかない感じです。

退社時間になっても，以前のように部下やお得意先と飲みに行く気にはなりません。家に帰って自分の部屋にいると，少し気持ちは休まります。なんとか1日終わったと思うと，夕食は少し箸が進み，寝るころになるとだいぶ気分がよくなります。明日こそは仕事ができそうに思うのですが，いざ寝ようとすると寝つけません。寝ているのかどうかもわからない感じです。

夜中に目がさめて，こんなにがんばる必要があるのか，誰がやってもいい仕事ではないかと思ったりします。すべて失敗の連続だったような……。いっそのことすべて投げ出したいと思っても，子どももまだひとり立ちしていないし家の

ローンもあるし。まわりに弱音は言えません。言ってもわかってもらえないと思います。

3 気分［感情］障害の主要症状

● うつの3大症状と診断基準

うつの古典的3大症状▶ うつの古典的3大症状とは，**悲哀**（ひあい）・**抑うつ**・**焦燥**（しょうそう）である。悲哀は理由もなくもの哀しい気分が押し寄せ，空虚で涙がとまらない状態になる。抑うつとは気分も意欲も行動もすべて低下し，疲れやすく，おっくうでなにもかもがめんどうになる状態であり，興味も喜びも減じる。焦燥は，とくに中年期から老年期に多くみられ，行動が伴わないあせりからイライラして落ち着かなくなる。酒井さんにはこの抑うつと焦燥がみられた。

ICDの3典型症状▶ ICD-10では，①**抑うつ気分**，②**興味と喜びの喪失**，③**易疲労性**の3つが典型症状とされ，他の一般症状として，(a)集中力と注意力の減退，(b)自己評価と自信の低下，(c)罪悪感と無価値観，(d)将来に対する希望のない悲観的な見方，(e)自傷あるいは自殺の観念や行為，(f)睡眠障害，(g)食欲不振の7症状があげられている（▶図5-3）。

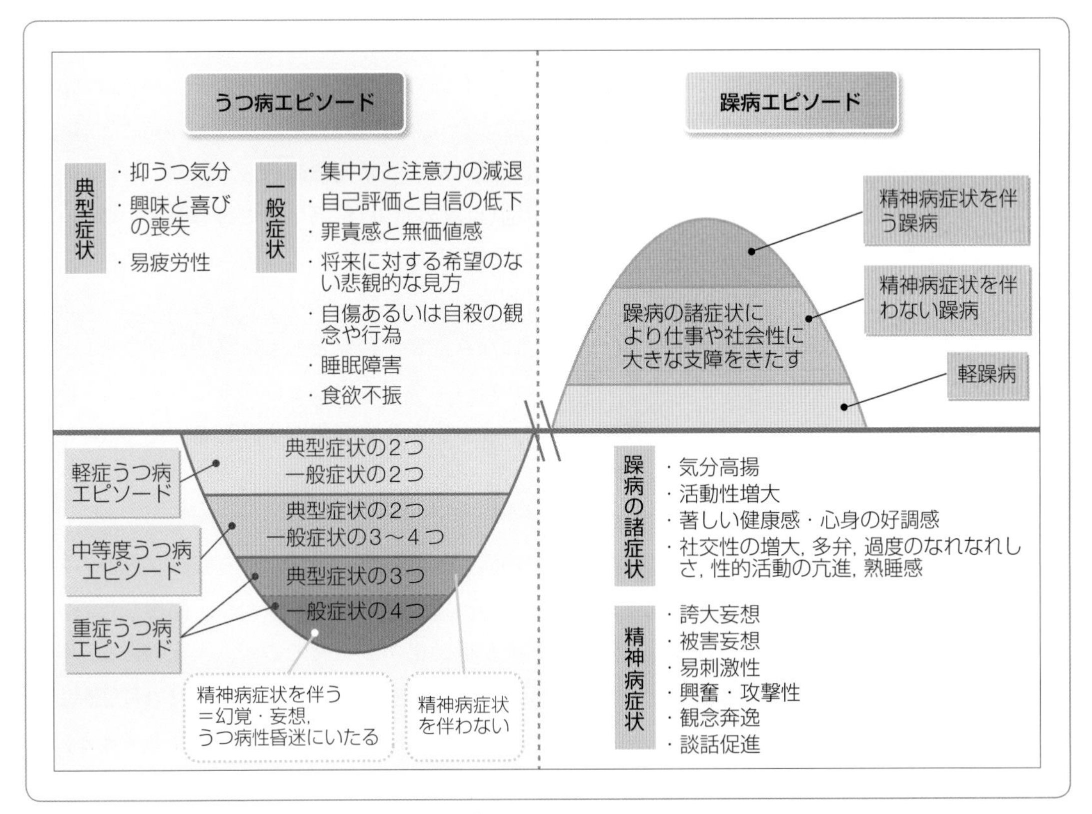

▶図5-3 ICD-10に基づくうつ病・躁病エピソード

うつには多様なものが含まれている▶ 今日，一般に「うつ」といわれるもののなかには，かつての内因性うつ病よりずっと広範囲の，神経症性抑うつや反応性抑うつとよばれたようなもの，さらにはそのほかのものも含まれていることは注意を要する。

うつ病の評価尺度▶ うつ病の重症度の尺度としては，**ハミルトンうつ病評価尺度**(HAM-D)が有名である。これは，抑うつ気分・罪業・自殺など21項目を5段階と3段階で評価し，合計得点で重症度を評価するものである。そのほかに，**ベックうつ病質問票**(BDI)などいくつかの評価尺度がある。

● うつ状態の諸症状

はじめは軽うつ状態▶ まず軽うつ状態ではじまる。漠然とした疲れでものごとに集中できない易疲労感，抑うつ気分，入眠障害や早朝覚醒などの睡眠障害，ゴルフが大好きだった酒井さんがその誘いにも気のりしなくなったような**快楽消失**(アンヘドニア)，おっくうで電話に出る気もしない引きこもりが出現する。また，酒井さんのように食物の味がしない，胃に落ちていかないなど，食欲が減退するのが一般的だが，ときには逆に過食になることもある。

気分の日内変動の出現▶ 症状が進むと，**気分の日内変動**がみられる。酒井さんのように夕刻以降は少し気分がらくになり，翌日はやれそうだと思えるが，いざ横になると熟睡できず，浅眠で夢見もわるく，朝起きると頭重感や，のどや食道に鉛や鉄のかたまりが入ったような不快感があったりする。午前中のおっくうさや疲労感はさらに増強し，将来に思考が向かず，過去のこと，とくに失敗やいやな記憶，否定的な感情が芋づる式に生じてくる。しばらくこれが持続すると，つらさに出口はなく，仕事や義務を果たせそうになく，自分の人生はなにもいいことはない失敗の連続だったと考え，自殺を思いたつ。**希死念慮**(死にたいという気持ち)から，実際になんらかの**自殺企図**(自殺の試み)が高い率で行われている。

妄想的確信にいたる場合も▶ うつ気分が高じると妄想的確信にいたることがある。治らない致命的な病気に罹患して内臓が腐乱しているなどの**心気妄想**，働けないから入院費も生活費もなく，仕事も失って一文なしになり家族みんなとともに路頭に迷うという**貧困妄想**，そして，取り返しのつかない，つぐなうことのできない大きな過失をしてしまったという**罪業妄想**が，うつ病の3大妄想とよばれる。

● 躁状態の諸症状

言動がまとまらなくなる▶ 躁状態はうつとは逆に，明朗快活さが遺憾なく発揮される軽躁状態から始まる。ごく少ない睡眠で日夜動きまわっていても疲労感がなく，高揚した爽快な気分のままつぎつぎに関心が拡大し行動化する状態である。社交的になり積極的で，仕事も消化しきれないほど引き受ける。しかし行為はしだいに空転しだし，言動がまとまらなくなる。周囲の人々が気づいて介入しようとすると，本人はじゃまされたと感じ，多くは易怒的・攻撃的となって衝突する。

乱買や性的逸脱も▶ とくに男性で顕著であるが，クレジットカードでの高額な買物や乱費，不動産売買や会社設立契約，思いつき的な投資，性的逸脱や飲み歩いて家に帰らないなどの行動化によって躁状態が気づかれることが多い。女性は服装や化粧が目だってはでになり，夜遊びや浪費も目だつようになる。

爽快で自信にあふれ(誇大的)，つぎつぎに考えがわいて(観念奔逸)，多弁で話がとまらず，つぎつぎと話題が飛躍したりする。語呂合わせで話が進む音連合(▶151 ページ)がみられるときもある。滅裂な会話になってしばしば周囲の人々を困惑させる。面接では，本人の語調や高揚した気分が聞き手に感染することがある。

本人は疲れを知らない▶ 家族や周囲の関係者は疲弊し困りきっているが，本人は通常より格段と活動性が増して，本来の絶好調の自分を取り戻していると考える。したがって，病識の獲得はむずかしく，思考や口舌の回転もよいので病気であることを納得させたり治療を説得したりするのはきわめて困難になる。

4 気分[感情]障害の経過と予後

急性症状は治療すれば数か月で回復▶ 抑うつ障害や双極性障害は，ほとんどの場合，極期は治療すれば数か月で改善するが，再発を繰り返し長期化することも少なくない。ただし，統合失調症のように人格水準の低下を示すことはあまりない。

抑うつ状態から躁状態に転ずることを**躁転**といい，しばしば数時間のうちに急速に訪れる。これには抗うつ薬の使用が影響しているという意見もあるが確定的ではない。

5 気分[感情]障害の疫学

女性のほうが多い▶ 疫学的にみると，大うつ病性障害の生涯有病率は 13% をこえる。日本の統計では 6.5% で，男性では 4.2%，女性では 8.3% と，女性が約 2 倍である。年齢的にみると 50〜64 歳が最も高く，ついで 20〜34 歳という二峰性を示す。

双極性障害は，全体の生涯有病率は 4% 弱とされている。典型的には 20〜30 歳前後に発症して 50 歳以降で減少するといわれている[1)]。

6 気分[感情]障害の成因

● 社会・文化的文脈

文化的差異と状況因▶ うつ病には社会・文化的影響がみとめられている。たとえば日本を含む東アジアでは，心理的訴えとしての抑うつは少なく，頭が重いとか，胸が苦しいとか，身体が不調であるといった身体的訴えとして表現されることが多いといわ

1) 神庭重信：気分障害．武田雅俊ほか：Advanced Psychiatry——脳と心の精神医学．pp. 117-196，金芳堂，2007.

れている[1)]。うつの**身体化**である。

また，うつ病は酒井さんのように大きな心痛があって疲労困憊(こんぱい)したときなどのほか，転居や退職，死別など人生の途上の大きな変化といった**状況因**が大きく作用することが多い。引越しうつ病・根こぎうつ病[2)]などという。ときには昇進や出産，子どもの結婚といった，おめでたいできごとのあとに発症することもあり，昇進うつ病・荷おろしうつ病などとよばれる。

特定の性格傾向がある▶ 従来より，とくに単極型うつ病とよばれるものの場合は，酒井さんのようにまじめで責任感が強く，人のめんどう見がよいといった特定の性格傾向(病前性格)が指摘されてきた。クレッチマー E. Kretschmer の，肥満型の体格，現実的で環境に順応しやすいなどを特徴とする**循環気質**が代表的である。そのほか下田光造(みつぞう)が提唱した熱中・熱狂，こり症，勤勉，きちょうめん，強い正義感を特徴とする**執着(しゅうちゃく)気質**や，テレンバッハ H. Tellenbach が提示した秩序愛，他者のための存在などを中心とする**メランコリー親和型性格**などがある。

● 生物学的成因

神経伝達物質が関与している▶ うつ病の生物学的成因に関する研究では，統合失調症と同じく脳内の神経伝達物質の関与が大きいといわれている。なかでもセロトニンあるいはノルアドレナリンなどのカテコールアミンが減少するためではないかとする**モノアミン仮説**が注目されている。

SSRI などの新しい抗うつ薬▶ 代表的な抗うつ薬であった**三環系抗うつ薬**(イミプラミン塩酸塩など)は両者の再取り込みを阻害し，現在広く使用される**選択的セロトニン再取り込み阻害薬**(SSRI[3)])はその名のとおりセロトニンの再取り込みだけを阻害する。しかし，うつ病の原因はセロトニンの減少だけでは説明できないことも判明していて，より複雑な過程が考えられている。

7 気分[感情]障害の治療

事例③-2

<酒井さんの治療経過>

初回面接時，医師は酒井さんにいまの状態はうつ状態であること，しばらく会社を休み，通院して抗うつ薬による治療と休養が必要であると話した。そうすればきちんと改善する状態であり，薬剤の効果は少し遅れて出ること，熟睡できるようになれば回復するしるしであることなども話した。

1) Kleinman, A.: Depression, somatization and the new cross-cultural psychiatry. *Social Science and Medicine*, 11: 3-11, 1977.
2) 根こぎうつ病は，生活基盤を強引に奪われた喪失体験によって生じる慢性的なうつ状態をいう。政治的迫害や難民・移民体験，大きな災害にみまわれたあとなどに生じる。
3) SSRI：selective serotonin reuptake inhibitor の略。

酒井さん自身もある程度，医師の診断を予測していたようで，説明に納得し，ほっとしたようであった。3か月間の休養加療が必要との診断書を会社に出して休職することに同意した。同席した妻も，うすうす夫が病気ではないかと思っていたが，どうしてよいかわからず困っていたという。はっきり告げられて，2人ともほっとしたようだった。

その後は，当初は週1回ほどの通院をして，そのつど身体的・精神的な状態を報告している。軽い運動がすすめられ，不眠のつらさで続けられた飲酒は禁止された。さまざまな不安や問題について，その多くは病状の改善によって解決する問題であるとする支持的精神療法が行われた。臨床心理士による認知行動療法も導入された。

症状は徐々に軽快し，数回目の外来受診時，酒井さんみずから「煮つまって死に場所をさがして歩きまわったことがあった」と話した。3か月後，「まだ7割くらいしか回復していないようで自信がないが，そろそろ仕事を再開しようと思う。無理をせずいままでとは違うスタンスでこれから仕事をしていきたい」と話し，会社の産業医とも相談しながら段階をふんで復職に向かった。

● 初診時の面接とその後の支持的精神療法

◉「うつという病気である」と伝える

自分のせいではないことを伝える▶

初発時には，酒井さんのように患者はそれが身体疾患なのか，精神的なものかわからず，内科などの一般診療科を受診する場合も多い。きちょうめんで実直，他者との和を尊重する病前性格もあって，患者は自分がしっかりしないせいで現在の苦境をまねいたものと考えて，自分をせめている。したがって，そうではなく，いまの苦痛は「うつ」という病態によるものであって，取り返しのつかないものではなく回復できる疾患であると繰り返し伝えると安心する場合が多い。

治療とその見通しを説明する▶

とくに大うつ病や重症うつ病は正常範囲の気落ちや疲弊とはまったく異なること，服薬を含めた治療を行うが薬効が出るまで時間がかかることを話し，抗うつ薬による代表的な有害反応や治療の見通しなどについて説明する。

◉ 周囲からの激励は聞き流すように伝える

励まさないという原則▶

また，周囲の人々からがんばれと激励されたり思いつきの忠告を受けたりしても聞き流すように話す。励まされると患者はその期待にそえない自分をせめ，自分の苦境が誰にもわかってもらえないと思い込む。「うつの人を励ましてはいけない」という原則はここからきている。

十分な休養・治療期間が必要▶

多くの場合，職場をどうするか，学校を続けるか，新規事業はどうするかなど差し迫った課題があるので，それは症状が改善するまで棚上げにすることをすすめる。期間は場合によるが，通常は3か月ほどの十分な休養・治療期間をとることが推奨される。

◉「自殺はしない」と約束してもらう

自殺を心配していると伝える▶ うつの場合で最も注意しなければならないのは，自殺の危険性である。とくに病気の始まりと回復期に自殺が多い。酒井さんのように，自分から希死念慮について話し出すことはあまりないので，初診時には「つらさのあまり死や自傷が解決だと思われることが多いが，あなたはだいじょうぶですか」とはっきりと問い，自殺や自傷をしないでほしいと話し，約束してもらう。約束はたいていまもられる。

再発の繰り返しによる思い込み▶ しかしこの障害は再発することも多いので，再発するとこのまま病気を繰り返して一生治らないと思いつめることがある。また，うつの病相期にはかつて回復したときの姿を思い出すことができず，自分はずっと病気だったと思い込んでしまう。病気があってもなんとかしのげる，手なずけられるようにすることが長期的には重要である。こうした側面もあり，薬物療法と併行して**認知行動療法**的なはたらきかけが有効である[1)]。

◉ あわてて復帰しないように

回復とはスムーズな復帰ではない▶ 十分な睡眠がとれて食欲が改善し，寝ざめに気分が安定してくると回復徴候である。しかし回復したからといって，スムーズに職場や学校に復帰できるものではない。あわてて旧状に復帰しようとせず，復帰しても今回のことを教訓にして以前と同じペースで続けないように話す。

本人も周囲の人々も120% 治って戻ることを期待しがちだが，多くの場合，最初は不安だが60〜70% の力で仕事をしていくうちに回復していくと考えたほうがよい。職場復帰に際しては，職場の産業医と相談して**段階的復職プログラム**などを活用する。

● 薬物療法と電気けいれん療法

今日のうつ病の治療のほとんどは，外来での抗うつ薬の投与を中心とする薬物療法である。うつ病性障害の場合は，三環系・四環系・SSRI・セロトニン-ノルアドレナリン再取り込み阻害薬(SNRI)などの**抗うつ薬**が用いられる。

躁病や双極性障害の場合は原則として抗うつ薬は使用せず，気分の波を抑える**気分安定薬**が用いられる(▶第6章，279ページ)。

外来で薬物療法を試みても効果がなく，家庭などでも十分に休息がとれない，しかも希死念慮が続く場合などには入院治療になる。そうなると配偶者や同居者や家族の影響も大きい。キーパーソンを含めて合同面接を行うことで，プラスとマイナスを含めて周囲からの影響をアセスメントすることができる。

難治性の場合にはECTの選択も▶ うつ病や双極性障害は，薬物療法で多くの場合は改善する。しかし，薬のきかない重症うつ病の事例で自殺の危険が差し迫っている場合などには，いったん一部の薬を中止し電気けいれん療法(ECT)が選択されることがある。ECT

1）ベック，A.T.著，大野裕訳：認知療法．岩崎学術出版社，1990.

の看護については2巻の第12章で詳述する(▶2巻：293ページ)。

●躁病・躁状態の場合の入院治療

限度をこえると入院治療に▶ 躁状態がある程度をこえると，入院が必要になる。そのままでは乱費・乱買，荒唐無稽(こうとうむけい)な事業計画や不動産契約など，具体的トラブルがつぎつぎと発生するからである。その際は，問題の拡大を防止することがまずはかられなければならない。

前に述べたように，躁病・躁状態の場合は本人の病識は得にくい。爽快でなんの問題もないと本人は感じているからである。しかし，緊張病の場合と同様に，活動的ではあるが身体的消耗と憔悴(しょうすい)が重なった状態である。そのため，循環器や消化器を含む身体的なケアに十分に配慮しながら，入院生活に導入するのが望ましい。

隔離や拘束の際にはていねいな説明を▶ 入院しても要求や批判が多く，制止されると威嚇(いかく)したり罵声(ばせい)を発したりなどの行動化があって，隔離や身体的拘束が必要となることも多い。その際には相手が攻撃的で滅裂状態であってもきちんと説明して進める。改善したのちその際のことを覚えていることが多く，医師や看護師の急性期における対応がその後の治療関係に重要な影響を及ぼすからである。

④神経症性障害，ストレス関連障害および身体表現性障害

かつての「神経症」▶ かつて「神経症」とよばれた障害は，ICD-10では「神経症性障害，ストレス関連障害および身体表現性障害」，DSM-5-TRでは「不安症群」「強迫症および関連症群」「心的外傷およびストレス因性関連症群」「解離症群」「身体症状症および関連症群」に分類されている。

DSM-Ⅲまでは，「心因」が関与した「神経症圏」のものとして考えられた障害で，一般人口のうちにも多くみられる障害である。

1 恐怖症性不安障害〔不安症群〕

不安の誘発と予期不安による▶ 通常は危険ではないような特定の状況や対象によって不安が誘発され，また危険に遭遇するのではないかという**予期不安**から回避行動が生じる障害である。軽度の不安から極度の恐怖まで個人差がある。抑うつを併発することが多く，多様な身体症状を示すこともしばしばある。社交恐怖以外のほとんどの障害では女性の罹患率が男性より高い。

ここで紹介するのは，23歳の男性，田所さんである。初診時の主訴は，「じっとしていないといけない状況で吐きけや冷汗が出る，心臓がドキドキして破裂しそうになる」というものであった。

事例④-1 田所さん，男性23歳

<田所さんの外来での面接記録から>

〈受診までの経過〉

10代後半から花粉アレルギーと頭痛があった。ときに応じて抗アレルギー薬を服用している。もともと人付き合いはよく明るい性格である。ただし，高校のころからプレッシャーに弱いところがあった。じっとしていなければならない場面になると，緊張して手も冷汗でぬれ，気分がわるくなり吐きけがしてくる。動悸があり呼吸も苦しく，限度をこえると極端な眠けにおそわれてその場で寝込むこともあった。そうなることをおそれて，高校卒業以降は友人との旅行や飲み会はおろか，理容室に行くのも極力回避してきた。アルバイトをしたこともあるが，続かなかった。このままでは就職もむずかしく，現在通っている自動車学校も緊張から受講の間隔があいてしまい，修了できないのではないかとあせり，思いきって精神科を受診することにした。

〈生育・生活歴〉

地元の小中学校から高校に進学した。卒業後しばらく専門学校に通ったが，人間関係や緊張感から中退した。同居している両親も神経質なほうである。親子関係に特別問題はみられない。5歳年上の姉は結婚し家を出ている。

〈初診時の医師の所見〉

きちんとした言葉づかいの青年である。服装も清潔にしている。内面の緊張を誰にも言えず，ただ場面を回避してきたという。初診時もやはり緊張し，盛んに手汗をふいている。配慮に満ちて，周囲に合わせる，低姿勢で気づかいの人にみえる。

動悸・心悸(しんき)亢進・窒息感・発汗・身ぶるい・息苦しさ・胸部不快感・吐きけ・ふらつき感・自己統制できないことの恐怖など，不安障害の典型症状をみとめる。

社交恐怖 social phobia[1]〔社交不安症〕

予期するだけで身体症状が生じる

田所さんのように，人々の注目を浴びるかもしれない社交場面を極端に恐れ，しくじり恥ずかしい思いをすることを恐怖する障害を**社交恐怖**［**社交不安障害**］という。その状況を極力回避しようとするが，場面を想像するだけで動悸がし，赤面・手のふるえ・吐きけ・頻回の尿意があらわれることも多い。たとえば，会食，人前でのスピーチ，冠婚葬祭の際の記帳，公衆トイレの使用などでおこりやすい。ひどい場合は，パニック発作のようになり，それを回避するために家から出られず引きこもるケースも少なくない。

青年期に好発し，中年までには改善する。ほかの恐怖と異なり男女比は同じ

1) 社交恐怖における social は対人場面，社交に関することがらをあらわす。かつては社会恐怖と訳されたときもあるが，社会全般への不安を連想させるために，これにかえて近年，社交恐怖と名称変更された。

くらいである。緊張緩和のため過度の飲酒につながることがある。

広場恐怖 agoraphobia

引きこもりに発展することもある▶

もともとは広々とした開放空間や特定の通りを歩くことに恐怖を感じ身動きができなくなるものである。安全な場所(家)から離れ，おおぜいの人のいる雑踏や，簡単には逃げ出せない場所(電車や高速道路の車中など)にいると不安になる。パニック発作を伴う場合も多い。重篤な場合は引きこもり，外出ができなくなる。症状は場合によって強いときや弱いときがあり，慢性化することが多い。DSM-5-TRでは5つの典型状況のうち2つ以上で著明な恐怖や不安が生じるものとされ，①公共交通機関の利用，②広い場所にいること，③囲まれた場所にいること，④列に並ぶまたは群衆の中にいること，とともに⑤家の外にひとりでいることが含まれている。

恐怖症(特定のものへの)

非合理であると知りながら恐れる▶

特定の対象や状況への予期も含む過剰なまでの恐怖である。パニック発作を引きおこすことが多く，その場面を極力避けようと懸命になる。本人はそれが非合理的なおそれであることを自覚しているが，回避できず日常生活で長く続く苦痛が生じる。

ウマ・ヘビ・クモなど特定の動物を恐れる動物型，高所・雷・水などを恐れる自然環境型，飛行機や鉄道などの乗り物や，閉ざされ逃げ場のない場所を恐れる状況型などがある。恐れる対象によって高所恐怖，鉄道恐怖，閉所恐怖などとよばれる。そのほかに，性感染症や重病を恐れる疾病恐怖，とがったものを恐れる尖端(せんたん)恐怖，注射針など医療処置を恐れるもの，門限の時間に遅れるのではと恐れる門限恐怖，暗闇(くらやみ)恐怖，不潔恐怖などさまざまなものがある。

その他の不安障害

◉ パニック障害(挿話性発作性不安)

予知できない発作▶

なんらかの誘因がないまま，予知できない重篤なパニック発作が繰り返しおこる。死や自己コントロールの喪失，発狂などへの二次的恐怖も生じ，文字どおり恐慌(きょうこう)状態を呈する。発作は通常数分しか続かないが，夜間に救急車を呼んだりすることが多い。

◉ 全般性不安障害(GAD[1])

全般的で持続的な不安▶

全般的・持続的不安によってたえずイライラして神経過敏になり，自分や身内が病気になるのではないか，事故にあうのではないかなどと恐怖する。

仕事やそのほか将来のできごとについての過剰な気がかりでイライラ感が続

1) GAD：generalized anxiety disorder の略。

き，落ち着きのなさ・筋緊張性頭痛・ふらつき・発汗・胃部不快感・下痢・めまい・過呼吸など多彩な身体症状がみられる。また，易疲労性・集中困難・易怒性・睡眠障害などを伴う。こうした不安や心配によって著しい苦痛や社会的・職業的な機能障害が引きおこされる。

事例④-2

<田所さんの治療経過>

医師は，田所さんにパニック発作を伴う不安障害(社交恐怖)という疾患であることを告げ，念のため循環器などの検査をひととおり実施した。心電図や脳波に問題はなかったため，抗不安薬を少量から処方し，緊張場面でも吐きけや不安が高じないようにして，とりあえず目前の自動車教習所の緊張をどのくらいしのいでいけるかを試していこうと話した。

約１か月後，一連の症状が不安による発作であり，薬物でコントロール可能であることを実感できた田所さんは少し不安が軽減できたようである。依然として引きこもりがちの生活を送っていたが，自動車運転免許も無事に取得することができ，その後は簡単なドライブや友人の集まりにも出かけられるようになった。数か月たった時点で偶然異性の友人ができ，それをきっかけに仕事にもついて単身生活を始めた。まだ，両親以外には病気について話していないが，いずれ交際相手にも話そうと考えている。

〈田所さんの語り〉

私の場合は，自分の苦しみに「不安障害」「社交恐怖」「パニック発作」という病名がつき，それがコントロールできることを知ったのが安心につながったのだと思います。先生から自分が服用している薬についてのパンフレットをもらって読んだことで，さらに安心できました。服薬で症状はだいぶ軽減しましたが，そこから社会生活にふみ出すようになるまでには，さらに時間と友人との出会いという偶然のチャンスが必要でした。

2 強迫性障害(OCD[1])

● 強迫観念

ふりはらえないイメージの侵入▶

報告書の誤字や整頓した物の位置のずれがどうしても気になったり，施錠やガス栓確認などへのこだわりをもったりする。あるいは電車へ飛び込むイメージ，暴力的・冒瀆(ぼうとく)的・わいせつなイメージ，特定の語による呪縛など，持続的・反復的な観念や衝動やイメージが侵入的に不適切に出現したりして，不安

1) OCD：obsessive-compulsive disorder の略。

や苦痛が引きおこされ，ふりはらおうとしてもふりはらえない。

強迫行為

長期の閉居に▶いたる場合も

不潔恐怖からの手洗い強迫や，指差し施錠確認，特定の側の足からの入退室，外出帰宅時の着がえなどへのこだわりをもち，また同じ質問や発言を繰り返したり，特定の言葉の発声などを反復して行ったりする。こうした行為が合理的でないと知りながらそれにかりたてられる。その行為や儀礼に長い時間が費やされ，毎日の生活習慣，学業・職業や社会生活は著しくそこなわれる。高じると苦痛で身動きがとれなくなり，長期の引きこもりにいたる場合もある。

患者どうしの▶トラブルもある

強迫的な病前性格がみられ，家族や周囲の人々を巻き込んで確認を要求したり，ときに整頓や秩序を乱したと他者に攻撃的になったりする。抑うつ感を伴うことも多く，統合失調症や気分障害に合併することもある。自閉症性障害(自閉症スペクトラム障害)の行動特徴の1つでもある。とくに入院患者の場合は，強迫傾向の強い患者どうしの間で焦燥感が高まり，暴力行為などの対人トラブルに発展することもまれではない。発症は小児期か成人早期であり，男女ほぼ同頻度でみられる。

3 重度ストレス反応および適応障害

ストレス度の非常に高いライフイベントや持続的な生活環境を原因として含む障害である。

急性ストレス反応〔急性ストレス症(ASD[1])〕

数時間から▶数日の障害

生命にかかわるような，非常に強烈な身体的・精神的ストレスに反応して生じ，通常数時間から数日以内でおさまる一時的障害である。初期の困惑状態から，できごとのイメージの反復などの侵入症状，陰性気分，解離症状，回避症状など一連の症状にいたる。ストレス因となる環境から離れることで症状は急速に改善する。DSM-5-TRにおいては，この診断のためには，障害の持続が外傷的体験の曝露後，最短でも3日，最長でも1か月続くことが必要になる。DSM-5-TRの診断基準を表5-5に示した。

心的外傷後ストレス障害〔心的外傷後ストレス症(PTSD[2])〕

反復的悪夢などが▶4週間以上続く

DSM-Ⅲで登場した新たな診断枠で，ICD-10にも取り入れられた。地震や洪水などの自然災害，激しい事故，他人の死の目撃，戦闘，拷問，テロ，性的暴力，犯罪被害，戦争，強制収容所や強制移民，難民の経験などを契機に生じ

1) ASD：acute stress disorderの略。
2) PTSD：post-traumatic stress disorderの略。心的外傷(トラウマともいう)とは，強い衝撃を受けて心の防御壁がこわれてしまうような体験をさす。

▶表5-5 急性ストレス症の診断基準の要約(DSM-5)

A．実際にまたは危うく死ぬ，重症を負う，性的暴力を受けるできごとへの，次のいずれか1つ以上のかたちによる曝露：①心的外傷的できごとの直接体験，②他人におこったできごとをじかに目撃する，③近親者または親しい友人におこったできごとを耳にする，④心的外傷的できごとの強い不快感をいだく細部に，繰り返しまたは極端に曝露される体験をする。
B．心的外傷的できごとのあとに発現または悪化している，侵入症状(反復的・不随意的・侵入的で苦痛な記憶，反復的で苦痛な夢，フラッシュバック，強烈・遷延する心理的苦痛・顕著な生理的反応)，否定的気分，解離症状，回避症状(苦痛な記憶・思考・感情を回避しようとする努力など)，覚醒症状(睡眠障害，いらだたしさの行動と激しい怒り，過度の警戒心など)の5領域のいずれかの症状の存在
C．障害の持続は心的外傷への曝露後に3日～1か月
D．その障害は，臨床的に意味ある苦痛，または社会的，職業的，または他の重要な領域における機能の障害を引きおこしている。

(髙橋三郎・大野裕監訳：DSM-5-TR精神疾患の診断・統計マニュアル．pp. 303-305，医学書院，2023による)

▶表5-6 心的外傷後ストレス症の診断基準の要約(DSM-5)

※以下の基準は成人，青年，6歳をこえる子どもについて適用する。
A．表5-5のAと同じ。
B．心的外傷的できごとのあとにはじまる，その心的外傷的できごとに関連した，以下のいずれか1つ以上の侵入症状の存在：①反復的・不随意的・侵入的で苦痛な記憶，②反復的で苦痛な夢，③解離症状(フラッシュバックなど)，④類似するきっかけで生じる強烈なまたは遷延する心理的苦痛，⑤同様なきっかけで生じる顕著な生理的反応)
心的外傷的できごとに関連した，C．刺激の持続的回避，D．認知と気分の陰性の変化
E．覚醒度と反応性の著しい変化
F．障害の持続が1か月以上
G．表5-5のDと同じ。

(髙橋三郎・大野裕監訳：DSM-5-TR精神疾患の診断・統計マニュアル．pp. 291-294，医学書院，2023による)

るもので，診断基準は**表5-6**のように詳細に及ぶ。

急性ストレス反応と4週間(1か月)で区別されているのは，その期間をこえると異なる治療が必要になるからである。

ここで紹介する中川さんは，交通事故にあったことから精神的な不調をきたした28歳の会社勤めの女性である。

事例⑤ 中川さん，女性28歳

<中川さんの初診時の記録>

〈事故の状況〉

ある日の昼休み，中川さんは同僚数人とともに食事に外出し，横断歩道で信号待ちをしていた。そのとき，交差点に入ろうとする車に別の方向からの車が猛スピードで衝突，両車両とも大破し，一台は激しくスピンしながら歩道に乗り上げて信号待ちをしていた中川さんら数人をはね飛ばした。中川さんは数メートル飛

ばされ，意識を失った状態で救急搬送された。骨折はなく頭部 MRI などの検査でも問題はなかったが，顔面に数針縫合する切創と，わき腹から腰にかけて打撲による内出血が見られた。同僚のなかには腰椎骨折して長期入院となった重傷者もいた。

〈事故後の状況〉

中川さんは，数日の入院ののち退院して自宅に戻ったが，繰り返し事故の場面が目に浮かんだ。大破した自動車がスピンしながら迫ってくる光景で，壊れた車のルーフがヒューヒューと金属音をたてながら，スローモーションのように眼前に近づいてくるのだった。そのたびに激しい緊張と戦慄におそわれ，動悸がしてびっしょりと汗をかいたまま身動きできなかった。一緒に事故にあった友人も同じ恐怖感があると言っていたが，おさまりつつあるとのことであった。

中川さんは，通常の車の走行音や小さなクラクションにも反応し，しだいに交差点で信号待ちをしたり，交通量の多い通りを歩いたりするのさえ恐怖に感じるようになり，気がつくと車の通らない裏通りを選んで歩いているのだった。

事故後 1 か月半を経ても不眠が治らず，中途覚醒したあとは同じ場面の夢を繰り返しみたり，身動きできないまま長期入院している同僚を思い，どうしてこんな自分になってしまったのかと自分をせめたり，激しい怒りや焦燥感にかられたりした。仕事にも集中できず，ぼんやりとしてしまうことが続いて，1 日中家から出られないこともあった。そこで，友人にすすめられて精神科を受診することにした。

診察の結果，中川さんは事故によって引きおこされた心的外傷後ストレス障害(PTSD)と診断され，薬物療法とカウンセリングが行われることになった。

フラッシュバック▶

事故の場面が繰り返し目に浮かぶのは**フラッシュバック**とよばれる PTSD の症状の 1 つである。回避行動や引きこもり，ちょっとした刺激に過剰に反応する過覚醒状態や反復性の悪夢なども典型的な症状である。また，中川さんのように外傷体験を生きのびた生存者が自分をせめる心理は，「**生存者の罪悪感**(サバイバーズギルト survivor's guilt)」(▶第 2 章，39 ページ)とよばれる。離人感や現実感消失などの解離症状を伴う場合も少なくない。

● 適応障害

移住によるカルチャーショックなど▶

ストレスフルなライフイベントの結果生じる主観的苦悩や情動状態により，社会的な機能や行為を妨げられる。死別の悲嘆反応，喪失や分離体験，移住によるカルチャーショックが代表的なものである。特定のストレス因から生じ，抑うつ・不安・心配・無力感などで日々の生活を営むことがむずかしくなる。通常は原因となるできごとから 1 か月以内に生じ，6 か月をこえない。

4 解離性(転換性)障害 dissociative(conversion) disorders

解離とは19世紀に生まれた概念で，なにかの強烈なできごとをきっかけに，記憶や自己同一性や感覚・運動の統合が失われる状態である。かつてはヒステリーの基本的症状とされた。現実感消失・離人感・記憶の一部の想起不能(健忘)，さらには麻痺を伴う運動障害がみられることもある。

● 解離性健忘

心因性の一時的な記憶喪失▶

最近の重要なできごとの部分的あるいは完全な記憶の喪失であり，器質的な健忘でも単なるもの忘れでもない。事故や死別などの外傷的なできごとに限局される健忘もあるが，生活史全体にかかわる全生活史健忘もある。催眠下で健忘した記憶は回復される。遷延化することはまれで，ある日自然に回復する場合が多い。

● 解離性遁走(フーグ fugue)

別人になって生活していることも▶

解離性健忘に加え，突然職場や家庭から失踪し，多くは旅や放浪，徘徊(はいかい)をする。身だしなみや日常会話も問題なく，一見したところ病的な人物には見えない。19世紀の事例では別人となって別の地域で生活していたケースもある。現代では金銭問題などが背景にあることが多い。数日から数か月に及ぶことがある。男性に多い。

● 解離性昏迷

従来はヒステリー性昏迷とよばれた。なにかのきっかけで外的刺激への反応が乏しくなったり，消失したりするものである。緊張病やうつ病の昏迷と似ている。

● トランスおよび憑依(ひょうい)障害

魂が脱け出る▶別の主体が入り込む

多くは基礎に持続的苦悩があり，なんらかの契機で自己の内部から魂が脱け出る(脱魂(だっこん) ecstacy)，あるいは外部から別の主体が入り込む(憑依(ひょうい) possession)という体験である。

驚愕(きょうがく)によって魂が失われるとされる，中南米でみられる**ススト** susto などが代表的なものである。古代から今日まで世界の各地で存在する**シャーマニズム**などもこの解離機制に基づく。憑依としては，中世西欧の悪魔憑(つ)き(▶第7章，301ページ)，ヨーロッパの狼憑き，日本のキツネ憑きやヘビ憑きが代表的なものである。

背景の文化と関連をもち，**文化結合(依存)症候群**(▶第7章，325ページ)とされることも多い。ただし，宗教儀礼や治療儀礼などの際に生じるものは病的とはいえない。

その他の解離性障害

◉運動および感覚の解離性障害

感覚や運動の麻痺がおきるが，そのような重大な症状を意に介さない「満ち足りた無関心 belle indifférence」とよばれる状態を示す。

◉解離性運動障害

代表的なものとして，失立失歩・運動麻痺・心因性失声などがある。

◉解離性痙攣

てんかん発作に似た痙攣発作を示す。

◉解離性感覚消失および感覚脱失

突然目が見えなくなったり，筒状に視野が狭まったり(円筒状視野狭窄)，耳が聞こえなくなったりする。

◉ガンザー症候群

児戯(じぎ)的態度といわれるわざとらしい子どもじみた態度，故意に間違った返答をする的外れ応答(例：「年齢は？」「3つ」)，道化者のような行為などを主要症状とするもので，長期の拘禁者や，隔離室に長くおかれた人にみられる。

◉多重人格障害〔解離性同一症(DID[1])〕

外傷的なできごとと結びついて，主人格と副人格，ときには複数の人格があらわれる解離状態を示す。ある人格になっているときには，別人格の存在を本人は気づかないことが多い。

5 身体表現性障害〔身体症状症 somatic symptom disorder および関連症群〕

複数の診療科を受診しながら遷延化▶

身体疾患の根拠がないにもかかわらず，繰り返し身体症状を訴える障害である。背景に心理的な葛藤や困難があってもそれについては認めようとしない。患者の多くは複数の診療科を受診しながらも安心を得ることはなく，慢性化・遷延化した経過を歩むことになる。

身体化障害 somatization disorder〔身体症状症〕

多彩な身体症状を繰り返し訴え，多くの医療機関を受診したのちにようやく精神科にたどりつく。検査や治療も有効でなく，多くは消化器の痛みや吐きけ・嘔吐，しびれや痛みなどを訴える。経過は慢性的で抑うつや不安がみられるが，抗不安薬や抗うつ薬でも改善は乏しく，ときに薬物依存的になる場合がある。

社会生活は著しく制限され，医療機関への通院が唯一の外出の機会である場合もある。圧倒的に女性に多く，成人になって始まる。

1) DID：dissociative identity disorder の略。

心気障害〔病気不安症 illnes anxiety disorder〕

特定の器官・臓器が重症の身体疾患にかかっているという可能性にかたくなにとらわれる障害である。もともと季肋(きろく)部という意味から転じた**心気症** hypochondria は，古代にまでさかのぼり，メランコリーと結びつけられて考えられてきた。DSM-5 では上位分類の名称が身体症状症に変更になり，それにつれて本症とほぼ重なるものが病気不安症という名称になった。また ICD-10 では，身体表現性障害の下位分類に心気障害と分類されていたが，ICD-11 では，身体苦痛または体験症群ではなく，強迫症または関連症群を上位分類とした心気症として分類されている。

抑うつと不安が目だち，多くは複数の一般診療科の間を往来して**ドクターショッピング**をするが，精神科の受診には結びつかない。

その他の身体化障害

◉ 身体醜形(しゅうけい)障害

身体的な外見に関する持続的で不適切な心配である。美容形成外科手術を何回も繰り返し求める人もいる。外見の欠陥ないし欠点へのとらわれの強さから，DSM-5 では，**醜形恐怖症(身体醜形障害)** body dysmorphic disorder として，強迫性障害および関連障害群に組みこまれている。

◉ 身体表現性自律神経機能不全

心臓神経症・心因性過呼吸・神経性下痢に代表されるような，情動的・心理的な結びつきがみとめられるが身体的な基盤の関与が薄い，がんこで持続的な症状を主訴とする。

◉ 持続性身体表現性疼痛障害

心因性背部痛・心因性頭痛・身体表現性疼痛障害などに代表される，身体的な基盤の関与が薄い執拗(しつよう)な痛みを主訴とするもの。

◉ その他の身体表現性障害

咽頭部に塊状のものが上り嚥下障害や呼吸困難(のどが詰まる感じ)を訴えるヒステリー球(きゅう)や，心因性斜頸(しゃけい)などがある。

6 その他の神経症性障害

神経衰弱

心身の消耗から▶多彩な症状へ

19 世紀後半に流行した診断である。精神的な努力ののちの疲労の増強や，身体的消耗が強調されるもので，全身の不調・食思不振・腰痛・不眠・心気症・ヒステリーなど多彩な症状を示す状態をいう。回復しがたい易疲労性・衰弱・筋肉の鈍痛と疼痛・めまい・頭重感(鉛の帽子)・悪夢などの症状が典型となる。

離人・現実感喪失症候群

自分が自分だと思えない▶

離人症は統合失調症だけでなく，うつ病や神経症圏の障害にも広くみられる。近年は解離性障害として考えられることが多い。現実感が失われ，自分が自分だという実感がもてない，周囲のものに現実感がない，自分と世界の間にベールがかかったような感じ，自分の身体・顔・手足が自分のもののようではない，といった訴えがある。

虚偽性障害 factitious disorder〔作為症〕[1]

ケア職に多いとされる▶

伝統的には**ミュンヒハウゼン症候群**[2]と称される。自己瀉血（しゃけつ）や検体の人工的混合，あるいは血管など身体内への異物の注入などによって故意に症状をつくり出し，さまざまな医療機関を渡り歩く。他者からケアされたいという激しい欲求の表出とも解釈されることがある。重症例は家族と疎遠な男性が多いとされる。アメリカでは，女性の場合は看護師などのケア職に多いと考えられている。

なお，自分の子どもや近親者を病気にする**代理性ミュンヒハウゼン症候群**とよばれるものがある。これは虐待などにつながるもので，心理的機制が異なるともいわれている。いずれも精神科治療をこばむことが多い。

DSM-5 では，前者を「自らに負わせる作為症」，後者を「他者に負わせる作為症」としている。

⑤ 精神作用物質使用による精神および行動の障害

ここでいう精神作用物質とは，アルコール，アヘン類，大麻類，鎮静薬，あるいは睡眠薬，コカインやカフェインを含む精神刺激薬，幻覚剤，タバコ，揮発性溶剤(シンナー)，種々の異なる薬物が複雑に関与した多剤使用などである。

ここでは精神医学とのかかわりの歴史が深いアルコールによるもの，すなわちアルコール症と一般によばれるものを中心にみたのち，薬物依存や近年問題となっているゲーム障害，ギャンブル障害を取り上げる。

1 アルコール症 alcoholism

アルコール症とは

ここで紹介するのは，奈良さんという 48 歳の男性である。肝機能が低下し

1) 虚偽性障害の ‘factitious’ とは人工的産出の意味で，「虚偽」‘fictitious’ という意味はない。
2) ミュンヒハウゼン症候群は，『ほら吹き男爵の冒険』(奇想天外な冒険談をする実在のミュンヒハウゼン男爵を主人公とする 18 世紀の作品)からの名称である。

黄疸も出現しているため内科に検査入院したが，3日後に発汗・不眠・不穏状態になり，一般診療科と連携するリエゾン精神科医にコンサルテーションの依頼があった(▶2巻：第14章，354ページ)。

事例⑥-1 奈良さん，男性48歳

<リエゾン精神科医による奈良さんの所見>

リエゾン精神科医が訪室したところ，奈良さんは緊張した様子で，視線も定まらない状態だった。発汗し，独語や手指の振戦が目だつ。窓際のカーテンの陰やベッドの隅などの暗いところに黒光りする小さな虫のようなものがびっちりとはりついてうごめいていると指さす。それがこわいらしく，目が離せず手で振り払おうとする。

〈内科入院時のカルテ〉

診断 肝機能障害，アルコール依存症

家族構成 両親と妻と娘

職業 家族で食品製造の自営業

受診までの経過

10代後半から習慣性飲酒があった。大酒家で，20代からは飲みだすと抑制がきかなくなった。家業を継いだ当初の生活は順調だったが，30代からはアルコール関連の問題で何回か精神科病院や専門病院にも入院した。40代に入って肝障害を指摘され節酒しようとしたが，やはり少し飲むととまらなくなる。病院断酒会やアルコホーリクス・アノニマス®(AA)への参加，抗酒薬の使用なども試したが，繰り返し「スリップ」(再飲酒)にいたる。「酒はいつでもやめられる」が本人の口ぐせだった。飲みはじめると食事はとらず，朝がたからコンビニでカップ酒を買って飲みつづけてしまう。

今回は，黄疸が出て肝硬変の疑いもあるため，精査を兼ねて内科に入院した。直前までの飲酒で，足がもつれ体調も最悪であった。

中毒から嗜癖・依存という理解へ ▶

アルコール症はアルコール飲料の歴史とともに古くからみられ，さまざまな文学作品にも描かれてきた。19世紀には，ゾラ E. Zola の小説『居酒屋』[1)]に代表されるように，もっぱら飲酒による中毒 poisoning の問題として描かれていたが，それが嗜癖(しへき) addiction(アディクション)や依存 dependence の問題とされるようになり，DSM-Ⅲ-R では，精神作用物質の乱用 abuse として扱われた。以降，急性の中毒 intoxication と離脱 withdrawal と並んで使用障害 use disorder という枠組みで扱われるものになった。

DSM-5 では依存という語は用いられていないが，従来の**依存**とは，12か月

1）ゾラ，E. 著，古賀照一訳：居酒屋(新潮文庫)．新潮社，1980.

の間に**耐性**(同じ効果を得るためにしだいに大量のアルコールを必要とする現象)，**離脱**(離脱症状があり，それを回避するために再飲酒する)，**中止の不成功**(やめたいと思うが，やめられない)など，3つ以上の状態が生じる強迫的飲酒行動とされていた。また**乱用**は，アルコール飲用の結果12か月以内に生じる生活上の障害や苦痛(たとえば，怠学や欠勤，能力低下中の自動車運転による事故，飲酒による口論やけんか)などとされていた。

精神依存と▶身体依存がある

アルコール依存には一般に精神依存と身体依存との両面があるといわれ，両者が複雑にからみ合っている。**精神依存**とはアルコールへの希求が強く，生活習慣に組み込まれ，飲まないではいられない気持ちになることである。簡単に手に入る薬物であるアルコールは，鎮静作用や高揚感をもたらし，不安・抑うつ・不眠に対して使用される。しかし，しだいに耐性が上がり，しばしば早朝から飲み(家になければコンビニエンスストアや自動販売機に向かい)，飲みつづけ，とまらない状態へといたる。これが常態化すると，アルコールが切れるときに，精神・身体症状があらわれる。**離脱症状**(**禁断症状**)である。覚醒時に飲酒前後の記憶がない**ブラックアウト**が生じることもある。ここで再飲酒するとらくになるため，ますます深みにはまって回復できない状態にいたる。

事例⑥-2

<奈良さんの生育歴・生活史>

きょうだい2名の長男。元来目だたない，おとなしい子だった。父も大酒家であるが仕事に支障はなかった。地元の小中学校から高校に進学する。その後は，家業の見習いから始め，20代はじめに結婚する。飲酒で仕事もとどこおりがちな本人を見て，困惑した妻は飲みたい気持ちを知りたいとみずからアルコールに手を出して短期で依存症になり，結局，身体をこわして離婚している。

その後数年間，断酒していたときに現在の妻と知り合って再婚し，1女をもうけた。妻はその後，保健センターやアルコール症の家族相談などでアドバイスを受け，本人と距離をもって接しているという。家人に暴力的になることは少ない。家業がなんとか続いているのは，ほとんど妻の仕事ぶりによる。

近い家族はリスク▶が4倍になる

アルコール依存は遺伝的影響や文化的影響を複雑に受けている。アルコール症者に近い家族はリスクが4倍高いという統計がある。奈良さんの場合もそうであるが，依存者を父にもつ男子にリスクが高い。最近は，女性の依存症者の増加が目だつようになってきた。気分[感情]障害や摂食障害など，ほかの精神障害に合併し治療が困難になることも多い。

アルコール依存の問題は，人種や文化などにも深いかかわりがある。アジア人やユダヤ人の多くはアルコール脱水素酵素の活性が低く，少量のアルコールで紅潮，めまいなどの中毒症状を呈する。そのため，依存の発生頻度は低いといわれている。

多様な身体疾患を伴う▶ アルコールによる臓器障害もさまざまで，肝臓障害・高血圧症・膵臓機能障害・末梢神経障害など多様な身体疾患を伴う。生活習慣病の多くに飲酒が関係している。γ-GT(γ-GTP)の上昇やその他の血清肝酵素の上昇，手掌紅斑，クモ状血管腫などを伴っていることがある。

アルコール依存は，こうした身体疾患のほかに，交通事故や自殺などを引きおこす頻度も高く，結果的に死亡年齢もかなり低い(日本では50代前半)。

アルコール症の治療

事例⑥-3

<奈良さんへの精神医学的関与>

特徴的な小動物幻視と，記憶の脱落(ブラックアウト)，さらにはこれまでの飲酒歴から，リエゾン精神科医は，振戦せん妄を伴うアルコールの離脱症状と診断した。夜でも部屋の照度を一定に保ち，興奮が強いので身体的抑制をし，経口薬としてジアゼパムを処方したが，服薬も困難になるので，ハロペリドールを点滴に加えた。すると，3日後にはせん妄状態から脱し，通常の会話が可能になった。

内科医から，肝硬変へ移行する可能性と，頭部CT所見での脳萎縮やコルサコフ症候群の可能性なども指摘された奈良さんは，もう一度断酒をしようという気持ちになったと言う。約3週間後，肝機能もひとまず安定した。

現在本人は，本腰で地域のAAに参加することを考えている。「アルコールは病気じゃない，自分の意志が弱いのが問題。決心したらいつでもやめられる」と思っていたが，今回の経験でやはり病気だと思うようになったと言う。ソーシャルワーカーと保健師を通じてAAへの参加を調整すること，定期的な通院と抗酒薬の使用を検討すること，さらに緊急時の対応や連絡などについても退院前に家族を含めて話し合うことになった。

断酒以外では回復しない▶ 治療は完全な**断酒**である。再発(スリップ)はしばしばみられ，初期の離脱症状の管理のために入院治療が必要となるときがある。

アルコール症者は自分が依存症であると認めたがらず，いつでもやめられると考えている。少しなら飲んでもいいだろう(適正飲酒あるいは節酒)と思う。しかし，依存症はそれではすまない(▶NOTE「渇望 craving」)。周囲の人々も「本人がだらしないからだ。意志が弱いからだ」と本人の道徳的・人格的な弱さとからめて考えがちだが，それでは治療には結びつかない。

自助グループが大きな役割をもつ▶ 狭義の医療に加えて，家族や周囲の人々の理解も重要である。さらにアルコール症者自身による自助グループが大きな役割を果たしている。AAや断酒会がそれである。家族のための自助グループ(アラノン Al-Anon)もある。

一方，本人の希望や本人の合意で**抗酒薬**(嫌酒薬)とよばれる薬剤(シアナミド〔シアナマイド®〕，ジスルフィラム〔ノックビン®〕)を使用することがある。

抗酒薬はアルデヒド脱水素酵素によるアルコールの分解を阻害するので，飲酒すると急性中毒症状を呈し，その恐怖から飲酒行動を抑えようとするものであるが，生命にかかわる危険があるので慎重な投与が必要である(▶第6章，285ページ)。なお最近では，従来のものとは異なった機序で飲酒の欲求自体を抑える薬剤(アカンプロサートカルシウム〔レグテクト®〕)や，アルコール依存症の飲酒量を低減させる目的で，飲酒の1〜2時間前に服用するナルメフェン塩酸塩水和物〔セリンクロ®〕といった薬剤も使用されている。

● 離脱症状とせん妄

行動抑制や薬での鎮静が必要になる▶

アルコール症の患者に出会うのは，アルコール専門治療機関以外では，一般病棟が多い。奈良さんのように肝機能障害などの身体疾患の治療で入院し，即日から数日で離脱症状が出て，原因がアルコールによるものであることがあらためて明らかになる。

離脱症状の典型例▶

離脱症状としては，手指振戦，発汗や心悸亢進，てんかん大発作様の痙攣などの身体症状に，強度の不眠・不安・焦燥・抑うつなどの精神症状が伴うことが典型的であり，せん妄や幻覚があらわれることもある。せん妄状態の出現は通常は夕刻や夜間にみられ，不穏になり言語や行動がまとまらなくなってくる。手指の振戦(**振戦せん妄**)，強い不眠，精神運動興奮，**小動物幻視**(カーテンの陰の暗い部分にアリやアブラムシのようなものがすきまなく群がっているように見える幻視)などがみられる。

せん妄時には行動抑制が必要であり，循環器障害や栄養障害や電解質異常に気をつけて補液をし，向精神薬で鎮静をはかることが中心になる。低い照度を保った刺激の少ない環境が必要である。通常数日で回復し，せん妄状態のときのことはぼんやりとしか思い出せない。なかにはせん妄状態が数週間続くこと

NOTE

渇望 craving

通常の飲酒では，酔ってしまうとそれ以上飲みたくなくなるが，依存症になると最初のひと口でやめられなくなり，コントロールがきかなくなる。これを渇望現象 phenomenon of craving とよぶ。アルコールへの渇望は連続飲酒発作を引きおこす。

一方，断酒したあとに，飲みたい気持ちがとまらず，イライラと落ち着かず，集中力の欠けた状態になること，すなわち飲酒欲求を渇望 craving とよぶこともある。断酒後3〜4週間ごろに一番強くあらわれ，理由もわからずイライラして不眠がちとなり，精神的に落ち着かなくなる。そのため，たまらず飲酒してしまうことをスリップとよぶ。この渇望の時期を過ぎると身体的にも精神的にも回復し，過去の自分をふり返り，断酒の意志をあらためて強くもつことができるようになるが，こうした飲酒欲求は繰り返しあらわれる。

いずれにしても，自分の意志ではコントロールできないのが渇望であり，さまざまな依存症に共通するやっかいな症状といえる。

もある。

アルコール精神病▶ この離脱症候群やアルコール性認知症などを含め，以下のような一群を**アルコール精神病**とよぶ。

①**アルコール幻覚症** 大量飲酒者の急性幻覚症で，幻聴から被害・迫害的内容に及ぶ。激しい不安から行動化もみられる。通常は数日で経過するが，ときに慢性化することもある。

②**アルコール妄想症** ほとんどの場合は配偶者である妻に愛人がいるなど嫉妬(しっと)妄想のかたちをとる。

③**ウェルニッケ脳症** 栄養障害など，ほかの身体疾患を契機としておこるが，慢性アルコール症で多い。急激な発症・意識障害・健忘症候群・振戦せん妄のほか神経学的症状も伴う。

④**コルサコフ精神病** 慢性アルコール症者におこるもので，コルサコフ症候群が中心で多発神経炎を伴う[1]。

2 アルコール以外の精神作用物質使用による精神および行動の異常

多様な薬物で依存症に▶ アヘン・モルヒネ・ヘロイン・コデイン・ペンタゾシンなどのアヘン類(オピオイド)，マリファナ・ハシッシュなどの大麻類，通常処方される睡眠薬・抗不安薬・鎮静薬，コカイン・アンフェタミン・メタンフェタミン(ヒロポン)などの覚醒剤は乱用によって精神および行動の異常を引きおこす。

また，幻覚剤のLSDをはじめ，幻覚茸(きのこ)によるプシロシビン，ペヨーテ(メキシコ原産のサボテン)由来のメスカリンなども幻覚作用をもつ。幻覚剤中止後は，**フラッシュバック**[2]が生じることもある。精神病に移行することも多い。

アンフェタミン系薬物のメチルフェニデート塩酸塩(リタリン®)などはナルコレプシー(▶230ページ)や注意欠如障害の治療で使用されるが，その乱用が問題化した。メタンフェタミンの「スピード」，幻覚作用の強い「エクスタシー(MDMA)」をはじめさまざまな**危険ドラッグ**(以前は違法・脱法ドラッグとよばれていた)が販売され，自動車事故や事件などにもつながり社会問題化した。

このほか，入手が簡単なさまざまな揮発(きはつ)性物質(シンナー・除光液・接着剤など)が多幸感や脱抑制などを目的に吸入剤として使用される。なかでもシンナー中毒は日本で一時かなり流行した。当初は遊び半分の集団使用だが，しだいに単独常習使用となる。

依存の重複が多い▶ 多くの場合は，いくつかの物質依存などが重複している。激しい離脱症状や

---

1) 最近では，ウェルニッケ脳症が慢性的に経過してコルサコフ精神病の病態にいたると考えられ，両者をウェルニッケ-コルサコフ症候群とよぶようになった。

2) フラッシュバック flashback(幻覚剤持続性知覚障害)とは，幻覚剤を使用したあと，数週間から数か月後に飲酒あるいは精神的ストレスなどを契機として突然に生じる，幻覚妄想状態の再燃をいう。フラッシュバックという言葉は，PTSDの外傷体験の再体験症状にも用いられる。

NOTE
ダルク(DARC)

ダルクとは，薬物依存症をかかえた人々のための民間リハビリテーション施設である。Drug Addiction Rehabilitation Center の頭文字をとって DARC，これをダルクとよぶ。1985 年に 1 人の薬物依存症の回復者が，東京の下町に一軒家を借りて開設した。2020 年現在，全国の 41 都道府県に 66 施設あり，その大半が，日中に通ってプログラムを行うデイケアと宿泊施設をもつナイトケアとを行っている。ダルクのおもなスタッフは回復した当事者であり，セルフヘルプグループの考え方を基本にして運営されている。プログラムの中心は体験を語り合うミーティングで，夜間には薬物依存症のセルフヘルプグループである NA (Narcotic Anonymous)に参加する。これ以外にも，利用者への生活相談や健康相談，就労支援や子育て支援，当事者研究，家族や関係機関への援助，刑務所や地域の学校での講演活動など，薬物依存症からのリカバリーを支えるための多彩な活動を行っている。

関連症状で入院治療になっても，物質使用歴は基本的に隠されている場合が多い。多くの精神科施設では，フェンシクリジン類・ベンゾジアゼピン類・コカイン系麻薬・アンフェタミン・大麻など 8 種類のものを検出する尿中乱用薬物検出キット(トライエージ® DOA など)が使用されている。薬物依存にはダルク(DARC)という自助治療機関がある(▶NOTE「ダルク(DARC)」)。

3 ゲーム障害(GD)[1]，ギャンブル障害 gambling disorder

DSM-5 にギャンブル障害があげられ，ICD-11 にも引き継がれた。また DSM-5 では「今後の研究のための病態」としてインターネットゲーム障害があげられ，ICD-11 は対象をゲーム全般に拡大したゲーム障害としてまとめた。

ゲーム障害とギャンブル障害は同じく，①ゲーム(ギャンブル)に関する制御困難，②否定的な結果にもかかわらずゲーム(ギャンブル)を継続またはエスカレートする，③ゲーム(ギャンブル)に関する優先度がほかの日常生活より高いなどが症状としてあげられる。これらの症状が 12 か月以上続き，個人的・家族的・社会的・教育的・職業的またはほかの重要な機能領域において重大な障害をもたらすものが診断の根幹とされる。

インターネットゲーム障害の典型例は，1 日 8〜10 時間，週あたり最低 30 時間がこの活動に向けられ，コンピュータやゲームに戻ることを禁じられたら，イライラしておこりはじめる。しばしば寝食をとらず，長時間没頭する。学業や仕事や家庭的な義務はおろそかにされる。

これらの障害に対しては，予防対策(教育)，精神療法，薬物療法などが考えられている。

1) GD：gaming disorder の略。

⑥ 各発達段階であらわれやすい精神障害・心的不調

1 知的能力障害／知的発達症

DSM-5-TR では，発達期に発症する一群の疾患を，**神経発達症群** neurodevelopmental disorders にまとめている。ICD-10 では「精神遅滞／知的障害」と「心理的発達の障害」を別々のグループに分けているが，ICD-11 からは発達的視点も取り入れて，学習または実行機能の制御といった非常に特異的で限られたものから，ライフスパンを考えた，社会的技能または知能の全般的な障害まで多岐にわたる分類になる。

● 知的能力障害／知的発達症とは

従来の知的障害との違い▶

従来の「知的障害／精神遅滞[1]」に該当する障害を，DSM-5-TR は**知的能力障害** intellectual disorder／**知的発達症** intellectual developmental disorder として分類している。知的能力障害は，「発達期に発症し，概念的，社会的，および実用的な領域における知的機能と適応機能両面の欠陥を含む障害である」と定義され，それらは次の３つの基準を満たすものである。

(1) 臨床的評価および個別化，標準化された知能検査によって確かめられる，論理的思考，問題解決，計画，抽象的思考，判断，学校での学習，および経験からの学習など，知的機能の欠陥。
(2) 個人の自立や社会的責任において発達的および社会文化的な水準を満たすことができなくなるという適応機能の欠陥。
(3) 知的および適応の欠陥は，発達期の間に発症する。

● 知的能力障害／知的発達症の分類

重症度の分類▶

軽度から最重度に分類される。

①**軽度**　言語の使用と理解に遅れをみるが，身辺の生活や日常生活には支障のない程度である。学業，とくに読み書きなどで問題が出る。自閉スペクトラム症／自閉症スペクトラム障害，てんかんなどを合併することもある。

②**中等度**　言語使用と理解に加え，身辺の行為や運動能力に発達の遅れがでる。学力の達成度は低い。さまざまなレベルが含まれるが，多くは援助プログ

1）日本では長年一般的に「精神薄弱」という用語が使用され，1970（昭和 45）年ころまでは，白痴・痴愚・軽愚（ろ鈍）という侮蔑的な分類・呼称が用いられてきた。1999（平成 11）年４月から「精神薄弱」は「知的障害」という用語で統一することになり，「障害者基本法」などの法律でもすべて「精神薄弱」は「知的障害」に改められた。ICD-10 は精神遅滞という言葉を使っている。なお，ICD-11 では disorders of intellectual development（知的発達症）が使用されている。

ラムに従って社会的交流や簡単な会話を楽しむことができる。

③**重度**　著しい運動障害やその他の合併する障害がみられる。臨床的に顕著な中枢神経系の障害，あるいは発達不全の存在を示唆する。

④**最重度**　言語の理解と使用はきわめて制限される。動けないか動くことが著しく限られる。自分の欲求を満たす能力に欠け，つねに他者の援助と管理を必要とする。

この障害の重症度は，これまではほぼ知能指数(IQ)によって分類されていた(知能およびその検査法については▶第3章，68ページ)。その基準は，軽度：IQは50〜69の帯域，中等度：IQは35〜49の帯域，重度：IQは20〜34の帯域，最重度：IQは20未満というものである。

DSM-5-TRでは，こうしたIQによる基準を参考にしながらも，これらはあくまで概念的領域の概算値であるとし，このほかに，社会的領域や実用的領域での習得度などの総合評価もみなければいけないとしている。

受診を機に発見されることが多い▶

知的能力障害が把握されないまま成長し，さまざまな場面で問題行動や精神症状をあらわして精神科医療機関につながる場合がある。統合失調症様の症状を呈することもまれではなく，受診を機会に基底にある知的能力障害が発見されることも多い。学業成績について聞いたり知能検査をしたりするなどして，あとに述べるコミュニケーション障害群や自閉症スペクトラム障害とともに，知的能力障害の存在を考えることが重要になる場合がある。

2 てんかん epilepsy

現在，てんかんは，「種々の病因によってもたらされる慢性の脳疾患であって，大脳ニューロンの過剰な放電から由来する反復性の発作(てんかん発作)を主徴とし，それに変異に富んだ臨床ならびに検査所見の表出が伴う」疾患と定義され[1)]，精神疾患ではなく神経疾患に分類されている。

しかし，長らく精神医学の対象であったことや，多くの抗痙攣薬がなお精神科疾患の治療薬であることなどもあり，また精神医学的な障害とてんかんの関連性を知るのは重要と思われるため，本章で取り上げる。

● てんかんの分類

本能性と症候性がある▶

てんかんは，**本態性(原発性・一次性)てんかん**と**症候性(続発性・二次性)てんかん**とに分けられる。前者は，脳波以外に原因となる脳の疾患や損傷，身体的な異常が見つからないものである。後者は，出生時の低酸素脳症，乳幼児期の脳炎や髄膜炎，さらには脳出血や外傷によるものなど，脳の障害や病変によって発作がおこるものである。

1）兼本浩祐：てんかん学ハンドブック，第4版．p. 4，医学書院，2018.

原発性てんかんの有病率は，人口1,000人対8強である。発作は小児期・青年期に初発をみることが多い。幼児期に主としておこる発作型もある。

てんかんの国際分類(2010年改訂提案版)にそって，発作の種類を以下に簡単に述べる。

◉ 焦点発作

①意識障害なし(従来の単純部分発作にほぼ相当) 単純で要素的な運動症状(手指・口・舌・上肢の攣縮など)や知覚症状(暗視・輝光・聴覚・嗅覚・味覚の異常)，自律神経症状(消化器運動感・流涎・発汗・呼吸促迫・顔面紅潮など)，精神活動(失語・錯覚など)のみの発作症状を示す。意識障害はなく，患者は発作を自覚している。

②意識障害あり(従来の複雑部分発作にほぼ相当) 意識混濁で始まり，呆然自失・無反応，寝ぼけたようなちぐはぐな行為，口をモグモグさせる，徘徊，手を動かすなど，もうろう状態を呈し，もうろう発作ということもある。数分から数10分間に及び，発作の間のことは覚えていない。

③両側性痙攣発作(強直，間代または強直－間代要素を伴う)への進展(従来の「二次性全般化発作」に相当) 焦点発作が全般化し，大発作に移行する(ジャクソン型てんかん)。

◉ 全般発作

①欠神発作(小発作) 突然意識が消失し，数秒間で急に意識が戻る。小児期に初発する。なんらかの行為中に動作がとまったり，がくっと膝が折れたりするように見えることがある。発作時脳波に，特徴的な，左右対称で規則的な3Hz棘・徐波複合をみる。一般に予後はよく，思春期を過ぎると消失する。

②ミオクロニー発作 顔面・体幹・四肢の筋肉に突然短時間の筋収縮がおきる。意識消失をみることもある。

③間代発作 筋の収縮と弛緩が反復する発作である。

④強直発作 意識障害を伴う両側性の強直性痙攣がおこる。乳幼児のてんかんでみられる。体位筋の強い筋攣縮があり，両側上肢の挙上・下肢伸展・後弓反張の姿勢をとる。持続は5〜10秒間である。

⑤強直－間代発作(すべての組み合わせ) 典型的なてんかん痙攣発作である。**大発作**とよばれる。突然全身の筋肉が強直して倒れ意識を失う。上肢は屈曲，下肢は伸展することが多く，全身が弓なりにそりかえることがある(後弓反張)。呼吸停止とチアノーゼをみる。これが数秒から数10秒間続く(強直性痙攣)。その後収縮と筋弛緩を律動的に繰り返し，関節の屈曲伸展運動を示す時期が数10秒から1分間続く(間代性痙攣)。これが連続しておこり，昏睡状態で呼吸が回復し，覚醒するかそのまま睡眠に移行する(終末睡眠)。意識が混濁して「発作後もうろう状態」を呈することも多い。

⑥脱力発作(無動発作) 体位筋に脱力が生じ，姿勢がくずれる発作である。頸部の筋の脱力発作がおこると首がうなずくように前傾し，膝部にあらわれる

と膝を折って倒れ込む。前者を点頭発作，後者を失立発作とよぶ。

脳波(EEG)による診断▶ いずれも特徴的な脳波所見を示すことが多いため，脳波(EEG[1])検査が診断のうえで重要になる。

てんかんの精神症状

精神症状を呈することも▶ てんかんの患者には精神症状がみとめられることが多い。発作前には，緊張・イライラ・抑うつがあらわれることがあり，おこりっぽく対人トラブルになることもある。最近では，自動車運転中の発作による事故が問題になっている。

特徴的な性格傾向▶ てんかん関連の性格特徴(てんかん性性格)として，精神活動の粘着性(徹底性・完璧性)と，感情の易変性・爆発性とがあげられる。てんかん患者はその症状が目だつため社会の偏見やスティグマに悩んでいることが多い。それが性格や行動に影響することもある。

別に，てんかん精神病というものがある。てんかんで発症し，その過程で統合失調症様症状を呈するもので，側頭葉てんかんとの関連が指摘されている。

3 発達障害

DSM では，DSM-Ⅲ-R 以降，「通常，幼児期，小児期，または青年期にはじめて診断される障害」というグループのなかで，広く**発達障害** developmental disorder として分類してきた。DSM-5-TR もその流れを踏襲し，発達期に発症する一群の疾患として，**神経発達症群** neurodevelopmental disorders にまとめている。発達の欠陥の範囲は，学習または実行機能の制御といった非常に特異的で限られたものから，ライフスパンを考えた，社会的技能または知能の全般的な障害まで多岐にわたる。

近年，この領域への関心と概念の拡大とともに，大人の発達障害が注目されるようになり，有名な歴史上の人物(発明家・芸術家・哲学者)が実は発達障害だったのではという議論や，引きこもりや，パーソナリティ障害や，軽症うつ病などの今日的病態もこうした障害との関連が指摘されることがある。大人の発達障害の場合は，心理的発達度のばらつきに加え，それによる周囲への適応障害が著しくなって精神科受診にいたることが多い。

コミュニケーション症群 communication disorders

コミュニケーション症群には，言語，会話，およびコミュニケーションの欠陥が含まれる。

①言語症 話す，書く，手話などの言語の習得および使用における持続的な困難を示す。言語理解や言語産出の欠陥によるもの。

1) EEG：electroencephalogram の略。

②語音 speech sound 症 会話や言語コミュニケーションによる意思疎通をさまたげるような，語音の産出が持続的に困難なもの。

③小児期発症流暢症(吃音) 発達期早期に特定の吃音(きつおん)が始まり，持続して，コミュニケーションや，社会参加，学習や職業遂行のさまたげになるもの。

④社会的(語用論的)social(pragmatic)コミュニケーション症 実際の会話場面で，相手に合わせたコミュニケーションの変更能力，会話や話術のルール，推論や比喩の理解などに欠陥があり，効果的コミュニケーションや，社会参加，学業や職業遂行のさまたげになるもの。

● 自閉スペクトラム症(ASD[1])

自閉スペクトラム症は，従来の自閉性障害，アスペルガー障害，広汎性発達障害をまとめたものである。

自閉症を最初に報告したのは，アメリカの精神科医カナー L. Kanner(1894～1981)である。彼は1943年に，小児の「情緒的接触の自閉的障害」であり，「人生の早期から他者や周囲の環境にふつうの仕方で自分を関係づけできない障害」を，早期乳幼児自閉症とよんだ。

自閉症は3歳以前にあらわれる発達の障害であり，視線を合わせたり，ほほえみを返したりすることがなく，親密な身体接触や変化をいやがるなど，①社会的相互交渉の質の異常，②言語的・非言語的コミュニケーションの質の異常，③反復的・常同的な行動パターンと関心の広がりの著しい欠乏，の3つがおもな特徴である。ほかの人々が考えていることを正しく判断できず，そのため他人の考えや感情を予測する，いわゆる「心の理論」(▶第3章，71ページ)の欠如が問題とされた。女児に比べ男児に3倍ないし4倍多くみられ，約3/4の症例では著しい知的障害がみとめられる。

自閉スペクトラム症という概念へ▶

DSM-IV-TRにおいては自閉性障害として，レット障害・小児期崩壊性障害・アスペルガー障害などとともに広汎性発達障害 pervasive developmental disorder(PDD)としてまとめられていた。それがDSM-5-TRではさらに自閉スペクトラム症という，幅のあるものとしてとらえられるようになっている。ICD-11でもこの障害は取り入れられている。

DSM-5-TRにおけるこの障害の要点は，社会的コミュニケーションおよび対人的相互反応における持続的な欠陥であり，その重症度により**表5-7**のように区分され，以下の限定された反復的な行動・興味・活動の少なくとも2つをもつとされる。

(1) 常同的または反復的な身体運動・物の使用・会話
(2) 同一性への固執，習慣へのかたくななこだわり，儀式的行動様式

1) ASD：autism spectrum disorder の略。

▶表 5-7　自閉スペクトラム症の重症度水準

重症度水準	社会的コミュニケーション	限局された反復的な行動
レベル 3 「非常に十分な支援を要する」	言語的および非言語的社会的コミュニケーション技能の重篤な欠陥が，重篤な機能障害，対人的相互反応の開始の非常な制限，および他者からの対人的申し出に対する最小限の反応などを引き起こしている。例えば，意味をなす会話の言葉がわずかしかなくて相互反応をほとんど起こさなかったり，相互反応を起こす場合でも，必要があるときのみに異常な近づき方をしたり，非常に直接的な近づき方のみに反応したりするような人	行動の柔軟性のなさ，変化に対処することへの極度の困難さ，またはあらゆる分野において機能することを著しく妨げるような他の限局された反復的な行動。焦点または活動を変えることへの強い苦痛や困難さ
レベル 2 「十分な支援を要する」	言語的および非言語的社会的コミュニケーション技能の著しい欠陥で，支援がなされている場面でも社会的機能障害が明らかであったり，対人的相互反応を開始することが制限されていたり，他者からの対人的申し出に対する反応が少ないか異常であったりする。例えば，単文しか話さず，相互反応が狭い特定の興味に限られ，著しく奇妙な非言語的コミュニケーションを行うような人	行動の柔軟性のなさ，変化に対処することへの困難さ，または他の限局された反復的な行動。事情を知らない人にも明らかなほど高頻度に認められ，さまざまな状況で機能することを妨げている。焦点または活動を変えることへの苦痛や困難さ
レベル 1 「支援を要する」	適切な支援がないと，社会的コミュニケーションの欠陥が目立った機能障害を引き起こす。 対人的相互反応を起こすことが困難であるし，他者からの対人的申し出に対して非定型のまたはうまくいかない反応をするような事例がいくつもはっきりとある。対人的な相互反応への興味が低下しているように見えることもある。例えば，完全な文章で話しコミュニケーションに参加することができるのに，他者との会話のやりとりに失敗したり，友人を作ろうとする試みが奇妙でたいていうまくいかないような人	行動の柔軟性のなさが，1 つ以上の状況で機能することに著しい妨げとなっている。いろいろな活動相互で切り替えをすることの困難さ，組織化や計画の立案をすることでの問題(自立を妨げている)

（高橋三郎・大野裕監訳：DSM-5-TR　精神疾患の分類と診断の手引．p. 56，表 2，医学書院，2023 による）

(3) 異常な強度や対象に限定された執着する興味
(4) 感覚刺激に対する過敏さまたは鈍感さ，または環境の感覚的側面への並はずれた興味

● 注意欠如多動症（ADHD[1]）

12 歳以前に▶明らかになる

ICD-10 では，多動性障害とよばれている。病的に落ち着きを欠き注意をはらうことができず，機能や発達の妨げとなる。学業・仕事・課題・遊びなどに際して集中したり注意をはらうことができないことが持続し（**不注意**），たえずそわそわ落ち着きがなくじっとしていられない，さらに順番をまもらなかった

1）ADHD：attention-deficit/hyperactivity disorder の略。

り他人の話をさえぎったりする特徴(**多動性**および**衝動性**)があり，それらが学童期以前に明らかになり，学校や家庭や職場などの複数の状況で観察されるものである。DSM-5-TRでは，12歳以前に明らかになるものとされている。1950年代に微細脳損傷や微細脳機能不全という見方で広まった。

薬物療法も適応▶ 1970年に中枢神経刺激薬であるメチルフェニデート塩酸塩(リタリン®)がうつ病やナルコレプシー治療のために登場したとき，それが小児の多動にも効果があることが判明した。現在では精神刺激薬であるメチルフェニデート塩酸塩(コンサータ®)とともにアトモキセチン塩酸塩(ストラテラ®)が小児のADHDの治療薬として認められている。リタリン®は依存性が高く，その乱用が社会問題となった。今日では，こうした不適切な使用を避けるため，リタリン®はナルコレプシーのみに適応が認められ，いずれも登録された医師と薬剤師のみが処方・調剤できるように制度化されている。

● 限局性学習症(SLD[1])

限局性学習症は，全般的な知的発達の遅れはみとめられないが，学齢期に，学力をめぐる基本的技能，たとえば，話す・読む・書く・計算するなどの特定の能力の習得や遂行に困難を示すものである。次の①〜⑥の症状の少なくとも1つが存在し，6か月以上持続している。①不的確または速度の遅い，努力を要する読字，②読んでいるものの意味を理解することの困難さ，③綴字(ていじ)(書字)の困難さ，④書字表出の困難さ，⑤数字の概念，数値，または計算を習得することの困難さ，⑥数学的推論の困難さ。

これらは，読字不全(失読症)，綴字(書字)不全，算数能力不全(失算症)などとよばれることもある。

● 運動症群

◉ 発達性協調運動症 developmental cocordination disorder

発達性協調運動症は，全体的知能の遅れや，神経障害では説明できない協調運動発達の機能障害である。幼児の場合は歩き方がぎこちなく，走る・とぶ・階段の上り下りが不器用で，物を落としたりぶつかったりすることも多い。かつては，微細脳機能障害とされてきた。ほかに「不器用な子ども症候群」という呼称もある。

◉ チック症 tic disorder

チックとは，突発的，急速，反復性，非律動性の運動または発声で，一過性チック障害，慢性運動性あるいは音声チック，音声チックおよび多発性運動性チックの合併(トゥレット症候群)などが含まれる。

---

1) SLD：specific learning disorder の略。

トゥレット症候群[1]は，小児期から青年期に発症し，反復的な発声・咳ばらい・ぶつぶつ語があり，汚言(おげん)(禁忌語・わいせつ語)を乱用し，粗大な上肢や下肢の運動がとまらず，暴力や禁忌にふれる行為に及ぶことがある。男子に多い。

チックは意識的に一時中止することが可能で，睡眠中は消失する。

4 摂食障害〔摂食症〕

神経性無食欲症(AN[2])と神経性過食症(BN[3])が代表的なものである。ANには抑うつ，強迫，さらにはパーソナリティなどの多様な問題が含まれている。スリムであることが求められる職業(モデルなど)やそれが称賛される文化とも結びつき，母子関係や家庭の問題が焦点になることもしばしばあって，生物・心理・社会的領域すべてにまたがる障害と考えられている。

● 神経性無食欲症(神経性やせ症)

成長がとまることもある▶

神経性無食欲症(神経性やせ症)では，肥満への恐怖と自己の身体像(ボディイメージ body image)のゆがみから，みずから厳しい食事規制をし，その結果，極度のやせと低栄養状態が引きおこされる。平均体重の85%を下まわるもの，あるいはBMIが17.5以下のものをいう。DSM-5-TRではBMIによって次のような重症度分類になっている。

①軽度　BMI ≧ 17 kg/m^2

②中等度　BMI 16〜16.99 kg/m^2

③重度　BMI 15〜15.99 kg/m^2

④最重度　BMI＜15 kg/m^2

自発嘔吐や緩下剤の乱用など排出行動を反復することが多い。過度の運動，食欲抑制薬や利尿薬の常用もしばしばみられる。

思春期から青年期の女性が圧倒的多数である。内分泌障害による無月経もほとんどの例でみられ，思春期早期の発症の場合は，成長が停止することもある。自然に改善するものもあるが，なかには慢性化し，体型や体重へのこだわりと結びついて精神病レベルにまでなって持続する例もある。19世紀末にはすでにヒステリーの栄養障害の項にこうした症状は記載されていて，約3分の1は慢性化・重症化して死にいたる病態として記されている[4]。

---

1) トゥレット症候群はフランスの神経学者ジル-ドゥ-ラ-トゥレット G. Gilles de la Tourette(1857〜1904)によって記載されたもので，こうよばれる。ジル-ドゥ-ラ-トゥレット症候群と記されることもある。

2) AN：anorexia nervosaの略。

3) BN：bulimia nervosaの略。

4) Janet, P.: *The Major Symptoms of Hysteria*. pp. 227-244, Macmillan, 1907.

● 神経性過食症(神経性大食症)

むちゃ食いとその排出にこだわる▶ 神経性過食症(神経性大食症)では，食物への欲望から短時間に大量の食物を食べるむちゃ食い行為を繰り返す。その一方で，自発嘔吐・緩下剤の乱用・利尿薬の使用など排出行為にこだわり，体重の増加を恐れる行動もみられる。AN でも BN でも，反復的な嘔吐による**カリウム欠乏**から不整脈・腎障害・尿路感染症・テタニー[1]・てんかん性発作のほかに，齲歯(うし)(むし歯)・耳下腺腫大がおきることがある。DSM-5-TR では，こうした不適切な代償行動の1週間の平均回数により，軽度(週1〜3回)，中等度(週4〜7回)，重度(週8〜13回)，最重度(週14回以上)に分けられる。

5 パーソナリティ障害〔パーソナリティ症群〕

パーソナリティとは「人となり」▶ 人には，生得的でもあり獲得的でもある，その人固有の「人となり」がある。これは，さまざまな外界からの刺激に対する長期にわたる比較的安定した反応の仕方，ふるまいや行動のパターンの総和と考えられる。それが性格・人格・パーソナリティとよばれるものである(▶第3章，79ページ)。したがって，パーソナリティの形成には時代や文化がおおいに影響している。そうした文化的期待値から著しくかたよった内的体験や行動様式が，パーソナリティ障害である。

なかでも境界性パーソナリティ障害と自己愛性パーソナリティ障害は，1980年代以降，時代を代表する「病い」となった。当初は「人格障害」とよばれたが，「パーソナリティ障害」へと名称変更されたのも，生まれながらの「人格」から，変化しうるものとしての「パーソナリティ」へという語感によるものであろう。

パーソナリティ障害の3分類▶ パーソナリティ障害(PD[2])とは，特定のパーソナリティ傾向によって周囲との軋轢(あつれき)を生み出し，本人も生きにくさを感じる状態をいう。DSM-5-TR では，次の3つに分類している。

● A群パーソナリティ症

①妄想性(猜疑(さいぎ)性)パーソナリティ症　他者を信用せず，他人の動機を悪意あるものと解釈する広範な不信と疑い深さを中心とする。

②スキゾイド(シゾイド)schizoid パーソナリティ症　感情的に冷たく，自信過剰で超然としている。社会的孤立が特徴的である。

③統合失調型 schizotypal パーソナリティ症　認知のゆがみと行動の奇矯(ききょう)

1) テタニーは，体幹・四肢の有痛性の強直・痙攣・びくつきなど，不随意的持続性筋収縮を主症状とする神経疾患である。
2) PD：personality disorders の略。

さが目だち(下位文化と合致しない)，迷信深さ，透視，テレパシーなどの魔術的思考を特徴とする。

● B 群パーソナリティ症

①反社会性パーソナリティ症 他者の権利や感情を無視する行動をとり，非行や犯罪につながることもある。衝動的・攻撃的で罪悪感が欠如している。診断は 18 歳以上からだが，15 歳以前に素行(そこう)症(▶218 ページ)の証拠がある。

②境界性パーソナリティ症(BPD[1]) 分裂(スプリッティング splitting)・原始的理想化・投影的同一視・攻撃欲求と対象渇望・見捨てられ抑うつなどを特徴とし，安定した人間関係を築くことができない。感情の不安定性，慢性的空虚感，激しい怒りと繰り返される自傷・自殺行為など著しい衝動性を特徴とする。成人期早期までに出現し，女性に多い。

③演技性パーソナリティ症 過度に感情をあらわにして他者を疲れさせながら，自分はすばやく立ちなおる。他者から注目されていないと気がすまない。演技的行動様式を示す。

④自己愛性パーソナリティ症 自分は特別だと感じ，誇大な優越感と称賛されたい欲求をもつ。共感に欠け，対人関係に問題をかかえることが多い。非難されると爆発的におこるか，抑うつ状態に陥る(▶第 3 章，107 ページ)。

● C 群パーソナリティ症

①回避性パーソナリティ症〔不安性パーソナリティ症〕 劣等感をもち，批判・否認・拒絶への過敏性を特徴とする。つねに不安で，新しい経験をいやがる。

②依存性パーソナリティ症 面倒をみてもらいたいという欲求から過剰なまでに他人に合わせてしまう。ひとりになると不安で，活気や自信に欠け，責任から逃れようとする。

③強迫性パーソナリティ症 秩序や完璧主義にとらわれ，優柔不断でがんこであり，柔軟性・開放性・効率性に欠ける。

● その他のパーソナリティ症

受動－攻撃性パーソナリティ症，抑うつ性パーソナリティ症，自己敗北型パーソナリティ症などがあげられている。

6 秩序破壊的・衝動制御・素行症群

秩序破壊的・衝動制御・素行症群は，情動や行動の自己制御に問題があり，

1) BPD：borderline personality disorder の略。

その問題が他者の権利を侵害したり，社会的規範を乱したりする行動としてあらわれるものである。DSM-5では，反抗挑戦性障害，間欠性爆発性障害などと並んで，素行障害があげられている。

● 素行症 conduct disorder

持続する反社会的，攻撃的，あるいは反抗的な行動パターンを示す障害である。DSM-5-TRでは，人および動物への攻撃性（いじめ・脅迫・威嚇（いかく），凶器使用，物理性残虐性など），所有物の破壊（故意の放火や破壊など），虚偽性や窃盗（せっとう）（他人の住居や建造物，車への侵入など），重大な規則違反（親の禁止にもかかわらずしばしば夜間外出行為が13歳未満から始まるなど）が，過去12か月の間に存在し，いずれか1つ以上の行為が過去6か月の間に存在したものとされる。

この障害は，反社会性パーソナリティ症や放火症，窃盗症などと関連している。また，生育環境などと密接に結びついていて，第6章で述べる環境療法 milieu therapy の出発点であるアイヒホルン A. Aichhorn の著作には，こうした視点がすえられている（▶第6章，292ページ）。

7 周産期にあらわれやすい心的不調

出産前後の時期，正確にいえば妊娠22週以降，産後7日までを周産期とよぶ（ICD-10の定義）。この期間は，さまざまな身体的な問題が出現するが，同時に免疫系や，プロラクチンをはじめとするホルモンバランスも大きく変化する時期である。加えて，出産や育児などをめぐっての不安も集中するために，心理的・精神医学的問題が生じやすい。代表的なものはマタニティブルー症候群（マタニティブルーズ）や産褥期精神障害である。前者は産科婦人科領域で扱われることが多い。

● マタニティブルーズ maternity blues

マタニティブルー症候群（マタニティブルーズ）とは，出産直後にみられる気分のかわりやすさ，涙もろさ，疲労感，集中力低下，頭重や不眠などの身体症状を伴う抑うつ状態をいう。孤独感や絶望感が出現することもある。精神疾患の疾患や障害の名称ではない。英語圏では the baby blues ともよばれる。これらの軽い抑うつ症状は産後3〜10日で出現し，産後1〜2週間のうちには特別な治療をしなくても消失する一過性のものである。

日本では産後の女性の15〜30% にみられるとされているが，50% に及ぶという調査結果もある。

● 産褥期精神障害

産褥期精神障害とは，産褥期（出産後，月経の再開までの時期）に出現する精神障害をいう。代表的なものは**産後うつ病**である。産後2週以内に発症し，マタニティブルーズが遷延化し移行するものもある。発症頻度は15〜20％とされ，症状はうつ病の症状が中心であるが，育児などの不安や自責感を伴う場合が多い。

このほか，抑うつとは異なる精神病症状を呈する**産褥精神病**がある。発症頻度は0.1〜0.2％と低いが，比較的重篤なもので，不眠，気分の易変性，不機嫌から始まり，精神運動興奮や錯乱にいたる。

ここで紹介するのは，40歳の女性，藤田さんである。

事例⑦ 藤田さん，女性40歳

＜受診までの経過＞

藤田さんは34歳で結婚したあとも仕事を続け，自然妊娠を望んだがかなわなかったので，39歳のときに不妊治療を受けた。治療と仕事の両立は心身ともに過酷だったが，3度目の人工授精で妊娠することができた。家族にもたいへん喜ばれ，藤田さん自身もうれしかったが，流産の不安はぬぐえなかった。妊娠は順調に経過し，無事に里帰り出産した。出生時の赤ん坊の状態に問題はなく，ようやく藤田さんは安堵の気持ちを味わうことができた。

しかし産後4日目，赤ん坊が黄疸のために光線療法を受けることになった。医師からは「たいした心配はいらない」と説明を受けたが，藤田さんは涙がとまらなくなった。その様子について医師は「マタニティブルーズなので心配いらない」と言い，藤田さんの家族も自然な反応だと考えて深刻にはとらえなかった。

産後5日目には母子ともに予定どおり退院できた。妊娠中から育児の本を読むなどして，完全母乳育児をしたいと考えていた藤田さんは，3時間ごとの授乳を完璧に行い，赤ん坊は順調に育った。ところが，藤田さん自身は食欲がなく憔悴していった。その様子を心配した母親が「赤ん坊を一晩みてあげるからしっかり寝なさい」と言ったが，「私がうまく育てられていないからそう言うの？」と，母親に怒りをぶつけるようにもなった。

赤ん坊の1か月健診の際に，母親が藤田さんの様子について医師に相談したところ，抗不安薬と睡眠薬が処方された。しかし，藤田さんは服薬のために授乳できなくなったことでますます不安がつのり，意欲も減退していき「子どもがかわいいと思えない」「死にたいくらいしんどい」と話すようになった。そのため，医師から精神科を紹介されて受診することになった。

＜初診から入院へ＞

精神科の初診の診察室で，藤田さんは憔悴しきった様子で「目ざめたとき，また1日が始まると思うと絶望的な気持ちになる」と話し涙を流した。また，「不妊治療までして望んだ子どもなのにかわいいと思えない」と話し，そのことでさらに自責感を強めているようであった。このように自責感，焦燥感，妄想的な思考が強かったため，精神科医のすすめで藤田さんは入院することとなった。

入院直後，「子どもさんはご両親にまかせてゆっくり静養しましょう」と言った主治医の言葉が気にかかり，看護師に「私が治らないから先生はそう言ったの？」と確認する様子があった。また，入院した個室でゆっくり過ごすことができず，落ち着かない様子もあった。さまざまな不安から混乱した状態であったが，入院７日目ごろには「気分がすっきりしてきた」と話し，７時間程度の睡眠がとれるようになった。そして入院２週間ほどで退院となった。

＜外来通院と家庭復帰へ＞

退院後は外来通院を継続しつつ，実家で両親のサポートを受けながら育児を少しずつ行う生活を続けた。産後４か月ごろには，１人で子どもをみる時間が増え，表情に明るさが戻った。それでも，自宅へ戻ることや，仕事への復帰のことを考えると頭重感や倦怠(けんたい)感が強くなり，抑うつ的になった。

週末には夫も自宅からかけつけて育児を一緒に行い，今後のことについても話し合いを重ねた。そして，仕事は正規職員として復帰することはやめて，非常勤として続ける道を模索するということに決めた。そのことで藤田さんは頭重感が消失し，自宅へ戻る自信もついた。自宅近くの精神科クリニックに紹介状を書いてもらい，産後６か月目に夫とともに自宅へ帰ることができた。

8 適応障害〔適応反応症〕

適応障害は，ストレスの強いできごとにさらされることが診断基準項目として記されている障害であり，DSM-5-TR では「心的外傷およびストレス因関連症群」に属する。この群には，心的外傷後ストレス症(PTSD)や，急性ストレス症(ASD)などが含まれる。

診断基準[1)]は以下である。

A はっきりと確認できるストレス因に反応して，そのストレス因の始まりから３か月以内に情動面または行動面の症状が出現し，
B ①その外的文脈や文化的要素を考慮してもストレス因に不つり合いな程度や強度をもつ，②社会的，職業的，またはほかの重要な領域における機能の重大な障害であり(この①②のいずれかないし両者の根拠があり)，
C そのストレス関連症はほかの精神疾患の基準を満たしていないし，すでに存在している精神疾患の単なる悪化でもなく，
D その症状は正常の死別反応をしめすものではない。
E そのストレス因，または結果がひとたび終結すると，その症状がその後さらに６カ月以上持続することはないもの。

この障害のストレス因には，職業やライフイベント上のさまざまなものが考えられ，それらが単一のものであるときや，複数のものであるときがある。反

1）American Psychiatric Association 著，髙橋三郎・大野裕監訳：前掲書.

▶表 5-8 改訂長谷川式簡易知的能力評価スケール

1	お歳はいくつですか？（2 年までの誤差は正解）	
2	今日は何年の何月何日ですか？ 何曜日ですか？ （年，月，日，曜日が正解でそれぞれ 1 点ずつ）	年 月 日 曜日
3	私たちが今いる所はどこですか？ （自発的に出れば 2 点，5 秒おいて，家ですか？ 病院ですか？ 施設ですか？ のなかから正しい選択をすれば 1 点）	
4	これから言う 3 つの言葉を言ってみてください。あとでまた聞きますのでよく覚えておいてください。 （以下の系列のいずれか 1 つで，採用した系列に○印をつけておく） 1：a)桜 b)猫 c)電車 2：a)梅 b)犬 c)自動車	
5	100 から 7 を順番に引いてください。 （100－7は？ それからまた7を引くと？ と質問する。最初の答が不正解の場合，打ち切る）	(93) (86)
6	私がこれから言う数字を逆から言ってください。 （6-8-2，3-5-2-9 を逆に言ってもらう，3 桁逆唱に失敗したら，打ち切る）	2-8-6 9-2-5-3
7	先ほど覚えてもらった言葉をもう一度言ってみてください。 （自発的に回答があれば各 2 点，もし回答がない場合，以下のヒントを与え正解であれば 1 点） a)植物 b)動物 c)乗り物	
8	これから 5 つの品物を見せます。それを隠しますのでなにがあったか言ってください。 （時計，鍵，タバコ，ペン，硬貨など必ず相互に無関係なもの）	
9	知っている野菜の名前をできるだけ多く言ってください。 （答えた野菜の名前を右欄に記入する。途中で詰まり，約 10 秒間待っても出ない場合はそこで打ち切る） 0～5＝0 点，6＝1 点，7＝2 点，8＝3 点，9＝4 点，10＝5 点	

（加藤伸司・長谷川和夫ほか：改訂長谷川式簡易知能評価スケール（HDS-R）の作成，老年精神医学雑誌 2：1339-1347，1991 による）

認知症の診断，重症度を測定するための評価尺度として，日本で最も使われている。検査内容は，年齢，日時の見当識，場所の見当識，言葉の記銘，計算，数字の逆唱，言葉の想起，物品記銘，言語の流暢性の 9 項目より構成され，最高得点は 30 点である。20 点以下の場合は，認知症が疑われる。

事例⑧-2

＜山下さんのその後の経過＞

主治医は，山下さんが退席した際に診断名を家族に告げ，抗認知症薬の使用と，今後はさらに日常生活活動能力（ADL）が低下していくだろうということを説明し，これから家族の介護が必要となるが，介護保険を利用してサポートを得ることができると話した。主治医はさらに家族に病院の精神保健福祉士（PSW）を紹介し，地域のケアマネジャーをさがして介護保険の申請をするようすすめた。

2 回目の外来で抗認知症薬が処方され，それに加えて，夕刻以降にせん妄が出るので軽い抗うつ薬が出された。要介護度が決まり，介護プランが示されてからは，多少落ち着いた様子で，週 2 回のデイサービスに通所し，地域生活を引きつづき送ることができるようになっている。

1）HDS：Hasegawa dementia scale の略。
2）MMSE-J：mini-mental state examination-Japanese の略。

▶表5-9 MMSE-J

設問	質問内容
1(5点)	今年は何年ですか？ 今の季節は何ですか？ 今日は何曜日ですか？ 今日は何月何日ですか？
2(5点)	この病院の名前はなんですか？ ここは何県ですか？ ここは何市ですか？ ここは何階ですか？ ここは何地方ですか？
3(3点)	物品名3個(桜，ネコ，電車)
4(5点)	100から順に7を引く(5回まで)。
5(3点)	設問3で提示した物品名を再度復唱させる
6(2点)	(時計を見せながら)これはなんですか？ (鉛筆を見せながら)これはなんですか？
7(1点)	次の文章を繰り返す。 「みんなで，力を合わせて綱を引きます」
8(3点)	(3段階の命令) 「右手にこの紙を持ってください」 「それを半分に折りたたんでください」 「それを私に渡してください」
9(1点)	(次の文章を読み，その指示に従ってください) 「右手をあげなさい」
10(1点)	(なにか文章を書いてください)
11(1点)	(次の図形を描いてください)

目安として30点満点中24点以上を健常，21点以下の場合は認知障害のある可能性が高いと判断する。

◉治療の基本

治療には，コリンエステラーゼ阻害薬[1]であるドネペジル塩酸塩やガランタミン臭化水素酸塩，リバスチグミンや，グルタミン酸系に作用するメマンチン塩酸塩などが使用される(▶第6章，284ページ)。しかし，薬物治療はあくまで症状の進行を遅らせるものであり，介護保険の利用，病院と地域のケアマネジャーなどの福祉サービスとの連携のもとでの長期的な支援やケアが重要となる。

1) コリンエステラーゼ阻害薬は，神経伝達作用の制御を行うコリンエステラーゼの活性を阻害し，神経伝達物質であるアセチルコリンの濃度を上昇させることで，認知症の進行を遅らせる薬剤である。

血管性認知症

脳梗塞によって進行する認知症▶

典型的には，高血圧など血管性疾患による脳梗塞によって生じる。老年期に，短時間の意識障害，一過性の不全麻痺などを伴う**一過性脳虚血発作**(TIA[1])の既往がある。急性の脳血管性障害が繰り返されたのちにおこり，記憶と思考の障害が顕著になる。通常，症状は脳卒中の発作にしたがって階段状に進行するが，目だたずゆっくり進むこともある。認知障害は均一ではなく，日常判断や理解などは保たれていて**まだら認知症**とよばれることがある。

60〜70歳に最も多く，日本ではとくに高率に存在するといわれる。男性に多く，高血圧・動脈硬化・心疾患などが危険因子となる。

その他の認知症

◉ 前頭側頭型認知症(FTD[2])

常同的行為や味覚の変化を呈する▶

比較的早期の中年期(50〜60歳)に発症するため，若年性認知症とよばれることもある。前頭葉と側頭葉前方の変性を中心とする認知症で，認知機能は比較的保たれる(そのためHDS-RやMMSE-Jなどの心理テストでは高得点を示し，検査で見すごされることが多い)が，以下のような特徴的な臨床像を示す。

常同行為や出歩き反社会的行動も▶

無関心で意欲が低下し，常同行為や落ち着きのなさが目だつ。決まった時刻に繰り返し出歩き(常同的周遊)，同じ内容の食事をする。これに加えて側頭葉機能の障害(過食やとくに甘いものへの嗜好(しこう)の変化，転導性[3]の亢進，言語症状)が加わる。前頭葉機能障害で自己抑制がむずかしくなるために，多幸的で集中力を欠き，その場にじっとしていられず突然，診察室や検査室からいなくなったり(立ち去り行動)，逆に衝動的な暴力や万引きなどの反社会的行動を引きおこしたりしてしまうことで精神科受診にいたることがある。

かつてはピック病とよばれた▶

症状はうつ病や双極性障害と重なるところが多く，画像的にも萎縮像の目だたないものもあり，鑑別がむずかしい場合がある。かつては**ピック病**とよばれたが，現在では前頭側頭型認知症としてまとめられ，ピック病はその下位分類に位置づけられている。

◉ レビー小体型認知症(DLB[4])

幻視やパーキンソン症状▶

初老期以降に発症し，ゆるやかに進行する。短期記憶障害は軽度のまま進行することもめずらしくない。後頭葉を中心として変性が進む疾患なので，視覚の問題とパーキンソン症状が前景に出ることが多い。

人物や小動物などの幻視や妄想，既知の人物が未知の瓜(うり)ふたつの人物と入れ

---

1) TIA：transient ischemic attack の略。
2) FTD：fronto-temporal dementia の略。
3) 転導性とは，注意力や集中力が欠けて，いろいろなことに気が散ってしまう状態をいう。
4) DLB：dementia with Lewy bodies の略。

かわっていると誤認するカプグラ症候群，パーキンソン様症状などを示し，日中うとうとしていたり，せん妄により興奮状態に陥ったり，転倒や失神を繰り返したり，人によって症状は多様である。抑うつを示すこともある。夢中遊行などのレム睡眠行動障害があらわれたり，抗精神病薬への過敏性から過鎮静に陥ったり，嚥下障害が悪化したりすることもある。

不穏・行動化に対して抗精神病薬が処方される際は，リスペリドンなどパーキンソン症状を引きおこす傾向のある薬剤より少量のクエチアピンフマル酸塩などが使用されることが多い。また，漢方の抑肝散が処方されることがある。

認知症を示す疾患

その他，クロイツフェルト-ヤコブ病，ハンチントン病，パーキンソン病，HIV脳炎，進行麻痺，甲状腺機能低下症，正常圧水頭症，慢性内分泌障害，栄養障害，アルコール症，葉酸-ビタミンB_{12}欠乏症，重金属中毒など，さまざまな疾患によって認知症が引きおこされる。

認知症の患者ケアにあたって

診断告知には配慮をもって▶ 認知症で診断名を知ったあとなどに抑うつ的・不安症状を示す者は多い(約40〜50%)。そのため，病名や疾患の説明には，本人や家族を不安に陥らせないような配慮が必要である。また，家族が本人に対して認知度を試すような質問ぜめをしない(たとえば「おかあさん，今日は何月何日？」「おじいちゃん，100－7は？」などと何度も繰り返し聞かない)ような，細かい配慮が必要である。認知症の抑うつ症状は抗うつ薬に比較的よく反応する。ベンゾジアゼピン系抗不安薬では増悪することがある。

転倒と誤嚥に要注意▶ レビー小体型認知症ではとくに目をひくが，いずれの型の認知症においても，ふらつきや嚥下困難が出現する。多くの場合，転倒による大腿骨頸部骨折や，誤嚥による肺炎や窒息に結びついてADLを極端に低下させてしまうので，この転倒と誤嚥についてはとくに注意する必要がある。

周辺症状としてのBPSD▶ 認知症においては，夕刻から夜間にかけてせん妄状態を呈することが多い。低活動型のせん妄の場合，目だたずに慢性化することもある。したがって，行動が制限される入院時，施設入所時などの環境の変化の際には十分気をつける必要がある。

また，症状の進行につれて，物盗られ妄想や幻覚もしばしばみられる。「親戚の者が4億円振り込んだが誰かに盗られた」「家族がみんなであちらの建物の下で待って手を振っている」などと訴える。幻覚は全認知症の約20〜30%，妄想は約30〜40%にみられるといわれている。

近年では，これらを**認知症に伴う行動・心理症状** behavioral and psychological symptoms of dementia(BPSD)として，それに対する効果的な医療・看護・介護などが研究されている。記憶障害などの中核障害を改善することができなくても，BPSD を改善することにより，見かけの重症度が小さくなり，まわりも対処しやすくなるからである。

⑦ その他

1 睡眠障害

今日，睡眠についてなんらかの問題をもつ人はますます増加し，社会問題化している。睡眠障害は，身体的疾患から生じることもあるが，ここでは ICD-10 の非器質性睡眠障害に取り入れられているものを中心に，一部，DSM-5-TR のものを加えて紹介する。

睡眠の段階▶ 睡眠は，睡眠ポリグラフィで計測された脳波の特徴から通常，以下の段階 1～4 に分けられる。

段階 1 浅眠期：α（アルファ）波が消失し，低電位脳波（θ〔シータ〕波）がみられる。

段階 2 軽睡眠期：さらに徐波化し，紡錘波が出現する。

段階 3 中等睡眠期：0.5～2.5 Hz の高振幅徐波（δ〔デルタ〕波）がみられる。

段階 4 深睡眠期：δ 波がさらに増加する。

入眠には 15～20 分かかり，次の 45 分で段階 3，4 の深い睡眠段階に入る。この段階の深睡眠を**ノンレム non-REM 睡眠**と総称する。段階 4 ののち 45 分で最初のレム（REM[1)]）睡眠に達する。このサイクルを繰り返すごとに，しだいにレム期が延長して，さらに浅い睡眠に進み夢をみる。**レム睡眠**とは，文字どおり急速眼球運動がおきる最も浅い睡眠段階であり，それ以外のノンレム睡眠と対比される。レム睡眠は表 5-10 に示した特徴をもつ。

● 睡眠異常

睡眠そのものの障害が中心▶ 睡眠そのものの量・質・時間的調節の障害が中心のものである。ICD-10 では，もっぱら精神的要因によって生じた状態に限定しているが，DSM-5 ではもっと広くとらえられている。

▶表 5-10 レム睡眠の特徴

1. 骨格筋の緊張の低下
2. 高炭酸ガス血症に対する換気応答の低下
3. 低体温
4. 陰茎膨隆および腟の湿潤化
5. 夢をみる

1）REM：rapid eye movement の略。1952 年に睡眠にレム期があることが発見された。

①不眠症 入眠困難・頻回覚醒(＝睡眠維持困難)，早朝覚醒(＝再入眠困難)などがある。身体の痛み・抑うつ・不安障害・認知症などのほかに，アルコール・カフェイン・タバコの過剰摂取でもおきるが，原因が見つからないものもある。

②過眠症(過眠障害) 主要な睡眠がとれている(DSM-5では，少なくとも7時間持続する睡眠)にもかかわらず，昼間の過剰な睡眠，睡眠発作，覚醒時間の遅延が継続するものである。

③ナルコレプシー narcolepsy 昼間の過剰な眠けを中心に，情動脱力発作(笑いや怒り，運動で誘発される数秒から数分の筋力低下ないし麻痺のエピソード)，睡眠麻痺(睡眠覚醒移行時の一時的な，通常1分未満の，部分的あるいは完全な麻痺)，入眠時幻覚(覚醒から睡眠への移行時の幻覚体験)などを伴う。

④睡眠時無呼吸症候群(SAS[1]) 呼吸に関連した睡眠障害で，中枢性のものと閉塞性のものがあり，閉塞性睡眠時無呼吸は肥満の成人男性や中高年女性，小顎(しょうがく)症の人などに多く生じる。1晩7時間の睡眠期間中に，10秒以上の呼吸の停止する状態が30回以上みとめられ，かつ，この無呼吸がノンレム期にもみとめられる。無呼吸といびきを繰り返し，日中覚醒時の睡眠発作，頭痛・抑うつを伴うこともある。肥満の解消が第一だが，経鼻持続性陽圧換気(nasal CPAP[2])療法が用いられることもある。

⑤睡眠覚醒スケジュール障害(概日(がいじつ)リズム睡眠障害) 社会的に望ましい睡眠・覚醒スケジュール(リズム)とは一致しないパターンの睡眠である。時差ぼけや労働条件に関連した，睡眠相後退型・時差型・交代勤務型などがあり，睡眠時間を徐々に遅延することで改善する。**概日リズム**(サーカディアンリズム circadian rhythm)とは，ほぼ24時間周期の生体時計の生み出すリズムのことをいう。

● 睡眠時随伴症(パラソムニア parasomnia)

睡眠中におこる▶身体現象

睡眠中におこる望ましくない身体現象の総称で，以下のようなものがある。

①睡眠時遊行症(夢中遊行症) 十分覚醒せずに起き上がって歩きまわり，本人はそのことを覚えていない。小児に多く，深いノンレム期などで生じる。

②睡眠時驚愕(きょうがく)症(夜驚(やきょう)症) 小児に多く，不安を伴って覚醒し，泣き叫び，それを覚えていない。深いノンレム期に生じる。

③悪夢 レム睡眠期に生じる長くこわい夢。内容を思い出すことができる。

④レム睡眠行動異常 とくに高齢者の男性でみられる慢性進行性障害。レム睡眠時に筋緊張の低下がなく，暴力的行動などが出現する。

1) SAS：sleep apnea syndrome の略。
2) nasal CPAP：nasal continuous positive airway pressure の略。

⑤レストレスレッグ症候群 restless legs syndrome（むずむず脚症候群） 入眠時や安静時に，片方あるいは両側のふくらはぎ部分を中心に，アリのはうようなムズムズ感や刺されるような違和感があり，不眠につながり，下肢を動かしたり室内を徘徊(はいかい)したりせずにはいられなくなる状態をさす。とくに女性や高齢者に多い。原因となる身体疾患（貧血やビタミン欠乏など）があって二次的に生じるものと，原因不明の特発性のものとがある。睡眠関連運動障害に分類される。薬物療法として，クロナゼパム（リボトリール®・ランドセン®）などが用いられる。

2 性別違和，性別不合など

欧米ではさまざまな要因で性機能に障害を受けるものをこのカテゴリーにまとめている。この状態の発生には，性器やホルモン，対人関係，そのほか広汎な要因が影響している。性同一性障害 gender identity disorder は ICD-10 においてパーソナリティ障害に分類されていたが，ICD-11 では「精神疾患」の章から除外され（つまり「障害」とはみなされなくなり），別の章「性の健康に関連する状態 conditions related to sexual health」の「性別不合 gender incongruence」というカテゴリーに含まれている。

◉ 性機能不全

性欲の欠如あるいは喪失，性の嫌悪や性的喜びの欠如，性器反応不全，オルガズム機能不全，早漏，非器質性腟痙攣，性交疼痛症，過剰性欲などがある。

◉ 性別違和 gender dyshoria

みずからの生物学的性と性（ジェンダー）同一性の差異に違和感をいだき，激しい苦痛や生活上の困難をもたらすもの。

◉ 両性役割服装倒錯症

反対の性の服装をすることによって性役割の交換を行うものである。小児期に発し，男女比では 4：1 で男性に多い。これらは障害というより，生得的な性役割における生きにくさから反対の性役割を積極的に選びとる行為のように解釈される。

NOTE

睡眠麻痺（金縛り）

睡眠と覚醒の移行期，つまり眠りかけや目ざめの直前にみられる現象で，自覚的には目ざめているが，身体を動かすことも口をきくこともできない状態をいう。いわゆる金縛りとはこの状態をさし，当人は強い不安や恐怖感をいだく。レム睡眠の要素（筋緊張低下）がこの睡眠の移行期に出現するために生じると説明されている。幻覚（入眠時幻覚・出眠時幻覚）や，感覚と結びついた夢を伴うことが多い。ナルコレプシーの主症状の 1 つであるが，正常人でも思春期や睡眠リズムが不規則な際にみられることが多い。睡眠時随伴症に分類される。中国語でも同様の現象を一般に示す言葉があり，「鬼圧床」といわれる。

3 症状精神病

身体疾患による▶(二次的)精神障害

全身疾患または脳以外の身体疾患の際に生じる器質性精神障害を，一般に**症状精神病**とよぶ。

せん妄，もうろう状態・アメンチア[1]・てんかん性興奮・幻覚など，意識障害を中心にした共通する症状がみられる。こうした精神症状は一過性で，基礎疾患の改善とともに軽減する。まれに意識障害を伴わず，回復可能で可逆的な幻覚・妄想や情動障害のみが出現することもあり**通過症候群** transit syndrome とよばれる。代表的な疾患をいくつか列挙する。

● 免疫疾患

①**後天性免疫不全症候群(エイズ，AIDS)**　HIV 感染によるもので，脳障害をきたす。感染者の約 50% に軽度から認知症にまでいたる神経・認知障害があらわれるほか，せん妄・不安障害・うつ病性障害が生じる。

②**全身性エリテマトーデス(SLE)**　中枢神経系に障害をきたし，約 50% に精神症状をみる。せん妄・精神病症状を伴ううつ状態・痙攣発作・運動障害，そして認知症にいたる例もある。ステロイドによる治療がさらに精神病症状などをもたらすことも少なくない。

● 内分泌疾患

①**甲状腺機能亢進症**　錯乱・焦燥型うつ・躁状態・幻覚・妄想などを示す。

②**甲状腺機能低下症**　抑うつ・せん妄・幻覚・妄想を示す。難治性気分[感情]障害に似る。

③**クッシング症候群**　コルチゾールの産生によって焦燥感の強いうつ病のような気分[感情]障害がみられ，自殺にいたることもまれではない。

④**アジソン病**　抑うつを示す。

● 代謝性疾患

①**肝性脳症**　知的機能低下・傾眠・昏睡・羽ばたき振戦[2]などをみる。

②**尿毒症**　記憶障害や失見当識が出現する。

③**低血糖性脳症**　不穏・不安・幻覚，まれに認知症にいたる。

④**急性間欠性ポルフィリン症**　神経障害・精神病症状・不安・抑うつが出現

---

1) アメンチア amentia は，意識変容を主体とする意識障害の一種である。意識混濁の程度が軽く，困惑状態をおもな症状とする。

2) 羽ばたき振戦は肝性脳症の早期にみられる症状で，鳥が羽ばたくように手が大きく屈伸を繰り返すためにこのよび名がある。筋肉の緊張が突然一時的に失われるためにおきる。腎不全や代謝異常による脳障害によってもおこる。

する。

栄養障害

①**ニコチン酸欠乏症(ペラグラ pellagra)** アルコール乱用や栄養欠乏性疾患に伴うもので，英語圏で"3D"とよばれる，認知症 dementia，皮膚炎 dermatitis，下痢 diarrhea に加え，易刺激性・不眠・末梢神経障害が生じる。

②**ビタミン B_1(チアミン)欠乏症(栄養障害で生じる脚気(かっけ)・ベリベリ beriberi)** 神経系と心血管系の症状が出現し，アルコールの慢性的乱用で**コルサコフ症候群**[1)]がおこる。

向精神薬以外の医薬品による作用

強心薬(ジギタリスせん妄)・プロプラノロール塩酸塩・レボドパ・ステロイド(ステロイド精神病)・降圧薬(レセルピンうつ病)・インターフェロン(うつ)・抗マラリア薬・抗結核薬・鎮痛薬・解熱薬などは，ときに常用量でも精神症状を出現させることがある。

その他，身体因子や環境によって精神症状が出現するもの

①**産褥期精神障害** 前記の産褥期に出現する精神障害(▶218ページ)。

②**マタニティブルーズ** 前記の抑うつ状態(▶218ページ)。

③**手術後精神病** 麻酔を要する大きな手術後数日を経て，せん妄や抑うつを生じる。

④ **ICU(集中治療室)精神病** ICU で上記と同様な症状を示す。

⑤**透析症** 透析開始後に精神神経症状が出現したり，長期化して脳器質性精神症状を呈したりすることがある。

4 心身症 psychosomatic disease

心身症とは「身体疾患のなかで，その発症や経過に心理社会的因子が密接に関与し，器質的ないし機能的障害がみとめられる病態をいう。ただし，神経症やうつ病など，他の精神障害に伴う身体症状は除外する」(日本心身医学会，1991年)と定義される。たとえば消化性潰瘍，片頭痛，過敏性腸症候群，その他さまざまな領域の疾患があげられる。

気性が激しく，仕事も余暇も競合的で，いつもイライラして達成志向をもつ行動を「A型行動パターン(タイプA)」とよび，こうした行動様式が臨床的に虚血性心疾患の発症と密接に関係するといわれている。

---

1) コルサコフ症候群は，①記銘力障害(前向性，逆行性健忘)，②失見当識，③作話の3徴候をもつ障害で，ロシアの精神科医コルサコフ S. S. Korsakoff によって記載された。コルサコフ症候群の多くはアルコール症によるものである。

このほか，自分の感情を言葉で表現することがむずかしく，結果としてストレスを身体化して心身症をきたしやすい状態があり，**アレキシサイミア** alexithymia という。失感情症，失感情言語化症などとも訳される(▶第3章，62ページ)。

心身症には，一般的な心身医学療法に加え，認知行動療法，自立訓練法などが行われる。

ゼミナール

復習と課題

❶ 思考障害とはどういう障害なのだろうか。
❷ 統合失調症と気分[感情]障害のおもな症状をまとめておこう。
❸ 器質性精神障害には，どのようなものがあるだろうか。

参考文献

1)伊藤正男・井村裕夫ほか編：医学大辞典(第2版)．医学書院，2009.
2)内海健：精神科臨床とはなにか．星和書店，2005.
3)大熊輝雄著，第12版改訂委員会編：現代臨床精神医学，改訂第12版．金原出版，2012.
4)大橋博司：臨床脳病理学．医学書院，1965.
5)大橋博司：神経心理学．村上仁ほか編：精神医学(第3版)，pp. 116-183，医学書院，1976.
6)加藤敏・神庭重信ほか編，現代精神医学事典．弘文堂，2011.
7)上岡陽江・大嶋栄子：その後の不自由──「嵐」のあとを生きる人たち(シリーズ ケアをひらく)．医学書院，2011.
8)クラインマン，A. 著，大橋英寿ほか訳：臨床人類学──文化のなかの病者と治療者．pp. 91-144，弘文堂，1992.
9)近藤恒夫：薬物依存．大海社，1997.
10)ショーター，E. 著，江口重幸・大前晋監訳：精神医学歴史事典．みすず書房，2016.
11)武田雅俊ほか：Advanced Psychiatry──脳と心の精神医学．金芳堂，2007.
12)中井久夫：分裂病(中井久夫著作集1)．岩崎学術出版社，1984.
13)中井久夫・山口直彦：看護のための精神医学(第2版)．医学書院，2004.
14)中井久夫：こんなとき私はどうしてきたか(シリーズ ケアをひらく)．医学書院，2007.
15)濱田秀伯：精神医学エッセンス．弘文堂，2007.
16)濱田秀伯：精神症候学，第2版．弘文堂，2009.
17)濱中淑彦：臨床神経精神医学．医学書院，1986.
18)ブルーナー，J. 著，田中一彦訳：可能世界の心理．みすず書房，1998.
19)ベアー，M. F.，コノーズ，B. W.，パラディーソ，M. A. 著，加藤宏司ほか監訳：カラー版 神経科学──脳の探究．西村書店，2007.

第6章

精神科での治療

本章で学ぶこと
- □精神科ではどのような治療が行われているかを学ぶ。
- □精神療法とはどのようなものか，実際どのように用いられているのかを学ぶ。
- □精神科における薬物治療について学び，正確で安全な薬についての知識を得る。
- □人に直接はたらきかけるだけではなく，環境や人々の日常生活にはたらきかける治療（環境療法・社会療法）について学ぶ。

A 精神科における治療

今日，精神疾患の分類と同様，治療法も多様化し細分化されている。現在，精神科の治療というとき，まず頭に浮かぶのは薬物療法であろう。抗精神病薬や抗うつ薬や抗不安薬など向精神薬を用いた治療である。

一方で，やはりこれは精神的なもの，心の領域のものであるからと考え，カウンセリングや精神療法を希望する人も多い。本章では，精神科における治療とはどういうものか，実際に精神科ではどのような治療が行われているのかについてみていくことにする。

治療への反応や回復過程には多様性がある▶

ひとくちに精神疾患といっても，疾患や症状の受けとめ方は個人によってまちまちである。たとえば，幻聴や重度の強迫症状などの精神症状があっても，通院や服薬をしながら，会社員や主婦や学生として通常の社会生活を送っている人が数多くいる。その一方で，病気になったために通常の社会生活から自分は決定的に脱落してしまい，人生は台なしになったと考え孤立してしまう人もいる。

また，精神科の薬を短期間服用しただけで，重い症状がすっかり消失し改善する人もいれば，かなり大量の薬剤を服用しても症状が持続する人もいる。さらに，ふつうに生活することができていても，経済的な問題や，試験や恋愛，家族関連などのできごとをきっかけに症状が悪化・再燃してしまう人もいる。その反復で社会的挫折感がつくられる場合もある。

診断で治療法が機械的に決まるのではない▶

このように，疾患や症状は同じであっても，その人の性格や周囲の環境や状況などによって，障害のあらわれ方，重症度，経過や予後などは大きく左右される。したがって診断がついたとしても，すべての人に一定の治療法をあてはめるわけにはいかないし，1つの治療法だけですむわけでもない。あくまでその時代や社会で是認され，妥当と考えられている療法を基本として，その個人個人の特性に応じて工夫していかなければならないのである。

たとえば，次のような事例がある。

大学を卒業し会社に勤めはじめて半年ほどで，上司や同僚との関係に悩み，眠れなくなり，疲労もとれず，仕事も手につかなくなった女性がいる。悩んだ末に近くにある精神科のクリニックを受診すると，うつ状態と診断され，短期の休養と抗うつ薬と睡眠導入剤を中心にした薬物療法をすすめられた。

診断書をもらい，しばらく休んで，疲労感は軽減したものの，頭の重い感じや集中力が落ちた感じは持続していた。会社に戻る時期が迫ると不安が高じ，イライラ感が増してきた。主治医に話すと薬剤の増量や変更を告げられ，少しそれを試みるが，眠けやだるさが出てかえって不安になった。友人に話してもよくあることと言われてしまい，しかたなくインターネットで同じ悩みをかかえた人の投稿などを調べると，推奨される薬剤名を含めさまざまな意見が書かれていて，かえって混乱してしまった。なかには薬剤自体がかえって気分の波をつくり出しているという書き込みもある。

自分は本当に回復するのだろうか，これらの薬剤を今後一生服用しないといけないのだろうか，復職にあたり産業医にどう話したらいいのか……。さらには，この職種が合わないのか，会社をやめた場合，経済的にどうしたらいいのか……などと自問するうちに，また眠れなくなり，自信を失ってしまった。

生活や気持ちに▶届く治療が必要

医師がもっぱら，処方する薬の種類と量にこだわり，患者の不安に応じることができずにいるうちに，患者はどんどん負の循環に入っていくのがわかる。この患者に対しては，専門職として今日ベストと推奨されている治療法(この場合は休養と薬物療法)を処方するだけではなく，もっと生活に根ざしたアドバイスが必要であった。たとえば，毎日の起床や就寝のリズム，仕事の仕方，休日の過ごし方，くつろぐ空間の有無，薬に対する考え方，職場環境，なんでも相談できる相手の有無などである。そうした当人の生活や気持ちに届くような治療が必要である。

しかしそのためには，その人の思考パターンや，取り巻く環境や人間関係を知らなければならない。薬を処方するとしても，もしかしたらこのまま薬にコントロールされて一生を送ることになるのではないかと考えて落ち込んだり，治療そのものに抵抗を感じたりしていないかを確かめながら，いくつもの治療ルートを想定することが大切なのである。推奨コースに乗らないからといって，「コンプライアンスが低い」と切り捨ててはならない。

あらゆる治療は▶医療者－患者関係のなかで行われる

どのような治療法であれ，医療者と患者の関係のなかで治療が行われるという理解が重要である。第5章の冒頭に述べたように，病(やま)いに対する患者や家族の説明モデルと，疾患についての医療者の説明モデルは異なっているものである。この2つが臨床の場で出会い，互いにその説明モデルを翻訳しながら，コミュニケーションをとり合う。このプロセスを経て，最終的に共通の説明モデルにいたるのが治療の理想であるが，実際はむずかしいことが多い。

治療場面において，医療者が科学的に正しいとされる「知識」を患者や家族にどう納得させるのかという一方通行的なものではなく，患者側と医療者側の，2つの本質的に異なる説明モデルがどれだけ接近できているか，あるいはどれだけ離反しているかを理解することが大切である。

病院も社会の一部である▶ さらに個々の治療の前に重要なのは，治療の「場」への意識である。

病棟では，安全に回復過程へ導くために医療モデルにそった看護を提供することが中心となる。しかし，医療の場といえども社会の一部である。患者も家族も，また治療者側も，さまざまな社会経済的，法的制約のもとにあることを自覚していなくてはならない。知らず知らずのうちに一般社会での上下関係や偏見が再現されている可能性もある。

たとえば，医療者が上から目線で，医学的には正しいと思われるが患者・家族からすると聞きあきた説明を，まるでお説教をするロボットのように繰り返してはいないか，それとも自然な日常会話のなかに患者や家族への配慮をしみこませるようにして，ともに進む方向をさがそうとしているか，そうした姿勢を個人としても治療チームとしても保ちつづけているか，といった観点から看護場面をたえずふり返ることが重要である。

病棟を「耕す」▶ もう1つ，瑣末(さまつ)にみえて重要なことは，環境への配慮である。あとで述べるように，精神科では環境療法という治療法がある。精神科病棟などで働く者にとっての基本は，病棟内を行き来する際にも，低い視線であいさつを交わし，細やかな配慮を示すことであり，そうすることで自然に生じる，病棟を治療的なものに「耕(たがや)す」という感覚である(▶第5章，176ページ)。それは，患者が生活する空間を，生きにくくない，少しでもくつろげる場にかえていくという有機農業的発想といえる。逆にいえば，患者や家族が事務的に，しかも一方的にせかされ，治療者側の言うことに従順になるのが当然という雰囲気が病棟を支配することがないよう極力配慮することである。

緊急モードと有機農業的モード▶ もちろん精神科の急性期治療などでは，身体的拘束を含む強制的治療介入が必要な場合がある。そういうときには，患者や家族に医療者のやり方や話をとりあえず聞いてもらわないと危険な場面もしばしば生じる。しかしそうした「緊急モード」の状況も，一定期間で終息したあとは，すみやかに先の「有機農業的モード」に戻るようにする。この2つは両立する発想なのである。

「道聞かれ顔」を身につける▶ いろいろな問題やアクシデントが生じる臨床の場で，こうした治療の「場」の土壌を良質なものに維持するには，医療者側の余裕が必要になる。医療やケアをする者は，相手の状態によって揺らぐことがあっても大きくぶれず，わずらう当人に感情移入的に接することができなくてはならない。なにか話しかけられ，耳を傾けることに開かれている(事務的ではない)たたずまい(「道聞かれ顔」[1])を身につけ，あまり悲観的にならずその場その場で最善の方法を選んで

---

1) 文化人類学者の野村雅一は，このようなたたずまいを「道聞かれ顔」という表現で示している。これは，知らない土地で道に迷っているとき，つい頼りにして道を聞きたくなるような人びとの物腰である。イタリアの街角で右往左往すると「教えてあげよう」というほほえんだ顔にいくつも出会うことからこの言葉が出ている(野村雅一：しぐさの人間学．pp. 59-61，河出書房新社，2004.)。

いける人であることが必要である。それを維持するのは容易ではないが，最低限，治療チームがなごやかであり，なんでも意見を言い合い，相互に配慮に満ちたバックアップができることが第一である。

居ごこちのよい環境をつくる▶ なお，治療の「場」への配慮は，人間に限定されたものではない。たとえば隔離室の壁に書かれた落書きや廊下やデイルームのよごれなどはすみやかに除去し，こわれた調度(外れたカーテン，破損したソファ，落下しそうな天井板，がたついた椅子)はできるだけ早急に修復し，カルテや書類が雑然と積み重ねられたような雰囲気は避け，できたら植物の緑や心なごむ絵画などがある，ある程度手入れされ整頓された空間にする(つまり空間を雑然と放置して，物置きや取り調べ室のようにしない)ことが必要である。荒涼とした治療環境でいたんだ気持ちや自尊心を修復するのは容易ではないからである。環境療法の第一歩として，自分の暮らす住居を居ごこちよく清潔にするように，病棟をケアすることが大切なのである(▶2巻：第11章，223ページ)。

以下では，今日の代表的な精神科での治療法を，紹介していくことにする。

B 精神療法

精神療法とは▶ **精神療法**とは，治療にあたって，(身体的な側からではなく)おもに心理学的な視点や方法を使用しながら行うものである。それはフランスの心理学者ジャネ P. Janet(▶図6-2，243ページ)が述べたように，「生理学的・精神的なあらゆる種類の治療法の総体であり，生理学的な病気にも精神的な病気にも応用できるもの」[1)]である。精神療法には，のちに述べるように，広い意味のものと狭い意味のものがあるが，広い意味では，精神科の臨床場面以外でも十分に応用できる，医療や看護全体の基礎をなすものともいえる。

一方この分野は，医学モデルのみで割りきれないことが多い精神科治療のなかでも，とくにその効果判定がむずかしいものとして疑いの目でみられることもある。しかしこの特殊性が，医療のなかでも精神科治療をなにものにもかえがたい魅力的な領域にしているといえる。

なお，ここでいう「精神療法」は，**サイコセラピー** psychotherapy の訳語であり，臨床心理学では「心理療法」と訳され，同じ意味の用語である。

治療的人間関係を基盤とする▶ 精神療法には，のちにみるようにさまざまな流れがある。共通するのは，①治療者と患者との間の治療的人間関係を基盤にして，②患者の精神・身体になんらかの治療的変化をもたらすことを目標にしている点である。中井久夫は，

1）ジャネ，P. 著，松本雅彦訳：心理学的医学．p. 259，みすず書房，1981.

「広義の精神療法は，治療者の一挙一動に始まり，治療の場で起こることすべてが持つ治療的含蓄(がんちく)を，治療者が理解すること」[1]と述べているが，これは臨床にかかわる者すべてに有用な定義である。

さらに広く考えれば，たとえば今日でも続く，19世紀半ばに宗教的治癒がもたらされたというピレネー山麓の町ルルド(▶第7章，298ページ)のような聖地巡礼や，四国88か所の霊場をめぐるお遍路のように，特定の治療者－患者関係が存在していない場合においても，環境や信仰や集団力動によって治療的効果がもたらされることがあり，これもまた精神療法的ということができる。

ほとんどの場面で精神療法の基本が用いられる▶ 精神療法は，ほとんどの精神疾患や精神的な問題に用いることが可能であり，そうでない一般の相談場面でもその基本は今日広く取り入れられ使用されている。精神科の臨床場面では多くの場合，言語的なやりとりが中心に行われる。しかし会話ができない状態でも，十分に精神療法的効果を与えることができる。たとえば，精神運動興奮の激しいときや，昏迷(こんめい)状態を考えてみよう。ここでは，外部からの刺激を避け，室内の照度を下げ，安心感を与えるように落ち着いた物腰で接する。ゆっくりとした低いトーンの声で，しばらくすれば脱する状態であることを，短くわかりやすい言葉で本人に伝える。

統合失調症患者へのすぐれた看護・臨床記録で有名なシュヴィングG. Schwingが示したように，ときには黙したままベッドサイドに寄り添うように座っていることがそのまま十分に精神療法的行為となることがある(▶2巻：第12章，258ページ)。

互いに補う精神療法と薬物療法▶ 薬物療法などを行う場合も精神療法的な配慮が効果を上げる。同じ薬でも，説明を受け治療効果を期待しながら，信頼のおける治療者や看護師から処方され手渡されれば，そうでない場合(薬の内容の説明もなくただ「飲みなさい」と言われただけで，不安なまま服用する場合など)より明らかに効果があるだろう。アメリカにおける抗うつ薬の臨床試験で，被験者のほぼ50%が薬に反応を示す(奏功している)が，一方プラセボ(偽薬)の投与でも40%が反応している，という結果がある。こうしたプラセボ効果も大きな影響を及ぼす。

薬の効果が直接期待できない場合にも，精神療法は用いることができる。しかし，狭義の精神療法のみを長く続けていても十分な効果が上がらない場合など，薬物療法を含むほかの療法を併用することで効果があらわれることも多い。精神療法的アプローチを行う者には，臨床経験と治療全般に対する幅広い知識，そしてなにより人間そのものへの理解と共感が必要である。

精神療法の源流▶ 「精神療法」という用語は，19世紀末(1887年)にオランダの2人の医師によって使用されたのがはじまりである。そこで行われた療法は，**催眠治療**であり，患者を3段階の眠りに誘導し，治療的な暗示を与えて覚醒させるという

1) 中井久夫：精神療法とその適応を考える試み．精神医学の経験　治療(中井久夫著作集2巻)．岩崎学術出版社，pp. 115-122.1985.

簡易なものであった。対象疾患は精神疾患に限定されず，喘息(ぜんそく)やめまいや麻痺なども含まれ，いずれも高い治療効果を上げた(約6割の患者に症状改善をもたらし，3割は寛解している)。治療の中心は当時普及していたリエボー A. A. Liébeault[1)]による催眠＝暗示療法であったが，興行催眠術師と異なることを強調するために，催眠ではなく「暗示的精神療法」という用語が使用された[2)]。

モラルトリートメントという流れ▶ 精神療法のもう1つの流れは，18世紀末イギリスのテューク W. Tuke，フランスのピネル P. Pinel らによって推進された**モラルトリートメント**(モラル療法) moral treatment である(▶第7章，301ページ)。

モラルとは，フランスでは，もともとは身体 physique〔仏〕に対する精神 moral〔仏〕を意味し，身体ではなく精神的領域にはたらきかける治療を意味した。したがって発病した劣悪な環境から精神病患者を引き離し，自然と直面し，人間的なかかわりを通して，一時的に失われた理性を取り戻そうとするものであった。しかし当初，精神病患者の多くはひどい治療環境におかれたため，モラルトリートメントには，必然的に，人道的なアプローチを通して慰めや希望を与えるという社会改革的部分が強調されるようになった。クェーカー教徒であったテューク(家)のように，宗教的背景をもつ人道的運動に発展したものもあった(▶第7章，304ページ)。アメリカではラッシュ B. Rush (1746～1813)が治療者の「視線」の重要性を強調し，のちに「アメリカの精神医学の父」とよばれるようになった。

精神療法のタイプ▶ 精神療法にはさまざまなタイプがある。狭義の精神療法の流れとは異なり，行動療法とよばれる，本人の思考によらない反射行動によって修正される活動にかかわる治療法(行動主義)がある。先に述べたパブロフの古典的条件づけやスキナーのオペラント学習(▶第3章，65ページ)からの系譜である。こうした流れも，のちに述べるデュボワ(▶246ページ)と合流し，現在では**認知行動療法**として，精神療法の代表的なものとして幅広くとり入れられている。

以下では精神療法を，まず大きく①個人療法，②集団療法，③家族療法に分け，そのなかで精神療法の歴史的な流れもふまえて，その目的別にさまざまな技法を紹介していく。ただし，それぞれは厳密に区別されるものではなく，重なり合う部分も多いことを理解されたい。

---

1) リエボー(1823～1904)は，フランスのナンシー学派の催眠治療の祖とされ，動物磁気説を唱えたメスマー F. A. Mesmer (1734～1815)，催眠 hypnosis という用語をつくった英国の医師ブレイド J. Braid (1795～1860)に続く，催眠療法の中興の祖とよばれている。リエボーの催眠＝暗示技法は，そののち19世紀末に催眠が否定され，暗示のみが重要であるといわれるようになり，合理的説得療法などに吸収されることになった。

2) ショーター，E. 著，江口重幸・大前晋監訳：精神医学歴史事典. p. 178，みすず書房，2016.

① 個人療法

治療者と患者(心理臨床ではクライエントというよび方をする)の1対1の関係のなかで進む精神療法である。その目的や技法はさまざまである。

1 無意識にひそむ葛藤についての洞察を目ざす精神療法

● 精神分析

無意識に焦点をあてた治療法▶

ウィーンの精神医学者**フロイト**(▶第3章，83ページ)によって創始されたもので，力動精神医学を代表する大きな流れを形成した。もともとは19世紀末のヒステリー研究に端を発し，言葉や行為，夢や症状などにあらわれた(通常は意識に上らない)**無意識**とよばれるものの意味を解明する方法として発展した。欧米をはじめ日本でも広く普及し，今日でもフランスなどでは精神療法の代名詞となっている。また，精神分析理論は文化人類学・社会学，そしてソーシャルワークなどの分野にも大きな影響を及ぼしてきた。現在広く用いられている人間の心理に関する用語の多くは，精神分析理論から生まれたものである(詳細な理論的系譜については▶第3章，83ページ)。

治療の方法と流れ▶

精神分析では，患者が治療者と対話をしながら，症状の背後に隠された不安とそれに対する防衛機制を知り，そのもとにある内的な葛藤(かっとう)や欲求が幼少時の対人関係に起源をもつことを段階的に明らかにしていく。

治療過程で患者は，内面をみせまいと(抵抗)，子どもっぽくなり(退行)，幼児期に重要な人物に対していだいた感情や態度を治療者に向ける(転移)。治療者はその感情や態度の意味を言葉にして伝え(解釈)，患者の健康な自我によびかけ，患者はそれと向き合うことでみずからの隠された感情に気づく(洞察)過程を通して自己洞察にいたり，生きにくさが軽減していく。

古典的な精神分析では，患者は寝椅子(カウチ)に横になり，自分の見た夢やできごとなどについて自由連想を進める。分析家は患者からは見えない位置に座り，患者の語る夢や転移の解釈を行う。これを週数日，何年にもわたって行うので，その治療対象は限定されたものになった。そこで最近では，ほかの精神療法と同様に分析家と患者とが向き合って対話する**精神分析的精神療法**が広く行われるようになり，治療目標と期間とを限定した**短期療法**(**ブリーフセラピー**)も行われるようになってきた。

精神分析からの発展▶

また，初期のフロイトから分かれた**ユング**(▶第3章，82ページ)は，夢分析などをもとにして集合的無意識にいたる象徴的過程を扱う**分析的心理学**を発展させた。このほか，**アドラー** A. Adler(▶図6-1)は，ライフスタイルなどの概念を使いながら共同体感覚へと向かう**個人心理学**とよばれる流れを形成した。精神医学史家のエレンベルガー H. F. Ellenberger は，『無意識の発見』のなかで，フロイト，ユング，アドラーに，解離や外傷性記憶理論で再評価されている

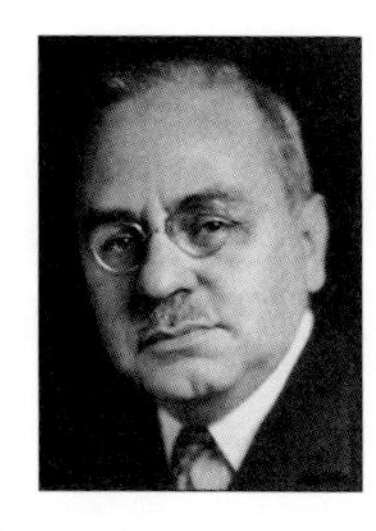

オーストリア，ウィーンでおもに活躍した精神科医・心理学者。もともと社会的視点の強い医学・心理学に関心があり，のちにそれは「個人心理学」として確立される。特定の身体器官が脆弱であると，努力によってそれを補償するという「器官劣等性」理論は有名で，これを「劣等感」とその克服など精神面で応用することに発展させた。また人間に本来備わっているとされる(他者の幸福を願う)利他感情を「共同体感覚」とよび，これをはぐくんで人生の変容をもたらす現実的な理論を洗練させた。第二次世界大戦でアメリカに移住し，のちの「アドラー派心理学」の確立に寄与した。近年日本でも(他者からの)「承認欲求」の否定といった主張で大きく再評価されている。

▶図 6-1　アルフレッド＝アドラー Alfred Adler(1870〜1937)

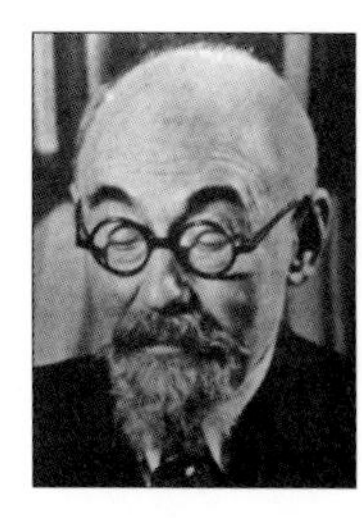

フランス，パリの心理学者。若き日より催眠やヒステリー，テレパシー現象に関心をいだき，1889 年に博士論文『心理学的自動症』を出版する。サルペトリエール病院のシャルコーのもとでヒステリー・催眠研究を続け，今日でいう解離理論の基礎を築いた。のちにコレージュ-ド-フランスの教授になってからは，しだいに社会学的・哲学的心理学を深化し，人間の言語活動を中心に，時間・記憶・物語・人格・心理的力などをテーマに，より広範な心理学理論を構築した。20 世紀末から，解離や多重人格，外傷性記憶理論で再び注目を浴びている。

▶図 6-2　ピエール＝ジャネ Pierre Janet(1859〜1947)

ジャネ P. Janet(▶図 6-2)を加え，この 4 名を近代力動精神医学の源流であるとしている。

● 現存在分析・ロゴテラピーなど

実存主義や現象学を背景とした方法▶ おもに実存主義や現象学といった哲学的思考を背景に，人間を総体として理解しようとする流れがドイツ語圏の精神病理学に生まれた。『精神病理学総論』で有名な**ヤスパース** K. Jaspers(1883〜1969)が，「了解」と「説明」という概念を用いて，患者の経験をありのままに描き出そうとする現象学的方法を取り入れたものであった。

現存在分析▶ スイスの精神医学者**ビンスワンガー** L. Binswanger(1881〜1966)は，1930 年代，**現存在分析**とよばれる人間学的方法と治療法を示した。これは，精神病を人間そのもの(世界＝内＝存在)の変容としてとらえ，治療者との交流を通じて，現在を脱皮して未来に開かれた本来的存在へ道を開こうとするものである。精神医学以外の人間科学にも大きな影響を与えた。

ロゴテラピー▶ またウィーンの精神科医**フランクル** V. E. Frankl(1905〜1997)は，第二次世界大戦中のみずからの強制収容所体験をもとに『夜と霧』をあらわし，**ロゴテラピー**という実存的精神療法を創始した。

方法としては，①逆説的志向(不安の対象から逃れようとせず，逆にこれを志向しようとすること)，②反省除去(自分の人生に意味と価値を与えてくれるものに専心し，症状への過度の注意をそらすこと)がある。

フランクルの著書『それでも人生にイエスと言う』には，「生きるとは，問われていること，答えること，自分自身の人生に責任をもつことである」と記されている[1]。

スピリチュアルケア▶ **スピリチュアルケア** spiritual care は，人間のなかにある霊的な部分にはたらきかけ，この世の水平方向から超越的な垂直方向へ視点を転換し，生きる意味と価値を求める精神療法である。多少とも宗教的な色彩を帯び，日本ではおもにホスピス，終末期医療に用いられているが，精神疾患の治療にも応用できる。

● 催眠療法

近代精神療法のもう1つの源流▶ 近代精神療法のもう1つの源流は，18世紀末にオーストリアの**メスマー** F. A. Mesmer (1733～1815)によって考案され，フランス革命前夜にパリの有産階級のおもに神経症圏の人々の間で大流行した動物磁気治療である。

この治療法はのちに催眠 hypnotism とよばれるようになり，19世紀末にはヒステリーやそのほかの疾患の治療に用いられるようになった。その理論化に貢献した1人が神経学者**シャルコー** J-M. Charcot である(▶第7章，306ページ)。近代精神療法の創始者であるジャネやフロイトは，いずれもこのシャルコーから直接大きな影響を強く受けた。

一方，こうした流れに対抗して，催眠とは治療者による暗示にほかならないという見解が19世紀末から20世紀のはじめにかけて優勢になり，精神療法と催眠・暗示療法とはほとんど同義のものとされた時代があった。

現在の催眠療法▶ 現在の催眠療法は，注意集中と誘導によって暗示にかかりやすい特殊な意識状態をつくり出し，症状を除去しカタルシスをおこす治療法である。解離性障害や転換性障害などのいわゆる神経症性障害や，心身症(疼痛・喘息・蕁麻疹(じんましん)など)に有効とされる。現代催眠療法の開拓者である**ミルトン=エリクソン** M. Erickson (1901～1980)の著作などにより，この領域は再び活性化している[2]。

また，全生活史健忘などの心因健忘(解離性健忘)に，適量の抗不安薬や睡眠薬を用いることで抑制を除き，追想を促す技法(麻酔面接)がある。

2 支持に力点をおいた療法(支持療法)

広く用いられている精神療法▶ 支持療法は，最も多く用いられている精神療法である。精神科医・臨床心理士・ソーシャルワーカーはもとより，心の問題で苦しむ人をたすけようとする人なら誰しも，多少とも支持療法に近い技法を用いている。

支持療法では，患者の現在の生活状況，強さや弱さを評価し，より良好に機

1) フランクル，V. E. 著，山田邦男・松田美佳訳：それでも人生にイエスと言う．p. 57，春秋社，1993．
2) 高石昇・大谷彰：現代催眠原論：臨床・理論・検証．金剛出版，2012．

能するために現実的な変化を生み出すよう援助する。治療者は無意識の過程にはふみ込まず，またパーソナリティを大きくかえるような試みもしない。再保証・助言・感情表出・環境調整などの技法を用いて，心理的防御システムを強化する。

対象は現実のストレスに対処できない人▶

支持療法の対象は，おもに現実のストレスにうまく対処できない患者である。統合失調症や重症のうつ病などの患者には，薬物療法と組み合わせて用いる。治療者は患者に能動的にかかわり，関心をもって話に耳を傾け(傾聴)，あたたかみをもって悩みに共感し，病気や苦境に行きづまらないように，彼らが進むべき方向をみずから見つけるのを手だすけする。

いわゆる**カウンセリング**は，もともとはアメリカのウィリアムソン E. G. Williamson が 1930 年代に学生の職業選択の援助の際に用いたのが始まりである。彼のカウンセリングは，ロジャーズ(後述)との差異から指示的カウンセリングともよばれた。カウンセリングは一般的な「相談」を意味するが，現実的な適応や具体的な問題解決を中心に行われ，心の病いや深刻なパーソナリティの問題そのものは対象にならなかった。

● クライエント(来談者)中心療法

ありのままに受け入れる▶

アメリカの心理学者**ロジャーズ** C. R. Rogers は，非行少年との面接経験から，指示的な心理療法が再犯防止には役だたないと感じ，カウンセリングで必要なのは，クライエントに解釈・指示・助言を与えることではなく，クライエントとの受容的関係を築くことにあると考えた。彼が提唱した**クライエント(来談者)中心療法** client-centered therapy[1)]では，「ありのままのひとりの人間」としての純粋性(自己一致)や，無条件の肯定的態度，共感的理解をもとに，治療者はクライエントをそのままに受け入れ，傾聴することに徹する。来談者の問題とその解決は，来談者自身が一番よく知っているものであり，それによって変化への可能性を開くのである。日本でも 1960 年代に臨床心理士を中心に大きな影響力をもった。

● ポジティブ精神療法

セリグマン M. E. P. Seligman (1942〜) は，抑うつ状態は学習されるという「学習性無力感」の研究をしたが，のちに，精神療法が人間の否定的な側面を強調し，ポジティブな面をとらえそこなってきたことに注目した。心理学者マ

---

1) ロジャーズは，セラピストがクライエント自身が気づきを得るプロセスをそこなわないよう，なんら指示を与えない非指示的 non-directive 療法とよばれる方法を編み出した。これらは，精神分析や行動療法との差異を明確にするものであり，広くクライエント中心療法とよばれていた。彼の発想は，やがてパーソナリティの変化と成長を目的として，「人間の潜在能力回復運動 human potential movement」に結びついたゲシュタルト療法やエンカウンターグループなどへの展開がみられた。

ズロー A. H. Maslow(1908〜1970)がかつて，正常な成熟した健康な人間の心理研究に関心をもち，その著書のなかで「ポジティブ心理学」という用語を使用したのにならって，この用語の普及と，人間の幸福感の増大や楽観主義，ウェルビーイングに焦点をあてる精神療法を形成した。人間のもつ強みや，長所，さらにレジリエンスなどに注目する。これらはポジティブ精神療法とよばれるが，さらにポジティブ精神医学というものも出現している。

3 認知・行動・身体にはたらきかける療法

先に述べた催眠・暗示療法から，無意識や下意識を前提にせず，日常的なかかわりと適切な指導によって患者の「意志」と「理性」にはたらきかけ，治療に導く，**説得 persuasion 療法**とよばれるものが生み出された。スイスの神経学者デュボワ P. Dubois(1848〜1918)によってまとめられ，20 世紀初頭の欧米で大きな影響力をもった。たとえば，治療者は，「あなたの病気は神経衰弱であり，それは休息とエネルギーの確保によって改善する病気です」と率直に語りかける。患者がこれを受け入れ，自分の状態をあらためてふり返ったときに，治癒がもたらされるというものである。

デュボワは，健康な精神の人は説得を受け入れようとし，病者だけが暗示にかかりやすいと考えた。次の一節がこの療法の本質を示している。「神経症患者は，自分が治るという確信を得たと同時に，回復への道を歩みはじめる。自分が治ったと信じたその日に彼は治るのである」[1)]。この療法は，第一次世界大戦後，欧米で精神分析が広く普及したことにより姿を消したが，基本的な概念は，次に述べる森田療法にも，今日の認知行動療法にも流れ込んでいる。

● 森田療法

あるがままの自分を受け入れる▶

森田正馬(まさたけ)(1874〜1938)による，神経質(森田神経質という)の治療法である。症状へのとらわれを打破し，「**あるがまま**」の心的態度を獲得することを本質とする。まず不安や症状を排除しようとせず，そのままにしておく態度を養う。「あるがまま」にすることで患者は，不安が時間とともに自然に消退するという事実に体験的に気づくことができる。同時に「あるがまま」は，不安の裏にある生の欲望を建設的な行動に転換させることも意味する。

絶対臥褥期から生活訓練期まで▶

このような実践を通して自分を受け入れ，自分らしい生き方を実現することが治療の目標となる。森田療法は伝統的に入院治療を基本形とし，次の 4 期の治療期間から構成される。

①絶対臥褥(がじょく)期(7 日間)　終日個室で臥床して過ごし，食事・洗面・トイレ以外の行動を禁止する。

---

1) Dubois, P. (Jelliffe S. E and White W. A. trans.) : *The Psychic Treatment of Nervous Disorders: The Psychoneuroses and their Moral Treatment*. p. 210, Funk & Wagnalls, 1905.

②軽作業期(5日間) 周囲を観察する。自発的に1人で取り組む作業を行う。主治医との面接，日記指導を開始する。

③(重)作業期(1〜2か月) 動物・植物の世話，陶芸・料理など生活に即した作業を行う。ほかの患者との共同作業も増加させる。

④生活訓練期(1週間〜1か月程度) 外泊など社会復帰の準備をする。院内から通勤・通学を開始することもある。

最近は精神科診療所の増加もあり，入院療法ばかりでなく外来でも広く行われている。

● 内観療法

これまでしてもらったことをふり返る▶

内観療法は，奈良出身の実業家である吉本伊信(いしん)(1916〜1988)が，1937年に浄土真宗の求道法から考案した内省療法で，森田療法とともに日本で生まれた精神療法の1つである。部屋にこもり，これまでの対人関係のなかで重要な人物に「自分がしてもらったこと」「して返したこと」「迷惑をかけたこと」(内観3項目)を繰り返し想起し，罪責と愛に気づき新しい世界観を得る。

原法は治療者の自宅で行われ，和室の隅を屏風(びょうぶ)で仕切り，そこに自由な姿勢で座る。午前5時〜午後9時まで1日16時間，7日間継続する。面接は1〜2時間おきに1日8〜9回行われ，面接時間は3〜5分間である。トイレ・入浴・就寝以外は屏風の外に出ないようにし，食事も屏風の中でとる。新聞・雑誌・ラジオ・テレビなどの持ち込みや他人との雑談も禁止である。ほかに起床後30分間，部屋・トイレ・浴室などを内観者が分担して清掃する。

● 認知行動療法

認知のゆがみを修正する▶

人間の認知は，そのときの気分や行動に影響を与えて悪循環を形成することがある。こうした理解から，認知のゆがみを修正し，問題に具体的に対処することで気分を改善させることを目的とした，短期の構造化された精神療法を**認知行動療法** cognitive behavioral therapy(CBT)とよぶ。もともとは**認知療法**とよばれることもある。当初はうつ病の治療法としてベック A. Beck らによって開発されたが，1980年代以降は不安障害・摂食障害・パーソナリティ障害・身体表現性障害などにも適応が拡大されてきた。

自動思考とスキーマの2つのレベル▶

認知のゆがみは，心の表層の自動思考と深層に存在するスキーマの2つのレベルに分けて考えられる。**自動思考**とは，ある状況で自然に自動的にわきおこってくる思考およびイメージであり，**スキーマ**とはその人の基本的な人生観であり，心の深層に存在する個人的な確信である。

これらの自動思考やスキーマは，ふだんはわれわれが瞬間的に判断するのをたすける適応的なはたらきをしているが，大切な他者との離別や仕事の失敗など，その人にとって否定的なできごとがおこると，それに関連した非適応的なスキーマが賦活(ふかつ)され，その影響で極端な認知のゆがみが生じる。さらにそれが自動思考として患者に意識され，同時に行動，感情の障害も出現してくる。詳しくは第9章で述べる(▶2巻：第9章，103ページ)。

● 行動療法

心や意識ではなく▶行動に注目

心や意識ではなく，行動を対象とし，自然科学を目ざす心理学の立場を**行動主義**という。ロシアの生理学者で「パブロフの犬」の実験や「条件反射」の用語で有名なパヴロフ I. P. Pavlov(1849～1936)などの考えをもとに，アメリカの心理学者ワトソン J. B. Watson(1878～1958)が提唱した。客観的な観察と実験をもとに刺激(S)と反応(R)の相関関係を求めようとする。類似の体験が繰り返された結果生じる比較的永続的な行動変化を**学習** learning という(▶第3章，64ページ)。

学習された不適応▶行動を修正する

1958年にウォルピ J. Wolpe が提唱した**行動療法** behavioral therapy(BT)は，行動主義による学習理論をもとに，学習された不適応行動を，条件づけを利用して修正する治療法である。行動の解釈を行わない，実験によって基礎づけられた行動変容法である。

当初は恐怖症をおもな対象としたが，現在ではパニック障害・強迫性障害・心的外傷後ストレス障害(PTSD)・アルコール依存症・夜尿症などにも有効とされる。以下に代表的な行動療法の技法例をあげる。

◉ 系統的脱感作(だつかんさ)

筋肉のゆるみを利▶用して不安を軽減

不安や恐怖を引きおこす状態と反対の反応(筋肉の弛緩訓練)を同時に引きおこすこと(脱感作 desensitization)で，段階を追って系統に，不安や恐怖を軽減し，消去していくものである。治療手続きが煩雑(はんざつ)なため，現在は特定の恐怖症以外にはあまり用いられなくなっている。

◉ エキスポージャー法(曝露(ばくろ)法)

あえて苦手な▶ことに挑戦させる

系統的脱感作からの展開で，リラクセーションをしなくても，不安をかきたてる状況に長時間直面する(曝(さら)す exposure)ことにより状況に慣れ，不安の低下をもたらすという理論に基づく技法である。不潔恐怖の人によごれた床を触

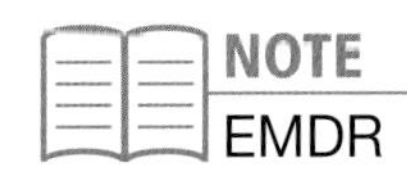

NOTE

EMDR

EMDR(eye movement desensitization and reprocessing*1)は，シャピロ F. Shapiro(1948～2019)が1990年前後に創案した，PTSDに有効とされる治療技法である。患者にその外傷的なできごとを想起してもらいながら，治療者が患者の眼の前で指などを一定の速度で左右に動かし，それを眼で追ってもらう。そうすることで脳を直接刺激し，本来の情報処理プロセスを活性化し，恐怖を軽減するという脱感作法である。実施には高い専門性が必要で，トレーニングを受けた専門家以外の人が安易に行うことは危険とされる。

*1 和訳すると，眼球運動による脱感作と再処理となる。

れさせたり，人込みを苦手とする社交恐怖の人にわざと人込みのなかで演説をさせたりする。

◉ オペラント技法

望ましい行動には▶見返りを与える

アメリカの心理学者スキナー B. F. Skinner は，1930 年代に実験装置(スキナーの箱)を用いて動物の欲動を観察し，生体内に自発的におこる**オペラント条件づけ**の概念を確立した(▶第 3 章，65 ページ)。反応に随伴させて正の強化子(嗜好品・称賛・達成感など)，負の強化子(罰など)を与えて発生頻度を増減させる技法である。約束した望ましい行動をとった場合に，代用貨幣や自由が見返りに与えられる**トークン**[1]**エコノミーシステム**などは，この方法を用いたものである。

◉ モデリング

見本となるモデル▶を見せる

直接的な説得や行動の実行ではなく，モデルとなる他者の観察や模倣を通して，望ましい行動(**モデル行動**)を学習する方法である。バンデューラ(▶第 3 章，66 ページ)が提唱した。モデル刺激としては，治療者や他者の実際の行動のデモンストレーションや，ビデオ・絵・イメージでの描写などがある。たとえば，イヌ恐怖の子どもにイヌと楽しく戯(たわむ)れる子どもを観察させたりする。

◉ セルフモニタリング

行動・感情・思考・▶状況を自分で記録

自分自身の行動を観察して記録・評価する方法である。たとえば，手洗い強迫の患者の場合は手を洗いたくなったきっかけの状況や気分や不快感，考えたこと，時間，手を洗い終えるきっかけ，気分や不快感や思考の変化，1 日の手洗いの回数などを，刺激－反応の関連がわかるように記録する。認知行動療法などで用いられている。

マインドフルネス認知療法は，認知行動療法と，仏教由来のマインドフルネス mindfulness 瞑想を合わせたものである。マインドフルネスとは心をつねに平静に保つという意味で，現在に集中し，自分の感情・思考・行動を見つづけることで関係性をかえ，それらにとらわれなくなることを目ざす技法で，一種のセルフモニタリングと呼吸法を組み合わせたものである。うつ病や薬物依存などの特定の病態に限らず，日常的なストレス状況をはじめ，今日広く一般に用いられている(▶2 巻：第 9 章，107 ページ)。

● リラクセーション

◉ 自律訓練法

自己暗示・自己▶催眠でリラックス

ドイツのシュルツ J. H. Schultz が考案したもので，以下にあげた練習公式を頭のなかで唱えることによる自己暗示・自己催眠でリラックスを得て，心身の調整をはかるものである。心身症やいわゆる神経症に有効とされる。

1) トークンとは地下鉄やバスの切符がわりに用いられる代用貨幣のことをいう。

背景公式(安静練習)：「気持ちがとても落ち着いている」
第1公式(重感練習)：「両腕両足が重たい」
第2公式(温感練習)：「両腕両足があたたかい」
第3公式(心臓調節)：「心臓が静かに規則正しく打っている」
第4公式(呼吸調整)：「らくに呼吸している」
第5公式(腹部温感練習)：「おなかがあたたかい」
第6公式(額部涼感練習)：「額(ひたい)がここちよく涼しい」

自律訓練法の練習は，基本的には毎日2〜3回，1回につき3〜5分の時間をかけて行う。第1・2公式をマスターするだけでも80％程度の効果が期待されるため，第3公式以降を省略する場合もある。心臓・肺・腹部に疾患がある場合は，第3〜5公式を行わないほうがよいとされている。また，終了後はのびをするなどの消去動作を必ず行う。

◉バイオフィードバック

心拍・血圧・脳波などを意識化する▶

心拍・血圧・脳波などは，本来は生体の恒常性(ホメオスタシス)を維持する機構によって自動的に制御されているが，慢性的なストレスによってその自己制御システムが破綻をきたし，さまざまな症状を呈する。

そこで本来は認知できない自己の体内情報を意識化することで，みずからの生体現象をコントロールできる範囲を広げようとする技法である。血圧・心拍数・筋電図・脳波などを信号(光・音・コンピュータディスプレイへの情報表示など)に変換して患者に知覚させ(フィードバック)，より安静な状態を獲得する。心身症や，神経症性障害に行う。

4 表現に重きをおいた療法

患者が心のなかにある不安・恐怖・支配観念・愛憎などを，なにかしらの方法で表にあらわす治療法である。それにより，せきとめられていた感情が解放される。これをウィーンの医師で，ヒステリー研究で初期のフロイトに影響を与えたブロイアー J. Breuer(1842〜1925)は，**カタルシス** catharsis とよんだ。もともとは催眠下で行われた。

NOTE

カタルシス

「浄化」を意味するギリシャ語。抑圧されていた感情エネルギーを放出することによって生じる心理的変化のことをいう。自分の体験を言葉や動作，創作などで表現することによって，「心が軽くなる」と感じられ，やすらぎや幸福感が得られる。のちに精神分析ではあまり重視されなくなったが，サイコドラマ(心理劇)などでは重要な治療的因子と考えられている。

● 芸術療法(アートセラピー)

芸術の力を借りて▶自己を回復する

絵画・彫刻・陶芸・手芸・詩歌・音楽・箱庭・ダンスムーブメント・コラージュ・演劇などの創作活動を用いる表現療法である。無意識の内容は，言語化するよりアートや創造のかたちを通すと表出しやすく，そのイメージのもつ意味を治療者と話し合う。

創作は作品の完成する未来を思い描く要素をもつので，過去を整理し未来を開いていまを生きる，すなわち時間のなかにたつ自己の存在を回復させる役割も果たす。代表的な芸術療法には，次のものがある。

◉ 絵画療法

なぐり描きから▶描画テストまで

さまざまな画材を用いて画用紙やキャンバスに描いていく。非言語的な表出に注目するもので，心理テストの描画に近いもの(風景構成法，家・木・人House-Tree-Person〔HTP〕法)から，遊びの要素を取り入れた治療的なもの(なぐり描き法 scribble，相互なぐり描き法 squiggle)，自由画やなんらかのテーマにそって描く課題画法などさまざまなものがある。自由画でも紙面に枠をつけてから描く(枠づけ法)など，内面の表出に伴うリスクを考慮した技法も考えられている。

子どもや言語表出の苦手な知的障害者の表現手段としても，認知症のリハビリテーションにおいても広く行われている。同一の人物の描く絵画でも病気の時期によってまったく異なる内容になることがしばしばみられる。

◉ 音楽療法

たくさんの人数で▶安全な感情表現ができる

個人を対象に行われることもあるが，日本では，おもに精神科病棟・デイケア・高齢者施設などでリクエストに基づく歌唱(合唱)形式や簡単な楽器を用いて，音楽療法士によって行われている。比較的簡便に行えること，多人数に対応でき親しみやすく，歌詞による安全な感情表現が可能であることが利点である。最近ではいわゆる神経症性障害・心身症・摂食障害・終末期医療にも対象が拡大してきている。

◉ 箱庭療法 sandplay therapy

心のなかのイメージを形にあらわす▶

砂を入れた箱に，大小のミニチュア玩具(人形・動植物・建造物・乗り物・家具・恐竜・怪獣など)を思い思いに配置して，好きに世界をつくり出しながら治療を進めるもので，スイスの心理学者カルフ D. Kalff が，ユングの理論をもとに標準化した(▶図 6-3)。

箱庭療法では，治療者が必ず患者のそばにいて見まもりながら，作品の製作過程を共有する。患者が精神内界にあるイメージを具体的な形象にあらわすことで，みずからその調整をはかっていく。ほとんど解釈はしない。

◉ 遊戯療法・プレイセラピー

子どもがおもちゃで遊ぶ様子を観察▶

子どもをいろいろな玩具のある遊戯室(プレイルーム)で遊ばせ，選ばれる玩具の種類や遊び方などを観察して，その子どもがもっている不安や敵意，精神

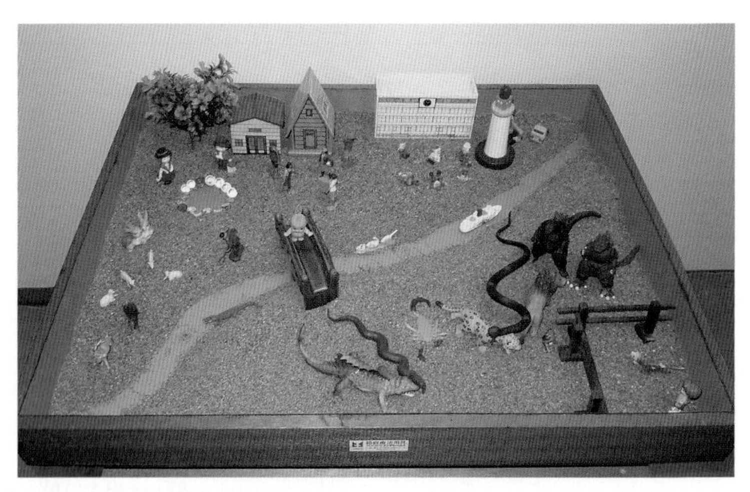

砂の入った縦 57 cm，横 72 cm，高さ 7 cm の木の箱の中に，家や木や人形などのミニチュアを思うままに並べていく。砂をよけると下の青い底が出てきて，川や池のように見える。そうしてつくり出される箱庭の世界に自己の内的世界が映し出されると考えられている。

▶図 6-3 箱庭療法でつくり出された作品の例

障害を判断する。子どもには言語によるはたらきかけがむずかしいため，精神療法も遊びを媒介にして行う。

プレイセラピーの対象は幼児から学童期までが中心であり，適応は心因性の身体症状症(頭痛・吐きけ・喘息)・不登校・摂食障害など，いわゆる神経症圏である。

最近では，小児の自閉症スペクトラム障害や軽度発達障害に対しても適応の幅が広がってきている。玩具の種類には，絵を描く道具，粘土，折り紙，積み木やブロック，電車や車，ピストルや刀，家族や動物の人形，ボール，オセロなどのボードゲームなどがある。

② 集団精神療法 group psychotherapy

1 集団精神療法とはなにか

集団精神療法(グループサイコセラピー)とは，グループを対象にした精神療法である。治療者と複数のメンバーが同じ場所と時間を共有し，言語的・非言語的交流をすることで，個人精神療法における治療者対患者の関係をこえた**集団力動(グループダイナミクス)**が生まれ，メンバーは苦痛な現実とも向き合えるようになる。そして，自己や他者についての気づきとともに，感情や認識，そして行動に変化がもたらされていく。

とくに海外では，精神科治療にとってグループは欠くことのできない要素となっている（▶2巻：第9章，94ページ）。

集団精神療法の分類

集団精神療法には大きく分けて，言語的な交流が中心の集団精神療法と，非言語的な表現や交流が中心の集団精神療法とがある。

[1] 言語的な交流が中心の集団精神療法　狭義の集団精神療法である。サークル状に並べた椅子に全員が座り，「いま，ここで Here & Now」感じたこと，思い浮かんだことを自由に語り合うのが基本的なスタイルである。社交的会話をするのでも，結論を出すための議論をするのでもなく，互いに理解し合うために，感じたままを率直にフィードバックし合う。

このカテゴリーの集団精神療法では，1回50分から90分ほどのセッションを，頻度や回数を決めて行う。日本では，入院と通院の集団精神療法が診療報酬化されており，さらに2016（平成24）年には依存症，2020（令和2）年からはギャンブル依存症の「集団治療プログラム」が診療報酬化された。

このほか，治療共同体で生まれ，いまでは地域ケアの場でも広く行われているコミュニティミーティングも，このカテゴリーの集団精神療法の1つである。

[2] 非言語的な表現や交流に重きをおく集団精神療法　広義の精神療法である。さまざまなアクションを用いて集団精神療法を行うもので，サイコドラマ（心理劇，255ページ）やダンスムーブメントセラピー，芸術療法（音楽療法，絵画療法など），作業療法などがある。

このほか，病棟やデイケア，さらには地域のリハビリテーション施設などで行われるレクリエーション，行事などのグループ活動も，広い意味で集団療法（グループセラピー）といえる。

2 グループの治療的因子

ヤーロム I. D. Yalom は多くのグループの実践や研究を分析し，集団精神療法における以下の11の治療的因子を抽出した[1]。

①**希望をもたらすこと**　他者の回復と成長を目にすることで，自分の回復と成長にも希望をもつことができる。
②**普遍性**　自分の問題は自分1人のものではないという認識が安心感につながり，仲間から受け入れられる体験が癒（いや）しに通じる。
③**情報の伝達**　これまで知らなかった情報や助言を得ることできる。
④**愛他主義**　自分のために語ることが，他者の救いや学びになることを知る。そうしてほかの人をケアしたり，役にたったりすることが，自分にとっても意味あることと知り，人に対する態度がかわっていく。

1）ヤーロム，I. D. 著，中久喜雅文・川室優監訳：ヤーロム――グループサイコセラピー理論と実践．西村書店，2012．

⑤**家族関係の修正的な繰り返し**　グループではさまざまな感情が投影され，いままでの家族関係が再現されるが，これまでとは異なる体験をして他者や世界の見方やかかわり方もかわっていく。
⑥**社会生活技術(ソーシャルスキル)の発達**　人前での行動や話し方，協力の求め方や対立した場合にどうふるまえばよいかなどの対人スキルを学ぶことができる。
⑦**模倣行動**　ほかのメンバーの好ましい行動を取り入れたり，自分とは違う行動様式を見習ったりする。
⑧**対人学習**　人の多面性について理解でき，これまでとは異なる人間関係を築いていくことができるようになる。
⑨**グループの凝集性**　グループとしてのまとまりは，一体感や仲間意識を生み出し，自信を高めたり，個人の力をこえた能力を発揮したりすることがある。
⑩**カタルシス(浄化)**　グループに受け入れられることで，これまで抑圧してきたより深い感情をとき放つことができる。
⑪**実存的因子**　人間の生や死，生きる意味などについて考え，感じとることができる。

どの治療的因子が最も効果的にはたらくかは，グループによって違ってくる。たとえば，カタルシスはサイコドラマなどで効果的に用いられる。また，実存的因子は，がん患者や遺族などのセルフヘルプグループで重要なはたらきをする。

グループの凝集性▶

グループの治療的因子のなかでもとくに重要だが，慎重な配慮が必要なのは**凝集性**である。

グループが成果を上げるためには，ある程度の凝集性が必要である。たとえば，同じような疾患や障害をもつメンバーや，同じ性別や年代のメンバーを集めた同質性の高いグループでは凝集性が高まり，話も深まって洞察を得やすい。

活発で盛り上がるグループは要注意▶

その反面，凝集性が高まると同調傾向が高まり，異論や反論は言いにくくなる。その結果，個人の主体性や自律性がそこなわれる危険性が増す。極端な場合，話したいと思っていなかったことまでつい口にしてしまったり，予期せずトラウマ記憶がよみがえり，フラッシュバックのようなことがおきたりすることもある。いつも活発で一体感のあるグループがよいというわけではないのである(▶第4章，141ページ)。

一方，疾患や障害，性別や年代の異なるメンバーが参加する同質性の低いグループは凝集性も低く，盛り上がりに欠けることが多いが，逆にプレッシャーも低く，多様な価値観や感じ方を知ることができる。

このように凝集性をいかに取り扱うかが，グループが治療的にはたらくかどうかのカギとなる。

3 グループの構造——サイズとメンバーシップ

グループはメンバーの人数によって，4〜6人の小グループ，7〜10人の中グループ，より多数の大グループに分類される。病棟のコミュニティミーティングなどでは20人以上，多いときには40人以上のグループとなることもある。

小グループのほうがプレッシャーは大きい▶ グループは，人数が少ないほどプレッシャーが少ないと誤解されがちだが，実際には小グループのほうが凝集性が高くなり，話題がそれたり，無関心でいたりすることがむずかしくなる。

一方，大グループの場合は，隠れていようと思えば隠れていられるという面がある。そのため統合失調症をもつ人は，小グループよりも大グループのほうが居ごこちがよいと言うことが多い。ただし，そのためには無理に一体化を求めない，むやみに盛り上がらないという条件が必要である。

また，メンバーの条件(メンバーシップ)でいうと，参加メンバーを最初から決めて行うグループを**クローズドグループ**といい，誰でも自由に参加できるグループを**オープングループ**という。

4 グループの治療者とその役割

複数の治療者がかかわる▶ 集団療法の治療者はリーダーとよばれ，共同治療者であるコ－リーダーとともに実施することが多い。サイコドラマでは治療者をコンダクター，共同治療者をコ－コンダクター，エンカウンターグループではそれぞれファシリテーター，コ－ファシリテーターとよぶが，ここではリーダーとよぶことにする。

多くのメンバーが参加するグループでは，観察の視点や考え方に多様性が求められるため，リーダーとコ－リーダーは性別・年代・職種などが異なるほうが望ましく，離れた位置に座る。ただし，真正面だと対立的な印象を与えるので，斜め前方の位置に座るようにする。コ－リーダーはリーダーを補助する役割ではなく，自分なりの視点や感じ方を提供することで，グループ全体のバランスをとったり新たな動きを促したりする役割を果たす。リーダーとコ－リーダーどうしの関係が，人間関係のモデルにもなる。

グループのリーダーはグループを信じる▶ リーダーは，グループの司会者でも，指導者でもない。話題を提供したりせず，メンバーが自発的に話しだすのを待つ。そして，その場の雰囲気や言葉の背後にある感情に注目する。第4章でみたように，リーダーはメンバーの依存や攻撃の対象になりやすいが，リーダーはそれをグループに返し，メンバーみずからが自分の不安や葛藤に気づいていくのを促す。グループの力を信じることが最も重要なのである。

5 サイコドラマの技法

集団精神療法の1つに**サイコドラマ(心理劇)**がある。ここでは，さまざまなグループワークで応用されている，サイコドラマの2つの技法を紹介する。

①**ロールプレイ**　さまざまな役割を演じるなかで，自分でも気づいていなかった感情に気づいたり，新たな役割を見いだしたりする。なかでも，**役割交換**という技法では，自分と相手の役割を入れかえて演じることで相手の立場や

感情を理解することができる。

②**補助自我**　主役の背後で，ダブルとよばれるもう1人が主役の別の側面を演じる。つまり，「もう1つの自我」を演じるのである。主役が言葉にできなかった感情や葛藤する感情などが，そうして目に見えるものとなる。

③家族療法

1 家族療法とはなにか

家族療法は全体としての家族をみる▶

家族療法は，家族を単位とした集団精神療法といえる。家族療法は，個人の問題を家族という文脈のなかでとらえようとするものである。家族療法の根拠となる主要な理論については，第4章を参照してほしい(▶119ページ)。

複数の治療者がかかわる▶

家族療法では，原則として複数の治療者がかかわる。1人の治療者がIP(症状を出した人)と面接し，並行して別の治療者が患者以外の家族メンバーと面接するというやり方もあるが，患者と家族が同席して行う**家族合同面接**の方法が一般的である。

というのも，家族は強く引き合うかと思うと，その反動で強く反発し合う。また，家族メンバーはそれぞれが違った立場で異なる感情をもっており，多くの場合それがもつれ合っている。こうした家族のダイナミクスに巻き込まれる治療者が冷静に全体を把握することはむずかしく，複数の異なる治療者が協力してことにあたる必要があるからである。さらに，治療者どうしが異なる見方を示しつつ協力する姿が，家族にとっても1つのモデルになる。

2 家族療法の考え方と技法

精神障害を個人の内面の問題とは考えない▶

家族療法には複数の学派があり，技法もさまざまである。だが，考え方としては，もはや精神障害を個人の内面の問題とは考えない点では共通している。

とくに「全体としての家族」という視点にたつシステム論的家族療法では，家族内の相互作用に注目し，治療者がそれに介入することによって家族メンバーの認知や行動，さらには家族関係そのものに変化をもたらそうとする。個人精神療法とも集団精神療法とも違い，治療者はかなり戦略的に考え，積極的に家族に指示を与えて，その関係に介入する傾向がある。

家族療法の技法は多様で，習得するには専門的なトレーニングが必要である。しかし，看護にとってヒントとなる方法や考え方があるので，ここでそのいくつかを紹介する。

●家族関係図

家族関係を図で示す▶

家族関係図(ジェノグラム genogram)は，家族関係を図示するものでファミリーツリーともいう。家族療法では最初に家族全員でこの図を描いてみると，家族関係を整理するのに役だつ。少なくともIPときょうだい(同胞)，両親，祖父母の3世代の図を描くようにする。図6-4に家族関係図で用いられる記号の例を示した。最初に，これを使って自分の家族関係図を描いてみるとよい。

それぞれの家族を示す記号の中には年齢を，わきには住居地・職業などを簡単に記しておき，同居している家族は丸く囲っておく。IPは矢印や斜線で示す。

さらに結婚や死亡，病気や事故，就職・退職といった大きなライフイベントの日付を記入しておくと，できごとの関連がわかりやすい。例年，その日が近づくたびに状態が悪化する**記念日症候群** anniversary syndrome を示す人もいるので，こうした情報は重要である。

家族関係図は通常，世代ごとに上から下へ描き，同胞は年齢の高い順に左から右へ横に並べる。なお，家族関係図を横にして，世代ごとに左から右へ，同胞は年齢順に上から下に縦に並べる描き方とすると，情報を書き込みやすい。図6-5に，ある事例における家族関係図を示した(横書きの例は▶第4章，125ページ)。

● リフレーミング

肯定的な構図を見いだす▶ ネガティブにとらえられていることのポジティブな面をみようとすることを**リフレーミング**という。

たとえば，IPの症状を「やっかいな問題」ではなく，「家族を結びつけようとする努力」あるいは「親を親らしくしようとする努力」とみるのも，その1つである。問題家族も，「さまざまな問題をかかえながらも生きのびてきた家族」とリフレーミングすることによって，その力を正しく評価することができる。

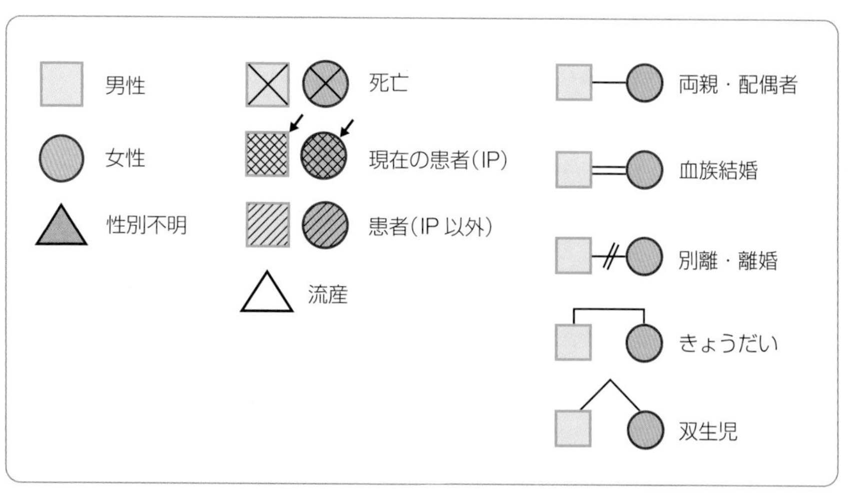

▶図6-4 家族関係図に用いられる記号の例

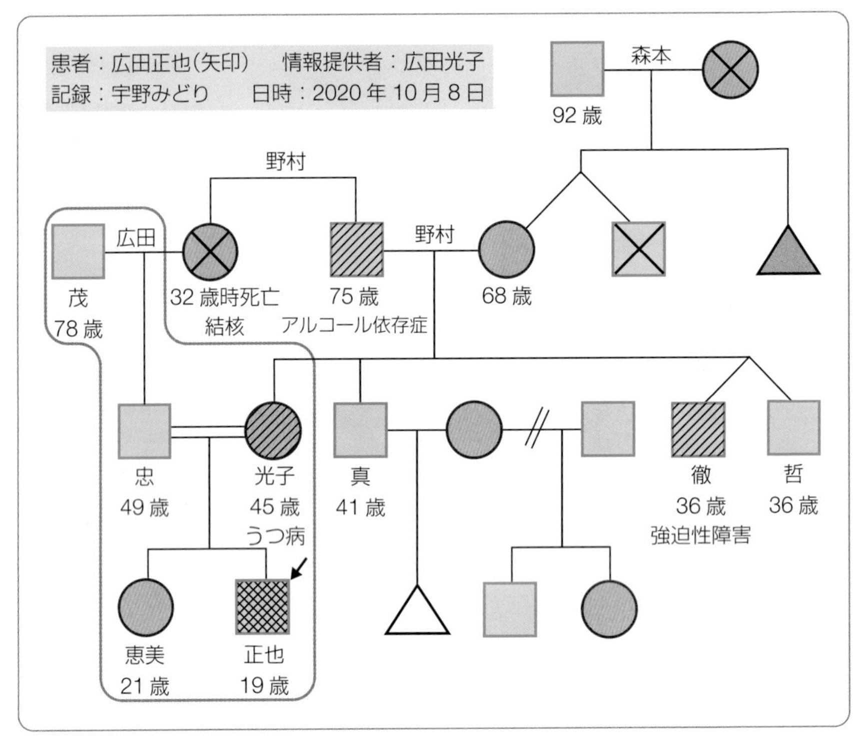

▶図6-5 家族関係図の例

● 問題の外在化

「問題」に名前をつける▶ 問題の外在化は，問題に名前をつけるという方法である。幻聴や妄想，イライラやあせり，食べ吐き，落ち込みといった「症状」や「問題」に自分なりの名前をつけることで，自分から切り離す。すると，具体的にイメージができてコントロールしやすくなる。浦河べてるの家の「当事者研究」(▶2巻：第9章，105ページ)では，仲間どうしで「幻聴さん」に「ハイジャック」される人とされない人の比較をして，どうして幻聴に左右されてしまうのか，どうして左右されなくなったのかを研究している[1)]。

そのほかの方法▶ そのほかこんな外在化の方法もある。たとえばIPが「自分には誰にも言えない秘密がある」と言ったとき，どんな秘密か知りたくなるが，それを無理に明かしてもらう必要はない。「秘密がある」こと自体を，問題とするのである。すると，家族に対して「秘密がある」ことをIPがどのように感じていたのか，友人との関係にその「秘密がある」ことがどのように影響しているかと聞くことで，中身を知らなくてもその苦境が理解できる。そして，なぜ誰にも打ち明けられないのか，打ち明けたらどんなことがおこるだろうかといった別の問い

1) 浦川べてるの家：べてるの家の「当事者研究」．医学書院，2005.

をたてることもできる。

● ジョイニング

その人の身に▶なってみる

ジョイニング joining とは，ミニューチン(▶第4章，123ページ)が提唱した家族療法家の態度のことで，家族面接において1人の家族メンバーにその気持ちを寄り添わせ，理解してみようとすることをいう。試みの同一化といってもよい。その人のすぐ横に座ってみたり，同じ姿勢をとってみたりするとジョイニングしやすくなる。

客観的にみれば「悪者」「やっかいな人」にしかみえない人でも，その人の立場になってみれば，別の見方ができるようになる。それを家族1人ひとりに対して行うのである。それによって，家族内におきていることを多面的に浮きぼりにでき，問題のリフレーミングもしやすくなる。臨床のさまざまな場で応用することができる。

3 ナラティヴアプローチとオープンダイアローグ

● ナラティヴとは

物語を通して▶多面的現実を知る

ナラティヴ narrative とは，物語・語りを意味する。1990年代以降，個人より家族全体をみようとするシステムアプローチへの批判として，**ナラティヴアプローチ**とよばれる方法(考え方)が生まれ，注目されるようになった。

家族は互いになんとなくわかり合っていると思い込みがちであるが，実際にはそうではない。ナラティヴアプローチは，家族1人ひとりが自分の体験を語ることを通して，その多面的な現実を描き出そうとする。物語は語られるたびに書きかえられるが，そのときそれがその人にとっての現実なのである。

無知の姿勢で▶

ナラティヴアプローチでは，治療者が積極的に家族の関係に介入したり，指示したりすることはない。治療者は家族についての専門的な理論や先入観を捨て，家族が語る物語に耳を傾ける。この姿勢を「無知の姿勢」とよぶ。

ナラティヴは▶協働作業

しかし，ただ受け身で聞いているわけではなく，積極的に1人ひとりにジョイニングし，自分の感じたことやわいてくるイメージを言葉にしてフィードバックし，問いかける。そうした**リフレクション**(照り返し)がいきいきとしたナラティヴを生み出していく。この方法は**協働モデル**ともよばれる。

● オープンダイアローグ

開かれた対話で▶危機を克服する

フィンランドのラップランド地方で実践されている**オープンダイアローグ** open dialogue[1]という方法が，いま世界で注目されている。これは，コミュニ

1) オープンダイアローグとは，日本語に訳せば「開かれた対話」である。

ティを基盤とした統合的治療システムであり，ナラティヴアプローチから生まれた柔軟性と機動性をもった当事者中心の方法である。

地域の住民から援助の要請があったとき，2名以上の多職種チームのメンバーがすみやかにその場に出向き，家族や社会ネットワーク（友人，近隣や職場・学校の関係者など）をよび集めて，それぞれが対等な立場で事態について話し合う[1)]。その対話は，診断のための質問でも，専門家から当事者への一方的な助言でもない。症状よりもそれぞれの言葉や語りに注目し，医学的診断にとらわれずに「問題はなにか」を検討するのである。

かかわる人々全員がそれぞれの視点で自分の考えを述べるうちに，多面的な現実が浮きぼりになってくる。スタッフどうしが自分たち家族の問題について意見や感想を交わすのを，当事者や家族がその場で聞いていることもある。

1回の訪問は1時間程度だが，これを危機が去ったとわかるまで毎日繰り返す。すると，抗精神病薬もほとんど使わず，入院もしないで，したがって誰も「患者」になることなく，回復が可能となる。

当事者主体を徹底する▶

ここでのモットーは，“Nothing about us, without us”。つまり，**当事者抜きに，なにごとも決定しない**ということである。治療計画やなんらかの意思決定が必要なときにもつねにオープンに話し合われる。対話といっても言語的なコミュニケーションだけではなく，身ぶりや動き，呼吸，声のトーンや高さ，表情の変化といった非言語的なコミュニケーションにも注目する。ときには沈黙にさえも，耳を傾ける。重要なのはその技法というより，あくまで当事者が主体であるという哲学なのである。

4 家族心理教育（ファミリーワーク）

HEE家族への教育から協働へ▶

家族の感情表出（EE）の研究から考案されたのが，**家族心理教育（ファミリーワーク）**である[2)]。家族内のコミュニケーションを改善することで家族の患者への巻き込まれや敵意を軽減し，家族内のストレスを減少させて再発を予防しようとする支援方法である。現在では，家族の力（ストレングス）に注目して回復を目ざす，多職種チームによる協働的なプログラムとして行われている。海外では当事者の生活の場にチームが出向いて行うアウトリーチ型が多いが[3)]，

1）Olson, M. et. al.: The Key Elements of Dialogic Practice in Open Dialogue: Fidelity Criteria. The University of Massachusetts Medical School, 2014.（https://www.umassmed.edu/globalassets/psychiatry/open-dialogue/keyelementsv1.109022014.pdf）（参照 2020-09-30）日本語訳「オープンダイアローグにおける対話実践の基本要素 よき実践のための基準」も公開されている（https://www.umassmed.edu/globalassets/psychiatry/open-dialogue/japanese-transla-tion.pdf）（参照 2020-09-30）。

2）カイパース，L. ほか著，三野善央・井上新平訳：分裂病のファミリーワーク——家族を治療パートナーにする実践ガイド．星和書店，1995.

3）特集　メリデン版訪問看護支援！——「家族」を本人と同等の支援対象にすると，こんな変化が生まれるんです．精神看護 22(4)：324-370，2019.

日本では医療機関や保健所のデイケアなどに家族が来て行われることが多い。

それぞれの知識や情報を共有する▶ 家族心理教育のプログラムは，治療スタッフや患者・家族がそれぞれのもつ知識や情報を共有し合うことから始まる。スタッフは肯定的でサポーティブな態度で，障害の原因・症状・予後・治療についての情報を患者・家族に提供する。最近の脳神経学的研究の知見とともに，病気になったのは養育の失敗や家族内の葛藤のせいではないことが伝えられる。

一方，家族も患者のケアの「専門家」として，患者や症状についての情報を提供する。患者も障害の「専門家」として参加する。それぞれが対等の立場でそれぞれの課題に取り組むのである。

日常の家族のコミュニケーションを見直す▶ 心理教育といっても，スタッフは家族に「攻撃的な言い方はしないように」などと教えるわけではない。どのような家族もそれぞれ独自のニーズをもっているということを前提に，スタッフは家族自身が日ごろ感じていることを聞き，そこに怒り・失望・あせりなど否定的な感情があることを認めたうえで，肯定的なできごとにも目を向け，感情のじょうずな表出方法を見つけるようにすすめる。

率直で具体的なコミュニケーションを学ぶ▶ たとえば，家族が患者に口うるさく，注文ばかりつけたり，皮肉を言ったりする場合，はっきりと「私はあなたにこうしてほしい」と患者に言うような，率直なコミュニケーションの仕方を少しずつ学んでいけるように支援する。

また，「あの子は本当になまけ者でどうしようもない」と家族が言うとき，それを「何時までに起床するか」というような具体的課題におきかえ，全員がそれぞれの考えを述べ合い，どの解決策がよいかを一緒に考えていく。

家族のモデルになる▶ 家族が，まるで患者がそこにいないかのように話すときには，直接患者に話をするように促し，話す時間も平等になるようにする。その際，じっくりと人の話に耳を傾けるスタッフの態度が，家族にとってのモデルとなる。

セッションのなかで，家族が肯定的に受けとめられサポートされたと感じることができれば，家族内の情緒的プレッシャーがおのずと低くなっていく。

また，個別の家族セッションと並行して，複数の家族が集まっての**家族グループ(家族会)**が行われることもよくある。同じ悩みをかかえる家族どうしのグループは，セルフヘルプ的な機能をもち，回復にとって大きな力となる。

● 病院家族会に参加した家族の事例

ここではある病院の家族会に参加した家族の事例を紹介しよう。

A病院では月に1回，家族会が開かれている。対象は，A病院に通院あるいは入院している統合失調症の診断を受けた患者の家族で，4回を1クールとして年に3クール，そのつどメンバーを募っている。各回6～10名程度の参加がある。

家族会のプログラムは，最初の60分が教育セッションで医療者による講義(疾患，薬物療法，社会資源の活用，患者とのかかわり方)が行われ，後半90

▶表6-1 家族会プログラムの例

	前半(60分):講義	後半(90分):グループワーク
第1回	疾患について(医師)	フリーディスカッション
第2回	薬物療法について(薬剤師)	フリーディスカッション
第3回	社会資源の活用(精神保健福祉士)	フリーディスカッション
第4回	患者とのかかわり方(看護師)	フリーディスカッション

分が家族によるグループワークで,スタッフがファシリテーターを務め,フリーディスカッションを行っている(▶表6-1)。

この家族会に,佐藤一雄さん(76歳)と妻の由美子さん(72歳)が参加した。佐藤さんの家族は,夫婦2人と長男(幸雄さん47歳)の3人暮らしで,長女(幸雄さんの妹45歳)は結婚し,遠方に住んでいる。幸雄さんは,15年前に統合失調症と診断され,以後入退院を繰り返している。幼いころから優秀で,大学卒業後はIT企業に就職したが,15年前に退社した。しだいに引きこもりがちになり,10年前に近所の人とのトラブルがきっかけとなり精神科病院に入院した。1年後には退院し,以後,外来通院を続けている。

以下,会の経過をみてみよう。

事例① 佐藤さん夫婦の家族会への参加

<はじめての参加>

家族会には外来の看護師からすすめられて,夫婦で参加した。第1回は表情もかたく,夫婦で後方の席に座り,ほかの家族が悩みを発表する様子を黙って聴いていた。会が終了すると,2人は静かに会場をあとにした。しかし,アンケートには「ほかの家族も同じようなことで悩んでいると知ることができた」と,感想が記されていた。

<語りたいという気持ちがわき出し,つらさを共有する>

第2回のグループワークの時間,スタッフが「なにか話し合いたいことはありませんか?」と問いかけると,由美子さんが遠慮がちに手を上げ,「うちの息子はもう40もとっくに過ぎているのに,なにもしようとしないし,なにを考えているのかまったくわからないんです」「私たちだって高齢だし,いつまでもいるわけじゃない。どうしたものか」と将来への不安を語った。

ほかの家族から由美子さん自身の日常生活について問われると,息子が心配で家を空けられないこと,近所の目も気になり,近所付き合いも減っていることなどを語りはじめた。はじめはポツリポツリと語っていた由美子さんだったが,しだいに,思いが次から次へとこみ上げてくるようだった。ほかの家族は黙ってうなずきながら聴き入っており,会は重苦しい空気に包まれた。

しばらくすると,長期入院をしている娘をもつ高橋さんが「自分の時間をもってみたら？　私なんて，もう，切りかえないとやってられませんよ」ときっぱりと言った。ほかの家族も同意し，急に場の空気が軽くなった。

＜罪悪感からの解放と自分の時間の確保＞

次の回で，由美子さんは何年ぶりかのショッピングに出かけたことを報告した。ほかの家族に「なにか買いましたか？」「どんな気分でしたか？」と問いかけられ，話は盛り上がった。由美子さんは「自分の時間をもつことが，どんなに大切かを実感しました。ありがとうございました」と感謝の気持ちを示した。

＜息子の行動への発見と他者への共感＞

最終回には，由美子さんは目を丸くして「私の食事のしたくが遅れたら，息子が食卓にお箸を出してくれたんです」と報告した。すかさず，ほかの家族から「ほめましたか？」との声が上がった。一雄さんが「ええ，もちろんほめましたよ。こういうちょっとした変化が大事なんですよね」と答えた。そんな佐藤さん夫婦の様子を見て，ほかのメンバーも一緒に喜んでいた。

5 看護チームによる家族支援

病棟で働く看護師でもファミリーワークの実施は可能である。ここでは，飲酒でのトラブルをきっかけに急性期病棟に入院した20代の女性，恩田さんの事例を紹介する。

● 急性期病棟における看護チームによる家族支援の事例

入院までのいきさつと現在の状態▶

恩田さんはひとり娘だが，父親は恩田さんが中学のときに急性アルコール中毒で入院したことがあり，仕事も長続きせず，転職を繰り返していた。現在，両親は別居中で，パートをしている母親と2人暮らしである。

恩田さんは「幼いころからがまん強い性格だった」と母親は言う。短大を卒業後，保育士になり寮で暮らしはじめたが，ほどなく不眠，抑うつ，焦燥感が生じ，実家に戻った。

ある日，友人との飲み会で泥酔し，警察に保護されるという騒ぎをおこした。その後も言動がまとまらなかったので，心配した母親が同伴して精神科病院の外来を受診し，統合失調症と診断されて急性期病棟に医療保護入院となった。

入院後も，恩田さんは薬を拒否し，ほかの患者と口論したあげくに手を上げそうになったり，自殺企図を繰り返したりしたため，保護室を使用することになった。しかしスタッフにも拒絶的な態度をとり，やがて「警察が来て死刑になる前に死にたい」と言い，食事もとらなくなってしまった。

苦しむ母に家族教室をすすめる▶

恩田さんの母親は仕事のあいまをみては面会に来ていたが，恩田さんのほうが面会をこばむようになった。母親の憔悴した様子に，受け持ち看護師はほかの家族との交流で気持ちが少しでもらくになるのではと考え，病院の家族教室への参加をすすめた。しかし母親は，ほかの参加家族の話を聴き，回復のきざしがみえない自分の娘に不安をさらに強めてしまった。

看護師がチームを組んで母親と面接▶

そこで病棟では，看護師が母親になにか支援ができないか話し合い，複数の看護師でチームを組み，定期的に面接を行うことにした。チームを組むことにしたのは，面接に合わせて勤務を調整しやすかったからである。

恩田さんの母親はその提案を聞いて涙ぐみ，「ありがとう」と言った。こうして，「家族救援チーム」と名づけられたチームの看護師が，週に1回，毎回2人ずつ交代で母親と面接することになった。

以下，その経過をみてみよう。

事例② 家族救援チームによる母親の支援

＜面接での母親の語り＞

初回の面接で，母親は意外にも自分の生いたちについて，せきを切ったように語りだした。ひとりっ子だった母親は思春期に両親を事故で亡くし，その後，親戚を転々として，周囲の人に気をつかいながら生きてきたという。勉強が好きで，できれば進学したかったがそれもかなわず，就職先で出会った夫と恋愛結婚した。だが，結婚後まもなく，夫は酒とギャンブルで職を転々とするようになり，自分がパートをかけもちすることでなんとか家計を支えてきたという。

母親は，「娘には夫の愚痴をなんでも聞いてもらっていた。学校の成績もよく，反抗期などもなくて，手のかからないやさしくいい子だった」「娘は私と同じで，家族に遠慮してがまんしている」と語る一方で，「娘は，親を見下しているようで憎らしい」「苦労して短大まで出してあげたのに，こんな病気になるなんて……」と，娘に対するアンビバレントな思いを語った。

＜恩田さんの変化＞

看護師が母親との面接を始めてまもなく，恩田さんのスタッフへの態度が少しずつやわらかくなり，ふつうに会話もできるようになった。睡眠もとれるようになり，病棟のレクリエーションなどにも参加するようになった。そしてあるとき，恩田さんは看護師にポロリと「子どものころ，母親から暴力を受けていて，とてもいやだった」とこぼした。

その後，希死念慮の訴えもなくなり，薬の内服もできるようになったため，恩田さんは保護室から4人部屋へ移った。そして，同年代の患者たちとも交流するようになり，笑顔が見られるようになった。

＜母娘の関係の変化と退院＞

恩田さんの変化に伴い，母親も自分をせめたり不安を訴えたりすることが少なくなってきた。面接開始から半年が過ぎたころには，恩田さんはスタッフ同伴でなら自宅外出が可能になった。その後，母親と2人で外出できるようになり，自宅への外泊を何回か繰り返し，恩田さんは無事に退院した。

＜面接した看護師の経験＞

面接にあたった看護師たちは，当初，母親がいきなり自分の過去を話し出したことに驚くとともにその勢いに圧倒され，話を聞くだけでいつも疲れ果ててしまっていた。だが，そうした体験を通して，看護師たちは母親と一体化した関係のなかで，虐待もされていた恩田さんの混乱や苦痛を思いやることができるようになった。母親を拒否するのも，自分をまもるために必死だったのだろう。同時に，どれほど母親が傷つき不安で援助を必要としていたかもわかってきた。恩田さんがいったんは自立して家を離れながら，ぐあいがわるくなって再び戻ったのも，母と娘の情緒的にからみ合った関係ゆえだったのだ。

看護師たちが母親の不安を受けとめたことで，母－娘システムに変化がおこり，恩田さんの症状が改善した。そして，恩田さんが落ち着くことで，母親の罪悪感や不安も軽減するという好循環が生まれていったのである。

C 薬物療法

① 精神科治療における薬物療法の意義

精神科で対応する2つの精神状態▶ 精神科治療における薬物療法の意義は，大きく2つあるといえる。精神科で対応する精神状態に，病気によるものと，病気でないものがあり，それぞれの意義が異なるからである。

たとえば，夜道で車を運転している場面を想像してほしい。街路灯もない真っ暗な夜道で突然なにかに乗り上げた。驚いてブレーキをかけて車から降り，行き過ぎたあたりに目をこらすと人の形をしたものが倒れているように見える。そのほうに向かって声をかけるが応答がない。「たいへんなことになってしまった」と，あわてながら携帯電話で救急車をよんだ。救急車を待つ間，明日からの職場のことや家族のこと，これまでお世話になった方々への不義理などが，とめどもなく脳裏にあふれ出る。気がつけば，食欲はまったく失われ，気持ちは重くふさぎ，おそらく今夜は一睡もできないであろうと感じられた。つまり，抑うつ状態に陥ってしまったのである。

ところが，到着した救急隊が苦笑いしながら「これ，マネキン人形ですよ」と暗がりで乗り上げたものを指した。すると，とたんに，ふさいでいた気持ちは晴れ，空腹を感じはじめ，早く帰ってぐっすり眠りたいと思えてきた。すなわち，ここで体験されたた抑うつは，「人をひいたかもしれないという体験」と強い因果関係がある。なぜなら，「ひいていない」とわかったとたんに消えてしまったからである。一方で，「ひいていない」とわかったにもかかわらず，「そんななぐさめを言わないでください」「自分が不注意だからマネキンを人と間違えたりするんです」と一向に気持ちが晴れない抑うつもある。この場合，「人をひいたかもしれないという体験」は，抑うつのきっかけにはなっていても因果関係にはない。なぜなら，ひいていないという事実が抑うつに影響しないからである。

症状がある状態が病気であり，症状がないことが病気でないと一般的に理解される。重要なポイントは，たとえば「気持ちがふさいでいる」という状態が症状か症状でないかを判断する点である。「人をひいていない」とわかったとたんに消えた抑うつは症状ではない。正常な心理である。

体験と因果関係がある心の状態は「病気ではない」ので，慰めや気晴らしが有効であり，向精神薬はあまり効果がない。一方で，体験と因果関係がない精神状態は「病気」であり，慰めても気晴らしでも変化せず，むしろ抗うつ薬や抗不安薬が効果を発揮する。

これらをパーソナルコンピュータ(以下，パソコン)にたとえてみよう。病気ではない抑うつとはパソコンがプログラムどおりに稼働している状態，つまり「人をひいたかもしれない」という入力に，「眠れない，食べられない」というプログラムどおりの出力がディスプレイに表示される状態である。それに対し，病気の抑うつとはコンピュータウイルスに感染したパソコンのように，プログラムが書きかえられ入力内容とかかわりなく出力される，つまり「宝くじ当選」と入力しても「眠れない，食べられない」と出力されるような状態である。これは，向精神薬がセキュリティソフトのようにはたらいてソフトウェアを修復しなければ，誤作動はとまらない。

薬物療法の意義と限界▶ 精神科治療における薬物療法の意義は，①病気ではない精神症状への対症療法，②病気からくる精神症状に対する脳の修復である。ここで理解してほしいことは，病気ではない精神症状も病気からくるそれも，体験する本人にとってはまぎれもない現実である点である。向精神薬は脳には作用するが，つらい体験と向き合う本人の心に作用するわけではない。心を癒すものとは，接する人の共感や理解しようと努力する姿勢にほかならない。気持ちをくむ，心を寄せるといった行動が心に作用するのであり，脳に作用する向精神薬だけでそれらは実現できないのである。

② 向精神薬とその種類

1 向精神薬とはなにか

向精神薬とは，脳に作用する物質で，心の状態(精神)を変化させるものをさす。具体的には，憂うつな気分をらくにする抗うつ薬や不安をやわらげる抗不安薬などが該当する。アルコールも，心の状態を変化させる物質なので向精神薬に含まれる。一方，手のふるえをとめる抗パーキンソン薬といった化合物は，脳には作用するが心の状態を変化させないので向精神薬には含まれない。

向精神薬の分類▶ 向精神薬では，ドーパミン神経に作用して統合失調症の幻聴や妄想に効果を発揮する抗精神病薬，セロトニン神経やノルアドレナリン神経に作用してうつ病の抑うつを低減させる抗うつ薬といった分類が従来から行われてきた(▶表

▶表 6-2 向精神薬の分類

種類	おもな薬理機序	おもな対象疾患	対象となる症状・状態	おもな副作用
抗精神病薬	ドーパミン D_2 受容体拮抗作用	統合失調症 躁うつ病	幻覚・妄想 興奮 躁症状	眠け パーキンソン症状
抗うつ薬	セロトニン再取り込み阻害 ノルアドレナリン再取り込み阻害	うつ病・躁うつ病 パニック障害 強迫性障害 PTSD	抑うつ症状 不安 パニック発作 強迫症状	消化器症状 眠け，ふらつき 便秘，排尿困難， 口渇
抗不安薬	GABA[1]の作用強化	不安障害全般	不安，緊張	眠け，ふらつき 依存，耐性
睡眠薬	GABA[1]の作用強化	精神疾患全般	不眠	眠け，ふらつき 依存，耐性
気分安定薬	不明	躁うつ病	気分の波	眠け，薬疹
抗認知症薬	アセチルコリンエステラーゼ阻害 NMDA[2]受容体拮抗作用	認知症	認知機能障害	消化器症状 眠け，ふらつき

1)GABA：γ-aminobutyric acid（γ-アミノ酪酸）
2)NMDA：N-methyl-D-aspartic acid（N-メチル-D-アスパラギン酸）

6-2)。ところがその後，抗精神病薬がうつ病や双極性障害の治療に用いられ，一方で抗うつ薬がパニック障害やPTSDに使われるなど，これまでの適応疾患による分類がくずれてきている。また，抗うつ薬なのにドーパミン神経に作用するもの（アモキサピン）や，抗精神病薬の代謝産物にノルアドレナリン神経に作用をもつもの（クエチアピンフマル酸塩）などが出てきて，薬理学的にも抗精神病薬や抗うつ薬と分類する正当性に疑問が呈されている[1]。

これは，精神疾患が内科の「疾患」のようなものではなく「症候群」であることも一因と考えられる[2]。たとえば精神科の診断とは，「慢性に進行し，幻聴や妄想を伴う」という条件にあてはまる患者を統合失調症とよぼうという約束ごとにすぎない。生検によって顕微鏡でがん細胞を確認したり，PCR検査で新型コロナウイルスの遺伝子を同定したりすることで診断する内科の「疾患」に対して，精神疾患は症状の組み合わせをひとまとまりに定義した「症候群」でしかない。「疾患」ががん細胞や遺伝子というモノを抑えているのに対して，進行性や幻聴というコトで定義されただけの「症候群」には複数の原因（モノ）が混在している可能性がある。したがって，ドーパミン（モノ）が深くか

1) 加藤忠史：なぜ精神科薬物療法に“哲学”が必要なのか．臨床精神医学 47（増刊号）：7-12，2018.
2) 古茶大樹・針間博彦：病の「種」と「類型」，「階層原則」：精神障害の分類の原則について．臨床精神病理 31（1）：7-17，2010.

かわる統合失調症があれば，ノルアドレナリン(モノ)の関与が大きい統合失調症も出てきてしまった結果，抗精神病薬や抗うつ薬という分類がくずれてきたと考えられる。

2 抗精神病薬

抗精神病薬とは，強く持続的な鎮静作用をもち幻覚や妄想を軽減・消失させる薬剤のことで，統合失調症など精神病体験を生じる疾患の治療に用いられる。

● 抗精神病薬の歴史

当初の治療方法▶ 統合失調症の概念をはじめて提案したドイツの精神医学者クレペリン E. Kraepelin が著した教科書(1899 年版)をみると，治療薬にアヘン，モルヒネ，スコポラミン(アセチルコリン抑制薬)があげられている。その後，薬の進歩はほとんどないかわりに，1933 年に身体療法としてインスリンショック療法が確立され，1938 年に電気けいれん療法が提案された。

クロルプロマジンの登場▶ はじめて精神病症状を標的とする薬物を開発したのは，フランスの外科医ラボリ H. Laborit だった。人工冬眠麻酔法の開発中に偶然，ローヌ－プランヌ研究所が合成したクロルプロマジンに「周囲に対して無関心になる」という中枢作用を発見した。この作用を精神科の治療に使えると考えたラボリは，精神科医ドレー J. Delay とドニケル P. Deniker と協力して統合失調症や躁病の患者に投与し，顕著な効果を上げた。この成果は，1952 年のフランス医学心理学百年祭で報告された。それまで統合失調症の治療は，上述のようにアヘンやモルヒネといった麻薬か，インスリンや電気で意識を失わせるような身体療法のみであったから，幻覚や妄想に直接効果を示すクロルプロマジンの発見は精神科薬物療法のはじまりとして評価されるようになった。

● 抗精神病薬の薬理作用

神経は，有線ケーブルのように電気信号を伝える部分と，ドーパミンやセロトニンといった化学物質(神経伝達物質)を伝える部分からできている。後者の伝達は，神経伝達物質が受容体に結合することによって行われるが，抗精神病薬は受容体に結合することで，その伝達を阻害する。このことは，カナダの薬理学者シーマン P. Sheeman の研究で明らかになった。ドーパミン D_2 受容体に結合力が高い薬物ほど，少量で治療効果を発揮するという，結合力と有効な投与量にきれいな逆相関がみられたのである(▶図 6-6)。

ドーパミンを抑える作用が抗精神病作用の中核とするこの所見から，統合失調症の病態がドーパミンを介した神経伝達が過剰に生じているためとする「ドーパミン仮説」が提案された。その後，膨大な研究が行われたが，糖尿病とインスリンの関係ほど確実な再現性は得られていない。

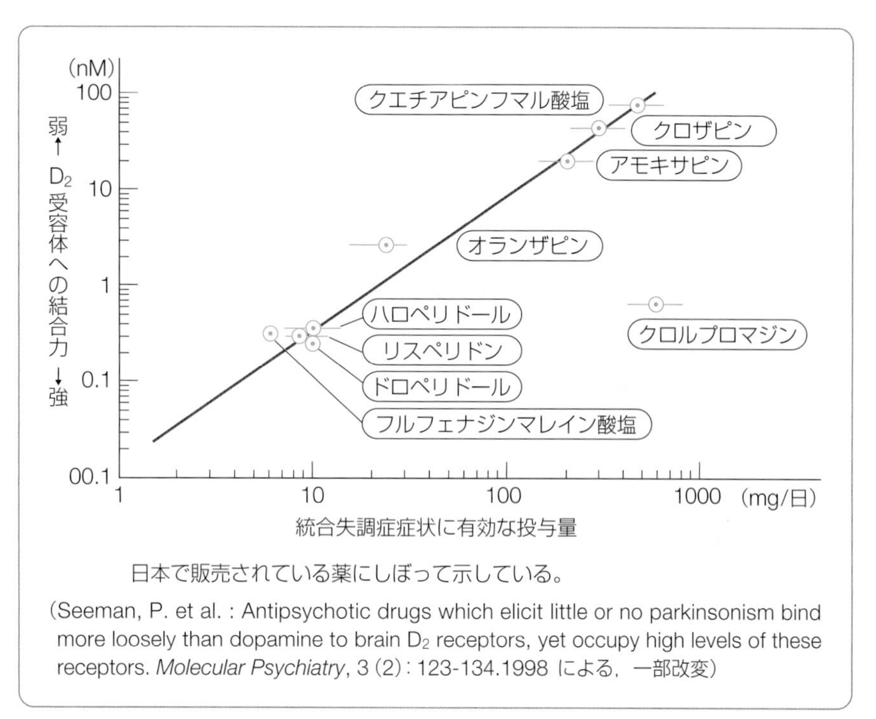

日本で販売されている薬にしぼって示している。

(Seeman, P. et al. : Antipsychotic drugs which elicit little or no parkinsonism bind more loosely than dopamine to brain D_2 receptors, yet occupy high levels of these receptors. *Molecular Psychiatry*, 3 (2) : 123-134.1998 による，一部改変)

▶図 6-6　各種抗精神病薬の投与量と D_2 受容体への結合力の関係

代表的な抗精神病薬

◉「定型」と「非定型」から「第1世代」と「第2世代」へ

1952年にクロルプロマジンが発見されて以降，多数の抗精神病薬が開発された。しかし，どの薬剤を用いても症状が改善しない治療抵抗性の統合失調症という存在がクローズアップされてきた。そんなおりの1990年にクロザピンが発売され，治療抵抗性の統合失調症に有効性を発揮したが，致死的な有害反応である無顆粒球症を引きおこすことがわかり，販売中止となった[1]。そこでクロザピンをひな形にしつつ無顆粒球症をおこさない抗精神病薬が開発されるようになる。それらは，①錐体外路症状(後述)が少なく，②高プロラクチン血症をおこしにくく，③陰性症状に有効という3条件を特徴とした。それにより，1990年のクロザピン登場以前に発売された抗精神病薬を「定型抗精神病薬」とし，上記3条件をもつ1990年以降に開発されたものを「非定型抗精神病薬」とよぶようになった[2]。

1) 日本では現在，有識者による第三者委員会に承認され，患者モニタリングサービスに登録された医療従事者の管理下で，定期的な血液検査などの安全確保を条件に使用が認められている。

2) Kane, J. et al.: Clozapine for the treatment-resistant schizophrenic: A double-blind comparison with chlorpromazine. *Archives of general psychiatry*, 45(9) : 789–796, 1988.

ところが，非定型抗精神病薬の薬理作用の研究が進むとそれぞれの薬剤で作用メカニズムが異なることが明確になり，定型抗精神病薬から薬理学的に非定型抗精神病薬を区別することが困難なことが判明した。さらに，2002年の時点でアメリカの抗精神病薬の売り上げの98％を非定型抗精神病薬が占めるようになると，これほど標準的に使用されている治療薬を「非定型」とよぶ意義が失われていった。そこで，アメリカの治療ガイドラインでは「定型」「非定型」とよぶことをやめて「**第1世代**」「**第2世代**」とよぶことが推奨され，今日にいたっている。

◉ 作用機序による種類

表6-3に代表的な抗精神病薬とその効果・有害反応をまとめた。

第1世代抗精神病薬▶ 第1世代抗精神病薬には，クロルプロマジンとその化学構造を引き継いだフェノチアジン系，ベルギーの薬理学者で製薬会社の御曹司ヤンセンP. Janssenが発見したハロペリドールの化学構造を共有するブチロフェノン系（ハロペリドールなど），などがある。フェノチアジン系は鎮静作用と催眠作用が強く，ブチロフェノン系は少量で抗幻覚作用がある（力価が高い）といった特徴がある。

第2・3世代抗精神病薬▶ 第2・3世代抗精神病薬では，セロトニンとドーパミンを抑制する作用を合わせもつセロトニン－ドーパミン遮断薬（SDA），セロトニンとドーパミンと

▶表6-3 第1世代・第2世代抗精神病薬における効果と有害反応の比較

			効果	有害反応				
				体重増加	錐体外路症状	プロラクチン上昇	QT延長	過鎮静
第1世代		クロルプロマジン	＋	＋＋	＋＋	＋	NA	＋＋＋
		ハロペリドール	＋	－	＋＋＋	＋＋	＋	＋
第2世代	SDA[1]	リスペリドン	＋＋	＋＋	＋＋	＋＋＋	＋	＋
		パリペリドン	＋	＋＋	＋＋	＋＋＋	＋	＋/－
	MARTA[2]	クロザピン	＋＋＋	＋＋	－	NA	NA	＋＋＋
		オランザピン	＋＋	＋＋＋	＋	＋	＋	＋＋
		クエチアピンフマル酸塩	＋	＋＋	＋	－	＋	＋＋
		アセナピンマレイン酸塩	＋	＋	＋	－	＋	＋
第3世代	DPA[3]	アリピプラゾール	＋	＋	＋	－	－	＋/－

1）SDA：serotonin-dopamine antagonist（セロトニン-ドーパミン遮断薬）
2）MARTA：multi-acting receptor-targeted antipsychotics（多元受容体作用抗精神病薬）
3）DPA: dopamine partial agonist（ドーパミン受容体部分作動薬）
NA: not applicable（データなし）
※備考：－（なし，あるいは非常に少ない），＋（少ない），＋＋（中等度），＋＋＋（強い）

（Leucht, S. et al.: Comparative efficacy and tolerability of 15 antipsychotic drugs in schizophrenia: a multiple-treatments meta-analysis. *Lancet*, 382: 951-962, 2013による，一部改変）

アドレナリンとアセチルコリンを抑制する多元受容体作用抗精神病薬(MARTA)，ドーパミンを抑制する作用と部分的に刺激する作用をもつドーパミン受容体部分作動薬(DPA)がある。

これらは，第1世代抗精神病薬の有害反応の多くが，ドーパミンを抑制しすぎることで生じた反省から開発された。たとえば，SDAでは，セロトニンを抑制することによって，副作用として出現する錐体外路症状の原因となる黒質線条体のドーパミン抑制が緩和される。また，DPAでは，部分的にドーパミンを刺激することで第1世代抗精神病薬の有害反応を出にくくする。MARTAは，クロザピンが多くの化学物質を抑えることから開発された薬であり，さまざまな受容体に比較的ゆるやかに作用する。

◉剤形

抗精神病薬の剤形には，錠剤，粉末剤，口腔内崩壊剤，内用液剤，注射剤，持効性注射剤，経皮吸収型製剤(テープ剤)がある。

粉末剤は，錠剤に比べて細かい投与量の調整が可能である。口腔内崩壊剤は，口の中ですみやかにとけるので，水がなくても服用できることや，症状の影響などで嚥下をためらう患者で利点があるとされる。内用液剤は錠剤に比べて最高血中濃度が早く出現する。持効性注射剤は，抗精神病薬を長鎖脂肪酸や生体内分解性ポリマーと結合させ注射部位から時間をかけて血液中に薬が移行するよう加工した薬剤で，2週間から4週間薬効が持続する。これにより飲み忘れによる症状悪化が予防できるとされる。また，内服に比べて血中濃度の上下が小さいため耐性もおこしにくい[1]。経皮吸収型製剤(テープ剤)は，食生活が不規則な人や嚥下困難などがある場合に有利であるとされる。

●代表的な有害反応

抗精神病薬の有害反応のほとんどは，脳内の神経系においてドーパミンやセロトニン，アセチルコリン，アドレナリンといった神経伝達物質を伝える部分を抑制したために生じるものである。なお，抗精神病薬による有害反応が生じた患者のケアについては第12章で学ぶ(▶2巻：第12章，283ページ)。

◉ドーパミンの抑制による有害反応

ドーパミンの抑制によって生じる有害反応には，服用を始めて数日以内に出現するものと，数か月から数年服用を続けてから出現するものがある。前者を早発症状，後者を遅発症状とよぶ。

早発症状▶ 早発症状には，動作が緩慢になる，筋肉がこわばる(筋固縮)，手がふるえる(手指振戦)，前のめりで小きざみに歩く(小きざみ歩行)などの症状が出現する**パーキンソニズム**，突然奇異な姿勢や運動を生じる**急性ジストニア**，じっと静

1) 抗精神病薬の血中濃度の上下が大きいと，神経のドーパミンが作用する部分が変化し，抗精神病薬がききにくくなるという耐性が生じる。

座していられず「身体がイライラする」と歩きまわらずにいられない**急性アカシジア**(静座不能症)，四肢や顔面にゆっくりとした，ねじるような運動が生じる**急性ジスキネジア**がある。

遅発症状▶ 遅発症状には，遅発性ジストニア，遅発性ジスキネジアなどがある。**遅発性ジストニア**は筋肉の異常緊張が持続する状態であり，発作性に外眼筋が収縮して眼球が上方に向いたままになる眼球回転発作，体幹が強直的に傾くピサ症候群，目を強く閉じ(攣縮)口をすぼめ顎をかたく閉じるメージュ症候群なども含まれる。**遅発性ジスキネジア**は持続性の不随意運動で，顔面，体幹，四肢にみられる。とくに顔面におこりやすく，舌を出したり引っ込めたりする，口をもぐもぐさせる，顔をしかめる，眉をひそめるなどの常同的な運動が生じる。

早発症状が抗精神病薬の減量や抗コリン薬などで改善するのに対し，遅発症状は容易に改善せず治療がむずかしい。

これらの有害反応は，**錐体外路症状**(EPS)とも称される。

◉ アセチルコリン・アドレナリンの抑制による有害反応

アセチルコリンの抑制(抗コリン作用)による口渇(口の渇き)，便秘，排尿障害，アドレナリンの抑制による低血圧などがある。

◉ 悪性症候群

詳しい発症機序が不明な**悪性症候群**は，最も重篤な副作用である。発熱，筋肉のこわばり，意識障害(せん妄)，発汗，頻脈，血中クレアチンキナーゼ(CK)値の上昇を生じ，適切に治療しないと死にいたることがある。悪性症候群が出現したら，ただちに抗精神病薬を中止し，補液，冷却，筋弛緩薬ダントロレンナトリウム水和物の投与などを行う。

◉ その他

高プロラクチン血症による無月経や乳汁漏出，性機能障害，食欲増進による体重増加(その結果，メタボリックシンドロームや糖尿病にいたることがある)，口渇による多飲水(水中毒[1]につながることがある)，心電図異常(QT延長など)などが出現することがある。

なお，一部の第2世代抗精神病薬(オランザピン，クエチアピンフマル酸塩，アリピプラゾール，クロザピン)は血糖値を著しく上昇させるおそれがあるため，糖尿病をもつ患者には慎重な投与が求められている。

● 統合失調症の薬物治療

薬物治療の目標▶ 統合失調症の薬物治療の目標は，幻覚や妄想などの「病気からくる症状」をすみやかに改善させ，本人の尊厳や自尊心の毀損を最小限に抑えることであり，それによって心配や苦悩といった「病気ではない精神状態」に周囲が対応しう

1) 水中毒は，大量の水分摂取により血液が希釈されて電解質のバランスがくずれ，意識消失や痙攣発作が生じる状態をいう。

る環境を整備することである。

初発の幻覚や妄想など急性期の症状は抗精神病薬に反応するものが多く，したがって薬剤選択は有害反応の出方が重視される。なぜなら，はじめての精神科受診において強い有害反応を経験すると，服薬や主治医あるいは精神科医療への信頼が低下し，治療の中断につながるからである。各系統の薬剤の特徴をよく知ること，年齢や血圧，栄養状態など本人の身体条件に配慮することは，有害反応を避けるうえで重要である。

服薬をこばむとき▶ 不快な有害反応を経験すると服薬をこばむことがあるが，それ以外にも，「薬を飲んでいるうちは病人である」と思い込む，周囲から「精神科の薬はこわいよ，くせになるよ」などと聞かされている，勉強や仕事などをしなければとあせっていて「薬はやる気をなくす」と思っているなどの場合がある[1]。いずれの服薬に対する拒否も，理由は「病気ではない精神状態」であり，どうしてそう思うのかよく聞いて対応すべきである。

病識がないことと服薬をこばむことの関連が指摘されるため，疾病教育で病識を喚起し，服薬指導を行う場合もある。ただし，病識の獲得が自己価値の毀損と結びつきやすいことに注意が必要である[2]。病識はあったほうがよいとされるが，自分を失うかもしれないと気づくことが本人の生きる希望を奪い去りかねないからである。そのため，理詰めで服薬を説得するよりも，「少しでも休んでほしい」という医療者の気持ちを伝えたほうが，病者の治療意欲に届きやすいかもしれない。

薬の選択▶ 多くのガイドラインでは，初発の第1選択薬剤に第2世代抗精神病薬が推奨されている。興奮が著しい場合など急速に大量の投与を要する症例もあるが，一般的には注意深く反応をみながら漸増することで有害反応に対処する。十分量を使用しても効果がみられない場合は，薬を変更する。中途半端な薬用量でいたずらに経過をみることは，初期の重要な治療のチャンスを逃すことになる。

再発の場合は，これまでの処方歴を知ることが望ましい。以前，有害反応や過敏症を生じた薬物は避ける。これまでに効果のみられなかった薬剤で，十分量が試みられていない場合，増量により効果が得られる場合がある。

● 減薬と単剤化

複数の種類の抗精神病薬を同時に投与(多剤併用)すると有害反応のリスクが増大し，薬物の相互作用により適切な投与量が決めにくくなる。しかし，1997(平成9)年の実態調査[3]によれば，日本の精神科で1種類の抗精神病薬(単

1) 中井久夫・山口直彦：看護のための精神医学，第2版．医学書院，2004.
2) 古茶大樹：病識をめぐって．精神科治療学 30(9)：1147-1152，2015.
3) 川上富美郎ほか：精神科薬物治療における多剤併用の実態調査——精神分裂病治療の併用投与を中心として．精神科治療学 12(7)：795-803，1997.

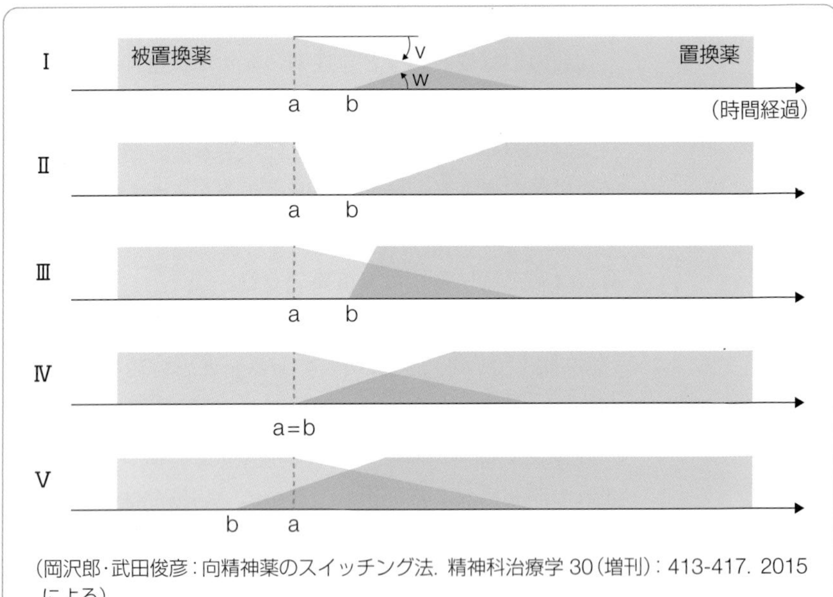

(岡沢郎·武田俊彦:向精神薬のスイッチング法. 精神科治療学 30(増刊):413-417. 2015 による)

aは被置換薬の減薬開始時期, bは置換薬の開始時期を示す。vの角度が大きいほど被置換薬の減薬が速く, wの角度が大きいほど, 置換薬の増量ペースが速い。このように向精神薬のスイッチングはさまざまなパターンで行われる。

▶図6-7 向精神薬のスイッチング法

剤)で治療されていた統合失調症患者は2割しかおらず, 6割は2〜3剤が処方され, 4剤以上が1割存在した。

◉ スイッチング

有害反応を抑えて適切な投与量で治療を行うために推奨されているのが, 単剤化に向けて処方内容をおきかえていく**スイッチング**である。具体的には, 薬理学的性質が同じ薬剤を1剤にまとめて, 1剤ずつ種類を減らしていく。第2世代抗精神病薬は第1世代抗精神病薬に比べ, 認知機能への影響や錐体外路症状の出現が少ないため, 第2世代へ積極的にスイッチングする。対処すべき有害反応のある抗精神病薬の減薬は速く行う。有害反応の少ない置換薬ほど短期間で増量しやすく, 重ねて投与しやすい(▶図6-7)。

◉ クロルプロマジン(CP)換算値の利用

抗精神病薬どうしを比較した二重盲検試験のデータなどに基づいて, 抗精神病作用の強弱をクロルプロマジンの投与量を用いて序列化したものを等価換算表とよぶ(▶表6-4)。それぞれの薬剤について, クロルプロマジン100 mgとの等価換算値(クロルプロマジン〔CP〕換算値)が示されている。

このCP換算値を用いた安全な減薬方法としてSCAP法が開発されている[1]。

1) 山之内芳雄ほか:精神神経学雑誌117(4)抗精神病薬多剤大量処方からの安全で現実的な減量法——SCAP法, 2015.

▶表 6-4 抗精神病薬のクロルプロマジン等価換算表

抗精神病薬	クロルプロマジン 100 mg と等価換算値
リスペリドン	1
パリペリドン	1.5
ハロペリドール	2
オランザピン	2.5
アセナピンマレイン酸塩	2.5
アリピプラゾール	4
ブロナンセリン	4
ペロスピロン塩酸塩水和物	8
クロザピン	50
クエチアピンフマル酸塩	66
ゾテピン	66
クロルプロマジン	100
レボメプロマジン	100
スルピリド	200

(稲垣中・稲田俊也：向精神薬の等価換算．臨床精神薬理 20：89-97，2017 による)

それによると，1週間あたり高力価薬(CP 換算値 10 mg 未満)は CP 換算 50 mg，低力価薬(CP 換算値 10 mg 以上)は 25 mg 以内で，1つずつ，ゆっくり，休みながら減らしていくことで，臨床症状や有害反応，QOL に変化はなく，重大な健康被害もなく減薬できるとしている。

3 抗うつ薬

抗うつ薬とは，内因性うつ病をはじめとする各種うつ状態を適応とする薬剤の総称である。一般には 1956 年に発見されたイミプラミン塩酸塩の流れをくむセロトニン神経やノルアドレナリン神経に作用する薬剤をさした。しかし，近年はセロトニン神経に作用する抗うつ薬がパニック障害や PTSD に使用されたり，抗精神病薬の適応症にうつ病が加えられたりしているため，特定の薬理物質をささない総称となっている。

● 抗うつ薬の歴史

イミプラミン塩酸塩が最初の抗うつ薬になったのは，偶然によるものである。クロルプロマジンの発見に刺激されたスイスの製薬企業ガイギー社が，クロルプロマジンと似た3つの環状構造をもつイミプラミン塩酸塩に注目し，統合失調症の治療に使えないかと考えた。しかし，ガイギー社に依頼されて精神科医クーン R. Kuhn が効果検証を行ったところ，統合失調症への効果はみとめられなかった。ところがその後，たまたま重症の内因性うつ病の女性にイミプラン塩酸塩を投与したところ効果がみとめられたのである。

抗うつ薬の薬理作用

脳内でノルアドレナリンやセロトニンを不足させるような薬剤，たとえばノルアドレナリンやセロトニンを合成するモノアミン酸化酵素を阻害する薬や，脳内ノルアドレナリンを枯渇させるレセルピンは，抑うつ状態をもたらすことが知られていた。1964年に三環系抗うつ薬(後述)が中枢神経のノルアドレナリンを増やすことが明らかとなり[1]，さらに1969年にセロトニンが増えることが報告されると[2]，うつ病の原因は中枢神経系のノルアドレナリンやセロトニン伝達が低下することではないかとする「モノアミン仮説」が誕生した。モノアミンとは，アミノ基1つを含む神経伝達物質のことである。

しかし，その後，脳脊髄液のノルアドレナリンやセロトニンの代謝産物の測定や，動物モデルを用いた研究が精力的に行われてきたが，必ずしも研究者間で一貫した結果は得られていない。抗うつ薬の効果が服用開始から1〜2週間しないと得られないことや，ケタミン塩酸塩のようにグルタミン酸の神経伝達を阻害する薬剤にも抗うつ効果がみとめられるなど，当初考えられたようなモノアミンの欠乏を，単純にうつ病の原因とは結びつけられないことがわかってきている。

代表的な抗うつ薬

代表的な抗うつ薬とその特徴を**表 6-5** にまとめる。

前述のとおり最初の抗うつ薬であるイミプラミン塩酸塩はクロルプロマジンと似た3つの環状構造(▶図 6-8，278ページ)をもち，イミプラミン塩酸塩をもとにした初期の抗うつ薬も同様であった。このことから初期の抗うつ薬は，**三環系抗うつ薬**と命名された。三環系抗うつ薬は抗コリン作用による有害反応(後述)が強いにもかかわらず，現在でも使われる。その理由は，うつ病の改善率が70〜80％と高いためである。その後，1980年代以降に発売された4つの環状構造(▶図 6-8，278ページ)をもつ**四環系抗うつ薬**は，三環系抗うつ薬よりも有害反応が軽度なのが特徴である。

その後，1980年代後半に登場したのが**選択的セロトニン再取り込み阻害薬**

---

1) Glowinski, J. & Axelrod, J.: Inhibition of uptake of tritiated-noradrenaline in the intact rat brain by imipramine and structurally related compounds. *Nature*, 204: 1318–1319, 1964.

2) Ross, S. B. & Renyi, A. L.: Inhibition of the uptake of tritiated 5-hydroxytryptamine in brain tissue. *European Journal of Pharmacology*, 7(3): 270–277, 1969.

▶表 6-5 おもな抗うつ薬における効果と有害反応の比較

		効果	有害反応							
			抗コリン作用	胃腸症状	過鎮静	不眠・焦燥感	性機能障害	起立性低血圧	体重増加	過量での致死性
SSRI[1)]	フルボキサミンマレイン酸塩	中	+	+++		+	+			低
	パロキセチン塩酸塩水和物	中	+	++	−	++	++	−	+	低
	塩酸セルトラリン	中	−	++	−	++	++	−	−	低
	エスシタロプラムシュウ酸塩	中	−	++	−	++	++	−	−	低
SNRI[2)]	デュロキセチン塩酸塩	中	−	++	−	++	+	−	−	低
	ベンラファキシン塩酸塩	中	−	++	−	++	++	−	−	低
NaSSA[3)]	ミルタザピン	中	−	−	++	−	−	+	++	低
S-RIM[4)]	ボルチオキセチン臭化水素酸塩	中	−	+	−	−	−		−	
$5HT_{2A}$[5)] 遮断	トラゾドン塩酸塩	中	−	+	++	−	++	+	+	低
四環系抗うつ薬	ミアンセリン塩酸塩		+	−	++	−	−	+	+	低
	マプロチリン塩酸塩		++	−	++	−	+	++	++	高
TCA[6)]（三環系抗うつ薬）	アミトリプチリン塩酸塩	高	+++	−	+++	−	+	+++	+++	高
	イミプラミン塩酸塩		++	−	+	++	+	++	++	高
	クロミプラミン塩酸塩	中	+++	+	+	+	++	++	++	中
	アモキサピン		+++	−	+	++	+	+	+	高

1)SSRI：selective serotonin reuptake inhibitor（選択的セロトニン再取り込み阻害薬）
2)SNRI：serotonin noradrenaline reuptake inhibitor（セロトニン-ノルアドレナリン再取り込み阻害薬）
3)NaSSA：noradrenergic and specific serotonergic antidepressant（ノルアドレナリン作動性-特異的セロトニン作動性抗うつ薬）
4)S-RIM：serotonin reuptake inhibitor and modulator（セロトニン再取り込み-セロトニン受容体モジュレータ）
5)$5HT_{2A}$：5-hydroxytryptamine 2A
6)TCA：tricyclic antidepressants
※備考：−（なし，あるいは非常に少ない），+（少ない），++（中等度），+++（強い），空欄はデータなし。
（The World Federation of Societies of Biological Psychiatry（WFSBP）: guidelines for the biological treatment of unipolar depressive disorders. 2015., Canadian Network for Mood and Anxiety Treatments（CANMAT）: Clinical Guidelines for the Management of Adults with Major Depressive Disorder, 2016. および Cipriani, A. et al.: Comparative efficacy and acceptability of 21 antidepressant drugs for the acute treatment of adults with major depressive disorder: a systematic review and network meta-analysis. *Lancet*, 391. 2018 をもとに作成）

（SSRI）である。三環系抗うつ薬や四環系抗うつ薬は，セロトニンだけでなくノルアドレナリンを変化させるため，それによる心・血管系症状や抗コリン作用などの有害反応を生じたのに対し，SSRI は作用点をセロトニンだけに選択性を高めたため，心・血管系症状や抗コリン作用による有害反応が少ない薬剤となっている。その後，セロトニンとノルアドレナリンを同程度に正常化させる**セロトニン - ノルアドレナリン再取り込み阻害薬（SNRI）**，ノルアドレナリン神経とセロトニン神経の伝達を増強する**ノルアドレナリン作動性 - 特異的セ**

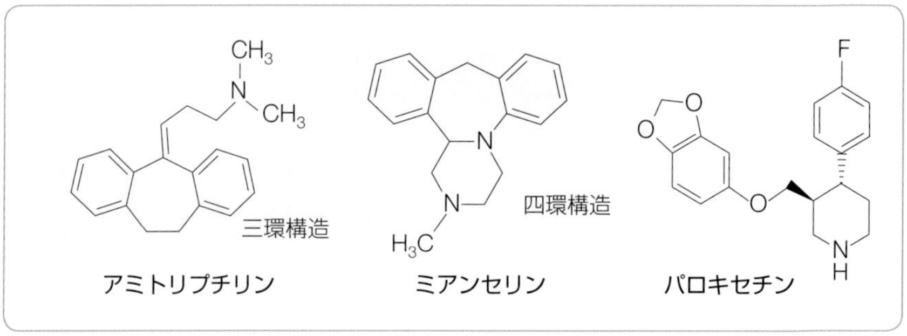

三環構造
アミトリプチリン
四環構造
ミアンセリン
パロキセチン

▶図 6-8 代表的抗うつ薬の構造式

ロトニン作動性抗うつ薬(NaSSA)などが登場した。

1980年以前に開発されたプロトタイプの三環系抗うつ薬を第1世代，1980年以降のものを第2世代，SSRIを第3世代，SNRIを第4世代，NaSSAを第5世代とよぶこともある。

代表的な有害反応

三環系抗うつ薬の有害反応には，抗コリン作用による口渇，便秘，軽い意識障害，記憶障害，せん妄などがある。四環系抗うつ薬は三環系抗うつ薬よりも軽度であるが抗コリン作用による有害反応が出現する。

SSRIとSNRIは，セロトニンやノルアドレナリンへの選択性を高めることで抗コリン作用の抑制を目ざしたが，セロトニンやノルアドレナリンの作用する神経は脳だけでなく全身に分布するため，吐きけ・下痢などの消化器症状や起立性低血圧などさまざまな身体症状が有害反応として生じることになった。

NaSSAは，SSRIとSNRIとは異なる作用機序で脳内のセロトニンとノルアドレナリンに作用するため，SSRIとSNRIで問題となる身体症状をおこしにくいが，眠けや食欲増進などが生じる。

抗うつ薬の投与中，とくに注意が必要な有害反応に，セロトニン症候群とアクチベーション症候群がある。

①セロトニン症候群 脳内のセロトニン機能の異常亢進により，錯乱，焦燥，手足の小さい痙攣(ミオクローヌス)，発熱などを生じるものである。抗うつ薬の中止と保存的治療で，通常は予後良好である。

②アクチベーション症候群 抗うつ薬の投与早期に不安，焦燥，不眠，衝動性を生じるものである。自殺につながるケースもあるため，こうした有害反応が出現したら，原因薬剤の減量や中止，気分安定薬などの使用が必要となる。

うつ病の薬物治療

◉薬物治療のポイント

うつにははっきりとした理由のあるものと，そうでないものがある[1)]。薬物治療は，主として後者を対象とする。

「理由のあるうつ」の薬物治療▶ 「理由のあるうつ」は，病気という異質なものとして治療するのではなく，医療者が自分にもよくわかるものとして共感し，受容することが治療の出発点となる。リフレッシュに時間を割き，病人のように寝込まないよう助言し，たとえば職場の上司との関係などの対人関係やそのほかの環境調整をはかるなど，「心」にはたらきかけることが重要である。

「理由のないうつ」の薬物治療▶ 「理由のないうつ」は，無理せず，刺激を避けて，調子がよくなるまで休ませながら，薬物治療を行う。薬物治療と休息により「脳」にはたらきかける。抗うつ薬は単剤で投与するが，不眠や不安があれば，睡眠薬や抗不安薬を併用することもある。

抗うつ薬は，効果の発現に2週間程度かかる。十分量を6〜8週投与しても効果がみられない場合は，ほかの抗うつ薬へ変更する。寛解しても8か月は投与を続ける。再発の場合は薬歴を調べ，前回有効だったものを投与する。

◉服薬患者の観察とケアのポイント

自殺に注意▶ うつ病では自殺への注意が必要だが，薬物治療の開始早期と治療後かなり経過してからに危険が高まる時期がある。

薬物治療の開始後に自殺が生じることについて，症状が重いときは自殺を行動へ移す気力さえ失っているが，薬がきいてむしろ行動化できるようになるためと説明されることがある。しかし，違う見方もできる[2)]。「理由のないうつ」は病識を失うことが多いが，抗うつ薬がきいてきて病識がついてくると，まだ残っている抑うつ感のなかでうつ病患者としての自分自身と向き合うことになる。それは自己価値の毀損や現実と向き合うことになり，今度は「理由のあるうつ」として新たな落胆を経験することにもなるという見方である。ここで理解してほしいことは，「理由のあるうつ」は心へのはたらきかけが有効であるという点である。

自殺前の患者は，少し苦悩がやわらいだように見えることがあるため注意が必要である。長かった苦しみのはてに死を決意したとき，もうじきここから解放されると感じられるからかもしれない。

4 気分安定薬(抗躁薬)

気分安定薬(抗躁薬)にはコンセンサスの得られた定義はないが，双極性障害に対する再発予防効果が示唆されている薬剤のうち，抗精神病薬でないものをさす[3)]。

代表的な気分安定薬として，**リチウム**がある。日本では炭酸リチウムが用い

1) 古茶大樹：臨床精神病理学——精神医学における疾患と診断．日本評論社，2019.
2) 古茶大樹：病識をめぐって．精神科治療学 30(9)：1147-1152．2015.
3) 加藤忠史：気分安定薬．日本神経科学学会脳科学辞典編集委員会：脳科学辞典．2015.

られるが，海外ではクエン酸リチウムなども用いられている。

気分安定薬の歴史▶ リチウムは1817年に発見された元素である。リチウム溶液に尿酸塩がよくとけることから，1859年に痛風の治療に導入された。その後，不安や過敏症状にきくということで，一般にリチウム飲料水として愛用された。1954年にオーストラリアの精神科医ケイドJ. Cadeが躁病にきくことを発見し，以来，躁病や双極性障害の躁状態の治療に用いられている。

その後，抗うつ薬のラモトリギン，抗てんかん薬のバルプロ酸ナトリウムとカルバマゼピンにも気分安定作用と躁の再発予防効果があることが確認され，リチウムと合わせたこれら4剤が気分安定薬とされている。

このほか，気分安定薬には含まれないが，抗精神病薬のオランザピンとアリピプラゾールが双極性障害の躁状態に，クエチアピン徐放薬が双極性障害のうつ状態に用いられている。

● 代表的な有害反応

リチウムは過量投与や腎機能低下による血中濃度増加により，発熱，嘔吐，下痢，振戦，眠け，めまい，痙攣など中毒症状(**リチウム中毒**)が生じる。中毒症状が重い場合は死にいたることもあるため，投与後は血中濃度を定期的に観察する。重篤な中毒症状が出現したら投薬を中止し，点滴と利尿薬の投与により，リチウムの排泄を促進する。

カルバマゼピンの有害反応には，眠け，めまい，皮疹，スティーヴンス-ジョンソン症候群(発熱，全身に紅斑・びらん・水疱が多発)がある。バルプロ酸ナトリウムには吐きけ，嘔吐，食欲不振，血小板減少，肝トランスアミナーゼ上昇，鎮静，振戦など，ラモトリギンには重篤な皮膚障害，スティーヴンス-ジョンソン症候群などの有害反応がある。

● 双極性障害の薬物治療

◉ 薬物治療のポイント

リチウムは，抗うつ効果，抗躁効果，気分の上昇と低下の両方の波に対する予防効果ももつ，双極性障害の薬物治療の基本薬剤である。双極性障害の患者には通常，リチウムかバルプロ酸ナトリウム，オランザピンかアリピプラゾールの単剤投与を行う。

◉ 服薬患者の観察とケアのポイント

リチウムはきき目を実感しにくい▶ リチウムは，有効な血中濃度の幅が狭いため，少なすぎれば効果が生じず，多ければ中毒が生じてしまう。そのため，投与量をつねに気をつけ，下痢や眠けなど身体症状がないかを観察し，早期にリチウム中毒を発見する必要がある。

リチウムは服用者にはききぐあいを実感しにくい薬といわれるため，効果の把握には注意が必要である。実感しにくい理由については，リチウムが微細な変化を感じにくくするためだとする意見もあるが[1)]，服薬調整のため投与量を増減したとき，ほかの薬は増減を感じることができるがリチウムはわかりにくいと述べる人もいるため，リチウム自体の飲みごこちかもしれない[2)]。

5 抗不安薬

ベンゾジアゼピン構造(▶図 6-9)をもつ薬剤は，抗不安作用，抗痙攣作用，筋弛緩作用，睡眠導入作用があり，このなかで筋弛緩作用と睡眠導入作用の弱いものが**抗不安薬**とよばれる。

ベンゾジアゼピン系の抗不安薬は，半減期により有効な作用時間に長短がある。短時間型にはクロチアゼパム，中間型にはアルプラゾラム，ロラゼパム，長時間型にはフルジアゼパム，クロナゼパム，超長時間型にはロフラゼプ酸エチルなどがある。

● 代表的な有害反応

ベンゾジアゼピン構造をもつ薬剤は依存を形成しやすい。日本の全薬物関連障害患者に占める抗不安薬・睡眠薬関連障害患者の割合は，覚醒剤関連障害患者につぐ第 2 位である。ベンゾジアゼピン系薬剤の依存患者の 88% は医療機関から薬を入手しているため，安易な処方が戒められており，多くの先進国では処方期間が 2 週間程度に限定されている。

ベンゾジアゼピン系薬剤の依存の最大の問題は，ストレス耐性が低下して社

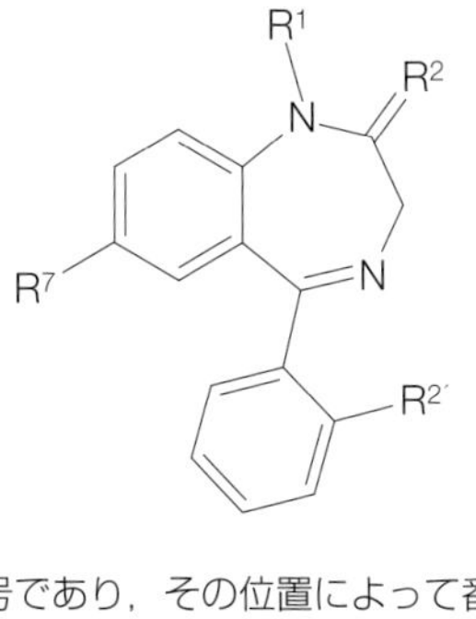

R^1 N R^2 N R^7 $R^{2'}$

R は側鎖の省略記号であり，その位置によって番号がつけられている。
側鎖の構造によってさまざまな化合物がある。

▶図 6-9 ベンゾジアゼピン構造

1) 神田橋條治ほか：精神科薬物治療を語ろう――精神科医からみた官能的評価．日本評論社，2007.

2)「私はリーマスとテグレトールを同量服薬しているため，区別して考えにくいが，調整のため増減したときの効き具合ではリーマスの方がマイルドで実感を感じにくく，テグレトールの方がわかりやすい気がする。」(絲山秋子：特別寄稿「リーマス」．臨床精神医学 42：1414-1415，2013 による)

会適応力が障害されていくことである[1]。不快な状況下では薬なしで耐えられなくなり，薬がないと激しい不安や焦燥が生じるようになる。また，過量服用による自殺企図が行われることがあるため，注意が必要である。

不安障害の薬物治療

◉薬物治療のポイント

不安は，生存に不利な状況にあって回避行動を引きおこすための情動として，ヒト以外の生物にも広く存在する。つまり，あってはならない情動ではないはずである。したがって，不安を引きおこしている周囲との関係に気を配り，精神療法，家族療法，人間関係などの環境調整を並行しながら，対症療法であることをふまえて薬物を使用する。

処方にあたっては依存を形成させないために，長い半減期の薬を漫然と長期に投与しないようにする。

パニック障害の患者にはSSRIが使用される。

◉服薬患者の観察とケアのポイント

代表的な有害反応と注意点▶

抗不安薬の有害反応には，眠け，ふらつき，倦怠(けんたい)感などがある。高齢者では，ふらつきによる転倒や健忘を生じることがあるため，注意が必要である。

6 睡眠薬(催眠薬)

ベンゾジアゼピン構造をもつ薬剤には，抗不安作用，抗痙攣作用，筋弛緩作用，睡眠導入作用があり，このなかで睡眠導入作用の強いものが**睡眠薬**とよばれる。前述のようにベンゾジアゼピン構造をもつ薬剤は依存を形成しやすいため，使用には注意が必要である(▶抗不安薬，281ページ)。

ベンゾジアゼピン構造をもたない睡眠薬もあり，ベンゾジアゼピン系薬剤と同じ神経に作用するゾルピデム酒石酸塩，ゾピクロン，生体リズムや催眠を調律するメラトニンの作動神経に効果をもたらすラメルテオン，睡眠・覚醒や摂食行動を制御するオレキシンの作動神経に作用するスボレキサントがある。

睡眠薬は半減期によって超短時間型，短時間型，中時間型，長時間作用型に分けられ，それぞれ不眠のタイプによって使い分けられている(▶表6-6)。

睡眠障害の薬物治療

◉薬物治療のポイント

不眠のタイプに合う薬を半減期に応じて処方する。短時間作用の薬のほうが依存を形成しやすいため，作用時間の長いものにおきかえていく。

---

1) 成瀬暢也：ベンゾジアゼピン受容体作動薬依存・乱用の実態．精神医学 62：377-386，2020.

▶表 6-6 睡眠薬の種類と作用時間，不眠のタイプ

薬剤名	半減期	投与が推奨される不眠のタイプ
ゾルピデム酒石酸塩（マイスリー®）	超短時間（1〜4 時間）	入眠困難
トリアゾラム（ハルシオン®）		
ゾピクロン（アモバン®）		
エスゾピクロン（ルネスタ®）		
ラメルテオン（ロゼレム®）		
エチゾラム（デパス®）	短時間（6〜10 時間）	入眠困難，中途覚醒
ブロチゾラム（レンドルミン®）		
リルマザホン塩酸塩水和物（リスミー®）		
ロルメタゼパム（エバミール®）		
フルニトラゼパム（サイレース®）	中時間（12〜24 時間）	中途覚醒，早朝覚醒
ニトラゼパム（ベンザリン®）		
エスタゾラム（ユーロジン®）		
スボレキサント（ベルソムラ®）		
クアゼパム（ドラール®）	長時間（24 時間〜）	中途覚醒，早朝覚醒

◉服薬患者の観察とケアのポイント

代表的な有害反応▶ ベンゾジアゼピン系の薬剤の有害反応には，眠け，ふらつき，めまいなどがある。超短時間型のものには，服用後，入眠までのできごとの記憶が残らない健忘がある。

おもな注意点▶ 疼痛（とうつう）や瘙痒（そうよう）などの不眠の身体的要因の治療，寝室環境の見直し，就眠前のカフェインを控えるなど生活・環境の改善を並行し，漫然と睡眠薬の服用が続かないように注意する。

7 抗てんかん薬

てんかん発作を抑制する効果のある薬剤を**抗てんかん薬**とよぶ。フェノバルビタール，カルバマゼピン，ジアゼパムなどがあり，発作型によって使い分けられている。カルバマゼピンは，気分安定薬として双極性障害に使用されることがある。

代表的な有害反応▶ 抗てんかん薬のスティーヴンス-ジョンソン症候群のような皮膚障害，血小板減少など血液障害，肝障害などさまざまな有害反応がある。定期的に血中濃度を観察し，有効血中濃度が維持され，かつ中毒域まで上昇しすぎないように注意する。併用薬により代謝がかわり濃度が変動することがあるので注意が必要である。

また，てんかんの症状としてイライラやもうろう状態があるが，抗てんかん薬の副作用でも同様のことが生じるため，慎重な判断を要する場合がある。

おもな注意点▶ 運転免許の取得は，2年以上発作が抑制されている場合に限られている。長期間発作が抑制されていれば，減薬や中止も可能である。

抗てんかん薬は，リチウムのように服用者には薬理効果を自覚されにくいため，それをふまえた服薬支援が必要である。

8 抗認知症薬

認知症で生じる記憶障害や徘徊（はいかい）などの行動障害に有効であるとされる薬剤を**抗認知症薬**とよぶ。

代表的な薬剤▶ アセチルコリンの代謝酵素を阻害して脳内のアセチルコリンを増やすドネペジル塩酸塩，ガランタミン臭化水素酸塩，リバスチグミンと，グルタミン酸神経に作用して神経保護作用を発揮するメマンチン塩酸塩がある。

代表的な有害反応▶ 抗認知症薬の有害反応には，食欲不振，吐きけ，下痢など消化器症状がある。

抗認知症薬の有効性▶ 抗認知症薬の有効性については議論があり，フランス政府は2018年に医療上の利益が不十分と判断し，ドネペジル塩酸塩を保険適用から除外した。若年性アルツハイマー型認知症のように明確な疾患性の状態とは異なり，高齢者の記銘力障害自体は正常な加齢現象と連続性がある。したがって，すべての認知症を疾患として診断し投薬治療するという枠組みは，ほかの精神科の疾患ほど妥当性があるか確かではない。

ケアのポイント▶ 1970年代に東京都と沖縄県南城市で高齢者の調査が行われ，両地域とも高齢者の4%に認知症がみとめられて発症頻度に差はなかった。ところが，東京都の認知症高齢者の過半数に徘徊やせん妄などの行動・心理症状が認められたのに対し，沖縄県の認知症高齢者には708人中1名にしか行動・心理症状がみられなかった[1)]。食生活や温暖な気候など，いくつもの違いを考察しなければならないが，沖縄地方の言葉が興味深い示唆を与えている[2)]。たとえば沖縄の敬語には，高齢者にしか使用されないものがある。「それを取ってくれ」というとき，相手が年下の場合は「とれ」，目上の人には「とみそーれ」，高齢者には「とてくみそーれ」となる。かつて，自分からは高齢者に向かってしか使用したことがない敬語が，ある年齢になると自分に向けて周囲から使われる場面を想像してみてほしい。

看護師に知っておいてほしいことは，認知症の基本には不安があることだ。自分がどこにいるのか，なにをしようとしていたのか，誰なのかがわからない不安である。そんなとき，周囲から敬意をもって接されることは，どれほど不安を軽減させるだろうか。

1）真喜屋浩：沖縄の一農村における老人の精神疾患に関する疫学的研究．慶応医学 55(6)：503-512，1978.
2）大井玄：看取りとつながり．サンガ，2017.

9 抗酒薬

アルコール依存症の治療は断酒の継続に主眼がおかれ，それをたすける薬剤を**抗酒薬**とよぶ。

二日酔いをおこすアルコールの代謝産物アセトアルデヒドの分解酵素を阻害するシアナミドとジスルフィラムは，飲酒による不快な二日酔いを増強するため，再飲酒に抑制がかかる。グルタミン酸作動性神経を抑制するアカンプロサートカルシウムは飲酒欲求そのものを抑える効果がある。オピオイド受容体に作用するナルメフェン塩酸塩水和物は飲酒量を低減する効果がある。しかしいずれの薬を服用しても，本人の断酒の意志が重要であり，再飲酒の欲求が断酒の意志より強ければ抗酒薬を断薬して飲酒できてしまう。

10 精神刺激薬

依存性に注意▶

中枢神経を興奮させて活動性を増進させる薬物を**精神刺激薬**とよぶ。ナルコレプシーや注意欠如・多動性障害を適応とし，メチルフェニデート塩酸塩，リスデキサンフェタミンメシル酸塩，アトモキセチン塩酸塩，グアンファシン塩酸塩がある。覚醒剤と類似の作用をもち依存性が強いため，処方できる医師は登録が必要となる。

③ 看護師による服薬へのかかわり

精神科の治療において，薬物療法は大きな柱の1つである。向精神薬が効果を最大に発揮するためには，規則正しい服薬が必要である。しかし，患者にとって，服薬およびその継続は，決して簡単ではない。

症状が活発な急性期の場合，患者は病識をもちにくいことが多い。薬を飲む必要を理解しにくいために，服薬を拒絶したり中断したりするなど，自分の意思で適切に服薬を行うことがむずかしい場合がある。

また，向精神薬の服用によってあらわれる有害反応は，薬物療法への意欲に大きく影響する。最近では，有害反応の少ない第2世代抗精神病薬が主流になりつつあるが，それでも有害反応はあらわれる。本来，精神症状の改善を目的として処方される抗精神病薬による不快な症状は，患者にとっては苦痛の大きいものである。

さらに，精神疾患は長期的な治療が必要なものが多く，そのなかで自分の生活を送りながら服薬を継続することは，簡単なことではない。

ここでは服薬を継続していくことのむずかしさを事例を通して学び，服薬における看護師のかかわりについて学んでいく。

着」という意味をもち，患者が医療者との相互のコミュニケーションのなかで治療方針を了解して従うというニュアンスがある。

コンコーダンス▶ さらに最近では，患者と治療者の関係性に注目した**コンコーダンス** concordance という考え方が注目されている。コンコーダンスには「一致」「調和」という意味があり，患者と治療者が協力関係をもつこと，患者のもつ病気や治療についての経験や信念を重視し，患者の決定を第一に尊重することが重要視される。

いずれも患者と治療者の信頼関係が重要であることは同じだが，コンプライアンスとアドヒアランスは服薬が正当化された患者の行動であること(患者は服薬するべきであるという考え)を前提しているのに対し，コンコーダンスは服薬遵守を絶対視せず，その前に患者の価値観や経験に注目すべきという考え方であり，視点が異なっている。

D 電気けいれん療法その他

① 電気けいれん療法 electroconvulsive therapy(ECT)

1 電気けいれん療法とは

電気けいれん療法の登場▶ けいれん療法は，1935年にハンガリーの精神科医メデューナ L. J. Meduna によって報告された，カルジアゾールけいれん療法に端を発する。彼は，統合失調症とてんかんが合併することは少ないという経験的な事実から，統合失調症患者に薬物による痙攣をおこさせて治療することを試し，その効果を示した。追って1938年に，イタリアのチェルレッティ U. Cerletti とビニー L. Bini が，患者の頭部の皮膚を通して脳に通電することで痙攣発作を引きおこす**電気けいれん療法(ECT)**を考案した。

その後，ECT は，広く統合失調症だけでなくうつ病の治療にも用いられるようになったが，1950年代に薬物療法が登場すると，主要な精神科治療法としての役割をゆずることになった。その背景には，痙攣時の骨折や施行後の健忘などの合併症の問題とともに，説明や同意取得もなく一方的に無麻酔のまま施行されること，患者の恐怖感や苦痛が大きいことといった問題もあった。

m-ECT の普及▶ しかし1980年代以降，それらの問題を軽減した**修正型電気けいれん療法** modified ECT(m-ECT)が普及し，欧米に続いて日本でも，安全で適切な実施のためのガイドラインが検討・策定されるようになった。

ECT の特徴▶ ECT は薬物療法よりも早期の病状改善が期待できることが特徴であり，その有用性が再認識されているが，なぜ ECT が治療効果を発揮するのか，その明確な作用機序についてはいまだ明らかになっていない。

2 m-ECTの方法と適応

m-ECTの方法▶ m-ECTが旧来の方法と異なる主要な点を以下にまとめる。

(1) 手術室において，麻酔科医による全身麻酔下で実施されること。

(2) 筋弛緩薬の併用により，無痙攣で実施されること。

(3) サイン波より脳神経細胞への侵襲の少ないパルス波治療器を用いること。

すでにこれらはECTとして世界標準の手法となっており，とりたてて「修正型」などと呼称するのは，国際的にはむしろ不適切な状況となっている。

m-ECTの適応▶ ECTの適応疾患としては，うつ病・双極性障害・統合失調症・精神病症状を伴うパーキンソン病などが主たるものである。実施が検討される状況としては，急性期治療において，薬物に対する抵抗性や副作用のために十分な治療効果が得られず，次なる治療手段としてECTが検討される場合と，薬物療法に先だってECTの実施が検討される場合がある。たとえば，自殺行動が差し迫っている，病状のために食事摂取や服薬が困難であり身体的な衰弱が著しい，興奮や錯乱により自他を危険にさらすような行動が著しいといった状況では，効果発現の早いECTが優先的に選択されうる。

また，ECTにより病状の寛解が得られたのちは，再燃・再発予防のための維持療法が実施される。通常は薬物療法・心理社会的治療が行われるが，ここでも有効性や安全性の観点から，適切な間隔をおいてECTの実施が選択されることがある。再燃予防を目的に6か月以内に施行されるものを継続ECT，再発予防を目的に6か月以上にわたって実施されるものを維持ECTとよぶ。

3 ECTの有害反応

ECTの有害反応としては，循環器系の合併症(不整脈・高血圧・低血圧など)・せん妄・記憶障害・遷延性発作・遷延性無呼吸・頭痛・筋肉痛・吐きけなどがある。死亡の頻度は5〜8万治療回数に1回であり，小規模外科手術と同等に安全な治療法といえる[1)]が，患者が重篤な循環器・呼吸器疾患，動脈瘤，頭蓋内圧亢進，最近の脳梗塞などを合併しているときには死亡リスクが高まる。

4 ECTの実施にあたって

ECTは，精神科医・麻酔科医・看護師を要するチーム医療である。個々の症例においてECTの実施が決定されるにあたっては，適応の有無や有害反応のリスクを含めた十分な治療前評価と治療計画の策定を行い，インフォームドコンセントの手続きを実施する。また，治療は週に2〜3回の頻度で，1セッション6〜12回実施されるのが通常であるが，セッション中および終了後に

1) 本橋伸高ほか：電気痙攣療法(ECT)推奨事項 改訂版. 精神神経学雑誌 115(6)：586-600, 2013.

治療効果と有害反応の評価を行い，治療継続の要否を判断する。

看護師は，以上の治療プロセスに能動的にかかわり，患者の状態に関する情報収集や病状管理支援，患者やその家族に対する心理的支援などを遂行することが期待される(▶2巻：第12章，293ページ)。

② その他の身体療法

1 高照度光療法

高照度光療法は，1980年代にアメリカの精神科医ローゼンタール N. E. Rosenthal らにより，季節性感情障害 seasonal affective disorder(SAD)[1]の概念とともに確立された治療法である。

方法▶ 2,500ルクス以上の照度で効果があるといわれるが，実際の治療においては，5,000～10,000ルクスの人工光を，治療目的に合わせて決められた時間帯に，20分から2時間程度患者に照射する。光を網膜で受容することで治療効果が得られるため，1分のうち十数秒～数十秒，光源に視線を向けるよう指示される。視界の外に光源を置く，あるいは身体のほかの部分に照射することは無意味である。

作用機序▶ 効果発現の時期には個人差があるが，2週間程度の治療期間で有効性が判定される。作用機序としては，大脳視床下部を介した生物時計や自律神経機能の調節作用，脳幹にある縫線核を介した気分調節作用など複数のものが想定されている。

適応▶ 睡眠障害のなかでも概日リズム障害全般に有効とされており，認知症に伴う睡眠障害や問題行動への有効性についても期待されている[2]。抗うつ効果を期待する場合，SADのなかでも冬季うつ病が主たる適応となるが，非季節性うつ病に対しても，単独あるいは抗うつ薬との併用で有効であったという報告がある[3]。

有害反応▶ 有害反応としては，眼精疲労，頭痛，めまい，吐きけ，焦燥，躁転などがありうる。

---

1) 日照時間が短くなる秋から冬にかけて生じ，春には軽快する冬季うつ病など，特定の季節に発症する感情障害をさす。

2) Dimitriou, T. D. & Tsolaki, M.: Evaluation of the efficacy of randomized controlled trials of sensory stimulation interventions for sleeping disturbances in patients with dementia: A systematic review. *Clinical interventions in aging*, 17(12): 543-548, 2017.

3) Lam, R. W. et al.: Efficacy of Bright Light Treatment, Fluoxetine, and the Combination in Patients With Nonseasonal Major Depressive Disorder: A Randomized Clinical Trial. *Journal of American Medical Associasion Psychiatry*, 73(1): 56-63, 2016.

2 経頭蓋磁気刺激 transcranial magnetic stimulation(TMS)

経頭蓋磁気刺激(TMS)は，電磁石により形成される磁場の変動により，非侵襲的に大脳皮質の神経細胞を刺激し，その活動性を変化させる手法である。1985年にイギリスの医学物理学者バーカー A. T. Barker らによって最初に報告された。TMSは当初，脳機能の局在を調べるなど神経生理学的な検査法の1つとして利用されてきたが，1990年代から，規則的な刺激を連続して行う反復経頭蓋磁気刺激 repetitive TMS(rTMS)という手法をさまざまな精神・神経疾患や関連する症状の治療に応用する試みがなされるようになった。なかでもうつ病に対する治療効果がみとめられ，2008年にはアメリカでTMSが世界ではじめて，うつ病の治療法として認可された。

方法・注意点▶ 標準的な刺激方法では，大脳左前頭前野に対して40分程度の施術を週5回，4〜6週間行う。安全性は高く，外来でも実施できる治療であるが，人工内耳や脳深部刺激装置および電極，脳動脈クリップなど，刺激部位の近傍に体内金属を有する患者に対しては禁忌であり，それ以外の体内金属を有する場合や，痙攣発作のリスクが高いあるいは不明の場合は，慎重に適応の判断および施術を行う。有害反応としては，頭痛や刺激部位の痛み・不快感などをみとめることがある[1)]。

適応▶ 日本においては，2017(平成29)年にTMS装置が治療機器として承認され，2019年6月に保険適用となった。適応とされるのは，既存の薬物療法では十分な改善をみとめない成人のうつ病患者である。

E 環境療法・社会療法

精神療法には1対1の治療関係を通して個人にはたらきかける個人精神療法と，集団を通して人にはたらきかける集団精神療法や家族療法があるが，人に直接はたらきかけるかわりに，環境や人々の日常生活にはたらきかける治療法がある。これらは環境療法あるいは社会療法とよばれるものであり，広い意味では，集団精神療法や家族療法も，社会療法の具体的実践と考えることができる。

1) 鬼頭伸輔：国内外における rTMS の現況，安全性に関する留意点．精神神経学雑誌 117(2)：103-109，2015.

①環境療法・社会療法の歴史

環境のもつ力を▶利用する

環境療法 milieu therapy とは，従来の精神治療が患者の精神内界に変化をもたらして治療すなわち環境への適応を促そうとするのに対し，環境のもつ影響を治療的な力として，回復を促そうとするものである。近代的な視点はおもに非行に走る青少年の環境を改善する施策(アイヒホルン A. Aichhorn『手におえない子ども』[1])や，ベッテルハイム B. Bettelheim による1940年代の自閉症児の「治療的環境」への着目から展開された。

社会療法 social therapy とは第二次世界大戦後に使われはじめた言葉であるが，本質的には環境要因としての生活や人間関係に着目し，生活を通して患者にはたらきかけようとするもので，環境療法と同義といえる。これには作業療法・レクリエーション療法などがあるが，さらにさまざまな集団精神療法ともまじり合っている。治療共同体やリハビリテーション活動，デイホスピタルやナイトホスピタルもこのなかに入れてよいだろう。

これらは今日，当事者運動やオープンダイアローグなどの実践と合流して，精神内界の病理の治療に焦点化するのではなく，症状を自己コントロールしたり，あるいは社会的行動や安心感を確保したりすることで治療につなげる動きとなっている。声(幻聴)を受容して肯定的なものへと手なづけていくヒアリングボイス運動 hearing voices movement や，仕事を可能にさせるイネーブルワーク enable work，あるいは，まず安全な住居確保することを第一に考える**ハウジングファースト** housing first のような運動としてあらわれている[2](▶2巻：第10章，138ページ)。

源流はモラルト▶リートメント

こうした社会療法の理念をさかのぼると，18世紀後半から19世紀にかけてのモラルトリートメント(モラル治療)にまで行きつく(▶第7章，306ページ)。当初から，精神疾患の1つの原因として，都市の喧騒(けんそう)などが考えられ，その治療には，人間の総体にはたらきかける環境や社会への配慮が示されていたことがわかる。

②治療共同体の実践

スタッフと患者が▶参加する共同体へ

第二次世界大戦当時，イギリスのノースフィールド陸軍神経症センターで「ノースフィールド実験」とよばれる試みが行われた。これは，病院を「最終的には神経症的な患者が一般社会の生活に向けて再社会化を果たすことを目的として，直接的にはスタッフ全員と患者とが日々の病棟生活に十分参加するこ

1) アイヒホルン，A. 著，三澤泰太郎訳：手におえない子供．日本教文社，1965.
2) Luhrmann, T. M. and Marrow, J. (eds.): Our Most Troubling Madness: Case Studies in Schizophrenia across Cultures. *University of California Press*, 220-222. 2016.

とを目標とした共同体」にかえようとする試みであった。これがいわゆる**治療共同体** therapeutic community の最初の試みとされている。この名称は，**メイン** T. F. Main がアメリカのメニンガークリニックの紀要に寄稿した論文のなかではじめて用いて広まることになった。

一方，**ジョーンズ** M. Jones は 1947〜1959 年の間，イギリスのベルモント病院(現ヘンダーソン病院)で第二次世界大戦中に日本やドイツの捕虜となり神経症を発症した兵士を対象に治療共同体を実践し，その概念を発展・確立させた[1]。その後，スコットランドのディングルトン病院の院長となったジョーンズは，そこではじめて治療共同体の方法を統合失調症の治療に応用した[2]。

鈴木純一はディングルトン病院でジョーンズのもとで学んだのち，ケンブリッジのフルボーン病院で治療共同体の 1 つの病棟を受け持つ経験をした。そして帰国後，千葉県の精神科病院である海上寮療養所の院長として独自の治療共同体的実践を展開した[3]。

コミュニティミーティングが中心▶

従来の病院では，医師－看護師－患者という階層構造が確立され，一方的で紋切り型のコミュニケーション様式をつくって患者の社会的能力の形成を妨げていた。治療共同体は，このような階層構造を廃止し，病院を各構成員の協力で民主的・自治的・開放的に運営しようとする方法である。スタッフと患者が，生活のなかでおこるいろいろな問題について**コミュニティミーティング**で検討・話し合いを進めることが治療の中心である。

フルボーン病院で 30 年間社会療法を実践した**クラーク** D. H. Clark は，伝統的な病棟を治療共同体にかえていく作業で，最も大切なのはエガリタリアン egalitarian(平等主義と訳されるが，むしろ「公平さ」，あるいは「対等な態度」というべき)な雰囲気だったと語っている[4]。

病院の外における発展▶

治療共同体はやがてイギリスをこえて，アメリカやヨーロッパ各地において実践上のモデルとなった。今日，欧米での治療共同体は，①数は減りつつあるが精神科病院あるいは総合病院精神科における実践，②非専門家による居住施設における治療共同体活動と研修機会の提供，③シナノン(薬物依存者たちが中心のコミュニティ)など，薬物依存症を対象にしたグループへと発展している。

なかでも，伝統的な精神科病院がつぎつぎと閉鎖され，地域ケアへと移行している欧米では，治療共同体の実践は作業所やデイケア，中間施設といった地

---

1) ジョーンズは，その後，アメリカに渡って，スタンフォード大学そしてオレゴン大学とオレゴン州立病院に勤めた。彼の実践はオレゴン州立病院を舞台にした映画『カッコーの巣の上で』にその片鱗をみることができる。
2) ジョーンズ，M. 著，鈴木純一訳：治療共同体を超えて――社会精神医学の臨床．岩崎学術出版社，1977.
3) 武井麻子・鈴木純一編著：レトリートとしての精神病院．ゆみる出版，2006.
4) クラーク，D. H. 著，蟻塚亮二訳：21 世紀の精神医療への挑戦――フルボーンは眠らない．創造出版，2002.

域ケア施設へと移り，むしろ盛んになりつつある。治療共同体の基本哲学ともいうべき「スタッフと当事者とが対等な立場で，ともに治療とその場の運営に責任をもつ」方法がこうして生きつづけているのである。

いれものとしての治療共同体▶ 鈴木は，多様な治療法がそのなかで効率よく機能するように，持続的に話し合える過程を提供する「いろいろな治療法を入れるいれもの(枠組み)としての治療共同体」という考え方を提起している[1)]。

③ 日本における社会療法の歴史

「文化的孤島」でおきた悲劇▶ 日本では，「精神病院法」(1919年)の立役者となった**呉秀三**(くれしゅうぞう)が東京府立松沢病院で行った院内の改革運動や**加藤普佐次郎**(ふさ)の作業療法などが，いわゆる社会療法のさきがけということができる(▶第7章，313ページ)。しかし，結果として精神科病院は精神病者を収容するための施設となり，「文化的孤島」となっていった。とくに第二次世界大戦中，精神科病院は多数の患者を栄養失調で死なせてしまうという悲劇をまねくにいたった。

関係を重視した「はたらきかけ」▶ その後，日本の精神科病院では1950年ころから復興のきざしがみられるようになった。東京都立松沢病院では吉岡眞二らが治療共同体の考え方を取り入れ，**はたらきかけ**と名づけた実践を始めた。そこでは人間関係が重視され，作業療法・遊び療法などが取り入れられた。また，国立武蔵療養所では生活指導・作業療法・レクリエーション療法を3本柱とする**生活療法**が小林八郎によって提唱され，看護師によって推進された。

また，佐賀県の国立肥前療養所での「全開放」の推進などが，当時の治療スタッフによる先駆的な臨床活動として報告されているが，まもなく近隣の反対を理由に閉鎖に戻されている。1950年代半ばにクロルプロマジンが導入され，1960年に当時は「開放療法」とよばれた病院の開放化が広まりはじめ，1971年の長野県立駒ヶ根病院をはじめ，全国にいくつかの全開放の精神科病院ができた。しかし近年，経営効率化の観点から入院治療の急性期化が進み，開放病棟であった病棟も閉鎖病棟にかえられている現状がある。

④ 作業療法 occupational therapy(OT)

身体を使って心に刺激を与える▶ **作業療法**(OT)は，作業を通して人々の健康と安寧を促進する方法である。身体とモノを使っての生産活動(手作業・農耕・園芸・畜産・木工など)などを通じて，身体の感覚をよみがえらせ，心へ刺激を与えて賦活し，社会における役割を取り戻させる。

---

1) 鈴木純一：集団精神療法．岩崎徹也ほか編：精神療法(臨床精神医学講座15)．pp. 179–192，中山書店，1999.

また，創作活動として絵画・彫刻・陶芸・染色・習字などの造形活動，編み物・手芸などのほか，コーラスやダンスなども作業療法士(OTR[1])によって行われる。1927年にドイツのジーモン H. Simon が体系化し，呉秀三が日本に紹介し，松沢病院の加藤普佐次郎，大阪中宮病院の長山泰政らが実践した。作業療法士が誕生する前は看護師(看護助手)が行っており，患者が使役(しえき)として無報酬で病院業務や雑用に従事させられていたこともあり，精神科病院批判につながった。1965(昭和40)年，「理学療法士及び作業療法士法」が制定され，国家資格としての作業療法士が誕生した。

デイケアでも有効▶ 作業療法は，医師の指示・処方に基づいて作業療法士が行うほか，看護師・精神保健福祉士(精神科ソーシャルワーカー〔PSW[2]〕)・臨床心理士(CP[3])・理学療法士(PT[4])などからなる医療チームによって行われることも多い。最近では院内にとどまらず，デイケアで行うことも多い。

⑤ 精神科リハビリテーション

機能回復だけが目標ではない▶ 精神科リハビリテーションとは，そこなわれた機能を回復させるだけでなく，社会のなかで再統合を果たす，すなわち**全人的復権**を意味する。

入院中から前に述べた社会療法などを通して行われ，退院後のケアへとつながることが望ましい。患者が，社会生活機能の回復を目的に外来治療の一環として日中の一定時間(6時間)，病院・診療所・保健所・精神保健福祉センター・中間施設に通所し，さまざまなプログラムに従ってグループごとに治療を受けることを**精神科デイケア**という。

精神科デイケアは医師の指示のもとに，医療チーム(看護師・精神保健福祉士・作業療法士・臨床心理士・理学療法士など)によって定期的・計画的に行われる。治療と福祉の両面をもち，再発防止の効果もある。午後4時以降に行われる場合は**ナイトケア**，昼夜同時に行うと**デイナイトケア**という。日中3時間を標準とする**ショートケア**もある。

うつ病・脳損傷などにも行われる▶ 統合失調症ばかりでなく，うつ病患者の職場復帰，摂食障害患者の自己管理を目ざすプログラムもある。治療者は学校の医務室，企業の健康管理室と連絡をとり，学校カウンセラーや産業医と協力して復帰を支援する。

認知リハビリテーションは，脳損傷(血管障害・外傷など)をおこした患者の知覚・記憶・言語・遂行機能などの障害を回復させる治療法で，神経心理学や

1) registered occupational therapist の略。
2) psychiatric social worker の略。
3) clinical psychologist の略。なお，2015(平成27)年に「公認心理師法」が成立し，公認心理師という日本初の心理職の国家資格が誕生した。すでに毎年，公認心理師試験が行われ，新たな公認心理師が誕生している。
4) physical therapist もしくは physiotherapist の略。

情報処理理論をもとに1970年代から発展した。反復練習による認知訓練，行動療法的なアプローチ，感情面や自覚を重視して精神療法を取り入れた全体論的な方法などがある。

ゼミナール

復習と課題

❶ 精神療法にはどのようなものがあるか，整理しておこう。
❷ 向精神薬にはどのような種類があるか，整理しておこう。
❸ 社会療法とはどのような治療法をさすだろうか。

参考文献

1) 相田信男：実践・精神分析的精神療法——個人療法そして集団療法．金剛出版，2006.
2) 秋元波留夫監修：ヘルマン・ジモン精神科作業療法講義(創造新古典選書2)．創造出版，2007.
3) 岩崎徹也ほか編：精神療法(臨床精神医学講座15)．中山書店，1999.
4) エレンベルガー，H. F. 著，木村敏・中井久夫監訳：無意識の発見(上・下)．弘文堂，1980.
5) 大熊輝雄：現代臨床精神医学，改訂第11版．金原出版，2008.
6) 加藤敏ほか編：現代精神医学辞典．弘文堂，2011.
7) シュヴィング，G. 著，小川信男・船渡川佐知子訳，精神病者の魂への道．みすず書房，1966.
8) 精神医学講座担当者会議監修，佐藤光源ほか編：統合失調症治療ガイドライン，第2版．医学書院，2008.
9) 精神科治療学編集委員会編：精神科治療における処方ガイドブック．星和書店，2015.
10) 中井久夫：精神療法とその適応を考える試み．治療(中井久夫著作集2巻)．岩崎学術出版社，1985.
11) 日本家族研究・家族療法学会編：臨床家のための家族療法リソースブック．金剛出版，2003.
12) フランクル，V. E. 著，池田香代子訳，夜と霧(新版)．みすず書房，2002.
13) ヤスパース，K. 著，内村祐之ほか訳，精神病理学総論(上・中・下)．岩波書店，1953-1956.
14) ワーナー，R. 著，西野直樹・中井久夫監訳，統合失調症からの回復．岩崎学術出版社，2005.
15) Dubois, P. (Jelliffe S. E and White W. A. trans.) : *The Psychic Treatment of Nervous Disorders: The Psychoneuroses and their Moral Treatment*. Funk & Wagnalls, 1905.

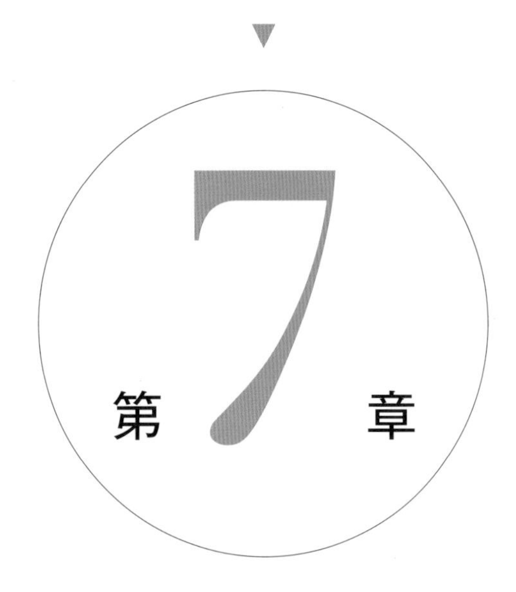

社会のなかの精神障害

本章で学ぶこと
- □精神疾患・障害とその治療の歴史的な流れを理解する。
- □日本における精神医学・精神医療の流れを理解する。
- □精神疾患・障害と地域・文化との結びつきを知り，その多様性と普遍性を理解する。
- □社会学の視点から精神障害を考える。
- □精神科看護師として知っておくべき法制度を学ぶ。

精神障害は，身体疾患とは大きく異なって患部が目に見えないため，直接理解しにくいという特徴がある。そのため，さまざまな誤解や偏見の対象となりスティグマ(社会的烙印(らくいん))を負わされることも多い。同時に，精神障害は「ローカルな」その土地固有の歴史や文化と密接に結びついている。そのため，精神保健・医療・看護・福祉に携わる者には，精神の病(やま)いや障害の歴史的な理解や，文化との関連性を視野に入れた文化的・社会的アンテナが求められることになる。

そこで，本章では精神障害とその治療にかかわる社会の歴史と文化とのつながりをみていくことにする。

A 精神障害と治療の歴史

① 精神障害と宗教治療

「なぜいまこの私に」という問い▶

長期化し治癒のむずかしい病いをかかえたとき，あるいは未曾有(みぞう)の災難に遭遇したとき，人は「なぜ，いま，この私にこの病い(災難)が」という問いを突きつけられる。原因が明らかでない精神障害の場合は，みずからを納得させ癒(いや)しを得るために，見えない因果関係を求めてさまざまなものが利用されることになる。たとえば，宗教的な信念や信仰が1つの答えを与え，それが民間療法や代替医療などと結びついていくことが古くから世界中でみられてきた。

ルルドの泉と聖地巡礼▶

南フランスのピレネー山麓の町ルルド Lourdes は，有名なカトリックの聖地で，今日でもさまざまな疾患や障害をもつ人々が世界中から巡礼に訪れている。もともとは19世紀半ば，のちに聖女に列せられることになる羊飼いの少女ベルナデッタが，洞窟近くで聖母マリアの出現を見て，「その泉の水を飲み，その水で洗いなさい」というお告げどおりにするとさまざまな病いが癒されたという奇跡の言い伝えに始まる。

このように，慢性の病いや精神的変調の治療や癒しには宗教的・神話的な物語が大きな力をもっており，こうした場所が世界各地にみられる。

② 岩倉保養所とゲールコロニー

岩倉保養所の治癒伝説▶

日本では，**岩倉保養所**が有名である。11 世紀，後三条天皇の第三皇女にもののけが憑(つ)き精神に変調をきたしたが京都岩倉大雲寺にこもって滝に打たれ，霊泉を口にして治癒したという伝説から，多くの病者がこの地に集まるようになった。のちに大雲寺周辺の農家が逗留(とうりゅう)する病者の世話をする宿舎を提供し，江戸時代には茶屋とよばれるようになった。明治に入って茶屋の禁止令が出されたこともあったが，その伝統は大正・昭和と受け継がれ，第二次世界大戦後の岩倉病院の廃院まで続いた。

国有化されたゲールコロニー▶

ベルギーの**ゲール Geel コロニー**も，宗教的な伝説や癒しと結びついている。7 世紀アイルランド族長の娘ディンフナが，キリスト教徒である妻を亡くして正気を失った異教の父に求愛されたために，司祭とともに逃げ，ゲールの教会に身を寄せた。結局，2 人は追跡してきた父に殺されその地に葬られたが，それを目撃した病者の(一説では父の)狂気が治ったと伝えられたことから，殉教したディンフナと司祭は聖人となった。

地域看護・家庭看護の模範に▶

やがて 13 世紀以降，聖ディンフナ信仰のもとに，多くの精神病者が悪魔ばらいをするためにこの地を訪れるようになり，町の人々が里親となって精神病者の家庭看護が行われるようになった。19 世紀には，ゲールコロニーとして世界的に知られるようになり，19 世紀半ばには国営化された。**エスキロール** J. E. D. Esquirol(1772〜1840)や**呉秀三**(くれしゅうぞう)(1865〜1932)をはじめ，近代精神医療の草創期を切りひらいた精神科医は皆この地を訪れ，地域看護・家庭看護の模範とした。近年では，かつての宗教的伝統を残しながらも，病院をはじめ地域ケアのシステムが整備され，今日にいたっている。

信仰から「科学」へ▶

このように，精神障害は各地の宗教や民間信仰，神話的な伝説などと結びついて，独特の治療システムを形成してきた。しかし，今日では精神障害を鬼神(きじん)や悪魔のせいとする見方は辺縁に押しやられ，精神疾患として「合理的」で

Column シャーマンと癒し

現代社会においても，なんらかの超自然的な力をもつ人(シャーマン)が癒しの力をもつと信じられている地域が多く存在する。たとえば，沖縄や奄美諸島などには古くから「ユタ」とよばれる民間の巫女(みこ)・シャーマンが存在する。

これらの人々は霊的能力をもつと信じられており，先祖の供養のために死者の口寄せをしたり，家庭内の祭祀や不幸などの際に人々に頼まれて霊的な相談にのったりする。その能力は生まれつきのもので，多くは女性だが，なりたくてなるものではないらしい。

彼女たち自身，人生のさまざまな不幸に遭遇して「カミダーリ」という精神病様状態に陥り，修行を通して一人前のユタとなる。いわば，現代のカウンセラーや精神科医の役割を担っているのである。

「科学的」な説明が与えられるようになった。

次に，こうした精神障害をめぐる視点の歴史的変遷をみていくことにしよう。

③ ギリシャ時代の精神医学 ——ヒポクラテスからガレノスまで

ヒポクラテスの「神聖病について」▶

古代ギリシャ時代，「医学の祖」とされる**ヒポクラテス** Hippocrates（B.C. 460ころ〜B.C. 375ころ）とその学派によってまとめられた『ヒポクラテス集成』には，有名な「神聖病について」という論文がおさめられている[1)]。神聖病とは，今日でいうてんかんである。その論文の冒頭には，次のように記されている。

〔神聖病とよばれている病気は……〕他の諸々の病気以上に神業によるのでもなく神聖であるのでもなく，自然的原因をもっているのである。

呪術やおはらいの否定▶

しかし，それは経験の不足した者によって，ほかの病気とは似ても似つかないために神業と考えられたのである。これらを神聖化した最初の人々とは，

今と同様に妖術師，祈禱師（祓師），托鉢僧，野師等である。

と記されている。彼らは呪文を唱え，おはらいをし，沐浴を禁じ，多くの食物の摂取を禁じた。

「体液説」の登場▶

『ヒポクラテス集成』の著者は，てんかんの例を引き，精神障害を脳と結びついた自然の病いであるとし，呪術やおはらいなどによって治癒するものではないとした[2)]。しかし一方で，健康と病気を血液・粘液・黄胆汁・黒胆汁の4つの「体液」のバランスによって説明したほか，人体に対する季節の影響を重視する気象学や，さらには気息や風，魂や霊などと解釈される「プネウマ pneuma」を病気の原因とする考えなどが含まれていた。

1）ヒポクラテス著，小川政恭訳：古い医術について——他八篇（岩波文庫）．pp. 38-39，岩波書店，1963.

2）ヒポクラテス学派の精神病態記述：この『ヒポクラテス集成』には，すでに精神的病態の記述があり，発熱を伴う急性精神障害の「フレニティス phrenitis」，興奮を伴い発熱を伴わない精神障害の「マニア mania」，熱も興奮も伴わない慢性精神障害で，恐怖と悲嘆を特徴とする「メランコリア melancholia」，そして，女性における器質性発作性の病態「ヒュステラ hystera」——つまり形容詞の「子宮〔関連〕の」疾患としてまとめられ，提示されている。この時期すでにこうした臨床的視点が提示されているのである（エランベルジェ，H. F. 著，中井久夫訳：精神医学／犯罪学／被害者学——西欧と非西欧〔エランベルジェ著作集3〕．pp. 144-199〔とくに p. 156〕，みすず書房，2000.）。

これらはやがてガレノス Galēnos(129 ころ〜199)によって，病気を自然の平衡がくずれた失調とみる見方として体系化されていった。

④アラビア医学と中世以降の魔女裁判

精神病院の原型の誕生▶

ギリシャ・ローマ時代の自然科学的医学はその後大きく凋落(ちょうらく)し，その伝統はアラビア医学に引き継がれた。その代表は，ヨーロッパではアヴィセンナ Avicenna の名で知られる『医学典範(てんぱん)』の著者イブン＝シーナー Ibn Sīnā(980〜1037)であり，10 世紀前後にはバグダードなどの主要都市に精神病院の原型のような施設がつくられたとされている。

修道院が医療の場になる▶

一方，西ヨーロッパでは 5 世紀の西ローマ帝国の滅亡以降，中世の封建社会が訪れる。11 世紀から 13 世紀にかけて十字軍の失敗，黒死病(ペスト)の流行，自治国家の成立や貨幣経済の浸透などとともにローマ教皇権の衰退がもたらされ，医学理論や医療実践の場はおもに修道院を中心に受け継がれていくことになった。

魔女裁判の時代に▶

そして，15 世紀からおよそ 3 世紀の間，欧米各地で魔女狩り(魔女裁判)や異端審問が行われるようになった。なかでも，14 世紀から 15 世紀にかけて英仏間でたたかわれた百年戦争末に，フランスを勝利に導いた「オルレアンの乙女」ジャンヌ＝ダルク Jeanne d'Arc(1412〜1431)がよく知られている。彼女は異端審問裁判にかけられ，13 歳から神の声を聞いたことなどを告白したため，異端者として火刑に処された。この期間，いわゆる魔女裁判で命を落とした女性は 10 万人から 100 万人にも上ったといわれる(▶図 7-1)。このほか，17 世紀前半にフランスのルーダン Loudun でおこった集団の憑依現象に代表されるように，悪魔憑依と異端審問がヨーロッパで流行した時代があった。

魔女裁判はのちに新大陸のアメリカでもみられ，17 世紀末のマサチューセッツ州のセーラム Salem の魔女裁判は有名で，20 名にものぼる女性が処刑された。異端裁判や魔女狩りは，やがて啓蒙主義の開花によって一時代の宗教妄想であったといわれることになる。

⑤ピネル，エスキロールと，フランスにおける近代精神医学の夜明け

大いなる閉じ込め▶

フランスの哲学者フーコー M. Foucault は『狂気の歴史』(1961 年)のなかで，中世末からフランス革命にいたる時代に，2 つの大きな変革があったと記している[1)]。

1）フーコー，M. 著，田村俶訳：狂気の歴史——古典主義時代における．pp. 65-99(第 1 部第 2 章)，新潮社，1975.

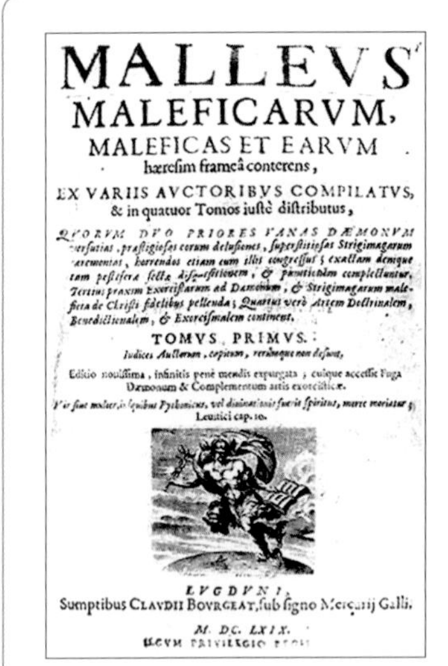
MALLEVS
MALEFICARVM,
MALEFICAS ET EARVM
hæresim frameâ conterens,
EX VARIIS AVCTORIBVS COMPILATVS,
& in quatuor Tomos iustè distributus,
QVORVM DVO PRIORES VANAS DÆMONVM versutias, præstigiosas eorum delusiones, superstitiosas Strigimagarum cæremonias, horrendos etiam cum illis congressus; exactam denique tam pestiferæ sectæ disquisitionem, & punitionem complectuntur. Tertius praxim Exorcistarum ad Dæmonum, & Strigimagarum maleficia de Christi fidelibus pellenda; Quartus verò Artem Doctrinalem, Benedictionalem, & Exorcismalem continent.
TOMVS PRIMVS.
Indices Auctorum, capitum, rerùmque non desunt.
Editio nouissima, infinitis penè mendis expurgata; cuique accessit Fuga Dæmonum & Complementum artis exorcisticæ.
Vir siue mulier, in quibus Pythonicus, vel diuinationis fuerit spiritus, morte moriatur. Leuitici cap. 20.
LVGDVNI,
Sumptibus CLAVDII BOVRGEAT, sub signo Mercurij Galli.
M. DC. LXIX.
CVM PRIVILEGIO REGIS.

魔女への鉄槌：ドミニコ派の2人のドイツ人僧侶によって書かれた書物。魔女の集会（サバト）への参加や，そこでの儀式，悪魔（サタン）とのかかわりや妖術の存在が詳しく記され，魔女裁判の手引きとされた。

▶図7-1 『魔女への鉄槌 Malleus Maleficarum』（初版1486～1487年，写真は最後期のリヨン版1669年扉ページ）

1つは，一般施療院（せりょういん）（貧民救済施設）の設立である。これまでは家族の保護と監視のもとに隔離されていた精神病者が，17世紀半ばには都市の貧民・犯罪者・浮浪者・売春婦などと一緒に，治安維持の目的でサルペトリエールやビセートル[1)]といった施設に収容された。この大規模な監禁をフーコーは「大いなる閉じ込め」とよんでいる。

鎖をとくピネルとピュサン▶

1789年におこったフランス革命前後，**ピネル** P. Pinel（1745～1826）はパリ郊外のビセートル病院で，看護長**ピュサン** J-B. Pussin（1746～1811）とともに精神病者を鎖から解放し（▶図7-2），のちにサルペトリエール病院でも精神療法的なかかわりを試み，その考えをもとに精神医学書[2)]を書いたことから「近代精神医学の父」と称されるようになった。

心にはたらきかける試み▶

さてもう1つの変革は，19世紀はじめの精神病治療施設（アジール[3)]）の創設とモラル療法（モラルトリートメント）である。この時期は，それまでの迷信的な疾患の理解を打破し科学的理論を打ちたてることで，精神病者のおかれた

1）サルペトリエール病院の名は硝石に由来し，もともとは火薬庫だったものが1650年に一般施療院となり，そして女性のための収容施設のかたちに整えられた。その後19世紀，20世紀と神経疾患や精神疾患を中心にした病院に大きく変容して，現在もパリ13区にある。なお，ビセートル病院は男性のための施設である。

2）フィリップ・ピネル著，影山任佐訳：精神病に関する医学＝哲学論．中央洋書出版部，1990．

3）フランス語でアジール asile とは，「不可侵」という意味のギリシャ語 asylon を語源とする，特殊な寺院や城，自由市場などをさす言葉で，「統治権力が及ばない地域」「聖域」という意味をもつ。大使館や教会や寺などに逃げ込んだら保護される「保護権」が認められている。英語のアサイラムも語源は同じだが，こちらには収容所・養育院・精神病院・避難所などの意味がある。

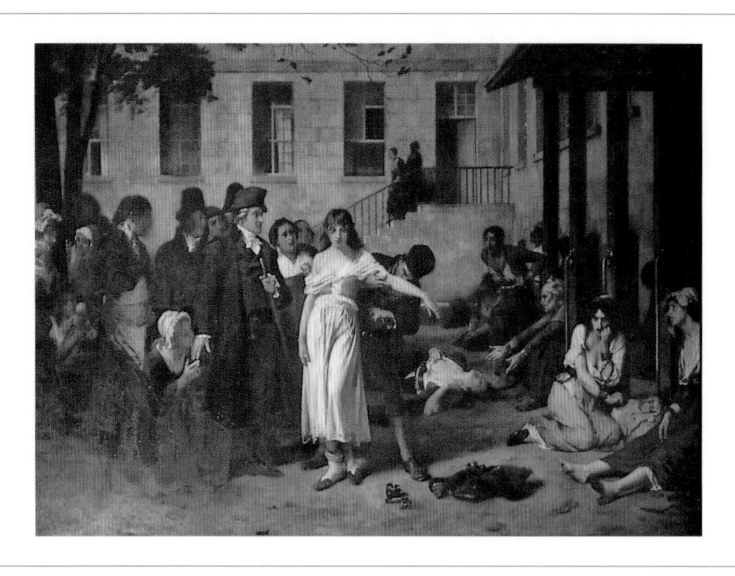

▶図 7-2 精神病者の鎖をとくピネルの図(T. Robert-Fleury 作，1876 年，サルペトリエール病院，シャルコー階段講堂)

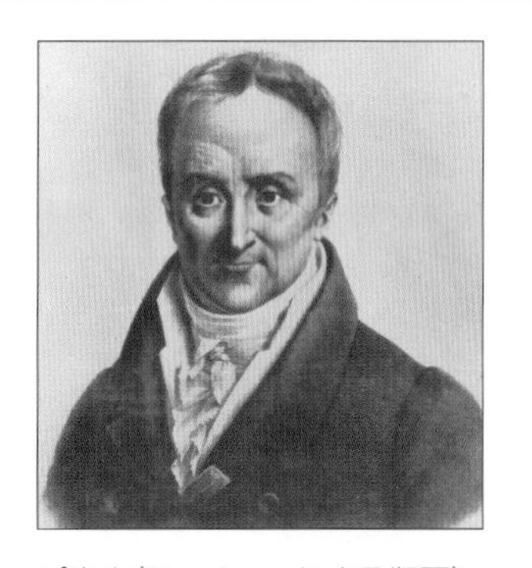

ピネル(Engelman による版画)

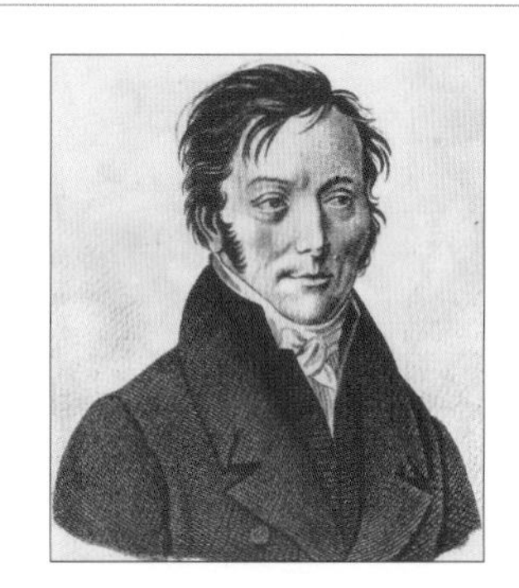

エスキロール(A. Tardieu による石版画)

▶図 7-3 ピネルとエスキロール

劣悪な状況を徹底して改善し，患者の身体ではなく心にはたらきかけることによって回復に導こうとする，精神病者のための理想の治療施設がさまざまに構想されたのである。

その代表は，ピネルの弟子の**エスキロール** J. E. D. Esquirol(1772〜1840)である(▶図 7-3)。彼はフランス革命以降，近代精神医学の基礎を築いた人物であり，最晩年には理想的な精神病院を各県単位で設立することを盛り込んだ「**1838 年法**」[1)]の施行を実現させた。この時代に「フランス精神医学の黄金時

1) 1838 年法：入院施設・入院方法・費用・人権と財産の保護などを内容とし，現在まで世界各国でほぼ踏襲されている任意入院と強制入院などの枠組みを規定した法律である。

代」を迎える。

⑥ モラル療法と精神病者の人権擁護運動

アサイラムの開設▶ ヨーロッパにおける最も古い歴史をもつ精神病者の治療施設は，1247年にロンドンに設立された，ベツレヘム聖マリア修道院に設けられた施療院である。少人数だった精神病者の数は徐々に増え，16世紀半ばにロンドン市が管理権を獲得するころには，ほとんどが精神病者となり，のちにベスレム Bethlem，通称「ベドラム Bedlam」という名でよばれるようになり，悲惨な収容施設の代名詞となった。

一方，1751年に建てられたロンドンの聖ルカ-アサイラムでは，院長のバッティ W. Battie(1703〜1776)が，治療効果を最大にするためのカギは早期診断と入院治療であり，個々の症例に適合した治療態勢であるとして，精神病が治療可能であることを主張し，「介護は医療よりも多くのことをなす」と唱えた[1)]。

こうして，各地に精神病者の収容施設(**アサイラム** asylum)が開設されていったが，当時のイギリスにおいてはほとんどが私立の精神病院であり，1774年に「精神病院法」によって治安判事による免許更新が必要となったものの，各州に公立精神病院の設立が義務づけられたのは，1848年になってからである[2)]。

ヨーク-レトリートの開設▶ ヨーク市では，茶商人の**ウィリアム＝テューク** W. Tuke(1732〜1822)がフレンド派教会(クェーカー教の正式名称)にはたらきかけて，**ヨーク-レトリート(退避所)**が開設された。これは，クェーカー教徒の女性がヨーク市のアサイラムに収容され，面会できないまま死亡したことをきっかけに，「人間的で啓蒙主義的原則から」精神病者を治療するコミュニティをつくり出そうとしたものであった。そこでは「幸福が自制を生む」との信念から，あたたかい沐浴と自由な食事が提供されたほか，新鮮な空気と運動が処方され，茶会などが開かれていた。

治療を看護に切りかえる▶ 1796年，開設時30床だったこのコミュニティは，ウィリアムの長男で家業を継いだヘンリー(1755〜1814)，さらにはその子のサミュエル(1784〜1852)に引き継がれていったが，サミュエルの記録によれば，当初治療は効を奏さなかったが，「治療」を「看護」に切りかえて，やさしさ・おだやかさ・落ち着き・あたたかさといった家庭的雰囲気で包むようにすると，すばらしい成果が上がったという。当時の治癒率は薬物療法が行われる現代の治癒率とほとんどかわらなかったといわれている。その後，レトリートはイギリスにおける精神

1) ポーター，R. 著，田中裕介ほか訳：狂気(〈一冊でわかる〉シリーズ)．岩波書店，2006.
2) ショーター，E. 著，木村定訳：精神医学の歴史——隔離の時代から薬物治療の時代まで．青土社，1999.

病院の原型となり，現在にいたっている。

無拘束運動とは▶ こうしたレトリートの発想に促され，1830年代には，**ヒル G. Hill** や**コノリー J. Conolly** らが，それぞれ**無拘束運動**を提唱した。コノリーはその著書のなかで，「足かせや拘束具を廃棄するのは，非拘束システムとよばれるものの一部分にすぎない」と述べ[1]，清潔な衣料や適切な食事，恐怖心をしずめるやさしい言葉，そして危険なけもののような扱いではなく，脳や神経を病んだ病者としての処遇の必要性を力説した。これはモラル療法そのものである。

Column エスキロールとモラル療法

エスキロールは，欧州各地の精神病者の治療施設をめぐって設計図を入手し，理想的な治療的空間としての精神病院を創設しようとした。私邸を療養所(メゾン-ド-サンテ)にする一方で，フランスに点在する病院を視察して，その劣悪な状態の改革を訴えた。

その報告書のなかで，わらだけが敷かれた密室で，鎖をかけられけもの以下の生活をしいられる患者の様子を描いている。その冒頭でエスキロールは，はからずも精神疾患に陥り入院を余儀なくされた人々を「人間の悲惨さのうちで最も恐ろしいものを体験しているこれらの不幸な人々」とよび，彼らが犯罪者よりひどい扱いを受け，動物よりも劣悪な状況におかれていると述べている。また，入院患者は「裸か，ぼろ布をまとっただけで，……身をまもるのは，わらくず以外になにもない」状態であり，「狭く，きたない悪臭を発する，換気も明かりもない部屋の片隅で鎖につながれている」と記した*1。

そこに挿入された，イギリスのベドラム病院における患者拘束の様子を描いた銅版画は，のちにクレペリンの書物などで繰り返し複製された(▶右図)。

こうした彼のはたらきかけによって，この時期のフランスの精神病院では，飲用水の確保，暖房施設の工夫，病院の食事，治療的病棟空間の配置などに細心の配慮がはらわれたのである。

たとえば，自然と対面することで失われた人間性を取り戻すような病棟空間配置が工夫された。全病室には窓があり，そこから中庭の木々が見え，病棟は窓から飛びおりても安全な低層建築とされた。医師が中央棟に常時住まい，両側に展開された男女別の病棟は，疾患や急性・慢性の段階別に分けられ，それぞれの病棟の端は散策路へと開かれていた。こうしたうえで，身体にではなく精神にやさしく訴える「モラル療法」が推奨された。

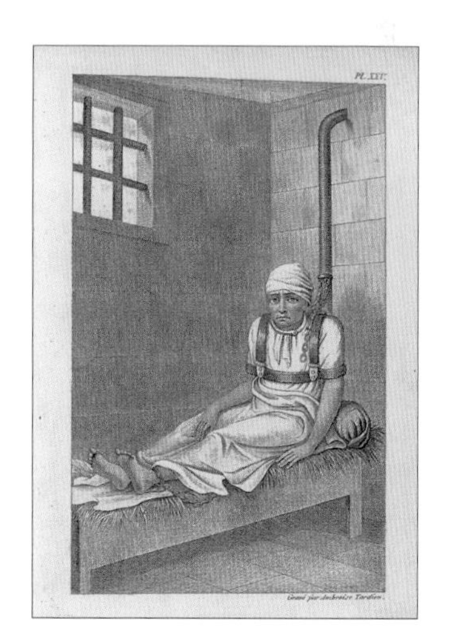

(エスキロール『精神疾患論』1838年，図版25：1815年のイギリスの銅版画の原画をもとにしたA. Tardieuによる版画)

▶図 ベドラム病院での患者拘束の図

*1 Esquirol, J. E. D.: *Des Maladies Mentales, tome 1.* pp. 399-400, Baillière, 1838.

1) Conolly, J.: *The Treatment of the Insane Without Mechanical Restraints.* Smith, Elder & Co, 1856.

アメリカにおける精神病院改革運動▶

さてアメリカでも，貧困層の精神病者を援助するための公的治療施設(州立病院)の必要性を説く人物が19世紀に登場する。**ディクス** D. L. Dix(1802〜1887)である。ディクスは30代の半ばに心身衰弱状態をわずらい，その治療も兼ねて訪れたイギリスで精神病院改革運動を間近にみた。帰国したディクスは，マサチューセッツ州が貧しい精神病者に提供する劣悪な治療環境を小冊子にまとめ，1852年，公立精神病院の設立法案の成立に貢献した。彼女は南北戦争時にアメリカ陸軍看護部隊総監となった。

アメリカにおいて精神病者の人権擁護の運動が本格化したのは，20世紀はじめである。その先がけとなったのは，**ビーアズ** C. Beers(1876〜1943)による**『わが魂にあうまで』**(1908年)の出版である[1)]。

世界精神衛生連盟の設立▶

ビーアズは，20代にうつ病で精神病院に入院した経験から，その悲惨な入院環境や非人間的処遇の実態をこの本にまとめ，大きな反響をよんだ。やがて，彼の訴えは世論の支持を得て**精神衛生運動**(マイヤー A. Meyer〔1866〜1950〕の命名)とよばれる国民的運動となった。そして，1928年に**アメリカ精神衛生協会**が設立され，1948年にはロンドンで**世界精神衛生連盟**(現在の**世界精神保健連盟** World Federation of Mental Health〔WFMH〕)が結成された。

⑦ モラル療法から近代精神医学へ

病院が慢性患者を生み出す▶

英米の近代精神医療の開拓者が，モラル療法や無拘束運動を掲げて開設した理想の精神病院は，その後どのような軌跡をたどったのだろうか。

残念ながら，事態は理想どおりには展開しなかった。フランスでは「1838年法」で各県に公立精神病院の設置が義務づけられたが，病院の建設は大幅にとどこおり，やっと開設された病院も入院患者ですぐに満杯になってしまった。そして，多くは慢性化の経過をたどった。

フランスでは，19世紀半ばには精神病院が慢性患者を生み出しているのではないかという新聞によるキャンペーンがすでに行われている。

骨相学や変質理論の流行▶

治療理念もしだいに変化した。モラル療法にかわって頭蓋骨の形態などから当人の性格・疾患・運命などを判断する「骨相学」，あるいは劣悪な遺伝因子をもつ家系の人間はさまざまな変質徴候を示しながら退化・滅亡するという「変質理論」など，さまざまな疑似(ぎじ)「科学的」理論が流行した。薬物療法のない時代の数少ない治療的選択肢であった灌水(かんすい)療法(水治療)なども，患者に脅威を与える手段へと変化していた。

精神医学と神経学の分離▶

19世紀の後半には，**シャルコー** J-M. Charcot(1825〜1893)などの神経学者を中心に，ヒステリーや神経衰弱症など，いまでいう神経症圏の疾患の研究や

---

1) ビーアズ，C. W. 著，江畑敬介訳：わが魂にあうまで．星和書店，1980.

治療が活発になされるようになった。これは，催眠治療やそれから派生した暗示療法などを経て**精神療法**とよばれるようになり，20 世紀以降興隆した力動精神医学の源流となる一方，精神医学と神経学は明確に分離していくことになった。

すべての精神病は▶脳病である

他方，ドイツでは**グリージンガー** W. Griesinger(1817〜1868)の「すべての精神病は脳病である」という言葉に象徴される，**生物学的精神医学**の底流が形成された。

それ以降，詳細な症状の記述に基づき，その生理学・生化学的根拠を理論化しようとするドイツ精神医学は，伝統的(「正統的」)精神医学とよばれるようになり，力動精神医学と互いに重なり合いながら今日の精神医学のなかに流れ込んでいるのである。

⑧ クレペリン，ブロイラー，そして統合失調症

クレペリンと▶早発性痴呆

クレペリン E. Kraepelin(1856〜1926)は，精神分析学の創始者**ジグムント＝フロイト** S. Freud(1856〜1939)(▶第 3 章：83 ページ)と同年に生まれ，20 世紀の精神医学の基礎を築いたドイツの精神科医である。彼は，精神疾患をその「原因 - 症状 - 経過」から，**早発性痴呆** dementia praecox と**躁うつ病**を疾患単位としてまとめた[1)]。

この時代，梅毒とくに「神経梅毒」の原因が確定されておらず，人格の荒廃にいたる「進行麻痺」とされた。**野口英世**(1876〜1928)がこの病原菌トレポネーマを発見したのは 1913 年のことで，それまでは早発性痴呆の荒廃状態と鑑別されずに進行麻痺患者が精神病院に数多く収容されていたのである。

ブロイラーと▶統合失調症

このクレペリンの早発性痴呆に対して，スイスの精神医学者**ブロイラー** E. Bleuler(1857〜1939)は，すべてが痴呆にいたるわけではなく，治癒可能な疾患であり，しかもいくつかのタイプが混合した「群」であるという考えを示し，早発性痴呆にかわり，1908 年に**統合失調症** schizophrenia[2)]という新しい用語を提唱した[3)]。

しかしこの時代，多くの精神病者にとって統合失調症の診断は，症状がすっかり消えるまで収容されつづける宣告となった。モラル療法以前の欧米の精神病者の収容施設の多くは，動物園のように日曜日に市民に公開されていた。入

---

1) クレペリン，E. 著，西丸四方ほか訳：精神分裂病ほか(精神医学第 8 版部分訳)全 6 巻．みすず書房，1986-1993.

2) 統合失調症は，かつては「精神分裂病」とよばれていた。しかし，この言葉が「精神」そのものが分裂してしまうという誤ったイメージを人々に植えつけ，長い間，患者の人格の否定や不治の病いであるかのような誤解を生み出してきたことから，2002 年に名称が変更されることになった。

3) ブロイラー，E. 著，飯田真ほか訳：早発性痴呆または精神分裂病群．医学書院，1974.

院患者は均一の病衣を与えられ，変化のない日課のなかでほぼ一生を病院で送るというイメージが一般に定着したのである。

⑨ ショック療法と積極的身体療法

侵襲性のショック療法の登場▶ やがて，ナチスが台頭しつつあった第二次世界大戦前夜，身体的な衝撃によって精神病を治療に導こうとするショック療法がいくつか登場する。ポーランドのザーケル M. Sakel が考案したインスリンの大量投与によって低血糖ショックを人為的におこさせる**インスリンショック療法**(1933年)，イタリアのチェルレッティ U. Cerletti とビニ L. Bini による**電気けいれん療法**(1938年)[1]，加えてポルトガルの精神科医であり政治家でもあったモニス E. Moniz による外科的治療法や**前頭葉切截**(せっせつ)**術**(ロボトミー lobotomy[2])(1935年)など，きわめて侵襲的な治療が行われるようになった。

ナチスによる不妊手術と安楽死▶ 第二次世界大戦下のナチスドイツは，ユダヤ人の迫害を行っただけではなかった。ヒトラーが政権を奪取した1933年には，優生学の立場から「遺伝病子孫予防法」(断種法)が制定され，遺伝的な欠陥をもつとされた身体障害者・知的障害者やアルコール症を含む精神障害者40万人に対して強制的に不妊手術が施された。さらに，1940年にはT4「安楽死」計画が制定され，これによってガス室に送られた精神障害者の数は20万人以上に上るといわれる。

⑩ 病院精神医学から地域・社会精神医学へ――社会療法の流れ

ジーモンの活動的作業療法▶ 侵襲的な身体療法がつぎつぎに登場した第二次世界大戦前には，一方で精神病院の中で患者の能動性を最大限引き出して治療に結びつけようとする**病院精神医学**とよばれる試みも行われていた。なかでもドイツの**ジーモン** H. Simon(1867～1947)による**活動的作業療法**(1927年)は有名である。

オープンドアポリシーの先がけ▶ こうした試みが再び注目されるようになるのは，第二次世界大戦後のことである。1949年，スコットランドのディングルトン病院でベル G. M. Bell が全

---

1) ここで示した多くのショック療法は，その危険性のため，その後短い間に姿を消した。しかし電気けいれん療法(ECT)は，その後消極的評価が下されていた時期もあったが，20世紀後半から，とりわけ薬物に反応しない希死念慮の強いうつ病患者に著効のあることで再評価され，広く行われるようになっている(ショーター，E.，ヒーリー，D.著，川島啓嗣ほか訳：〈電気ショック〉の時代――ニューロモデュレーションの系譜．みすず書房，2018.)。なお，電気けいれん療法については第6章(▶288ページ)で，その看護については第12章(▶2巻：第12章，293ページ)で詳しく述べる。

2) ロボトミーはメスで大脳の神経線維を切断するもので，1930年代から1950年代にかけて世界中に広まった。しかし，侵襲性が強く命を落とす危険もあったため，しだいに行われなくなった。モニスはロボトミーの発明によって1949年に，またザーケルもインスリンショック療法で1957年に生理学医学分野でノーベル賞を獲得している。

病棟の鍵を開放し，精神病院における**オープンドアポリシー**(**開放化運動**)の先がけとなった。また，退院促進がはかられ，1946年カナダのキャメロン E. D. Cameron は，退院者を日中だけの治療的かかわりによって支える**デイホスピタル**を開始し，1948年にはロンドンでビエラー J. Bierer らが**ソーシャルクラブ**を開設し全国に広がった[1)]。

また，精神疾患や精神障害を生活や人間関係といった社会的な文脈のなかでとらえ，生活のなかでの学習(社会学習)を治療とリハビリテーションの基本とする**社会療法**，**社会精神医学**の考え方が生まれた。その代表的なものが，**ジョーンズ** M. Jones (1907〜1990)による**治療共同体** therapeutic community (1952年)の実践や**シュルテ** W. Schulte の『病院精神医学の臨床』(1962年)である[2)]。

クロルプロマジンの登場▶ こうした動きと前後して，1952年にドレー J. Delay とドニケル P. G. Deniker が**クロルプロマジン**を抗精神病薬として使用しはじめ(▶第6章，268ページ)，その効果が知られるようになって以来，精神科治療のなかで薬物療法の占める割合は急速に拡大していった。

ケネディ教書と脱施設化▶ 一方，アメリカでは州立精神病院が巨大化し，一病院で5千床をこえる大規模な収容施設もあった。そして，入院が治療ではなく，逆に**施設病** institutionalism とよばれる問題状況を生み出していることがクローズアップされるようになってきた(▶2巻：第11章，219ページ)。

1963年，当時のアメリカ大統領ケネディ J. F. Kennedy は「精神病および精神遅滞に関する大統領教書(**ケネディ教書**)」を発表，それによって**地域精神保健センター**が設立され，**脱施設化**運動が推進されることになった(▶第2章，34ページ)。このころ，重症の精神障害者であっても，閉鎖的な精神病院よりは地域共同体(コミュニティ)のなかで治療をするのがふさわしいとする**コミュニティ精神医学**が生まれ，ピネル，フロイトにつぐ**第3の精神医学の革命**といわれた。これによって，アメリカでは1955年から1970年の間に入院患者の約75%が退院ないし社会復帰施設へ移行した。以降，こうした脱施設化の流れは世界に広がっていったのである。

反精神医学運動の高まり▶ 一方，1960年代から1970年代にかけて，従来の精神医学を批判する**反精神医学**とよばれる運動が盛んになった。イギリスの**レイン** R. D. Laing (1927〜1989)やアメリカの**サス** T. Szasz (1920〜2012)らの主張の中心は，精神病は実体のあるものではなく，制度や施設や医療者がつくり出したものにほかならず，多くは治安や社会防衛のために診断や治療というスティグマ化が行われると批判するものであった。

イタリアでは，**バザーリア** F. Basaglia (1924〜1980)が**トリエステ市**の精神病

---

1) ショーター，E. 著，江口重幸・大前晋監訳：精神医学歴史事典．p. 253，みすず書房，2016.
2) シュルテ，W. 著，塩崎正勝訳：病院精神医学の臨床．文光堂，1968.

院を廃止したのをはじめとして，1978年には「バザーリア法」とよばれる法律第180号によってすべての精神病院を閉鎖することが決定された。これは，大きな国立の精神病院への入院を禁止し，新しい精神病院の建設も禁止するものであった。また，総合病院の精神科病棟も15床をこえてはならず，地域精神保健センターをおかなければならないという規定もあった。

病院中心からコミュニティ基盤へ▶

その後，反精神医学運動は失速し，過度な脱施設化施策が多くのホームレスの精神病者を生み出したという批判もおこったが，その流れは家族会運動やセルフヘルプ運動などの当事者によるアドボカシー advocacy（権利擁護）運動と結びついて，今日のノーマライゼーション運動へとつながっている。

現在では，精神障害者のケアには，慢性の身体疾患と同様に治療だけでなく長期的なマネジメントが重要であることが認められるようになってきた。病院中心の治療からコミュニティを基盤としたヘルスケアと福祉サービスの統合へと向かってきているのである。

B 日本における精神医学・精神医療の流れ

① 第二次世界大戦までの精神障害者の処遇

宗教治療と民間療法の時代▶

ここで，日本に視点を移すことにしよう。日本では，すでに大宝律令(701年)において「癲狂者」(精神障害者)の罪に対して特別な配慮をする規定があった。しかし，治療については，先に紹介した京都岩倉村の例のように，加持祈禱や滝に打たれる修行などに頼ることが多かった。江戸時代には当時流行した稲荷信仰から精神病者の多くは「狐憑き」などとされ，各地で宗教儀礼が行われる一方，多くの民間療法が試みられた。民間薬や絵馬の奉納などさまざまなものが記録されている。

18世紀後半になるとオランダをはじめとする西洋の医学理論が入り，心の脳との結びつきが注目され「神経」などの訳語もあらわれることになる[1)]。

公立精神病院の設立▶

1875(明治8)年に，日本最初の公立精神病院である**京都府癲狂院**が開設されたが，1882(明治15)年には経済的理由から閉院となった。東京では，1875年に窮民のための養育院の一部に癲狂室が設置され，1879(明治12)年に東京府癲狂院として独立した。のちに東京府巣鴨病院となり，1919(大正8)年には

1）岡田靖雄：日本精神科医療史．p. 78，医学書院，2002.

移転して東京府立松沢病院となった。現在の都立松沢病院の前身である。私立精神病院では，1878(明治 11)年に加藤瘋癲(ふうてん)病院が開設されている。

精神病者監護法の制定▶

1883(明治 16)年におこった**相馬事件**[1]が契機となって，1900(明治 33)年に「**精神病者監護法**」が制定された。この法律は，精神病者の監護義務者を親族のなかから選任し，病者を私宅あるいは精神病院や病室に監護することを地元の警察署に届け出て許可を得る手続きを定めたものである。しかし，病者の保護よりも社会防衛の視点から隔離を重視するもので，実際は自宅の一画につくられた**座敷牢**での**私宅監置**が広く行われるようになった。

呉秀三と『私宅監置の実況』▶

やがて，ドイツで近代精神医学を学び，帰国後，東京帝国大学教授となった**呉秀三**らが，従来の概念や治療法を「迷信」として批判し，日本の精神医学の黎明期を迎える。

呉らは 1910 年から 1916 年にわたり，1 府 14 県，計 364 の私宅監置の実態をつぶさに調査し，**『精神病者私宅監置ノ実況及ビ其(ソノ)統計的観察』**(呉秀三・樫田五郎著，1918 年)を公表した[2]。そこには当時監置室とよばれた，格子で仕切られた部屋や，物置き小屋や土蔵を改良した粗末な建物が紹介され，なかにはふとんもない板ばりの座敷牢にほとんど裸同然の姿で身をかためたまま臥床する患者の写真が掲載されている事例もある。

この本のなかで，当時の日本の精神障害者を取り巻く悲惨な実情を記述した呉の一節は，今日でもなお繰り返し引用されている(カタカナをひらがなに改めた。原著 138 ページ)(▶図 7-4)。

> 我邦(わがくに)十何万の精神病者は実に此(この)病を受けたるの不幸の外(ほか)に，此邦(このくに)に生れたるの不幸を重ぬるものと云(い)うべし。

精神病院法の制定▶

この報告書がきっかけとなり，1919(大正 8)年，道府県に精神病院の設置を義務づけ，癲狂院の名称を精神病院とする「**精神病院法**」が定められた[3]。この法律は「結核予防法」や「トラホーム予防法」と同時期に制定され，精神科治療における政府の公的責任をある程度明確にしたものである。しかし，「精神病者監護法」は存続しており，設立された公的病院の数も限られていた。

---

1) 相馬事件は，精神変調をきたした旧相馬藩主相馬誠胤(ともたね)の座敷牢監禁と病院入院をめぐって訴訟合戦となり，世間の耳目を集めたお家騒動である。1883(明治16)年から 1894(明治 27)年まで続いた。

2) 呉秀三・樫田五郎著：精神病者私宅監置ノ実況及ビ其統計的観察. 内務省衛生局, 1918(復刻，創造出版，1973).

3) 日本では精神病の治療施設は「癲狂院」や「脳病院」などとよばれてきたが，「精神病院法」以降は法律的には「精神病院」という名称が使われることになった。その後，2006 年 6 月に「精神病院の用語の整理等のための関係法律の一部を改正する法律」が制定され，精神保健福祉法上の「精神病院」という用語も「精神科病院」に改められた。

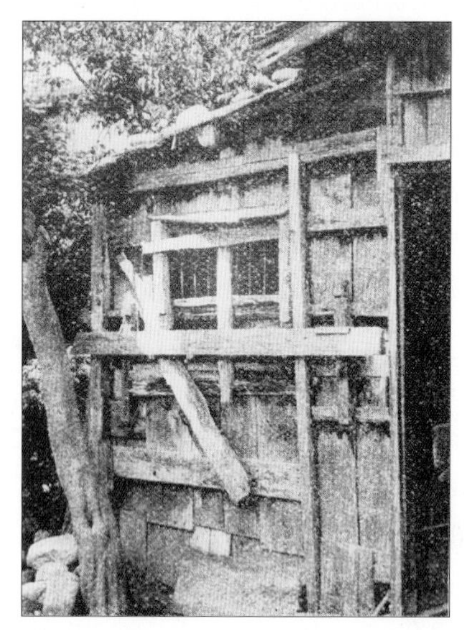

⬆(73ページ)
私宅監置の一例：元小学校教員が過度の学習のあまり発症し，暴行に及び，30歳で私宅監置になる。母屋に隣接して台所の外に「粗末なる監置」がつくられている。

斯ノ如ク種々遺憾ニ堪ヘザルコトノ存スルニツイテハ其根柢一二ニシテ止マラザルベシ。精神病者監護法ノ不備ノ之ニ與カリテ有力ナル原因タルニ關シテハ曩ニ之ヲ述ベタリ。然レドモ其最大原因タルハ正ニ病者ヲ収容スベキ施設ノ缺ケタルコト是ナリ。冒頭緒論ニ於テ既ニ擧示セシガ如ク、方今我邦ニ於テハ官公立精神病院ノ施設殆ンド全ク之ヲ闕キ、之ガ代補タルベキ私立精神病院ノ収容力モ亦甚貧弱ニシテ、全國凡ソ十四五萬ノ精神病者中、約十三四萬五千人ノ同胞ハ實ニ聖代醫學ノ恩澤ニ潤ハズ、國家及ビ社會ハ之ヲ放棄シテ弊履ノ如ク毫モ之ヲ顧ミズト謂フベシ。今此狀況ヲ以テ之ヲ歐米文明國ノ精神病者ニ對スル國家・公共ノ制度・施設ノ整頓・完備セルニ比スレバ、實ニ霄壤月鼈ノ懸隔相異ト云ハザルベカラズ。我邦十何萬ノ精神病者ハ實ニ此病ヲ受ケタルノ不幸ノ外ニ、此邦ニ生レタルノ不幸ヲ重ヌルモノト云フベシ。精神病者ノ救濟・保護ハ實ニ人道問題ニシテ、我邦目下ノ急務ト謂ハザルベカラズ。

(138ページ)➡
最後の2行に「此邦二生レタルノ不幸……」の文言がある。

▶図7-4 呉秀三・樫田五郎著『精神病者私宅監置ノ実況及ビ其統計的観察』(1918年)

② 呉秀三の松沢病院改革と精神科看護

松沢病院に4つの開放病棟▶

1901(明治34)年に東京府立巣鴨病院(のちの東京都立松沢病院)の医長に就任した呉秀三は，ただちに拘束具を全面的に廃止し，徹底的に患者への暴力を禁止したほか，患者の生活環境の改善に努めた。とくに患者を人道的に処遇することの必要性を強調し，人事を刷新して各職務について詳細な**東京府巣鴨病院規則**を制定した[1]。

さらに呉は**作業療法**を積極的に導入し，ドイツで学んだコミュニティケアを実現させるために，1919(大正8)年，巣鴨病院を世田谷に移転させ，松沢病院とした。はじめて4つの開放病棟が設けられ，院内の工作場では洋服の仕立て・活版・製本，畳づくりなどの作業が行われ，ブタ・ニワトリ・ヤギなどが飼育された。空き地に池を掘り，掘りあげた土で築山をきずくという大がかりな作業も行われた。これには患者だけでなく，医師や看護者も参加したという。

1) 鷹野朋実：近代日本の精神病院の成立過程と看護——東京都立松沢病院の歴史から．日本赤十字看護大学博士学位論文，2004.

残存能力にはたらきかける作業療法▶ このような作業療法を支えたのが，医師の**加藤普佐次郎**(ふさじろう)(1888〜1968)である。加藤の論文『精神病者ニ対スル作業治療並ビニ開放治療ノ精神病院ニ於ケル之レガ実施ノ意義及ビ方法』[1](1925年)を読むと，当時，呉や加藤が精神病院は治療上の重大な責務として，精神病者のもつ残存能力にはたらきかける作業療法と開放治療を実践しなければならないと考えていたことがわかる。この論文は，「作業療法の祖」として世界に知られるドイツのジーモンの論文(1929年)に先がけて発表されている。

看護の改革に力を入れる▶ 呉が病院改革のなかで最も力を入れたことは，看護の改革であった。看護人の士気を高め，東京帝国大学医科大学附属医院普通看病法講習を修了した3名の女性看護人が，はじめて看護長に登用された。

呉がみずから書き上げた東京府巣鴨病院規則には，患者に対する虐待・拘束・嘲笑・罵言・威嚇・懲責の禁止が明記された。また，精神科における観察ポイントや患者への具体的な対処方法や留意点などが詳細に規定されるとともに，公休の制定や寄宿舎の整備など，看護人の労働条件の改善がはかられた。

日本初の精神看護の専門書▶ 一方，1901(明治34)年には，巣鴨病院の医師榊保三郎(さかきやすさぶろう)(1870〜1929)の『**癲狂院ニ於ケル精神病看護学**』というテキストが自費出版された。これが日本に

Column 呉秀三と清水耕一

1908(明治41)年，呉秀三は巣鴨病院の看護長に清水耕一(1873〜1935)を登用した。

清水は看護夫として巣鴨病院に勤務するかたわら，1894(明治27)年に日本赤十字社の看護人採用試験に合格，赤十字社病院の養成所を卒業した。日清戦争や台湾出兵，三陸津波などのたびに救護員として派遣され，病院の退職と復職を繰り返していた。しかし，このような勤務状況を東京府は快く思わず，清水は復職を拒否されて民間精神病院に勤務していた。呉はこの清水の登用を強く求め，1908年に巣鴨病院の看護長となったのである。

当時の新聞は，清水について「一通りの看護の素養があり，博愛慈愛の精神に富み，数少ない看護人をうまく指揮して業務に支障をきたさず，医師にも患者にも不平がないように調整できる適任の好人物」と報じている。

清水は巣鴨病院看護長となったのちも，北清事変・日露戦争・辛亥(しんがい)革命・シベリア出兵などのたびに現地に派遣されたが，そのあいまに『新撰看護學附精神病看護學』を執筆した。これは日本初の看護者の手による看護学のテキストとなった。

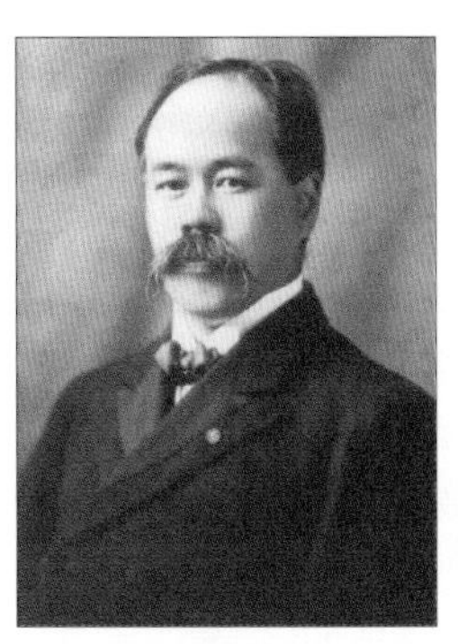

呉秀三

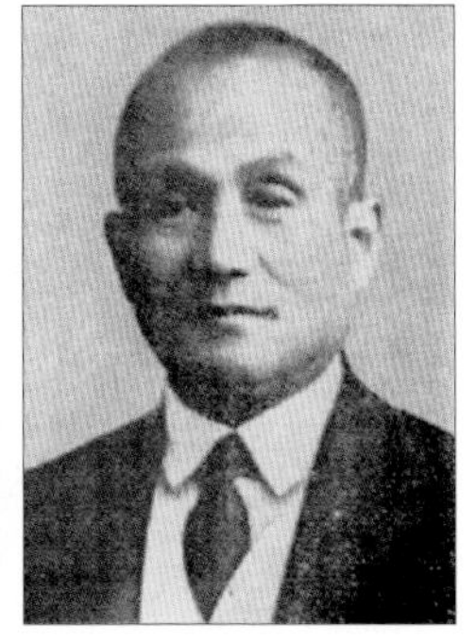

清水耕一

(左写真は岡田靖雄：日本精神科医療史．p. 163，医学書院，2002，右写真は加藤普佐次郎『至誠の人清水耕一君』〔1936年〕による)

1) 加藤普佐次郎：精神病者ニ対スル作業療法並ビニ開放治療ノ精神病院ニ於ケル之レガ実施ノ意義及ビ方法．神経学雑誌 25: 371-403，1925.

おける最初の精神科看護の専門書である。その翌年には医師の門脇眞枝(さかえ)(1872〜1925)による『精神病看護学』が出版され，1903(明治 36)年には，修業年限3 年の看護人養成のための講習が院内で公式に開始された。

第二次世界大戦による壊滅的被害▶ 第二次世界大戦によって，日本の精神病院は壊滅的な打撃を受けた。多くの男性看護人が出征し戦死したため，ケアをする人も十分ではなくなり，また食糧の配給をとめられた入院患者のために病院の敷地の一部は畑になったが，おおぜいの餓死者や病死者を出した。

③ 戦後日本の精神保健福祉(▶図 7-5)

精神衛生法によって私宅監置が禁止▶ 1950(昭和 25)年，戦後新たに制定された憲法のもと，「**精神衛生法**」が公布された。この法律によって私宅監置がはじめて禁止され，そのかわりに本人の意志によらない入院である措置入院と同意入院が規定され，精神衛生鑑定医制度が設けられた。

生活療法と生活臨床の広がり▶ 1950 年代にはクロルプロマジンが導入されると同時に，作業療法とレクリエーション療法，看護師による生活指導を 3 本柱とする生活療法などの活動が全国に広まった[1)]。

こうした実践の成果として退院にこぎつける患者も少なくなかったが，次の課題として退院しても再発して再入院を繰り返す患者の問題が浮かび上がってきた。そこで，退院後の患者を生活上の特徴や特性によって分類し，それぞれに合った指導を行う生活臨床とよばれる取り組みが行われた。

Column 石橋ハヤと斎藤茂吉

巣鴨病院で改革を行った呉秀三に嘱望(しょくぼう)されたもう 1 人の看護師がいる。石橋ハヤ(1880〜1961)である。東京帝国医科大学(現在の東京大学医学部)附属医院看護法講習科卒業。精神病患者の看護に献身し，患者たちは彼女に無限の信頼を寄せ，“慈母”と慕っていたという。一方で，病棟管理や職員教育には厳格な態度でのぞみ，劣悪な状況にあった精神病院の体制改善に尽力した。

1946 年の病院退職後も院内で暮らし，嘱託として後進を指導しながら生涯を終えた。その業績から，1955 年には日本の精神科看護師としてはじめて，ナイチンゲール記章を受章した。

石橋とともに勤務した経験をもつ精神科医で，歌人でもある斎藤茂吉が彼女に贈った短歌「うつつなる狂者の慈母の額よりひかり放たむごとき尊さ」の歌碑は，いまも松沢病院敷地内にある。

1) 江副勉ほか：精神科看護の研究．医学書院，1965.

精神病者監護法
1900(明治33)年
・「私宅監置」を中心とした立法

精神病院法
1919(大正8)年
・都道府県が精神病院を設置し地方長官が精神病者を入院させる制度
＊病院の設置は進まず

1939〜1945年　第二次世界大戦…日本の精神科病院に壊滅的な打撃

精神衛生法

1950(昭和25)年制定
・私宅監置の廃止
・都道府県に精神病院の設置義務
・精神衛生相談所，精神衛生鑑定医
・措置入院と同意入院制度(保護義務者)：強制入院
・措置入院の経路として一般人や警察官の通報

昭和30〜40年代　精神病院建設ブーム
1955年(昭和30)年：4万4,000床
1970年(昭和45)年：25万床，措置入院7万6,000人(経済措置)

1964(昭和39)年　ライシャワー事件…アメリカの駐日大使刺傷事件。翌年の「精神衛生法」改正のきっかけに。

1965(昭和40)年改正
・通院医療費公費負担制度
・通報，入院制度の強化

1968(昭和43)年　クラーク勧告…WHO顧問のクラーク氏が日本政府に報告書「日本における地域精神衛生」を提出

1984(昭和59)年　宇都宮病院事件…看護職員らの暴行による患者死亡事件
＊国連の国際人権連盟で事件が告発

1985(昭和60)年　厚生省「精神病院入院患者の通信・面会に関するガイドライン」

1986(昭和61)年　「日本における精神障害者の人権と処遇に関する国際法律家委員会及び国際医療従事者委員会合同調査団の勧告」

精神保健法

1987(昭和62)年改正
・入院患者の人権保護の制度…精神医療審査会，精神保健指定医による医療保護入院，任意入院制度の創設，退院請求，処遇改善請求，処遇の基準，定期病状報告の審査など
・社会復帰施設の制度の創設と社会復帰の促進

1993(平成5)年改正
・地域生活援助事業(グループホーム)の法定化
・精神障害者社会復帰センターの創設
・「保護義務者」を「保護者」へ
・精神障害の欠格条項変更(栄養士・調理師・放射線技師・製菓衛生士・けし栽培)

1993(平成5)年　「障害者基本法」制定…障害者の定義に精神障害が含まれ，精神障害者が福祉施策の対象として明確に位置づけられる。

1994(平成6)年　「地域保健法」制定…精神保健業務が市町村に移管される

精神保健福祉法

1995(平成7)年改正
・法の目的に「自立と社会参加の促進のための援助」が追加
・精神障害者保健福祉手帳
・4類型の社会復帰施設の整備
・社会適応訓練事業(通院患者リハビリテーション事業)

1995(平成7)年　「障害者プラン」策定…身体・知的・精神障害を対象とした障害者施策計画

▶図7-5　精神保健医療福祉に関する法・制度の歴史

精神保健福祉法

1999(平成 11)年改正
- 移送制度の創設(第 34 条)
- 精神障害者地域生活支援センターの法定化

2001(平成 13)年　日本精神病院協会が日本精神科病院協会に改称(法的に精神科病院という呼称が規定されるのは 2006 年)。

2002(平成 14)年施行
- 1999(平成 11)年精神保健福祉法改正の一部施行
- 精神保健福祉の福祉サービスの第一線を市町村が担うよう改正…精神障害者保健福祉手帳や通院医療費公費負担制度の窓口が保健所から市町村に変更
- 精神障害者居宅生活支援事業…在宅福祉が市町村単位に

2002(平成 14)年　「新障害者プラン」策定…社会的入院患者の退院・地域生活移行が重要課題に。

2003(平成 15)年　「医療観察法」制定…心神喪失・心神耗弱状態で殺人などの重大な他害行為を犯した精神障害者を指定医療機関で治療。

2004(平成 16)年　「精神保健福祉の改革ビジョン」策定…「入院医療中心から地域生活中心へ」の改革が打ち出される。

2004(平成 16)年　「発達障害者支援法」制定…発達障害を定義し支援の対象として位置づけた。

2005(平成 17)年　「障害者自立支援法」制定…身体障害・知的障害・精神障害の福祉サービスを一元化。提供主体を市町村に一元化し，障害の種別にかかわらず共通の福祉サービスを提供するしくみ。

2011(平成 23)年　東日本大震災…心のケアチームの活動と課題→災害派遣精神医療チーム(DPAT)創設の契機に。

2011(平成 23)年　「障害者虐待防止法」制定

2011(平成 23)年　「障害者基本法」改正…障害者の定義見直し。社会的障壁の除去を。

2012(平成 24)年　「障害者総合支援法」制定…「障害者自立支援法」の改正による名称変更。難病等の当事者も障害者福祉の対象に加える。

2013(平成 25)年改正
- 保護者制度の廃止，医療保護入院の見直し(保護者ではなく家族等の同意に変更，退院後生活環境相談員の選任，退院支援委員会の設置の義務化)
- 精神医療審査会に関する規定の見直し
- 厚生労働大臣への指針策定の義務づけ

2013(平成 25)年　「障害者雇用促進法」改正…雇用義務の対象に精神障害者(発達障害者を含む)を追加，障害者の雇用における均等な機会と待遇の確保を明記。

2013(平成 25)年　「障害者差別解消法」制定…合理的配慮の義務づけ。

2014(平成 26)年　「障害者権利条約」制定…2008 年に発効。日本，ようやく批准。

2014(平成 26)年　「良質かつ適切な精神障害者に対する医療の提供を確保するための指針」策定(厚生労働大臣)

2016(平成 28)年　相模原障害者施設殺傷事件…元職員による入所者 19 人の殺害事件。措置入院のあり方が社会的議論に。

2017(平成 29)年　「これからの精神保健医療福祉のあり方に関する検討会報告書」発表…「精神障害者にも対応した地域ケアシステムの構築」という方向性が打ち出される。

2018(平成 30)年　「地方公共団体による精神障害者の退院後支援に関するガイドライン」公表(厚生労働省)…相模原の事件を受けて相談支援を強化。

▶図 7-5　(つづき)

ライシャワー事件とその影響▶ 1964(昭和39)年，統合失調症の19歳の少年によるアメリカのライシャワー駐日大使への刺傷事件が発生し，大きな社会問題になった。この事件を契機に翌1965(昭和40)年には「精神衛生法」の一部改正が行われ，措置入院の強化とともに，通院医療費公費負担制度による在宅患者の治療の充実，精神衛生センターの設立，地域精神保健行政の第一線機関としての保健所の役割の明確化，などがはかられた。

精神病床数の飛躍的増大▶ この時期，1955(昭和30)年から1970(昭和45)年までの日本の精神保健医療を特徴づける現象は，私立精神病院とその病床数の飛躍的な増大である。1955年に4万4000床にすぎなかった精神科病床が，1970年には25万床に増大した。精神病院の施設整備費・運営費に対して国庫補助が行われたことに加え，抗結核薬の開発によって結核患者が減り，結核病院の精神病院への転換が進んだことがこれに拍車をかけた。

これは，欧米でこの時期に巨大公立精神病院の閉鎖を中心に進められた「脱施設化」の流れとはまったく逆の方向であった。

世界の潮流から取り残される▶ 1967(昭和42)年，WHO顧問として来日したイギリスの精神科医**デービッド＝クラーク** D. H. Clark は「**日本における地域精神衛生：WHOへの報告**」(1968年)のなかで，日本の精神病院には非常に多くの入院患者がおり，長期収容による無欲状態に陥っていると指摘し，日本政府はこの状態を改善するために作業療法・社会療法などのリハビリテーションの推進をはかるべきであると勧告した。しかし，実際には具体的改善には結びつかなかった。

その後，開放化運動や治療共同体の試みもいくつかの病院で行われたが，欧米諸国と違って私立病院が大半を占める日本では，精神医療全体のシステムをかえるまでにはいたらなかった。そして，症状が改善しても地域に適切な受け入れ先がないために入院の継続を余儀なくされている社会的入院の問題は，今日にいたっても精神保健福祉領域における大きな構造的な問題となっている。

④ 1980年代以降の人権擁護に関する動き

宇都宮病院事件で世界から批判▶ 1984(昭和59)年，日本の精神医療が世界的に批判を浴びる事件が報徳会宇都宮病院でおこった。看護職員からの暴行によって2名の患者が死亡する事件をきっかけにして，無資格診療や強制労働などの，病院の暴力を伴うさまざまな実態が明らかになった。この事件は国際連合人権小委員会で検討され，その過程で日本における精神科病床数の多さや入院期間の長さなどが国際的に知られることとなった。

その後，国際法律家委員会と国際医療従事者委員会の合同調査団が来日して実態調査が行われ，その結果，自発的入院の制度がないことを問題視し，地域医療とリハビリテーションを促進する必要性などを指摘した勧告が日本政府に対して行われた。しかし，それにはすでに20年前にも「クラーク報告」で指摘されていた内容が含まれており，日本の精神医療の改革の遅さがあらためて浮きぼりになった。

精神保健法から▶精神保健福祉法へ

こうした動きを受けて，1987(昭和62)年に「精神衛生法」が「**精神保健法**」へと改正された。この改正は，患者の人権の尊重を法の中心にすえるためのものであり，具体的な内容として，①自発的入院の制度である任意入院制度の新設，②入院時の告知義務規定の新設，③精神医療審査会制度の新設，④応急入院制度の新設，⑤社会復帰施設の新設，⑥精神衛生鑑定医制度から精神保健指定医制度への変更，などが盛り込まれた。

さらに，1993(平成5)年には，①精神障害者の定義の見直し，②保護義務者の名称の「保護者」への変更，③社会復帰の促進に関して必要な援助を受ける権利規定の創設，④都道府県が行ってきた事務処理の政令指定都市への委譲(大都市特例)，⑤精神障害者地域生活援助事業(グループホーム)の法定化，⑥精神障害者社会復帰促進センターの創設，などの改正が行われた。

法的に障害者▶として認められる

また同じ1993年には「心身障害者対策基本法」が「**障害者基本法**」(▶351ページ)に改正された。この「障害者基本法」において，精神障害者ははじめて，生活障害という観点から身体障害者や知的障害者ともに「障害者」として法的に位置づけられることとなった。そして，それを受けて1995(平成7)年に「精神保健法」が改正され，「**精神保健及び精神障害者福祉に関する法律**」(以下，**精神保健福祉法**)となったのである(▶339ページ)。この改正により精神障害者は福祉の対象と位置づけられ，法の目的に「自立と社会経済活動への参加」が加えられたほか，内容は大幅に改正された。具体的には，①精神障害者保健福祉手帳制度の創設，②4類型の社会復帰施設[1)]の整備，③地域精神保健福祉施策の充実などの精神障害者福祉施策が盛り込まれた。

さらに，1999(平成11)年の「精神保健福祉法」の一部改正では，①精神医療審査会の機能の強化，②精神障害者の福祉サービスの医療に関する相談・助言を市町村などが行うこと，③市町村を実施主体とする精神障害者居宅生活支援事業(ホームヘルプ，ショートステイ，グループホーム)[2)]の法定化などが行われ，市町村が大きな役割を果たす地域精神保健施策の充実が一層進められた。

さらにその後は，「精神保健福祉法」の何度かの改正，2005(平成17)年10月の「障害者自立支援法」の成立と2006(平成18)年4月の施行，2012(平成24)年6月の「障害者の日常生活および社会生活を総合的に支援するための法律」(以下，障害者総合支援法)の成立を経て，今日にいたっている。今日の制度についてはE節(▶335ページ)で述べる。

---

1) 精神障害者生活訓練施設・精神障害者授産施設・精神障害者福祉ホーム・精神障害者福祉工場の4類型。現在は「障害者総合支援法」に基づくサービス体系に移行している。
2) これらのサービスも「障害者総合支援法」に基づくサービス体系に移行している。

⑤ 2000年以降の長期入院者の地域移行の動き

1 精神科病院における長期入院者問題

すでに1960年代に警告▶

1967(昭和42)年のクラーク報告では，日本の精神科医療について，増加しつづけている精神科病院の長期入院者問題になんらかの対策が打ち出されないと，患者は高齢化し，身体合併症などさまざまな困難さをかかえ込むことになるだろうと警告していた。しかし，その後，事態はあまり改善されなかった。いまも精神科病院の入院患者の3分の2は1年以上の長期入院者であり，精神病床数も微減で削減が進んでいるとはいえず，長期入院者の地域移行は大きな課題となっている。

ここでは，精神科病院における長期入院者問題が，どのように取り組まれてきたか，「障害者基本法」の成立からの動きを追う。

新障害者プランによる重点課題化▶

1993(平成5)年の「障害者基本法」の成立で精神障害者も障害者として福祉政策の対象となり，1995年には，3障害(身体障害，知的障害，精神障害)を対象とした「**障害者プラン――ノーマライゼーション7か年戦略**」が策定された。この障害者施策には，2〜3万人程度の精神障害者の退院・社会的自立という数値目標を設定し，精神障害者社会復帰施設の整備をはかることが盛り込まれていた。

この障害者プランは，2002(平成14)年に終了し，「重点施策実施5か年計画」(**新障害者プラン**)に引き継がれる。新障害者プランには，「条件が整えば退院可能とされる約7万2千人の入院患者について10年のうちに退院・社会復帰をめざす」ことが記されていた。「条件が整えば退院可能な」社会的入院患者の退院と地域移行が日本の精神医療福祉の重要な政策課題であることが明確にされたのである。

その後，障害者施策の改革は，2004(平成16)年の「今後の障害保健医療福祉施策について」(改革のグランドデザイン案)を受けて2005(平成17)年に成立した「障害者自立支援法」(公布11月)で一応の区切りを迎えた。

2 入院医療中心から地域生活中心へ――精神保健福祉の改革ビジョン

社会的入院の解消を目ざす▶

厚生労働省精神保健福祉対策本部は，2004(平成16)年，「**精神保健医療福祉の改革ビジョン**」を公表した。これは，「入院医療中心から地域生活中心へ」の改革を進めるため，①国民の理解の深化，②精神医療の改革，③地域生活支援の強化を今後10年間で促進するというものである。

「障害者基本法」の成立により精神障害者が障害者として位置づけられて10年余の年月を経てようやく，立ち後れているとされた「精神保健医療福祉体系の再編と基盤強化」の方向性が示され，ここでも重点的に取り組まなければならない課題が長期入院者の地域移行であることが明確にされたのである。

退院促進のためのさまざまな支援事業▶ 長期入院者の退院促進の取り組みについては，すでに改革ビジョン公表の前年の2003(平成15)年には，モデル事業として社会的入院者に地域から退院をはたらきかける「精神障害者退院促進支援事業」が取り組まれていた。そして，3年後の2006(平成18)年には，「障害者自立支援法」の都道府県の行う地域生活支援事業として実施されるようになる。

行政・医療機関・福祉サービス関係者の協力▶ この事業が，2008(平成20)年には「精神障害者地域移行支援特別対策事業」に発展した。地域移行推進員(自立支援員)や地域体制整備コーディネーターを配置し，行政機関(市町村，保健所，福祉事務所，精神保健福祉センター)，精神科医療機関，障害福祉サービス関係者が協力して長期入院者の退院促進をはかる取り組みである。

地域移行から地域定着の支援へ▶ さらに2010(平成22)年には，地域移行支援に加えて，地域生活移行後の地域定着支援も行う事業へと見直され，事業名も「精神障害者地域移行・地域定着支援事業」となった。

地域移行支援と地域定着支援は，現行の「障害者総合支援法」(2013年施行)では「地域相談支援」に位置づけられている。地域移行支援の対象は，精神科病院に入院している精神障害者等であり，住居の確保，その他の地域移行に関する相談，障害福祉サービスの体験利用，宿泊体験などのサービスが受けられる。地域定着支援は，緊急の支援が必要なときに要望に応じて相談その他の必要な支援を行うこととされている。

改革ビジョン5年後の見直し▶ 改革ビジョンは，公表から10年後の2014(平成26)年を完成年度としていた。そこで，改革ビジョン前半5年の施策の実施状況を評価し後半5年の施策を策定するために検討会が組織され，2009(平成21)年に報告書「精神保健医療福祉の更なる改革に向けて」が取りまとめられた。この報告書では，精神障害者の地域生活を支える医療・福祉などの支援体制が不十分との認識から，障害福祉サービス，救急・在宅医療の充実，住まいの確保を強化する必要があるとした。

また，多くの統合失調症長期入院患者が在院している状態に変化がないことから，2014(平成26)年までに統合失調症入院患者を15万人に減少させるとの数値目標を示した[1)]。

3 診療報酬による政策誘導

医療機関の収入は，国の定める診療報酬に左右される。そのため，日本の医療政策は診療報酬の改定による誘導によって具体化していくという面がある。

訪問看護の強化▶ 精神科病院の長期入院者の退院促進と地域移行をはかる観点からなされたと

1) 2005(平成17)年に19万7000人であった統合失調症入院患者は，2014(平成26)年には16万4000人に減少したが，15万人の目標にはとどかなかった。なお，最新の2017(平成29)年は15万3000人である(数字はすべて「患者調査」)。

思われる診療報酬の改定としては，まず2004(平成16)年の改定における精神科退院前訪問指導料の設置や，精神科訪問看護指導料の要件緩和，評価の引き上げ・拡大があげられる。精神科訪問看護は訪問回数の制限がゆるめられ，複数職種での訪問，複数の看護職での訪問に加算がつくようになった。また2008(平成20)年の改定では，長期入院者の退院促進を評価した精神科地域移行支援加算と精神科地域移行実施加算が新設され，2016(平成28)年改定では，新たに地域移行機能強化病棟が導入された。地域移行機能強化病棟は，一定の割合で長期入院者を退院させながら，病院全体の病床の削減をはかることが要件となっている。

4 今後の長期入院者の地域移行対策

このように，国の施策として法制度の整備や補助金事業，診療報酬による誘導など，長期入院者の地域移行のための方策がつぎつぎと展開されてきたが，前述のとおり1年以上の長期入院者が全入院患者の約3分の2を占める状況は，現在も続いている。

2014(平成26)年に公表された「長期入院精神障害者の地域移行に向けた具体的方策に係る検討会」の取りまとめでは，今後は，①長期入院者本人への退院に向けた意欲の喚起(行政機関や医療機関などの退院支援意欲の喚起を含む)，②本人の意向にそった地域移行の支援，③地域生活の支援の徹底した実施が必要とした。これらはつまり，それまで取り組まれてきた長期入院者の地域移行施策がうまくいかなかった原因および課題を示したものといえる。

⑥ 精神障害者にも対応した地域包括ケアシステム

2004(平成16)年に「入院医療中心から地域生活中心へ」をうたって打ち出された「精神保健医療福祉の改革ビジョン」は，2014(平成26)年に目標期間を終えた。この間，少しずつ入院医療から地域ケアへのシフトは進んできたが，その歩みは遅いものであった。

2013(平成25)年の「精神保健福祉法」改正により，厚生労働大臣は「精神障害者の障害の特性その他の心身の状態に応じた良質かつ適切な精神障害者に対する医療の提供を確保するための指針」を定めることが義務づけられた(第41条)。この指針[1)]は2014(平成26)年3月に公表され，今後の精神医療の全体的な方向性が示されたが，そのなかでも「入院医療から地域生活への移行の推進」がうたわれ，「地域の受け皿づくりのあり方」が検討課題としてあげられた。

---

1) 良質かつ適切な精神障害者に対する医療の提供を確保するための指針(2014〔平成26〕年3月7日厚生労働省告示第65号).

つづいて厚生労働省は，2016(平成 28)年に「これからの精神保健医療福祉のあり方に関する検討会」を設置し，新たな地域精神保健医療体制のあり方などについて議論を行い，その結果，2017(平成 29)年 2 月の報告書[1)]で打ち出されたのが「**精神障害者にも対応した地域包括ケアシステムの構築**」という方向性である。地域包括ケアシステムは，要介護の高齢者を地域ぐるみで支えるために 2012(平成 24)年から介護保険制度に導入されてきたしくみであり，その精神障害者版をつくろうという方向性である。つまり，専門機関や専門職による精神医療や地域ケアだけでは限界があるため，自治体や地域住民の協力を得ながら，精神障害者を含むあらゆる人が顔の見える関係を構築し，共生できる包摂的(インクルーシブ)な地域社会を構築しようとするものである。

このようなシステムを今後つくり上げていくためには，保健・医療・福祉の協働・連携，医療職間の協働・連携がこれまで以上に重要になるほか，精神障害者が地域の一員として安心して暮らすことができる「地域づくり」が重要になる。

C 精神障害と文化——多様性と普遍性

これまで，精神障害の疾病概念や治療観さらには時間的に縦断することで，その変遷や変容の歴史をみてきた。ここからは，さまざまな地域や文化を空間的に横断することで，疾患や障害の多様性をみていくことにする。これは，「文化精神医学」や「多文化間精神医学」とよばれる領域からの見方である。

① 国際化と地球規模の人々の移動

飛躍的に増加する▶国境をこえる人々

現在は，地球規模で人々が往き来し生活する国際化やグローバリゼーションの時代である。移住して生涯を海外で暮らす日本人や，仕事や留学で一時的に海外に在住する日本人の数はますます多くなっている。

一方，日本に滞在する外国人や，就職や結婚をして日本に定住する外国人(在留外国人)の数も飛躍的に増加している。「在留外国人統計」[2)]によれば，

1) 厚生労働省社会・援護局障害保健福祉部精神・障害保健課：これからの精神保健医療福祉のあり方に関する検討会　報告書．2017(https://www.mhlw.go.jp/stf/shingi2/0000152029.html)(参照 2020-08-20)．
2) 法務省：在留外国人統計．2019.

2019(令和元)年末の在留外国人数は293万3137人であり，日本の総人口の2.3%にあたる。また，この10年間の総人口と外国人登録者数ののび率を比較すると，総人口ののび率が−1.0%と微減であるのに対し，在留外国人数ののび率は34.2%に上る。その出身地域をみると，アジア83.9%，南米9.4%で90%以上を占めている。こうした傾向は，今後ますます強まるだろう。

従来の枠組みでは▶対応できない

このような国境をこえた人々の移動や交流に伴って，海外在住の日本人が不適応をおこして精神医学的問題が生じたり，あるいは日本の病院や診療所に海外からの難民や移民あるいは留学生など，言葉・習慣・文化的背景の異なる患者や家族があらわれたりする頻度は格段と高くなっている。こうした人々に，従来の診断や治療の枠組みをあてはめようとしてもどことなくしっくりこない。通訳を介してのコミュニケーションや，母語でない言葉での会話では限界があり，相互理解にいたらない例が多い。

② 文化的感受性と文化的能力

文化によって▶苦痛は違う

苦痛や苦悩の訴えは，その文化的背景によって大きく異なる。たとえば，東アジア出身の患者が欧米の治療施設を訪れるとき，抑うつや不安などの精神医学的・心理学的問題としてではなく，腹痛や頭痛など身体的不調を中心に訴え，「身体化」する傾向があることが指摘されてきた[1)]。このように苦悩を特定の文化にふさわしいかたちで示すことを「苦悩の(文化的)慣用表現(cultural) idioms of distress」[2)]とよぶ。

日本でもつい数十年前まで，自分に動物や霊が憑いたという憑依状態を呈する例がみられた。これらを単に非科学的迷信としてかたづけてよいものだろうか。実はこうした部分に，わずらう本人や家族による病いの経験や現実的なおそれの理解，さらにはその治療や看護やケアへの手がかりが隠されているのである。それは，患者や家族の個別でユニークな経験と，その対処行動を含む**説明モデル**に耳を傾ける糸口なのである[3)]。

文化的感受性・▶文化的能力とは

近年，医療や看護やケアの広い分野で，こうした病いや疾患の文化的背景を考慮することの重要性が強調されるようになり，**文化的感受性** cultural sensitivity や**文化的(なものをうまく扱える)能力** cultural competence[4)]として注目されている。

---

1) Kleinman, A.: Depression, somatization and the new cross-cultural psychiatry. *Social Science and Medicine*, 11: 3-10, 1977.
2) Nichter, M.: Idioms of distress. *Culture, Medicine and Psychiatry*, 5: 379-408, 1982.
3) クラインマン，A. 著，大橋英寿ほか訳：臨床人類学．弘文堂，1992.
4) Miller, E. 著，松岡悦子訳：Teaching 'cultural competence' in medical education. 医療人類学ワーキンググループ編：医学・医療系教育における医療人類学の可能性(研究報告書). pp. 1-29，2004.

多様なエスニックグループが混在する北米やヨーロッパ諸国では，医療や看護臨床場面でも，おのずと多様な文化的背景をもつ患者に開かれた視点が必要になるため，臨床教育にもこれらが積極的に導入されるようになっている。

アメリカ精神医学会のDSM-5にも，「文化的な問題」[1)]の重要性があげられ，多様な民族性や文化的背景に従って診断の枠組みが変化しうることへの注意が明記されている。これまで以上に国際化していく臨床の場で，この文化的感受性や文化的能力をいかにみがくかということが中心的課題である。

③文化接触や文化変容と精神医学的問題

異文化の発見と植民地主義▶

歴史をさかのぼると，15世紀から17世紀にかけて，ヨーロッパの大国が新たな航路や大陸の発見に邁進(まいしん)した大航海時代があった。この時代，ヨーロッパからアメリカ・アジア・アフリカに渡ったのは行政官・宣教師・貿易商たちであり，彼らが世界の辺境の地に住む「未開」とされる人々に遭遇して，はじめて異なる文化との接触と受容というテーマがあらわれる。

異なる文化が出合い，影響を及ぼし合うことでもたらされる現象や変化を，人類学では**文化接触** syncretismや**文化変容** acculturationとよぶ。異文化を理解する文化精神医学や文化人類学も，もともとはこうした文化接触や文化変容という大きな歴史的事態を背景に生まれた学問ということができる。

この異文化の発見は，19世紀の西欧列強による植民地時代へと受け継がれていく。多くの場合，強力で技術的にも進んだ文化をもつ人々が，もう一方の辺境の人々の土地を奪い，交易を制限し，重税を課して，しかもその土地の伝統の生活手段を根だやしにするという構図があった[2)]。

「しいたげられた者」たちの反応▶

このような状況に直面し，「しいたげられる者」となった現地の人々は，一連の反応を示した。たとえば，1890年前後のアメリカ先住民にみられた「ゴーストダンス」[3)]のように，強大な「他者」の出現によって部族の壊滅の危機感をつのらせた結果，伝統的集団内に神話を復活させ，部族に預言者が出現し，亡き祖先を呼び寄せて集団的に黄金時代の到来という幻影をみる儀礼を行ったり(▶図7-6)，あるいは20世紀初頭のメラネシアにおける「積荷信仰(カーゴカルト)」[4)]のように，祖先の霊とともに財宝を乗せた船がやってきて，人々は豊かになり白人は駆逐されるという幻視や予言が生じたりしたのである。

---

1) American Psychiatric Association著，髙橋三郎ほか監訳：DSM-5精神疾患の診断・統計マニュアル．p. 14，医学書院，2014.
2) エランベルジェ，H. F.著，中井久夫訳：精神医学／犯罪学／被害者学——西欧と非西欧(エランベルジェ著作集3)．pp. 99-127，みすず書房，2000.
3) ムーニー，J.著，荒井芳廣訳：ゴースト・ダンス——アメリカ・インディアンの宗教運動と叛乱．紀伊國屋書店，1989.
4) ワースレイ，P.著，吉田正紀訳：千年王国と未開社会——メラネシアのカーゴ・カルト運動．紀伊國屋書店，1981.

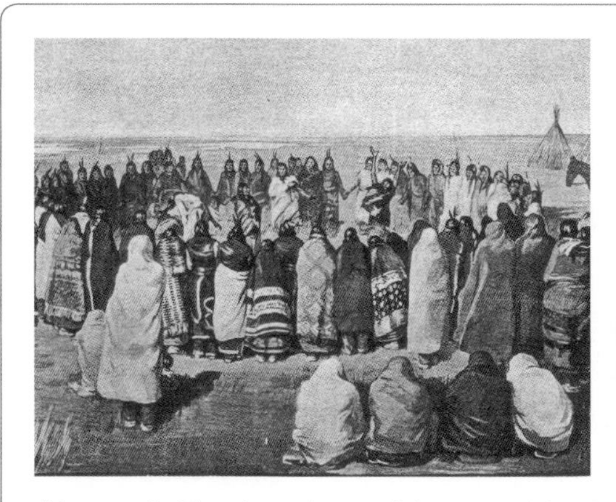
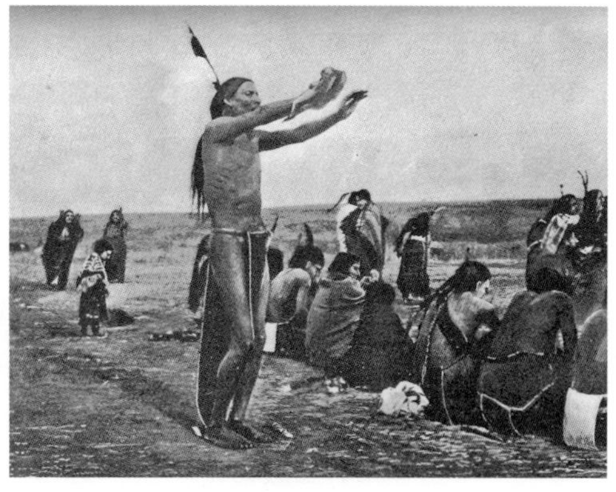

(Mooney, J.: The ghost-dance religion──and the sioux outbreak of 1890. university of chicago president, 1965による)

▶図 7-6　ゴースト・ダンス(ムーニーのスケッチ：左は大きなダンスの輪，右は硬直状態)

こうした動きは宗教的運動となり，キリスト教徒と結びついた「千年王国 millenarian 運動」「土着再生化運動」あるいは「神話的解放運動」[1]などの名称でよばれ，19 世紀から 20 世紀の世界各地で出現した。そして多くの場合，こうした運動は先鋭化し，反乱や戦闘に及ぶ激しい抵抗が組織された。しかし，それが鎮圧されたのちには意気消沈や従属的な被支配感，無力感が数世代にわたって蔓延(まんえん)し，その結果，その集団の存在自体があやぶまれるほどのアルコール依存や自殺の増大，人口の激減に結びついていったのである[2]。

文化変容・文化摩擦は今日の問題▶

こうしたできごとは過去の辺境におけるものではない。人々の流動性が増し，故郷の文化を失い，新たなアイデンティティを形成しながら移動する現在，同様な問題が移民や難民，さらには故郷からの退避を余儀なくされた東日本大震災の被災者などの場合にもなんらかのかたちで生じ，精神保健の領域で大きな影響を及ぼしているのである。

④ 特定の文化と結びついた精神障害

文化結合症候群とはなにか▶

精神障害と文化との関連をさぐろうとした歴史は古い。欧米で標準的にみられる統合失調症や躁うつ病といった精神疾患が，それ以外の国々でも同じように見いだせるのかという疑問から[3]，クレペリンはジャワに航海した。クレペリンはその地でも統合失調症や躁うつ病などを見いだしたが，一方で，欧米で

1) エランベルジェ，H. F.：前掲書.
2) レーナルト，M. 著，坂井信三訳：ド・カモ──メラネシア世界の人格と神話. せりか書房，1990.
3) 中井久夫：治療文化論──精神医学再構築の試み(岩波現代文庫). 岩波書店，2001.

はみることのない独特な病態を再発見することになった[1]。それは「ラター latah」[2]や「アモク amok」[3]とよばれる病態であるが，こうした特定の文化と結びついたさまざまな症候群に関心が注がれ，**文化結合(依存)症候群** culture-bound syndrome として記述されることになった[4]。クレペリンはヨーロッパで見られる典型的精神疾患と東南アジアなどの辺境とされる土地で見られる独特な疾患を対比する方法を考え，比較精神医学とよんだ。これはのちに比較文化精神医学あるいは多文化間 transcultural 精神医学という領域になった。

ラターやアモクに代表される文化結合症候群は世界各地に見いだされ，中南米でみられる驚愕(きょうがく)・不安・脱魂(だっこん)を訴える「ススト susto」，東アジアでみられる性器退縮への恐怖を主訴とする「コロ koro」などが含まれている。

⑤ 精神障害の診断は世界的な普遍性をもつのだろうか

精神疾患にも文化的・社会的な差異がある▶

しかしその後，世界中で普遍的にみられるとされる統合失調症においても，その病像や転帰や予後に文化的・社会的差異があることがみとめられるようになっている。欧米と開発途上国9か国における統合失調症を比較した，世界保健機関(WHO)による1966年の「統合失調症の国際パイロット研究(IPSS)」[5]では，発症率(人口1,000人に対し0.7〜1.4人)や症状は文化によって変化しないが，その転帰をみると，先進国では長期化・慢性化しやすく，開発途上国のほうでは良好であるという結論が出されている。

こうした調査に対し，そもそも統合失調症の中核とされる症状(たとえばシュナイダーの「一級症状」▶168ページ)を中心とした病像を普遍的な診断基準と考えてよいのかというような根本的な疑問が提示されている[6]。

民族誌的研究へ▶

こうして，文化精神医学の焦点は，①精神障害と伝統的な癒しの比較文化的研究から，②先住民や移民，難民を含む文化的に多様な人々の精神保健のニーズにこたえようとする努力へ，③さらには精神医学自体をある文化的歴史の産

---

1) クレペリン，E.著，宇野昌人・荻野恒一訳と解説：比較精神医学．精神医学 17(13)：114-118，1975.

2) ラターとは，特定の刺激語，たとえば「トラだ」という言葉を聞くと驚愕動転し，人がらがかわり，禁忌とされる悪口や猥雑な言葉をしゃべり，眼前の人の言葉や動作を模倣し，言われるがまま行動するなどの一連の症状を呈するもので，一種の「驚愕同調反応」と考えられている。

3) アモクとは，マレー地方や東南アジアで観察され，おもに男性が，短期間引きこもったのちに，突然武器などを持って他者を攻撃して傷害や殺人にいたるもので，一過性精神病状態と考えられている。

4) Simons, R. C. and Hughes, Ch. (Eds.) : *The Culture-bound Syndrome*. D. Reidel, 1985.

5) 中根允文・道辻俊一郎：疫学変数と総体危険度，および比較文化研究(国際共同研究)．松下正明総編集：精神分裂病 I (臨床精神医学講座 2)．pp. 49-71，中山書店，1999.

6) 野口正行・加藤敏：統合失調症の発病率と症状についての文化精神医学的知見，統合失調症の転帰に関する文化精神医学的知見．精神医学 47：464-474，606-616，2005.

物として考えようとする民族誌的(エスノグラフィック)な研究へと変化をとげているのである[1)]。とりわけ20世紀後半，先住民や移民，難民をめぐる精神保健は，それぞれの国の歴史的事情を反映した基本政策に影響されて，きわめて多様な展開をみせている。

数百万の未治療者を減らすために▶

一方で，精神保健上の政策もそれぞれの国の文化や歴史，資源などに応じた多様なものである。そうしたなかWHOは，世界の数百万の人々が治療を受けることを妨げているもの，とりわけスティグマ，差別，不適切・不十分なサービスなどを軽減する活動のための10項目を勧告している[2)]。

(1) プライマリケアにおいて治療を提供すること
(2) 向精神薬を入手可能にすること
(3) 地域社会でケアを提供すること
(4) 一般の人々を教育すること
(5) 地域社会，家族，当事者がかかわること
(6) 国としての政策，プログラムならびに法律を確立すること
(7) 人的資源を開発すること
(8) 他のセクターと連携すること
(9) 地域社会の精神保健を監視すること
(10) より多くの研究を支援すること

また，それぞれの項目には，世界中の国々の精神保健資源の程度(乏しい・中程度・十分)に応じた「行動のためのシナリオ」が示されている(▶表7-1)。

▶表7-1 勧告3「地域社会でケアを提供すること」に基づいて精神保健に求められる最低限の行動

シナリオA 資源が乏しい場合	シナリオB 資源が中程度の場合	シナリオC 資源が十分な場合
○精神障害をもつ人を監獄から出すこと ○精神科病院の規模を縮小し，そこでのケアを改善すること ○総合病院の精神治療部門を改善すること ○地域ケア設備を提供すること(少なくとも20%の範囲で)	○保護的な精神科病院の閉鎖 ○一般保健ケアと精神保健ケアの統合に対する先進的な取り組みの開始 ○地域ケア設備を提供すること(少なくとも50%の範囲で)	○まだ残っている保護的な精神科病院の閉鎖 ○地域ケア設備を提供すること(少なくとも100%の範囲で) ○重篤な精神障害をもつ人に対して個別的なケアを地域で行うこと

(WHO編，中野善達監訳：世界の精神保健——精神障害，行動障害への新しい理解．p. 192，明石書店，2004による)

1) カーマイヤー，L. J.，ミナス，H. 著，北中淳子訳：文化精神医学の将来．こころと文化 1(1)：39-54，2002.
2) 世界保健機関(WHO)編，中野善達監訳：世界の精神保健——精神障害，行動障害への新しい理解．明石書店，2004.

⑥ 移民や移住者のメンタルヘルス

再び，先住民や移民・移住などによって民族文化的な多様性を示す人々の精神保健問題に目を向けよう。おもにアメリカ・カナダ・オーストラリアなど，移民によって成立した国々を中心に，民族性と疾病行動の違い，民族文化集団の典型的患者像などが研究されてきた。

さらに，第二次世界大戦・ベトナム戦争，そして1970年代以降続いているさまざまな地域での局地戦や内戦など，複雑な国際情勢を反映して数多くの移民や難民が世界中に生じた。その結果，移住先での精神医学的問題が再度注目されるようになってきた。

文化への不適応がストレスを生む▶

難民や移民だけでなく，新たな環境への移動や一時的滞在などの際にも，さまざまな問題が生じる。これは今日，新たな文化への不適応や**多文化間ストレス**とよばれることもある。しかし，これは先に記した「文化葛藤」や「文化変容」と同じ質のものであることがわかる。

たとえば，難民の第一世代・第二世代で，移住後に抑うつや自殺，あるいは薬物依存やアルコール依存に陥る危険性が非常に高い。それはしばしば移住者の適応能力の問題とされるが，医療的ケアや精神保健活動だけでは解決できない大きな社会・文化的問題が含まれている。つまり，移住者の不適応は多くの場合受け入れる側の問題でもある。文化的ルーツを断たれて移り住む人々を受け入れるための適切な施策が重要となっている。

移住後のストレス要因とその対処▶

一般に，異なった文化への移住後の大きなストレス要因として，次のものがあげられる[1)]。

(1) 移住に伴う社会的・経済的地位の低下
(2) 移住した国の言葉が話せないこと
(3) 家族離散，もしくは家族との別離
(4) 受け入れ国の友好的態度の欠如
(5) 同じ文化圏の人々に接触できないこと
(6) 移住に先だつ心的外傷(PTSD)，もしくは持続したストレス
(7) 老齢期と思春期世代の適応困難性

これらに対して，雇用の確保と促進，言語教育の援助，家族の再統合，移住者や難民のためのサービス機関の設置，コミュニティの援助，精神障害の予防対策・治療サービスの確立などの施策が最低限必要となるだろう。

さらに，こうした施策に加えて，あらためて異文化や少数派の人々の考え方，あるいは目には見えない彼らの苦境に耳を傾けようとする開かれた態度，つまり「文化的感受性」や「文化的能力」が必要となるのである。

---

1) 野田文隆：多様化する多文化間ストレス．高畑直彦・三田俊夫編：多文化間精神医学(臨床精神医学講座23)．pp. 19-31，中山書店，1998.

Column 難民のケースから

1つの難民の例を紹介しよう。これはファディマンA. Fadimanがその著書で詳細に描いた事例である*1。

問題のケースは，ベトナム戦争以降の複雑な政治情勢によって難民となり，ラオスの山岳地帯からサンフランシスコに移住したモンHmongとよばれる部族の一家族である。モンとは，日本では苗(ミャオ)族とよばれる中国南部とベトナム・ラオス・タイ・ミャンマー山間部に居住する人々の一部のよび名である。その一家の女児は生後3か月から頻繁に痙攣発作をおこし，アメリカ現地の医療機関では難治性てんかんと診断されている。患児は発作のたびに，地元の医療センターに救急車で運び込まれるのだが，家族は薬を指示どおり飲ませず，結果として発作を繰り返してしまう。

英語を理解できない家族は，子どもの状態を彼らの伝統的な病いの説明概念である(なんらかのショックによって)「魂が失われること soul loss」によって生じたものと考え，アメリカの医師たちの難治性てんかんという診断や検査を受け入れない。一方，アメリカの医師も，言葉が少なく投薬を怠りがちで，正確な年齢さえ確定できないモンの人々を非科学的な俗信に固執した集団と考えるようになる。両者の溝は深まり，モンの家族はアメリカの医師たちが患児の脳を採取しているのではないかと疑い，一方医師たちは産後胎盤を家に持ち帰ろうとするモンの人々が(彼らはそれを土に埋め宗教儀礼に使用するが)それを食しているイメージをふくらませている。こうした相互の誤解が重なり，最終的に医療センターの医師は，人権擁護局に訴えて患児を両親から引き離し保護しようとするのである。

こうした行き違いのなかで患児は大きな危機を経ながらも生還するのだが，著者のファディマンは，故郷の文化から隔絶された難民生活，異国でなんの役にもたたない孤独を語りだす患児の母親，難民に支持される治療者像，モンの人々の独特な言語や世界観なども含めて，重層的なできごととして描き出す。

そこには，異なった文化的背景をもつ集団間の医療をめぐる衝突，コミュニケーションギャップにとどまらず，モンの人々の独特な思考法への糸口，彼らの世界になじんでいくための視線の低い姿勢など，移民や難民やマイノリティ集団をめぐる文化葛藤のほぼすべての局面とその解決案が示されている。

*1 Fadiman, A.: *The Spirit Catches You and You Fall Down*. Farrar, Straus and Giroux. 1997.

文化的感受性は養えるか▶ ではこうした「文化的感受性」や「文化的能力」は，どのようにして獲得できるのだろうか。

近年，日本でもその傾向が議論されているが，医療先進国といわれるアメリカでは，一般に保健医療資源が経済的・文化的格差に従って不平等に分配されていることが大きな問題になっている。不十分な医療機会に加えて，臨床現場で，(移民・難民を含む)マイノリティや貧困層の人々は過剰診断などの誤診を受けやすいという深刻な報告もなされている。

こうした全般的な問題に対して，医学協会(IOM[1])は2002年に『不平等な医療』という報告書を刊行し，改善への具体的な警鐘を鳴らしている[2]。また精神保健に関しては，2001年にはアメリカ公衆衛生局長による「精神保健報告書への補遺」が出されている。これらの報告書はそれぞれ，「文化的能力」

1) IOM：Institute of Medicineの略。
2) Institute of Medicine: *Unequal Treatment: Confronting racial and ethnic disparities in healthcare*. The National Academies Press, 2002.

や「文化の重要性」を説いている[1)]。

「標準的」も１つの文化にすぎない▶

これらを受けて，以降北米の医科大学の教育カリキュラムでは文化的視点や文化的能力を身につけることの重要性が明確に示されるようになった。これらが重要なのは，異文化の人々をゆがんだ民族文化的典型像にあてはめないようにするためだけではない。それは，標準的な医学や看護学の方法論を身につけて臨床に携わる者もまた，文化的・歴史的に構成された「医療という文化」の一部であるということを明らかにするのである[2)]。

D 精神障害と社会学

精神の病いは長い間哲学者や人類学者の関心の対象であったが，同様に社会とのつながりから多くの社会学者の関心を引いてきた。ここでは，社会学からみた精神障害について考えていくことにする。

Column　多文化社会の縮図としての精神科病院

永世中立国として知られるスイスは，ドイツ語・フランス語・イタリア語・ロマンシュ語の４つの公用語がある多文化国家である。さらに他国からの政治亡命者や難民を多く受け入れており，彼らは“第５のスイス人グループ”とよばれることがあるという。しかし，社会の底辺で厳しい肉体労働に従事しながら，言葉がしゃべれず，かといって母国に帰ることもできずにうつ状態となって入院する人も少なくない。

スイスの精神科病院で臨床心理士として働いていた伊藤賀永によれば，生活保護を受けているスイス人患者のなかには，出稼ぎの外国人によって自分たちの権利がおかされるという不安があり，彼らを敵視することがあるという。

また，ヨーロッパの医療現場ではアフリカ・アジアから来たスタッフも多く，患者から人種差別的な攻撃を受けることもあるという。世界各地から戦争や内戦を逃れてきた医師や患者が入りまじり，病棟内で激しい憎しみをぶつけ合う騒ぎがおきることさえあるらしい。まさに，精神科病院は多文化社会の縮図なのである[*1]。

＊1 伊藤賀永・武井麻子：精神病院はスイス多文化社会の縮図．精神看護 3(6)：58-64, 2000.

1) U. S. Department of Health and Human Services: *Mental Health: Culture, Race and Ethnicity: A Supplement to Mental Health: A Report of the Surgeon General*. United States Department of Health and Human Services, 2001.

2) Good, M. J. et al.: The Culture of Medicine and Racial, Ethnic, and Class Disparities in Healthcare. In Institute of Medicine (Ed.): *Unequal Treatment: Confronting racial and ethnic disparities in healthcare*. pp. 594-625, The National Academies Press, 2002.

① 逸脱とスティグマ――社会的烙印

アノミー的自殺▶（デュルケム）

19世紀末フランスの社会学者**デュルケム** E. Durkheim(1858〜1917)は，当時の自殺の流行をつぶさに観察し，『自殺論』(1897年)をあらわした[1]。彼は各国の統計などをもとに，自殺をいくつかのタイプに分けたが，そのなかで**アノミー的自殺**という概念を提唱した。

アノミー anomie とは，急激な社会変動により旧来の社会的規範が崩壊して，人々の欲求が規制されなくなることからおこる無規律状態をいい，それによって人々が方向性を見失い，不安に陥ることが自殺を引きおこすとデュルケムは考えた。これは，個人的な行為を社会の動きとの関連でみようとする社会学的な研究の始まりであった。

逸脱理論▶（マートン）

デュルケムのアノミー理論は，やがてアメリカの社会学者**マートン** R. K. Merton(1910〜2003)によって受け継がれ，**逸脱理論**を生み出した。マートンは，アノミーを文化的に規定された目標とその目標を達成するための制度的手段のアンバランスが生み出す状態とみた。たとえば，アメリカでは富や成功が人々にとっての目標として強調され，努力すれば達成できると信じられているが，実際には経済的・社会的制約があって，誰しもがそこに到達できるわけではない。そこから犯罪や自殺などの逸脱がおきるというのである。

逸脱 deviance とは，そのコミュニティや社会のかなりの人々が受け入れる特定の規範から外れる行動である。大多数の人々の期待を裏切る行為といってもよい。社会的規範は人々に「同調」を促し，非同調を防ぐための道徳的判断とともに賞罰を伴っている。

逸脱行為としては，犯罪・自殺・売春・浮浪・さまざまな中毒・賭博(とばく)などがあげられ，さらに偏見や差別，精神疾患などもこれに含まれる。

ラベリング理論▶（レマートら）

また，いったんそれぞれの逸脱行為に「犯罪」や「非行」といったレッテル(ラベル)がはられると，その人は「犯罪者」や「非行少年」「非行少女」というスティグマ(社会的烙印(らくいん))を押され，周囲の人々とは別の有徴者(徴(しるし)づけられた者)とされる。

スティグマの特徴は，いったんそれが押されると，それ以外の特性や役割はいっさい無視されるようになるという点である。人間としての全体的アイデンティティは失われ，その結果，疎外された彼らは，ますます犯罪や非行に走ることになる。つまり，ラベルづけ(**ラベリング**)に伴う社会のネガティブな評価や「まなざし」が，さらに新たな逸脱を生むのである。実際，矯正のための刑務所や少年院といった収容施設が，「逸脱者になることを学習する」プロセスを促進することもある。

---

1) デュルケム，E. 著，宮島喬訳：自殺論．中央公論社，1985.

こうした理論は一般に**ラベリング理論**とよばれ，レマート E. M. Lemert，ベッカー H. Becker[1]，下記のゴッフマン E. Goffman らの研究が有名である。

② 精神病院の社会学的研究

『精神病院』▶（シュワーツ）

統合失調症の治療論で有名なサリヴァン H. S. Sullivan（▶2巻：第11章，223ページ）は，人類学や社会学の方法論である**参与観察**をその治療技法の基本にすえ，「社会－精神医学的研究」を提唱した[2]。

さらに，サリヴァンが臨床治療をしたことのあるチェスナット－ロッジ療養所では，社会学者シュワーツ M. S. Schwartz が，精神科医のスタントン A. H. Stanton と協力して患者たちの生活ぶりを克明に観察し，『精神病院』（1954年）という本にまとめた[3]。そこには，階層的関係の少ない職員集団が病棟の患者集団に影響を与えるさまが記述されており，1時間しかない精神科医との面接が高く評価されているのに，残りの23時間の病棟生活の影響が軽視されていることなどが考察されていて，日本の精神科看護を考えるうえでも参考になる。

『小社会としての精神病院』▶（コーディル）

それより前に，文化人類学者コーディル W. Caudill がイェール大学病院に患者として入り込み，参与観察を行った。その後，あらためて身分を明らかにして参与観察を行い，院内の階層的な人間関係の特徴を描いた『小社会としての精神病院』（1952年）を著している[4]。

『アサイラム』▶（ゴッフマン）

さらにゴッフマン E. Goffman（1922～1982）は，「精神科患者と他の収容者の社会的状況をめぐる考察」という副題をもつ**『アサイラム』**（1961年）[5]を発表，さらに**『スティグマ』**（1963年）[6]を刊行して大きな影響を与えた。『アサイラム』は当時の北米の7,000床をこす一巨大精神病院における参与観察であり，そこに収容された人の生活世界，その患者の履歴の変遷，そして精神病院での裏面生活と分析が続く。これらは現在読んでも，入院患者がどのように考えどのように行動しているのかを知るためにきわめて有益な視点を提供してくれる。この研究は，施設病や全体施設の概念とともに反精神医学の主要な論者

1）ベッカー，H. 著，村上直之訳：アウトサイダーズ．新泉社，1978.
2）サリヴァン，H. S. 著，中井久夫ほか訳：分裂病は人間的過程である，pp. 352-373，みすず書房，1995.
3）Stanton, A. H. and Schwartz, M. S.: *The Mental Hospital: A study of institutional participation in psychiatric illness and treatment*. Basic Books, 1954.
4）Caudill, W.: *The Psychiatric Hospital as a Small Society*. Harvard University Press, 1958.
5）ゴッフマン，E. 著，石黒毅訳：アサイラム――施設被収容者の日常生活，誠信書房，1984.
6）ゴッフマン，E. 著，石黒毅訳：スティグマの社会学――傷つけられたアイデンティティ．せりか書房，1973.

に大きく取り上げられ，脱施設化運動の理論的支柱となった。

『シェルターブルース』(デジャレ)▶ 1980年代以降の欧米における一連の精神科患者をめぐる研究は，ゴッフマンのような巨大な精神病院などの施設で長期収容されている患者の参与観察から一転し，精神障害をもちながら精神病院からなかば強制的に出されホームレス化した貧困層の患者に，そのシェルターなどで出会い面接するものが典型となっていった。アメリカの場合，こうした精神障害者の多くは，薬物依存や他の犯罪に関与して定期的に拘留所や刑務所などの刑事施設に収容されている。これを論じたものとしては，デジャレ R. Desjarlais の『シェルターブルース』(1997年)などがある[1]。

③ ソーシャルインクルージョン——新たな福祉社会への道

精神障害と貧困はつながっている▶ さまざまな研究により，精神障害の生物学的要因が徐々に明らかにされ，新しい薬剤も開発されている一方で，精神障害と貧困とのつながりが深刻化していることが浮かび上がっている(▶図7-7)。

障害者は，さまざまな要因が複雑にからみ合った結果，機会の制約を受け，いわゆる**ソーシャルエクスクルージョン** social exclusion(**社会的排斥**)がおこっているのである。ソーシャルエクスクルージョンとは，個人や地域が失業・未

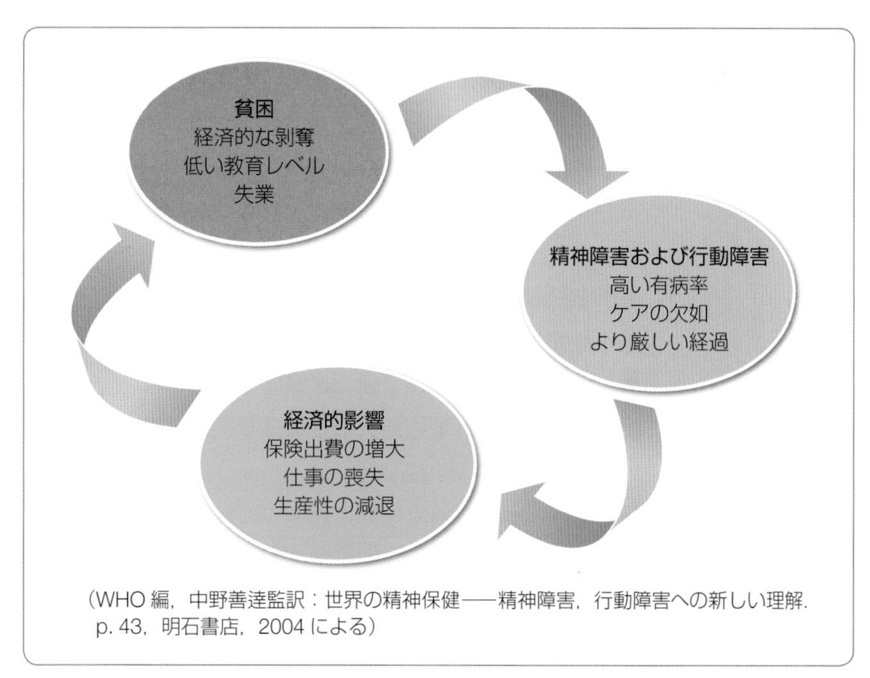

(WHO編，中野善達監訳：世界の精神保健——精神障害，行動障害への新しい理解．p. 43，明石書店，2004による)

▶図7-7 貧困と精神障害の悪循環

1) Desjarlais, R.: *Shelter Blues: Sanity and selfhood among the homeless*. University of Pennsylvania Press, 1997.

熟練・低所得・住宅難・高い犯罪率・不健康・家庭崩壊などの複合した問題に苦しむなかでおこってくるものについての総称である。

ソーシャルインクルージョンとは▶ 欧州連合(EU)では，これまでの福祉国家が経済不況から福祉サービスの縮小を迫られるなかで，こうした社会的排斥に対処する戦略として，新たに**ソーシャルインクルージョン** social inclusion(**社会的包摂**(ほうせつ))を中心的政策課題の1つとして掲げ，福祉国家再生のカギとしている。ソーシャルインクルージョンとは，「すべての人々を孤独や孤立，排除や摩擦から援護し，健康で文化的な生活の実現につなげるよう，社会の構成員として包み支え合う」という理念である。

その中心は新たな雇用政策と社会資本(**ソーシャルキャピタル**)の形成であり，①子どもに焦点をあてた投資戦略，②女性にやさしい政策，③労働生活の質の向上(ストレスやバーンアウトの予防を含む)，④高齢者のための社会的契約が中心課題としてあげられている。

これによって，国・雇用者・労働市場・市民社会が相互に協力して，それぞれが責任を分かちもつ福祉社会を目ざしている。従来のように，特別に障害者のためにデザインされた福祉サービスの拡充を目ざすのではなく，国・地方自治体・企業・当事者・ボランティア・市民団体が一緒になって，ふつうの社会を障害者にも生きやすい社会としていくことが，すべての人々にとっての福祉となると考えるのである[1)]。

欧州各国での実践▶ イギリスでは，ブレアが新労働党政権を握った際の中心課題として，**社会的企業**(**ソーシャルエンタープライズ**)の創設などの課題を掲げた。

精神科病院を廃止したイタリアのトリエステでは，生活協同組合が美容院・貸し自転車業・喫茶店・レストラン・ホテル・革製品工場・家具工場・航洋クルーザー販売などの協同事業体をもち，かなりの重症精神障害者がほかの障害者とともに雇用され，広報もされている。同様の社会的企業は，イタリアのポルデノーネ，スイスのジュネーブなどにもある。ドイツには100をこす社会的企業があり，雇用される障害者には国の助成金が支給されるが，その額は徐々に減額され，やがて独立採算になるしくみになっている。

日本でも浦河べてるの家などは事業的にも成功しているが，多くの精神障害者のための作業所や授産所では，不況の影響を強く受け，公的助成金なしには経営は安定せず，独立採算に達するにはかなりのハードルがある。それは，成功しているヨーロッパでも事情は同じようである。

ダイレクトペイメントの試み▶ また，社会福祉が充実しても労働状況が改善しなければ，働いて得る賃金より生活保護や障害年金のほうが高いという状況になり，あえて働いて生活をたてていこうという人が少なくなる。そうなれば，社会全体としての活気も経済

---

1) エリクソン，B. G. 編著，二文字理明・石橋正浩編著：ソーシャル・インクルージョンへの挑戦――排斥のない社会を目指して．明石書店，2007.

力も失われるという悪循環がおこる。

そこで，現在，障害年金を減額ないし最重度の障害者に限り支給するかわりに，最低賃金を引き上げ，障害者には手当てや年金ではなく，賃金補助のかたちで助成する**ダイレクトペイメント**という制度改革が提案されている。こうした制度によって障害者の QOL を上げると同時に，再発を予防することができ，結果的に経済的でもある。さらに，障害をもたない貧困層やいわゆるワーキングプアの問題への解決策ともなり，社会全体の健康度を上げることができると考えられているのである。

こうした改革は，福祉の後退として社会の反発をまねく可能性もあるだろう。しかし，この議論はワークライフバランスの問題も含んでいる。人々が働くことと生きることの意味をあらためて考え，どのような働き方であれ，自分の生き方にそって選択できる自由を認める社会をつくっていくことこそが課題なのである。

E 精神障害と法制度

なぜ法律が重要なのか▶

社会生活にはさまざまなルールがある。それは，家庭のなかでの約束ごとから，近所の付き合いのなかでの決まりごと，市町村や都道府県の条例，そして国の法律や国際的な条約まで，さまざまなレベルにわたっている。

法律というルールが必要なのは，社会のなかに生きる人々の考え方や感じ方，そして利害が個々人で異なるからである。人は個性も違えば，価値観も違う。違いがあるからこそおもしろいのだが，皆が思い思いに行動すれば，社会全体は混乱をきたす。そこで，社会を安定させるための約束ごととして法律がつくられているのである。

法律には，人々に対して，その趣旨にそった行動を求める強制力がある。法律は，社会のしくみや枠組みをつくり，その社会に生きる人々の社会生活のあり方や社会の方向性をさし示す，大きな力をもつものである。

① 精神看護における法律

「知らなかった」ではすまされない▶

法律は，ふだんの生活では目に見えにくい。しかし，精神科に勤務する看護師にとって法律は，知らなかったといってすまされるものではない。精神障害者に対する法的な制限や提供されるサービスが法律にどのように定められているのかを知らないと，精神障害者の生活や権利をまもることはできないからである。法律は，看護を行うための社会との契約や手続きであり，最低限の知識をもっていることが精神科の看護の基本である。

1 精神障害者にとっての法律の意味

● 個人としての精神障害者の権利を保障するもの

法律によって▶当事者の生命・生活がまもられる

精神を病むと，学校に通うことや働くことはできないと思い込み，本人や家族は将来の見通しをもてずに悲観的になってしまうことがある。こうしたことをできるだけ減らしていけるように，日本では精神障害者の医療や福祉の利用が円滑に行われることを目的として定められた法律が整備されている。これらの法律は，精神障害者の生命や生活，そのほかのさまざまな権利をまもるためのものである。

● 個人の権利を一時的に制限するもの

自傷他害のおそれ▶がある場合は権利の制限も

精神症状によって自分を傷つけたり，周囲の人々との間で一時的に緊張が高まることによって攻撃的な言動が生じたりするおそれがある場合には，**「精神保健及び精神障害者福祉に関する法律」**（以下，**精神保健福祉法**）に基づいて，その人の行動の自由を一時的に制限して入院を強制したり，本人の意思に反して治療が行われる。

また，精神症状による行動の結果，重大な犯罪を行った精神障害者に対しては，**「心神喪失等の状態で重大な他害行為を行った者の医療及び観察等に関する法律」**（以下，**医療観察法**）によって司法的な判断を経て，外出が制限される医療施設で治療と看護が提供される。

このように，精神障害者にとって法律は，みずからの意志に反して治療が行われる場合において，個人の権利を制限するものとして行われる。そこには「障害者の人権」をまもりながら，「個人あるいは社会の安全」も確保しなくてはならないという，個人の意思だけで決めることのできない判断を法的に実施することに伴う葛藤が生じることになる。

2 精神科看護師にとっての法律の意味

法律をまもる＝看▶護師自身をまもる

法律を知り，法律をまもることは，実は看護師自身をまもることでもある。たとえば，裁判官・検察官・警察官以外の人が他人を拘束しその自由を奪えば，「刑法」第220条によって逮捕・監禁の罪に問われる。しかし「精神保健福祉法」は，看護師が精神保健指定医（▶349ページ）の指示により患者に身体的拘束や隔離，強制治療を行う場合，それが治療の必要性に基づいており，しかも正当な手続きを経て行えば，罪に問われないように保護している。

このように，精神科医療においては精神障害者の個人の権利を制限せざるをえない場合があるために，医療を提供する側による法令の厳格な遵守が求められているのである。

3 看護師・医療者が法律を活用することで果たせる役割

当事者と家族の生命・生活をまもる役割

当事者や家族が医療や福祉サービスを受ける機会を逃さない▶

精神疾患の発病期や回復過程にある当事者の場合，自分が使うことのできる公的な支援について情報を得られにくいことがある。援助者がまず知識として理解しておくことで，当事者や家族が安心して医療や福祉サービスを受ける機会を逃さないようにすることが重要である。

たとえば，精神科への入院は，ほかの科よりも入院期間が長くなる傾向がある。医療費助成の制度を知らないまま，家族全体が予想外の医療費負担に苦しみ，家計に重い負担をかけることも少なくない。こうしたことが予想されるときには，あらかじめ医療費免除の制度や減額のための手続き方法を教えるとよい。ただし，そのことが逆に長期にわたる入院の宣告となって，家族にショックを与えることがあるので，伝える際にはくれぐれも事務的な対応にならないよう慎重に行う必要がある。

病院の場合には，ソーシャルワーカーが経済的な面での担当者であるが，本人や家族の心配は思わぬところにひそんでいるので，看護師は注意深く観察して察知しておくことが必要である。

守秘義務をきちんと伝える▶

しかし家族のなかには，こうした制度を知っていてもその利用をこばむことがある。その理由はさまざまであるが，公的な支援を受けることで家族に精神障害者がいることを周囲に知られてしまうのではないかと危惧していることもある。あるいは，精神障害者が親の扶養家族になっている場合は，公的医療保険を使うと職場に病名や入院医療機関が知られてしまうのではないかとおそれて公的医療保険を使わず，無理して高額な医療費を自費で支払っていることもある。

こうした場合には，現在は「個人情報保護法」(▶357 ページ)により，個人のプライバシーがまもられること，行政関係者や医療関係者，および精神科病院の職員は患者に関する守秘義務があることを説明し，必要な制度の利用をすすめることが必要である。

経済的な気がかりにも気を配る▶

このほか，精神疾患，とくに統合失調症は，世界的に貧困と大きく関連しているといわれている。そこで精神障害者のケアには，経済的な安定をはかるために「生活保護法」の意義と利用方法に関する知識が必要である。

というのも，精神障害者が医療をこばむような場合は，医療関係者は病識がないせいで受診をこばんでいると考えがちであるが，実は病院への支払いや家計のことが気がかりで医療を拒否していたり，職や住まいを失うことが不安で入院をこばむことがありえるからである。また退院後，医療を中断してしまう精神障害者のなかには，通院時の交通費が負担できず，通院できないという人もいるので注意しておくことが必要である。

こうした場合は，当事者はそれを恥じてなかなか自分からは語らないことがあるので，あらかじめ本人や家族に経済的な気がかりがないかを確かめておくとよい。その際には，たとえば外来に来るときにはいくらぐらい持ってくるのか，昼食代にはいくらぐらいかけられるのか，通院医療費の公的な支援を利用しているのかどうかと，具体的にたずねてみるとよい。

地域で本人が望む生活をつくり出すことを支援する▶ また，法律に基づくさまざまな社会資源や支援のためのシステムを知っていれば，精神障害者が自分の望む生活をつくり出すことを支援できる。たとえば入院によって地域で生活する自信を失った人に対しては，「**障害者の日常生活及び社会生活を総合的に支援するための法律**」(以下，**障害者総合支援法**)などに基づいた支援の計画を相談することで，地域で孤立せずに自分の望む生活を送ることが可能になる。このように，看護師が法律の基本と活用のための知識をもっておくことは，精神科ケアの展開に不可欠なのである。

● 個人の権利が一時的に制限される場面での役割

制限には十分な説明が必要▶ 医療上の必要性を優先するために個人の権利が一時的に制限される場面では，医療者は不利益をこうむる精神障害者に，その制限が治療上の必要性で行われているのと同時に，法律に基づいた行為であり一時的な処遇であることを，本人が理解できる方法で，時間をかけて説明する必要がある。その説明が不十分なままで，強制的な治療や行動制限を体験すると，精神障害者や家族は精神科医療に対する根深い不信感をもち，精神科治療そのものが心的外傷体験となることがありうる。

最初に受けとめるのは看護師▶ 精神科においては，本来，人々の生命や生活をまもるべきものであるはずの医療や福祉による支援や法律的な保護が，逆に精神障害者の権利を一時的に制限することがある。そのため本人の希望に反することをしいて，感情を著しく傷つけることがある。

入院治療中において，患者としての精神障害者に最も接することが多いのは看護師である。患者が自分のおかれている状況にとまどいや怒りをもっている場合，看護師がそれを最初に受けとめることになる。また看護師も，患者のとまどいや怒りの原因を理解しながらも法律に基づいて対処しなくてはならないため，個人の安全や治療上の必要性などとの間で葛藤をおこし，つらい状況におかれてしまうことがある。これに対して個人的なことではないのでひとりでかかえこまず，スタッフと共有して解決をはかることが重要である。

● 看護師が法律を活用して役割を果たすために必要なこと

情報を提供し合える人間関係が必要▶ 単に法律に関する知識があっても，活用できなければ意味がない。行政機関や病院内の事務，福祉事務所や地域施設の担当者などと連携し，つねに精神障害者に最新の情報を提供できるようにしておくのが基本である。

国レベルの法律以外にも，自治体ごとに定められた条例による，特定の地域に限定された障害者や高齢者に対する生活支援サービスがある。これらは限られた範囲でしか情報が提供されないため，地域の支援者や家族会，当事者組織，ピアグループを通して情報を得ておかなくてはならない。日ごろから当事者組織やピアグループとも連絡を取り合うとともに，退院する精神障害者に向けては入院中からこうした組織やグループの存在を知らせておくなど，相互に情報の提供をし合う関係を築いておくことが必要である。

4 精神障害者の保健医療福祉制度の基盤となる2つの法律

「精神保健福祉法」と「障害者総合支援法」は，日本の精神障害者の保健医療福祉制度の基盤となる法律であるため，ここで概要を説明しておく。これらの法律に基づく具体的な制度は，次の項で述べる。

● 精神保健及び精神障害者福祉に関する法律（精神保健福祉法）

医療・保健・福祉を規定する幅広い法律 ▶

「精神保健福祉法」は，①精神障害者の医療および保護を行うこと，②精神障害者の社会復帰の促進およびその自立と社会経済活動への参加の促進のために必要な援助を行うこと，③精神障害の発生の予防その他の国民の精神的健康の保持および増進に努めることを目的に，これまでの「精神保健法」を改正するかたちで1995(平成7)年に制定された。

精神医療においては，「医療法」の規定のほかに，「精神保健福祉法」によって，精神科病院への入院の手続きや入院の形態，入院中の患者の処遇，医療が適正に行われるためのしくみ(精神保健指定医制度，精神医療審査会[1)]の設置など)，都道府県立精神科病院の設置や精神科救急医療の確保などの医療提供体制といったさまざまなことがらが定められている。

このように，精神障害者の医療だけに適用される法律が特別に存在するのは，前述のように，患者の安全確保や医療上やむをえない場合において，患者の意思に反して治療を行ったり，行動の自由を一時的に制限したりする面があるためである。

「精神保健福祉法」は，精神障害者の医療だけでなく，福祉や社会参加，精神障害の予防までの広範囲をカバーする法律である。福祉サービスの多くは，「障害者自立支援法」(現「障害者総合支援法」)の成立によって同法に移行したが，税制上の優遇措置やさまざまな福祉サービスが受けられる**精神障害者保健福祉手帳制度**(▶353ページ)についてはこの法律が定めている。また都道府県は，地域保健福祉活動の中核となる機関として，**精神保健福祉センター**を設置することを定めている。

1）精神医療審査会は「精神保健福祉法」第12条に基づいて設置される。精神障害者の人権に配慮しつつ，その適正な医療と保護を確保するための審査を行う。都道府県知事が任命した5人の委員で構成される(▶345ページ)。

● 障害者の日常生活及び社会生活を総合的に支援するための法律（障害者総合支援法）

障害福祉サービスを規定する法律▶

精神疾患により障害をかかえた人々は，身体や知的に障害がある人々と同様，生活を営むための障害福祉サービスを受けることができる。

国の障害者施策の基本的な法律として，障害者支援の基本的な考え方を示した「**障害者基本法**」（▶351ページ）があり，この法律に基づき，障害者支援の具体的な内容を定めた法律が，「**障害者総合支援法**」である。精神の障害をもつ人は，身体や知的に障害がある人，難病等の患者と同様，この法律に基づき，居宅介護，自立訓練や就労支援，グループホームの利用などの障害福祉サービスを受けることができる（▶352ページ）。

また，精神疾患をもつ人の多くは，長期にわたって治療を受けることになるが，この間の医療費は，ほかの疾患の治療と同じく，「国民健康保険法」や「健康保険法」などの公的医療保険を利用することになる。しかし，精神疾患は本人の社会生活に与える影響も大きく，経済的な理由などから治療の継続が困難になる場合も多い。退院後の治療の中断は，症状を再燃させ，生活の再構築を大きく阻害する。そのため，精神疾患の外来通院については「障害者総合支援法」に基づく「**自立支援医療（精神通院医療）**」（▶349ページ）という制度によって，医療費の自己負担分を軽減するしくみがある。

② 精神科領域で必要な法律と制度

ここからは，精神障害者をケアするうえで看護師が最低限知っておく必要のある法律・制度などを，精神障害者の人権擁護の観点から**アドボカシー（権利擁護）・医療・生活・情報**の4領域に分けて説明する（▶図7-8，表7-2）。すでに概略を説明した「精神保健福祉法」「障害者総合支援法」については，個別の規定について述べる。そのほか別途，個別の問題を対象とした法律や，精神科領域と関係が深い法律などを取り上げる。

1 権利擁護に関する法律と制度

● 権利擁護のための国際的な取り決め

◉ 国連決議「精神疾患を有する者の保護及びメンタルヘルスケアの改善のための諸原則」

精神障害者の基本的権利▶

精神障害者の権利を保護する国際的取り決めとしては，1991（平成3）年に国連で採択された「**精神疾患を有する者の保護及びメンタルヘルスケアの改善のための諸原則**」がある。法的な拘束力はないが，精神障害者の基本的権利について国際社会で認められた水準が示されている。

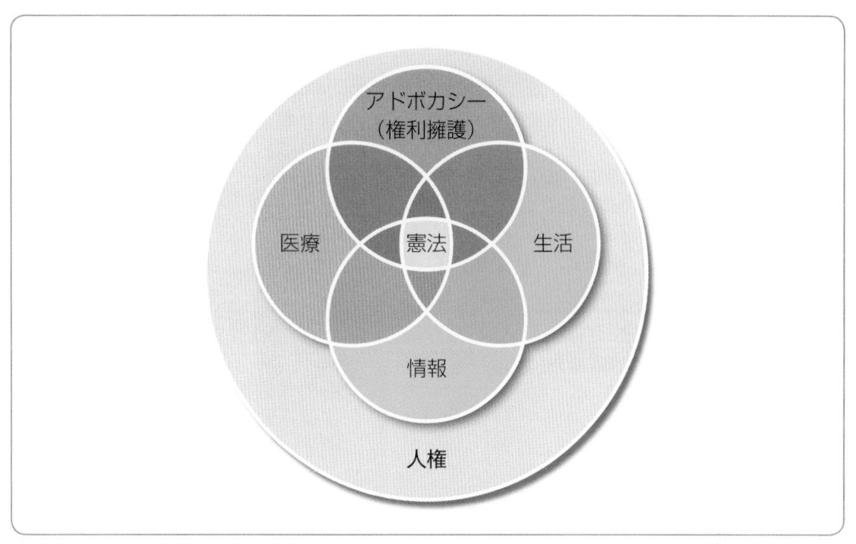

▶図 7-8　人権の 4 領域

この決議には,「基本的権利とその手続き」と「ケアの質およびアクセス」とに大別される 25 の原則があげられており, ①精神障害者の基本的自由および基本的権利, ②精神疾患の判定基準, ③守秘義務の保護, ④強制入院や治療への同意を含む治療およびケアの基準, ⑤精神保健施設における権利と条件, ⑥精神保健施設のための資源, ⑦審査機関, ⑧精神疾患を有する犯罪者の権利保護, ⑨精神障害者の権利をまもるための手続きの保障, などの内容が盛り込まれている。

これに基づき, 世界保健機関(WHO)は, 1996 年に「**精神保健ケアに関する法：基本 10 原則**」を発表した(▶資料 1, 371 ページ)。

◉障害者の権利に関する条約(障害者権利条約)

健常者と同等の▶権利を保障

その後, 2006(平成 18)年 12 月には, 障害者の尊厳・権利を保障するための国際条約である「**障害者の権利に関する条約**」(**障害者権利条約**)が国連総会で採択され, 2008(平成 20)年 5 月 3 日に日本を含む 128 か国が署名して発効した。この条約には, 世界的な規模で「障害に基づく差別」を原則禁止[1)]するという条項が含まれている。この条約の締結国は, 教育や雇用などのあらゆる分野で, 障害者に健常者と同等の権利を保障する義務を負う。条約のおもな内容は, **表 7-3** のとおりである。

この条約を批准するには, 障害者を対象とした法律に限らず, さまざまな法整備が必要であり, 日本は関係機関との調整中ということで批准が遅れていた。しかし,「障害者基本法」の改正や,「障害者総合支援法」・「障害者虐待の防止,

1) 障害者の人権および基本的自由の享有を確保するための必要かつ適切な調整などの合理的な配慮は,「障害に基づく差別」の例外とする。

▶表 7-2　精神科領域の主要な法における権利擁護・医療・生活・情報の規定

	日本国憲法	精神保健福祉法	障害者総合支援法
アドボカシー（権利擁護）	○基本的人権の享有と性質（第 11 条） ○自由・権利の保持義務（第 12 条） ○個人の尊重，生命，自由，幸福追求の権利の尊重（第 13 条）	○第 3 章　地方精神保健福祉審議会および精神医療審査会	○審査請求（第 97 条～第 105 条）
医療	○生存権および国の生存権保障義務（第 25 条）	○任意入院（第 20 条，第 21 条） ○精神保健指定医の診察および措置入院（第 22 条～第 31 条） ○医療保護入院等（第 33 条～第 34 条） ○精神科病院における処遇等（第 36 条～第 40 条）	○自立支援医療費，療養介護医療費及び基準該当療養介護医療費の支給（第 52 条～第 75 条）
生活	○居住，移転，職業選択の自由（第 22 条） ○学問の自由（第 23 条） ○教育を受ける権利，教育の義務（第 26 条） ○労働の権利，義務，労働条件の基準（第 27 条）	○精神障害者保健福祉手帳（第 45 条，第 45 条の 2） ○相談指導等（第 46 条～第 49 条）	○介護給付費，特例介護給付費，訓練等給付費および特例訓練等給付費の支給（第 28 条～第 31 条） ○特定障害者特別給付費および特例特定障害者特別給付費の支給（第 32 条～第 35 条） ○地域生活支援事業（第 77 条～第 78 条） ○障害福祉計画（第 87 条～第 91 条） ○費用（第 92 条～第 96 条）
情報	○集会・結社・表現の自由（第 21 条）	○精神障害者社会復帰促進センター（第 51 条の 2～第 51 条の 11）	○情報公表対象サービス等の利用に資する情報の報告および公表（第 76 条の 3）

▶表 7-3　障害者権利条約のおもな内容

一般原則	障害者の尊厳，自律および自立の尊重，無差別，社会への完全かつ効果的な参加および包容など。
一般的義務	合理的配慮の実施を怠ることを含め，障害に基づくいかなる差別をもなくし，すべての障害者のあらゆる人権および基本的自由を完全に実現することを確保し，および促進することなど。
障害者の権利実現のための措置	身体の自由・拷問の禁止・表現の自由などの自由権的権利，および教育・労働などの社会権的権利について締約国がとるべき措置などを規定。社会権的権利の実現については漸進的に達成することを許容。
条約の実施のためのしくみ	条約の実施および監視のための国内の枠組みの設置。障害者の権利に関する委員会における各締約国からの報告の検討。

障害者の養護者に対する支援等に関する法律」(障害者虐待防止法)・「障害を理由とする差別の解消の推進に関する法律」(障害者差別解消法)の制定などの法整備を終えて，2014(平成26)年にようやく批准が認められた。

差別＝合理的配慮の否定▶

障害者権利条約は，「障害に関するあらゆる差別の禁止」と「必要な配慮の提供」を求めている。この条約における「差別」は「合理的配慮の否定」を含む点で画期的であった。

合理的配慮とは，障害のためにあることに参加できなかったり，ある利益がそこなわれていたりした場合に，障害者に対する機会の保障を確保するために行う「調整や変更」のことである。

たとえば，聴覚に障害をもつ人のために講演会に手話通訳を配置したり，身体障害のある人が利用できるようにスロープを設置したり，視覚に障害をもつ人のために点字の資料や音声読み上げの手段を用意したり，集団のなかでは集中が困難な発達障害をもつ人のために別室での受験を認めたりといったことが合理的配慮の一例となる。

合理的配慮を提供せずに，障害者の参加を拒否したり，障害者が利用できないまま放置したりすれば，それは不当な差別となるというのが，障害者権利条約の考え方である。ただし，無条件の配慮を求めるものではなく，「均衡を失した又は過度の負担」を課さないものという制限がある。

●憲法における「基本的人権」

基本的人権を保障した基本法▶

日本では，日本国憲法(以下，憲法)が，基本的人権をはじめとした，さまざまな「人として生まれた者の権利」を保障している。たとえば，憲法第25条第1項には，「すべて国民は，健康で文化的な最低限度の生活を営む権利を有する」とあり，私たちの**生存権**を保障している。

私たちの社会には，憲法の規定に基づき，人権をまもるためのさまざまなしくみが存在する。たとえば，「人権擁護委員法」という法律により，市区町村には，人権侵害を監視する「人権擁護委員」が任命されている。障害者に関するさまざまな法律も，障害者の人権をできる限り保障することを目的として制定されたものが多く，人権をまもるしくみの1つとして機能している。

しかし，人権は無制限にまもられるものではなく，制限せざるをえない場面も存在する。たとえば東日本大震災では，原子力発電所周辺地域に避難命令が出されたが，これは憲法第22条の居住・移転の自由が，安全上の観点から制限されたものである。精神科医療においても，医療上の必要性を優先するために個人の権利が一時的に制限される場合があることはすでに述べたとおりである。

これとは別に結果として，制限されてしまっている人権も存在する。たとえば，長期にわたって入院していたために住む場所がなくなり病院を住所地にせざるをえなくなってしまったり，退院しようとしても新たに住む場所を確保するのがむずかしくなってしまったりした場合である。この場合，退院の希望があるにもかかわらず，結果として本人の居住の自由が制限されてしまっている。このような状況をできる限り解消すべく，2012(平成24)年度から，長期入院の精神障害者への地域移行に向けた支援策が実施されている。このような人権の制限をできる限り解消していくことが社会の義務である。

●精神保健福祉法における「退院請求と処遇改善を求める権利」

精神障害者の医療においては，医療上の必要性を優先するために，個人の権利の一時的な制限として，強制入院や退院の制限が行われることがある。

精神保健福祉法における入院形態▶

精神保健福祉法では，精神障害者の入院について，本人の同意に基づく**任意入院**(第20条，第21条)と，家族等の同意に基づく**医療保護入院**(第33条)，強制入院である**措置入院**(第29条)の3つを主要な形態として定めていて，それ以外に**応急入院**(第33条の7)と，医療保護入院の移送(第34条)について別に設定している。それぞれの入院形態によって法律的な手続きも異なるので，**表7-4**にまとめた。

退院請求および処遇改善▶

このうち「精神保健福祉法」における任意入院の患者は，原則として本人の意思があれば退院できるし，入院の必要がないと判断される患者は退院させてよいことになっている(第21条第2項)。任意入院でなくても，患者本人およびその家族等は，都道府県知事に退院を命じるよう請求できる(第38条の4)。

▶表7-4 入院形態とその手続きの一覧

形態	趣旨	指定医の診察	同意者／措置者	書面告知
任意入院(第20条，第21条)	本人の自由意思による入院である。ただし，精神保健指定医による診察で72時間，特定医師による診察で12時間の退院制限が可能である。	不要	本人	要
医療保護入院(第33条)	精神保健指定医により医療および保護のために入院の必要があると認められたもので，本人の同意が得られにくい場合の入院である。	要	家族等*	要
応急入院(第33条の7)	ただちに入院させなければ，医療および保護をするうえで著しく支障がある精神障害者で，家族などの同意がすぐに得ることができない場合。精神保健指定医の診察により72時間，緊急その他やむをえない場合は特定医師の診察により12時間を限る入院。	要(特定医師でも可)	精神科病院管理者	要
措置入院(第29条)	入院させなければ自傷他害のおそれがある精神障害者の入院である。	要(2名以上で診察結果が一致した場合)	都道府県知事	要
緊急措置入院(第29条の2)	急速な入院の必要があることが条件。入院期間は72時間以内に制限される。	要(1名の診察で足りる)	都道府県知事	要

*家族等：本人の配偶者や親権を行う者，扶養義務者および後見人または保佐人をいう。

この場合は，各都道府県に設置されている**精神医療審査会**(▶NOTE「精神医療審査会」)が審査して判断を下す。また，患者本人およびその家族等は都道府県知事に，処遇改善のために必要な措置をとることを命じることを求めることができる(第38条の4)。

申し立てがなくても，本人の希望に基づかない入院形態である措置入院や医療保護入院の患者に関しては，精神病院管理者は都道府県知事に定期的に病状などを報告する義務があり，精神医療審査会はその報告を受け，措置入院・医療保護入院の入院継続の是非を判断することになっている。

● 民法における「成年後見制度」

判断力の不十分な人をまもる制度▶

社会生活は，自分ひとりではなりたたない。他者の力を借りたり他者に力を貸したりし合ってなりたっている。他者にたすけを求めたり他者を援助したり商品やサービスを売ったり購入したり，学校に入学したりするのも，その例である。こうしたことは，互いの約束や契約によってなりたっているが，障害や疾患あるいは高齢などによって判断力が低下した人の場合，自分に不利益になる契約を，そうとは意識せずに結んでしまうことがある。

2000(平成12)年から開始された**成年後見制度**は，判断能力が不十分になった人が不利益をこうむらず適切に社会生活を送れるように，家庭裁判所に申し立て，その人を支援をしてくれる人(後見人・保佐人・補助人)を選任してもらう制度である。

成年後見制度は，従来の禁治産(きんちさん)制度が本人の自己決定権を大幅に制限していたことの反省からあらためて制定されたものである。判断能力が衰える前から利用できる**任意後見制度**と，判断能力が衰えたあとでないと利用できない**法定**

NOTE
精神医療審査会

精神医療審査会は，「精神保健福祉法」第12条の規定に基づき，精神科病院における患者の入院および処遇が適当であるかを審査するために都道府県が設置する専門的・独立的機関である。都道府県知事が任命する医療委員(精神保健指定医など2名以上)・法律家委員(弁護士・検事・判事など1名以上)・有識者委員(看護師・精神保健福祉士など1名以上)の5人以上の委員から構成される合議体である。

精神医療審査会のおもな業務は，次の3つである。

(1)病院管理者から提出された医療保護入院者の入院届出を審査し，入院の必要があるか審査すること

(2)病院管理者から提出された医療保護入院者や措置入院者の定期病状報告を審査し，入院の必要があるか，処遇が適当を審査すること

(3)精神科病院の入院患者やその家族等から，退院の請求または処遇改善の請求があった場合，入院の必要があるか，処遇が適当であるかを審査すること

精神医療審査会制度は，1980年代，国際社会から日本の精神科病院の密室性と人権軽視に対する厳しい目が注がれるなかで行われた「精神保健法」の制定において，入院患者の人権保護を目的に創設された。しかし，欧米の第三者機関に比べて，その独立性や中立性，審査に時間がかかることがかねてから問題視されており，たびたびの法改正により改善がはかられてはいるが，十分に機能していないとの声もある。

▶表7-5 成年後見制度における後見人・保佐人・補助人

	後見人	保佐人	補助人
対象者	心神喪失者：つねに判断能力を欠く	心神耗弱者：判断能力が著しく不十分	軽度の認知症・知的障害・精神障害などにより代理権または取り消し権による保護を必要とする者
就任可能な者	とくに制限なし，法人も可		
就任可能な人数	複数可		
開始の手続き	本人・配偶者・四親等内親族・検察官・福祉関係行政機関などの申し立て		
終期	後見の原因がやんだときに，請求により後見開始決定を取り消し	保佐の原因がやんだときに，請求により保佐開始決定を取り消し	補助の原因がやんだときに，請求により補助開始決定を取り消し
権利	日常生活必要行為以外の行為に関する同意権，取り消し権 財産行為に関するすべての法律行為に関する代理権	民法13条1項各号所定の行為に関する同意権，取り消し権申し立てにより同意権の全部または一部につき代理権を付与	申し立てにより特定の法律行為に関する同意権および取り消し権 申し立てにより同意権の範囲内で代理権を付与
職務（財産管理）	本人の財産を管理する権利（代理検討の範囲に対応）		
職務（身上監護）	権限の行使に際し，本人の身上に配慮する義務 療養看護義務 精神科病院に入院させるにあたっては，家庭裁判所の許可が必要	権限の行使に際し，本人の身上に配慮する義務	

後見制度に分かれている[1)]。

本人の判断能力の程度に応じて，**後見・保佐・補助**の3つの支援が設けられており，それを担う後見人・保佐人・補助人は，家庭裁判所の審判によって決定される（▶表7-5）。

後見人は，本人にかわって，財産にかかわる契約などの行為を行う代理権と，本人が結んだ契約などに同意したりその取り消しを求めたりする同意権・取り消し権をもつ。なお，精神障害者については，成年後見制度とは別に「精神保健福祉法」で規定された「保護者」制度があったが，2013（平成25）年の改正で廃止された。

1）従来の禁治産制度は，判断能力が著しく失われて財産などの保全が困難な人を対象とし，法的な代理人はあらゆる法的な行為について代理するとともに本人が行った契約行為を取り消すことができる権限を有していた。そのため禁治産宣告を受けた人は選挙権までも剥奪されていた。

▶表 7-6 虐待防止法の適用範囲(障害のある人について)

<table>
<tr><th></th><th>18 歳未満</th><th>18 歳以上 65 歳未満</th><th>65 歳以上</th></tr>
<tr><td>家庭内</td><td>児童虐待防止法</td><td rowspan="3">障害者虐待防止法</td><td rowspan="2">高齢者虐待防止法
障害者虐待防止法</td></tr>
<tr><td>施設内</td><td>児童福祉法</td></tr>
<tr><td>職場内</td><td>障害者虐待防止法</td><td>障害者虐待防止法</td></tr>
</table>

● 障害者虐待の防止, 障害者の養護者に対する支援等に関する法律 (障害者虐待防止法)

4 つ目の虐待防止関連法▶

「児童虐待の防止等に関する法律」(児童虐待防止法, 2000〔平成 12〕年制定), 「配偶者からの暴力の防止及び被害者の保護に関する法律」(DV 防止法, 2001 年制定), 「高齢者虐待の防止, 高齢者の養護者に対する支援等に関する法律」(高齢者虐待防止法, 2005 年制定)に続き, 残る立法課題だった**「障害者虐待の防止, 障害者の養護者に対する支援等に関する法律」(障害者虐待防止法)**が 2011(平成 23)年 6 月に成立し, 翌年 10 月から施行された。この法律の適用範囲は表 7-6 のとおりである。

看護者・施設従事者・使用者による虐待▶

この法律では「障害者虐待」をおもに, ①養護者による障害者虐待, ②障害者福祉施設従事者等による障害者虐待, ③使用者による障害者虐待の 3 つに分類し, それぞれのケースにおける虐待を定義したうえで, 虐待の防止と発見後の対応についての行政機関や障害者福祉施設の設置者, 障害者を使用する事業主の責務と, 障害者虐待を発見した者の通報の義務などについて定めている。①養護者による障害者虐待では, 養護者に対する支援も掲げられている。

通報・相談窓口の設置▶

通報・相談窓口として, 市町村は**障害者虐待防止センター**, 都道府県は**障害者権利擁護センター**を設置する。発見者や被害者が通報・相談するのはおもに障害者虐待防止センターであるが, 使用者による虐待の場合は障害者権利擁護センターも窓口になる。

● 障害を理由とする差別の解消の推進に関する法律 (障害者差別解消法)

障害者差別の原則禁止の具体化▶

障害者権利条約の求める「合理的配慮の否定」を含む「障害に基づく差別」の原則禁止を具体化するため, 2013(平成 25)年に**「障害を理由とする差別の解消の推進に関する法律」**(以下, **「障害者差別解消法」**, 2016 年 4 月 1 日施行)が制定された。「全ての国民が, 障害の有無によって分け隔てられることなく, 相互に人格と個性を尊重し合いながら共生する社会の実現に向け, 障害を理由とする差別の解消を推進すること」を目的とした, 「障害者基本法」の第 4 条「差別の禁止」を具現化した法律である。

この法律は, 行政機関などに「負担が過重」でない限りの合理的配慮を義務づけ(第7条第2項)，民間事業者については努力義務を課している。

<第7条第2項>
行政機関等は，その事務又は事業を行うに当たり，障害者から現に社会的障壁の除去を必要としている旨の意思の表明があった場合において，その実施に伴う負担が過重でないときは，障害者の権利利益を侵害することとならないよう，当該障害者の性別，年齢及び障害の状態に応じて，社会的障壁の除去の実施について必要かつ合理的な配慮をしなければならない。

しかし，どのような合理的配慮が必要か，「過重な負担」とはどの程度のものかについての具体的な基準は示されていない。あくまでも個別のニーズに応じて，当事者や関係機関と対話・調整しながら対応していくことが原則である。今後，さまざまな具体例の積み重ねによって，おおよそのしくみがつくられていくだろう。

2 医療を受けるための法律と制度

● 医療法における「精神病床」

医師数は▶一般病床の 1/3

「**医療法**」は医療の基本をかたちづくる法律で，病院・診療所・助産所といった医療機関について，開設・管理・整備の方法などを定めている。精神病床に関することも「医療法」で規定され，その人員配置について，いわゆる「**精神科特例**」がある。これは，医療法の細則である施行規則に，精神病床の医師は一般病床の 1/3，看護師は 2/3 でよいとされていることをいい，精神科医療や看護を法律的に差別するものと批判されている(▶第1章，19ページ)。

2001(平成 13)年，看護師は一般病床並みの取り扱いとなったが，100 床以上の総合病院および大学附属病院を除き，従来どおりの基準を当分の間維持してもよいとする移行措置がとられている。これは精神科医療の診療報酬がほかの診療科よりも低いこととも関係している。精神科の診療収入が低く抑えられているために人材確保を行うための資金が不足して人を集められず，人手が少ないので働く医療従事者の負担が増加し，ますます人が集まりにくくなるという悪循環に陥っている。そのため精神科の多くで看護師などの人材が定着しにくいという傾向があり，人員配置を一般病床並みにすることはおろか医療体制の維持がむずかしい状態を改善できないでいる。精神科医療に関連する看護の職能団体などがこれを解消しようと活動している。

病床の機能分化と▶役割分担

「医療法」は 1948(昭和 23)年に制定されて以来，骨格はかわらずに続いていたが，1985(昭和 60)年の第一次改正以後，都道府県が医療計画を策定し，病床の機能分化と役割分担を通じて医療の規制を行っている。複数の市町村を1つの単位とする二次医療圏ごとに基準病床数が定められている一般病床および療養病床と異なり，精神病床については都道府県全域を1つの医療圏として規定しているため，地域に根ざした精神科医療を充実させる方向には導かず，精神科病院の地域偏在を容認する結果となっている。現在，二次医療圏を基本とする精神医療圏の設定が検討されている。

● 精神保健福祉法における「精神科病院」「精神保健指定医」の規定

都道府県の精神科病院設置義務▶ 都道府県には精神科病院の設置義務が課せられている(第19条の7)。これは，自分の症状について的確に判断できない患者(とくに措置入院患者)については，基本的人権を一時的に制限せざるをえないことから，できるだけ公的な医療機関で治療を受けることが妥当であるという考え方に基づいている。

指定病院制度▶ しかし，いまだに都道府県立の精神科病院が未設置の自治体もあり，他の都道府県でも公的医療機関が十分でないために，一定の条件を満たした私立の医療機関を**指定病院**として，非自発的入院患者を受け入れさせている。現在，この規定のあり方を見なおすべきという意見もある。

精神保健指定医▶ 精神科の入院を伴う治療開始は，他の診療科とでは入院形態の違いがあるので注意を要する。とくに本人の意志によらない入院が認められていることは個人の自己決定を制限するものであり，人権上の問題を含んでいる。このことから，精神科における入院はより慎重であることが必要である。そのため，医療保護入院や措置入院では「精神保健福祉法」に定められた精神保健指定医(第18条)によって入院決定が慎重に行われる。**精神保健指定医**は，入院治療に必要な知識および技能を有すると認められる者で，次の条件に該当するものを厚生労働大臣が指定する。

- 5年以上診断または治療に従事した経験
- 3年以上精神障害の診断または治療に従事した経験

指定を受けたあとも定期的な研修が義務づけられている。

特定医師▶ 精神保健指定医(以下，指定医)の確保ができず，精神科救急医療体制の整備に支障をきたしている地域が存在するため，2006(平成18)年の「精神保健福祉法」改正で，新たに**特定医師**という制度が設けられた。これは，一定の要件を満たした特定病院であれば指定医が不在であっても，緊急その他やむをえない場合に特定医師の診察で12時間に限った任意入院患者の退院制限，医療保護入院，応急入院ができるとするものである。特定医師は，医籍登録後4年以上，精神科での臨床経験を2年以上もつ特定病院の医師と定められている。

改正案▶ なお，2022(令和4)年の臨時国会で，目的に「精神障害者の権利擁護」が加えられ，虐待の通報義務や入院者訪問支援事業などが盛り込まれた改正案が提出され，審議中である(2022年12月現在)。

● 障害者総合支援法における「自立支援医療(精神通院医療)制度」

医療費3割負担が1割程度に▶ ここでは「障害者総合支援法」に盛り込まれている**自立支援医療**(精神通院医療)について取り上げる。

この制度は，精神科に通院している患者の医療費の自己負担分(3割)を減額補助し，1割程度の負担にするものである。さらに「低所得者」および疾病が「重度でかつ継続」的に治療が必要な患者に対しては，ひと月あたりの負担上限額が設けられている。1965(昭和40)年の「精神衛生法」改正時につくられた通院医療費公費負担制度を引き継いだものであり，当初は医療費の5%の自己負担で通院医療が受けられ，住民税非課税の低所得者の場合は自己負担がもともとないかゼロとしていた自治体もあった。これが原則1割の自己負担となったのは,「障害者自立支援法」による制度に移行した2006(平成18)年4月からである。

なお，精神障害者や家族の経済的な負担をより減らして医療の継続を保つ目的から，独自の制度として通院のための交通費を負担している自治体もある。

3 生活を支えるための法律と制度

● 生活保護法

最低限度の生活を保障する▶

憲法にうたわれた生存権を保障する法として制定されたのが「**生活保護法**」である。この法律に基づく生活保護制度は，収入が得られず生活費や教育のための貯金もない人に対して，その困窮の程度に応じて必要な保護を行い，その最低限度の生活を保障する制度である。経済的な援助を行うだけでなく，自立を助長することがこの制度の目的である。

生活保護は，原則として保護を受けたいと思った本人が，居住する市町村の福祉事務所に申請する。生活保護には「補足性の原理」があり，ほかの手段がない場合にそれを補うかたちで最終的に給付されることが原則のため，受ける際には生活能力や財産の有無，扶養親族について厳しい審査が行われる。この審査をめぐっては自治体の格差があるという指摘や，窓口である福祉事務所での申請前に門前ばらいするために利用されているという批判がある。

保護の種類と保護費の支給▶

保護には，生活扶助・教育扶助・住宅扶助・医療扶助・介護扶助・出産扶助・生業扶助・葬祭扶助の8種があり，必要に応じて給付される。医療扶助と介護扶助はサービスそのものを給付するなど金銭以外の方法で行う現物給付，それ以外の扶助は原則金銭給付である。

厚生労働大臣が定める基準で計算される最低生活費と収入を比較し，収入が最低生活費に満たない場合，最低生活費から収入を差し引いた差額が保護のために必要な費用(保護費)として支給される。障害者手帳保持者には15,000円前後の障害者加算がある。

被保護者の医療は全額が現物支給され，たとえば生活保護を受給していた精神障害者が入院した場合，入院中の給食費も含み医療費の自己負担はない。また入院中は一般生活費として「入院患者日用品費」が支給されるが，そのぶん，最低生活費は減額される。

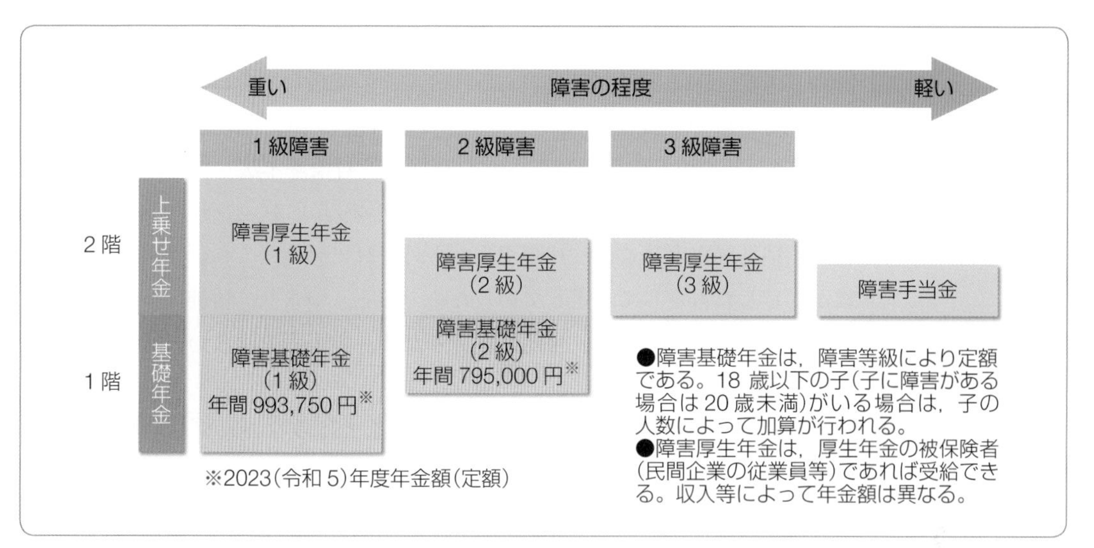

▶図7-9 2階建ての年金保険と障害年金給付

● 国民年金法・厚生年金法による「障害年金制度」

保険料で一定の▶所得を保障する

公的年金制度は，あらかじめ保険料を払ってきた人が高齢などにより働くことで生活費を得ることがむずかしくなったとき，一定の所得を保障する制度である。日本の公的年金制度は，「2階建て」といわれ，20歳以上のすべての国民は，国民年金(1階)に加入することが義務づけられている。被用者は，国民年金に加えて厚生年金または共済組合(2階)に加入する(▶図7-9)。

障害年金は，これら年金に加入していた人が障害者として認定され，働いて収入を得ることが困難になった場合，一定額を年金のかたちで支給する制度である。障害年金には，障害基礎年金と障害厚生年金がある。

障害基礎年金は，初診日に国民年金の被保険者であり，かつ年金をおさめるべき期間の2/3以上の期間，年金をおさめていた人に支給される。なお，初診日の時点で未成年であった場合には国民年金の加入対象者ではないが，障害基礎年金は支給される。**障害厚生年金**は，厚生年金の被保険者であった人に障害基礎年金に上乗せして支給されるもので，支給額は被用者であった過去に厚生年金をどれだけ納付していたかにより異なる。

2023(令和5)年度の単身者の障害基礎年金の金額は，障害等級1級で年間99万3750円(月額8万2812円)，2級は79万5000円(月額6万6250円)である。

● 障害者福祉のもとになる障害者基本法

ここからは，障害者福祉に関するさまざまな法律や制度を紹介していく。**「障害者基本法」**は日本の障害者施策の大もとになる法律であり，①日本の障害者施策の基本理念，②障害者の定義，③国や地方自治体における障害者基本計画の策定，④障害者の自立および社会参加の支援などのための基本的施策などを定めるものである。

改正で精神障害者も「障害者」に▶

「障害者基本法」の前身である「心身障害者対策基本法」は，障害者の自立と社会参加への支援などを目的に1970(昭和45)年に制定された。しかし制定当時，精神障害者はこの法律の対象から外されていた。これは「障害者」を障害が固定した人として規定していたためである。つまり，精神障害者の場合は原因となる疾患が「治る」可能性があるため，障害者ではないと考えられていたのである。

そのため，精神障害者は長らく福祉の対象とはみなされず，地域での福祉サービスから遠ざけられてきた歴史があった。当事者や家族の長年の要望を受け，1993(平成5)年に「障害者基本法」に改正された際に，ようやく障害者の定義に精神障害者も含められることになった。近年の精神障害者数の著しい増加から福祉の対象とすることが必要となったという背景もある。

● 障害者総合支援法における「障害福祉サービス」

障害者福祉制度の一元化▶

日本の障害者福祉は，「身体障害者福祉法」「知的障害者福祉法」「精神保健及び精神障害者福祉に関する法律」などに基づき，身体障害・知的障害・精神障害の障害種別ごとの縦割りで制度がつくられていたが，複雑で利用しにくく，地方自治体間でのサービスの格差が生じやすいなどの問題が生じていたために，2005(平成17)年制定の「障害者自立支援法」により障害者福祉制度の一元化がはかられた。

「**障害者総合支援法**」は，2012(平成24)年6月に「障害者自立支援法」を改正するかたちで制定された法律である。この改正により「地域社会における共生の実現」という方向性が打ち出されたほか，新たに難病患者が福祉サービスの対象として追加された[1)]。これは難病患者を障害者に含むということではなく，生活支援サービスの行き届いていない難病患者に対して，障害者に提供できる範囲のサービスを同等に提供しようとするものである。

障害者1人ひとり必要なサービスの内容や度合いはさまざまであるため，その人に合ったサービスの提供範囲を決めるのはとてもむずかしい。「障害者総合支援法」では，障害の特性や心身の状態に応じて必要とされる標準的な支援の度合いを6段階に区分する障害支援区分[2)]を設定し，それに応じてサービスの内容や量を決めるという制度が採用されている。

自立支援給付と地域生活支援事業▶

「障害者総合支援法」による障害福祉サービスは，自立支援給付と地域生活支援事業とに大別される。

自立支援給付には，①介護給付(居宅介護〔ホームヘルプ〕，重度訪問介護，同行援護，行動援護，重度障害者等包括支援，短期入所〔ショートステイ〕，療養介護，生活介護，施設入所支援)，②訓練等給付(自立訓練，就労移行支援，就労継続支援，就労定着支援，自立生活援助，共同生活援助〔グループホーム〕)，③相談支援(計画相談支援，地域相談支援)，④自立支援医療費(更生医療，育成医療，精神通院医療)，⑤補装具の支給がある。

地域生活支援事業は，市町村と都道府県が独自の事業として行う障害者サービスである。①自発的活動支援，②相談支援，③成年後見制度利用支援，④成年後見制度法人後見支援，⑤意思疎通支援，⑥日常生活用具給付等，⑦手話奉仕員養成研修，⑧移動支援，⑨地域活動支援センター，⑩市町村の任意事業(福祉ホームの運営，訪問入浴サービスなど)，⑪都道府県の任意事業などがあり，障害者の地域生活を支えるための包括的なサービスを行っている。

これら障害福祉サービスの詳細は第10章で学ぶ(▶2巻：130ページ)。

● 精神保健福祉法における「精神障害者保健福祉手帳」

所得税や住民税の控除が受けられる▶

精神障害者保健福祉手帳は，1995(平成7)年の「精神保健福祉法」の制定によって創設された。

障害者手帳は，障害をもつ人に地方自治体が発行するもので，障害の有無や種類，程度の証明に使われるほか，手帳の交付により各種の福祉サービスが受けられるものである。それまで身体障害者には身体障害者手帳，知的障害者には療育手帳(愛の手帳)という障害者手帳制度が存在していたが，精神障害者には手帳制度がない状況が続いていた。

精神障害者保健福祉手帳の交付によって，所得税や住民税の障害者控除を受けられるほか，居住自治体の判断によって公共施設の入場料や公営・公共交通機関の運賃の割引，公営住宅の優先入居などのサービスが受けられる。ただし，ほかの障害者手帳では実施されているJRなど主要交通機関の割り引きはまだ行われていない。

障害の重症度によって重い順に1級・2級・3級と等級があり，それぞれ受けられる福祉サービスに差がある。なお，障害者手帳と障害年金は別制度であり，連動していない。手帳の等級と年金の等級は別判定である。

● 障害者の雇用の促進等に関する法律(障害者雇用促進法)

精神障害者も対象に▶

「障害者の雇用の促進等に関する法律」(障害者雇用促進法)では，民間企業に2.3% 以上の雇用率(法定雇用率)の達成を義務づけ，それに達しなかった企

---

1) 難病の医療費の助成については，2015(平成27)年から「難病の患者に対する医療等に関する法律」(難病法)によって行われている。なお，「障害者総合支援法」における対象疾病(366疾病，2022年12月現在)は，難病法の対象疾病(指定難病)とは必ずしも一致しない。

2) 障害支援区分は，障害支援区分認定調査の結果と医師の意見書に基づき，市町村審査会が審査判定を行う。区分は1から6までの6段階であり，数字が大きいほど，必要とされる支援の度合いが高い。

業からは障害者雇用納付金を徴収している[1]。

この法律は1960(昭和35)年に制定されたが，当初は，「身体障害者雇用促進法」という名称であり，その名のとおり対象を身体障害者のみに限定していた。その後，1987(昭和62)年の改正で「障害者雇用促進法」に改められ，全障害が対象とされたものの，1993(平成5)年の「障害者基本法」改正で精神障害者が「障害者」に含められたあとも，依然として精神障害者は実雇用率カウントの際の対象外とされていた。

精神障害者を雇用した場合に，それを障害者の法定雇用率に反映させることができるようになったのは，2005(平成17)年の法改正以降のことである。そして，2013(平成25)年の改正でようやく精神障害者の雇用も義務となった(2018〔平成30〕年4月1日施行)。

障害者の就業を促進するさまざまな制度▶

この法律ではまた，障害者職業センター，障害者就業・生活支援センターを設置して職業リハビリテーションを行うことを定め，公共職業安定所(ハローワーク)における障害者への職業紹介を強化すること，障害者と在宅就業契約を締結した事業主に対して，「在宅就業障害者特例調整金」を支給することなどを規定している。

2015(平成27)年9月，「障害を理由とする差別的取扱いの禁止」をおもな内容とする改正が行われ，事業者に対し，過重な負担とならない限り，障害者が職場で働くにあたって支障が生じないような合理的配慮を提供する義務が課せられた。また，2019(令和元)年6月の改正では，短時間(週20時間未満)労働の障害者を雇用する企業に特例給付金を支給する制度，障害者雇用に関する優良な中小事業主の認定制度が新設された。

4 情報のための法律と制度

「知識は力なり」といわれるように，現代社会にあって情報の獲得はエンパワメントにとって必要不可欠な要素となっている。しかしその反面，情報は，自身でその使い方を誤ったり，あるいは他者に故意に悪用されたり，隠されたりする危険性もあるものである。そこで，ここでは情報をめぐる法律や制度，基本的な考え方などについてみていく。

● 当事者にとっての情報の意味

制度を知らなければ支えられない▶

「精神保健福祉法」をはじめとして，精神障害者の生活を支える法律や制度は，現在は過渡期における制度改革の渦中にあり，変化がめまぐるしい。援助

1) 障害者雇用納付金で得られた財源は，独立行政法人高齢・障害・求職者雇用支援機構が法定雇用率をこえて障害者を雇用した企業への調整金の支給や，障害者雇用の促進，雇用の継続をはかる活動を行う事業主や社会福祉法人などに助成する資金の一部にしている。

する側としても，そのすべてについて精通していることは，現実にはむずかしい。そのため，こうした制度を活用して患者を支援しようとするときには，必要に応じて，市町村の相談窓口を活用したり，インターネットを利用したり，あるいは各制度に精通する人に相談する，などによって最新の情報を収集することが不可欠である。

当事者にとって情報は回復の力となる▶ しかし，援助者が知る以上に，当事者自身が情報を獲得することの意味は大きい。現在は，精神障害者の生活と医療を支えるさまざまなサービスや制度があるが，それは案外，一般には知られていないことが多い。

人は，自分や家族が病気や障害をもってはじめて，疾患や福祉制度についての情報の必要性に直面する。逆にいえば，疾患や障害をかかえることは，貴重な学習の機会でもある。当事者がみずから，疾患や障害についての知識を得て，さまざまな情報を活用しようとするプロセスそれ自体が，エンパワメントとなり，回復に向けての大きな力となる。

したがって看護師は，当事者が情報を獲得し活用できるような方向で支援することが重要である。

インターネットの活用▶ かつては，患者会や家族会が疾患や障害に関する知識を提供してきた。現在では，インターネットを使用すれば，そうした場に参加しなくても多くの情報を得ることが可能である。

たとえば，厚生労働省の「障害者福祉」のウェブサイトをはじめとして，自治体や，国立精神・神経医療研究センター精神保健研究所，日本精神科看護協会の「こころの健康」，地域精神保健福祉機構(コンボ)などは，確実な情報が得られるウェブサイトである。これ以外にも，当事者たちが自分たちに必要な情報を収集してわかりやすく説明してくれるウェブサイトも多い。

こうした情報とその活用の仕方についても，看護師が知っていることはもちろん，当事者自身が回復へ向けての活動のなかで学んでいく必要がある。

精神保健福祉法における「通信・面会の自由」

通信・面会の基本的な考え方▶ 入院患者が外部と通信できる権利は保障されなければならない。「精神保健福祉法」第36条第2項では，精神科病院の管理者は「信書の発受の制限，都道府県その他の行政機関の職員との面会の制限」について，「これを行うことができない」としている。

「精神保健福祉法」の規定に基づいて定められた厚生労働省の「精神科病院に入院中の患者に対する行動制限についての基準」[1]では，通信・面会について具体的な基準を定めている。詳細は2巻の第13章(▶318ページ)で紹介する

1) 昭和63年4月8日厚生省告示第130号「精神保健及び精神障害者福祉に関する法律第37条第1項の規定に基づき厚生労働省が定める基準」(2006年最終改正)。

ため，ここでは基本的な考え方のみを次にあげる。

基本的な考え方(抜粋)

(1) 精神科病院入院患者の院外にある者との通信および来院者との面会(以下，通信・面会)は原則として自由に行われることが必要である。
(2) 通信・面会は基本的に自由であることを，文書または口頭により，患者および保護者に伝えることが必要である。
(3) 電話・面会に関しては患者の医療または保護を欠くことのできない限度での制限が行われる場合があるが，これは医療または保護のうえで合理的な理由がある場合であって，かつ合理的な方法および範囲における制限に限られる。

電話については，電話機を患者が自由に利用できるような場所に設置すること，閉鎖病棟内にも公衆電話などを置くこと，電話機の近くに，都道府県精神保健福祉主管部局や地域法務局人権擁護主管部局など人権擁護機関の電話番号を掲示することが義務づけられている。

携帯端末への対応▶ また最近は，ノートパソコン，スマートフォン，タブレットなどの携帯端末が普及し，利用している入院患者も多い。こうした機器は，患者が自由に通信して情報を得る機会を保障する一方で，その扱いについては，下記のような点に留意する必要がある。

①ほかの患者のプライバシーを侵害していないか 携帯端末では，簡単に写真や動画が撮影でき，容易にインターネット上にアップすることができるため，ほかの患者の映像や情報が許可なくインターネット上に流出してしまい問題となる例もある。

②療養の妨げになっていないか 患者によっては，夜中にずっと使いつづけて睡眠の確保が困難になり，療養そのものに支障をきたしてしまうような場合がある。

③ほかの患者の迷惑になっていないか ほかの患者がいる病室内で，ずっと携帯電話を使用しつづけ，それによって患者どうしのトラブルに発展してしまう場合がある。

こうしたリスクがあるため，携帯端末の使用を一律に禁止したり，看護師が管理したりしてしまう施設もある。しかし，むしろこうした問題がおこった際には，病棟内で患者とともに話し合い，どのように使用したらいいのかについての学習の機会とすることが望ましい。また，使用を制限せざるをえない場合には，それについて合理的な理由をきちんと提示して，患者が了解できるプロセスが必要である。

実習では，その病棟のルールを知り，患者から携帯電話その他の携帯端末の借用を求められても，学生は貸してはならない。

精神保健福祉法における「守秘義務」

精神科ではとくに▶敏感であるべき

情報の積極的な活用が求められる一方，精神障害についての偏見や差別がなくならない現在，患者の個人情報の保護については，十分に注意をはらわなければならない。

そのため，「刑法」や「保健師助産師看護師法」などで医療専門職の守秘義務が定められているが，精神科領域ではさらに「精神保健福祉法」第53条第2項および第53条の2において，次の守秘義務規定が設けられている。

> 精神科病院の職員又はその場にあつた者が，この法律の規定に基づく精神科病院の管理者の職務の執行を補助するに際して知り得た人の秘密を正当な理由がなく漏らしたとき…(中略)…1年以下の懲役又は100万円以下の罰金に処する。

精神科領域では情報を収集する際も，誰のための情報収集かということを明らかにしながら行う必要がある。

個人情報の保護に関する法律(個人情報保護法)

過剰反応に要注意▶

電子カルテの導入により，スタッフなら誰もが院内どこからでも患者の情報にアクセス可能な環境になっている病院も多い。こうしたなか，情報の漏洩や悪用を防止するためのシステムの構築や職員教育が欠かせない。

2003(平成15)年5月には「**個人情報の保護に関する法律**」(**個人情報保護法**)が制定された。この法律は，病院や診療所なども含む個人情報取扱事業者[1)]が個人情報の適正な取り扱いのルールを遵守することによって，プライバシーを含む個人の権利・利益の侵害を未然に防止することをねらいとするものである。しかし個人情報の取り扱いとは関係のない事項はこの法律の対象とはならないにもかかわらず，サービス機関どうしの情報交換が阻害され必要な連携がはかられないという過剰反応がみられている。

個人情報の保護とケアのための情報の共有とは，むずかしい緊張関係にあり，つねに検討しながら情報を取り扱っていく必要がある。

5 個別の課題に対応した法律

発達障害者支援法

「狭間の障害」を▶支援の対象に

1993(平成5)年の「障害者基本法」の制定により，精神障害者が「障害者」として位置づけられて福祉施策の対象になったあとも，注意欠陥多動性障害，

1) 個人情報取扱事業者とは，個人情報データベース等を事業の用に供している者で，国の機関・地方公共団体・独立行政法人等を除くもの(第2条3)。独立行政法人については「独立行政法人等の保有する個人情報の保護に関する法律」がある。

学習障害，高機能自閉症，アスペルガー症候群などの発達障害[1]は，従来の障害概念の枠外とされていた。当事者は家庭・地域・学校・職場などにおいてさまざまな困難をかかえて生活していたが，知的障害を伴わない限り支援の対象外となっており，本人や保護者は大きな精神的負担をしいられていた。

この「狭間の障害」を支援の対象として位置づけるために，2004(平成16)年12月に成立したのが「**発達障害者支援法**」である(2005年4月施行)。この法律は，発達障害を次のように定義し，これらの障害を支援の対象として明確に位置づけた。

> 自閉症，アスペルガー症候群その他の広汎性発達障害，学習障害，注意欠陥多動性障害その他これに類する脳機能の障害であってその症状が通常低年齢において発現するものとして政令で定めるもの

この法律では，発達障害の早期発見・早期支援，および教育や就労における支援，発達障害者支援センターの設置などが定められている。これにより，乳幼児健診や就学前健診でのスクリーニングが行われ，発達障害児が新たに特別支援教育の対象となり，そのほかにおいても適切な教育上の配慮が求められるようになった。また，就労においては発達障害の特性に応じた就労の支援をハローワークや地域障害者職業センターなどの専門機関で受けることができるようになった。

なお，2016(平成28)年5月にはじめての改正が行われ，発達障害者の定義に「社会的障壁」が加わったほか，職場での定着支援，いじめ対策などの教育支援が強化された。

心神喪失等の状態で重大な他害行為を行った者の医療及び観察等に関する法律(医療観察法)

病状に伴う同様の行為の再発防止▶

「**心神喪失等の状態で重大な他害行為を行った者の医療及び観察等に関する法律」(医療観察法)**は，2003(平成15)年7月に賛否両論が激しく対立するなかで成立し，2005(平成17)年7月に施行された。これは，殺人などとくに重大な罪をおかしながら，犯行時には心神喪失あるいは心神耗弱の状態にあった精神障害者(▶NOTE「心神喪失者と心神耗弱者」)を，特別の治療施設(指定入院医療機関または指定通院医療機関)で治療し，「病状に伴う同様の行為の再発を防止する」ことを目的にした法律である。刑法が心神喪失者や心神耗弱者の犯罪行為については，完全な責任能力がないとして，刑を減免するよう定めていることを補完する意味がある。

鑑定入院制度▶

「医療観察法」では，心神喪失や心神耗弱を理由に不起訴処分になった人や，

1) これらは「発達障害者支援法」における名称であり，診断基準における疾患名とは異なる(▶第5章，211ページ)。

裁判で無罪ないしは減刑の判決を受けた触法精神障害者に対して，検察官が申し立て，裁判所が決定する鑑定入院について規定している。

鑑定入院とは，裁判官が精神鑑定(精神疾患があるかどうかを判断する)を要すると認めた触法精神障害者を，原則2か月を限度に指定した医療施設に入院させて精神鑑定を行うものである。その鑑定結果をふまえて，入院治療ないしは通院治療を命じるか，それらの不必要を決めることになっている。

なお，鑑定入院中も精神科治療が施されることになっており，保護室内での精神科看護も実施される。

この制度が開始されて10年が経過し，退院後の通院対象者の動向に関心が集まっている。2013(平成25)年度の国立精神・神経医療センター精神保健研究所の調査[1]によると，対象者の疾患は統合失調症圏が77%，うつ病などの気分(感情)障害圏が10%であることがわかった。また，対象者の性別および年齢の分布では，30代が最も多く全体の30%，40代が22%となっていた。そのうち，約6割はすでに医療観察法における処遇終了となっており，平均通院期間は31.5か月であった。処遇終了者の8割は一般治療に移行していた。

● 犯罪被害者等基本法

PTSDと二次被害▶を防ぐ

犯罪被害者やその家族(犯罪被害者等)は，犯罪による直接的な被害だけでなく，その後も精神的苦痛や生活上の困難，社会の無理解や偏見などによる二次的被害に苦しむが，犯罪被害者等給付金を除いては，支援のしくみがなかった。犯罪は心的外傷体験として，被害者や家族にPTSDなどのさまざまなストレス反応を引きおこすため，精神的ケアの充実が重要である。

そこで，2004(平成16)年，犯罪被害者等の権利・利益の保護をはかるため，「犯罪被害者等基本法」が制定された。犯罪被害者等は「個人の尊厳が重んぜられ，その尊厳にふさわしい処遇を保障される権利」をもつことが定められ，①相談および情報の提供，②損害賠償の請求についての援助，③給付金の支給

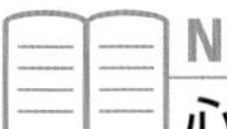

NOTE

心神喪失者と心神耗弱者

社会的行為の責任能力がどの程度そこなわれているのかを示すもので，心神喪失者は精神の障害によってつねに責任能力が欠如した人のことをいう。そのため犯罪を行っても刑法上の責任は問われない。心神耗弱者とは，責任能力が著しく不十分な人で，犯罪の刑罰が軽減される。心神喪失あるいは心神耗弱かどうかの判定は，専門家(精神科医)による鑑定を経て裁判官が行う。

---

1) 国立精神・医療センター精神保健研究所「平成25年度　指定通院医療機関モニタリング調査研究」(http://www.ncnp.go.jp/nimh/shihou/research_MTSA_outpatient.html)(2020-10-24参照)。全対象者の9割にあたる1,232名を対象とした調査である。

にかかる制度の充実など，④保健医療サービス・福祉サービスの提供，⑤犯罪被害者等の二次被害防止・安全確保，⑥居住・雇用の安定，⑦刑事に関する手続きへの参加の機会を拡充するための制度の整備などの施策が講じられる。

③法律・制度における課題

1 人権擁護と入院制度の課題

精神科医療の閉鎖性をなくす▶

精神障害者の権利を擁護するためには，精神科医療の閉鎖性をできるだけなくしていくことが必要である。そのためには，人権擁護の立場から当事者や法律の専門家などの参加ができるように保障するための第三者機関の設置が望まれるが現在はまだ実現していない。

現行の精神医療審査会は，法律改正が行われて医師の参加者を減らして弁護士などの権利擁護の立場の構成員を増やせるようにはなったものの，明確な第三者機関にはなっていない。当事者の参加も課題である。少なくとも，現在のような行政機関だけによる管理からの独立が必要と考えられる。

自発的入院制度の整備▶

精神障害者の意思による任意入院も，退院制限の可能性があるために，完全な自発的入院ではない。精神障害者が安心して入院治療を選択する権利を保障するためには，法律を改正し自発的入院の制度を整備する必要がある。

また現在の制度では，医療保護入院は，非自発的な入院にもかかわらず，それが明確ではないという指摘がある。今後，インフォームドコンセントの考え方に基づいて精神障害者の意思を判断基準とするような法制度に改正し，誰にでもわかりやすい制度としていく必要があろう。

「精神保健福祉法」の保護者の義務に関する規定については，家族への著しい負担や，成人である精神障害者の権利をそこなうという意見を受けて，2013(平成25)年6月の同法改正で保護者制度そのものが廃止されたが，医療保護入院の要件に家族等の同意が残るなど課題はある。

2 生活支援の課題

市町村のサービス格差をなくす▶

精神障害者の生活支援に関しては，サービス提供主体を市町村に一元化したことから，市町村ごとに準備の状態や財政状態が違うため，サービスの地域間格差が広がっているという指摘がある。そのため精神障害者とその家族の不安がつのっており，地域生活支援サービスの利用が抑制されるのではないかと懸念されている。その一部は厚生労働省も認めていることから，今後は精神障害をもつ当事者に直接調査をするなどして，どのような生活支援が必要なのかを明らかにしていくことが求められている。

また，「障害者総合支援法」における「障害支援区分」は，ときに障害者の希望と行政機関の決定にくい違いが生じている現状が指摘されており，今後，さらに適した方法を検討することになっている。たとえば地域生活を支えるサービス提供が不足した場合には，障害者が望んでいないにもかかわらず施設に入所しなくてはならないケースなどが生じることがあり，新しい支給決定のあり方を構築することが，今後の大きな課題となっている。

3 地域での医療継続の課題

精神障害者の支援は「入院医療中心から地域生活中心へ」という国の基本方針に基づき，入院医療から通院医療・地域ケアへの移行が進められている。相談支援のしくみや，医療・福祉サービス，ピアサポートなど地域における社会資源は徐々に整備されてきているが，退院後に通院をやめてしまったり，支援者との関係が途絶えたりして，再発・再入院にいたるケースが多いことが課題となっている。

障害者福祉サービスを受ける場合は相談支援専門員が継続的な相談支援にあたるが，人員の不足などから，サービスの調整業務をするにとどまっている例も多いと指摘されている。医療や福祉サービスは，本人が中断したり受け入れをこばんだりすれば，それ以上の介入はむずかしいという問題がある。

受療中断者や未受診を対象にアウトリーチ(訪問)を行う「精神障害者アウトリーチ推進事業」がモデル事業として進められ，その際も関係構築のむずかしさや介入の困難さ，人権上の問題が大きな課題としてあげられた。

F おもな精神保健医療福祉対策とその動向

① 自殺対策

1 自殺対策基本法と自殺総合対策大綱

年間自殺者数の急増が背景▶

日本の年間自殺者数は，1998(平成10)年から2012(平成24)年まで年間3万人をこえ，深刻な社会問題であった。2006(平成18)年の「**自殺対策基本法**」では，自殺を「個人的な問題としてのみとらえられるべきものではなく，その背景にさまざまな社会的な要因がある」ものと位置づけ，社会全体で対策に取り組むべきとした。

自殺についての3つの基本的認識▶

2007(平成19)年の「**自殺総合対策大綱**」では，「自殺は追い込まれた末の死」「自殺は防ぐことができる」「自殺を考えている人は悩みを抱え込みながらもサインを発している」という3つの基本認識が示された。

地域の実情に応じたきめ細かな自殺対策へ

その後，年間自殺者数は2009(平成21)年をピークに減少に転じたが，地域の実情に応じたより実効性の高い対策を講ずる必要性も明らかになった。

2012(平成24)年，大綱の全面的な見直しが行われ，国，地方公共団体，関係団体，民間団体などが緊密に連携をとりつつ，国をあげて自殺対策に取り組むことをうたった「**自殺総合対策大綱～誰も自殺に追い込まれることのない社会の実現をめざして～**」が示された。「自殺対策強化月間」(3月)と「自殺予防週間」(9月10日～16日)が設けられたほか，重点課題としてインターネットの活用，さまざまな分野での**ゲートキーパー**[1)]の養成促進，児童生徒の自殺予防教育やいじめ対策，自殺未遂者や遺族への支援，企業・職場における対策，適切な精神科医療の提供などがあげられた。

自殺対策は地方自治体でも

2016(平成28)年，「自殺対策基本法」が改正され，自殺対策は新たに「**生きることの包括的な支援**」[2)]と位置づけられた。また，自殺対策の業務が内閣府から厚生労働省に移管され，都道府県や市町村にも自殺対策の計画策定が義務づけられ，「地域自殺対策推進センター」が全都道府県に設置されることになった。2017(平成29)年には大綱の2回目の見直しが行われ，きめ細かい自殺対策の推進がうたわれた。

男性の自殺者は女性の2倍以上

2019(令和元)年には自殺者数は20,169人，自殺死亡率(人口10万人あたりの自殺者数)も16.5と，1978(昭和53)年に統計をとりはじめてから最少となった[3)]。ただし，2020年以降はコロナ禍の影響で微増となっている(▶10ページ)。男女別の自殺率をみると，男性は女性の約2倍となっている。

10歳代の自殺死亡率だけが増加

年齢階級別では，自殺者数も多く自殺死亡率も最も高いのは50歳代である。また，自殺死亡率全体は低下するなか，10～19歳以下は前年より微増した。

2 自殺のハイリスク者への対応

自殺の原因は複合的

自殺の原因として長年上位を占めているのは，①健康問題，②経済・生活問題，③家庭問題である。しかし，自殺の多くはさまざまな原因や背景が複合的に連鎖しているため，包括的な対策が必要である。

なかでも，うつ病やアルコール依存症などの精神疾患は自殺の危険因子の1つであるが，内科などの一般診療科を最初に受診する傾向があり，精神科以外

---

1) ゲートキーパー：地域で自殺やうつのリスクの高い人々にいち早くアプローチでき，自殺予防にあたることのできる人のことをいう。一般開業医や学校教職員，企業の人事担当者，薬剤師，聖職者，介護ヘルパー，訪問看護師のほか，弁護士，司法書士，理容師などにもこうした役割が期待されている。

2) 生きることの包括的な支援とは，自殺の要因となりうる生活困窮，児童虐待，性暴力被害，ひきこもり，性的マイノリティなどのネットワークとの連携体制を確立し，すべての人が生きがいや希望をもって暮らすことができるように支援すること。

3) 厚生労働省自殺対策推進室・警視庁生活安全局生活安全企画課：令和元年中における自殺の状況(https://www.npa.go.jp/safetylife/seianki/jisatsu/R02/R01_jisatuno_joukyou.pdf)(参照2020-10-20)

の医療の場でも患者の自殺予防の取り組みが求められている。

また，健康問題にからんで経済・生活問題が自殺の引きがねとなることもあるため，医療・教育・福祉などの関係者が連携協力しての，ハイリスク者の早期発見と，背景にある問題の軽減・解消へ向けての支援が期待されている。

なお，最近増加が懸念されている学童期の自殺ではいじめ問題への対処，若者層では長時間勤務や職場でのハラスメント対策が重要とされている[1)]。

② 依存症対策

1 薬物依存対策

日本でも危険ドラッグ，大麻，覚醒剤などの薬物依存(物質関連障害)は社会問題化している。海外では，薬物依存は犯罪としてではなく，治療やリハビリテーションの対象とされていることが多い。だが，日本では長らく薬物の使用は刑罰の対象とされ，再犯率も高かった[2)]。そこで，薬物使用者の社会内における再犯防止・改善更生を促すことを目的に刑法が改正され，「**薬物使用等の罪を犯した者に対する刑の一部の執行猶予**」の制度が2016(平成28)年から導入された。

これまで刑法には，実刑か執行猶予かの選択肢しかなかったが，この制度により刑期(実刑)の一部を保護観察期間とすることができるようになった。自治体，保護観察所[3)]，医療機関，民間支援団体が連携して支援することで，再犯率の高い薬物依存者の刑務所出所者などの更生や社会復帰につながることが期待されている。

2 アルコール依存対策

アルコールは薬物▶

アルコールは最も身近な薬物である。不適切な飲酒は，本人の健康障害だけでなく，飲酒運転による事故，ドメスティックバイオレンス(DV)や児童虐待，うつ病や自殺などを引きおこし，家族・社会へ深刻な影響を及ぼす。

WHOによるアルコールの有害使用低減への世界戦略▶

2010(平成22)年，WHO総会は「**アルコールの有害な使用を低減するための世界戦略**」を採択し「アルコールの有害な使用」は年間250万人の死亡と関係する世界の健康障害の最大のリスク要因の1つであるとし，加盟国に総合的な対策の整備を求めた。さらに2013(平成25)年には，循環器疾患・がん・慢性呼吸器疾患・糖尿病などの予防とコントロールのため，「アルコールの有害使用10%の削減」をよびかけた。

1）厚生労働省：自殺対策白書．2019.
2）覚せい剤取締法違反の刑務所出所者の5割は5年以内に刑務所へ再入所している。
3）保護観察所は，法務省管轄で，刑務所出所者などの更生をはかる機関である。

アルコール健康障害対策基本法の制定▶

日本でも，2013(平成 25)年に「**アルコール健康障害対策基本法**」が制定された(2014〔平成 26〕年 6 月施行)。この基本法では，「アルコール健康障害」は「アルコール依存症その他の多量の飲酒，未成年者の飲酒，妊婦の飲酒等の不適切な飲酒の影響による心身の健康障害」と定義された。また，基本法に基づき，2016(平成 28)年に国は，アルコール関連問題に関する教育・学習の振興，当事者や家族の相談支援の充実などを柱にした「アルコール健康障害対策推進基本計画」を策定し，都道府県にも「アルコール健康障害対策推進計画」の策定が義務づけられた。また，毎年 11 月 10 日から 16 日は「アルコール関連問題啓発週間」と定められた。

女性の飲酒量は増加傾向▶

2019(令和元)年国民健康・栄養調査によれば，生活習慣病のリスクを高める量を飲酒している者の割合は，男性 14.9%，女性 9.1% である。2000(平成 22)年からの推移でみると，男性では有意な増減はなく，女性では有意に増加している。年齢階級別にみると，男性は 40 代が最も高く(21.0%)，女性は 50 代が最も高い(16.8%)。

日本の成人 1 人あたりの酒類消費量は減少傾向にあるが(国税庁調査)，多量飲酒者[1)]の割合は減少していない。適量(▶表 7-7)についての啓発が必要である。また未成年者全体の飲酒は減少しているが，男女差がなくなっている。飲酒習慣のある女性の割合も横ばいであり，生活習慣病のリスクを高める量を飲酒している女性は増加傾向である。

Column　処方薬・市販薬の依存問題

処方薬依存とは，医師から処方されている抗不安薬や睡眠薬の依存のことである。かつて処方薬依存で多かったのは，バルビツール系の睡眠薬であったが，現在ではベンゾジアゼピン系の抗不安薬や睡眠薬が多い。そのため，2018(平成 26)年 4 月の診療報酬の改定で，ベンゾジアゼピン系薬剤の 1 年以上の長期投与には，処方料や処方箋料が減額されることになった。また，高齢者は代謝がわるいため，もちこし作用が強くあらわれるほか，錯乱，徘徊，健忘症，ふらつき，アルツハイマー病と誤診されることもある偽性認知症などを引きおこすことがあり，処方を 2 週間に限定すべきと勧告されている。

しかし，処方してくれる医師を探してドクターショッピングをする患者も少なくない。また，ベンゾジアゼピン系薬剤を急に減薬したり断薬したりすると，アルコールの場合と同様かそれ以上の激しい離脱症状が生じる危険性がある。

なお，日本では処方薬のほかに，市販されている風邪薬や鎮痛薬，鎮咳薬(咳どめ)などの依存も増加している。手に入りやすく，処方薬と同じく法律で規制ができないために，表だって社会問題化してはいないが，今後の依存症対策の重要な課題として考える必要がある。

1）多量飲酒者とは，1 日平均純アルコール量男性 40 g 以上，女性 20 g 以上の飲酒者である。

▶表 7-7 種類別アルコールの 1 日の適量

種類	度数(%)	男性	女性
ビール	5	500 mL(中ジョッキ 1 杯)	250 mL(中ジョッキ 0.5 杯)
ワイン	13	192 mL(グラス 1.6 杯)	96 mL(グラス 0.8 杯)
焼酎	25	100 mL(シングル 3.3 杯)	50 mL(シングル 1.6 杯)
チューハイ	7	350 mL(缶 1 本)	175 mL(缶 0.5 本)
ウイスキー	43	60 mL(ダブル 1 杯)	30 mL(シングル 1 杯)
ハイボール	7	350 mL(缶 1 本)	175 mL(缶 0.5 本)
日本酒	13.8	180 mL(1 合)	90 mL(0.5 合)

本人の意志の問題ではない▶

アルコール依存症については,「強い意志さえあれば,やめられるはずだ」とする社会の誤解が,本人の否認を引きおこし,医療への導入,回復,職場復帰の妨げとなっていることが指摘されている。しかし,アルコール依存症は「飲酒量をコントロールできなくなる疾患」であり,治療が必要なのである。その認識を社会で共有していく必要がある。

3 ギャンブル依存,ゲーム障害対策

日本では,アディクション問題といえば,薬物やアルコールのような物質嗜(し)癖(へき)をさすことが多かったが,近年,ギャンブル依存やゲーム障害といわれる行動嗜癖が新たなアディクション類型として取り上げられることが多くなっている。

パチンコ・スロットル店は全国にあり,競馬,競輪等も主要都市で開催されている。これら公認されたギャンブルへの依存[1)]が疑われる者の比率は,主要先進国と比べても低くないといわれている。

NOTE

女性と飲酒

女性は,男性のほぼ半分の飲酒量で生活習慣病のリスクが高まり,男性より短い期間の飲酒で依存症になるという。多量飲酒によるアルコール性肝疾患,がんの発症,妊娠中の飲酒による胎児性アルコール症候群,未成年者の飲酒の心身への影響(脳萎縮,第 2 次性徴の遅れ,アルコール依存症のリスク増加)などの知識の普及・啓発が必要である。

1) ギャンブル依存は,DSM-5 ではギャンブル障害として,「物質関連障害および嗜癖性障害群」のなかの非物質関連障害群に位置づけられ,「持続的かつ反復性の問題賭博行動」とされている。

カジノ法が生んだギャンブル依存対策▶ 2016(平成28)年,「特定複合観光施設区域の整備の推進に関する法律」(IR[1]推進法)が制定され,日本でもカジノが解禁となったが,その条件として付帯決議に「ギャンブル等依存症患者への対策を抜本的に強化すること」が盛り込まれたことから,2018(平成30)年10月「ギャンブル等依存症対策基本法」が施行され,翌年4月には,ギャンブル等依存症対策推進基本計画が示された。

アディクションとしてのゲーム障害▶ 2019年,ICD-11にゲーム障害が規定された。ゲームをする時間や頻度が制御困難で,日常の諸活動よりゲームを優先し,日常生活に支障をきたしてもゲームを続ける状態が12か月(重症ならより短期間)続くと診断基準を満たすことになる。10代から20代に多いゲーム障害は,これから精神保健上の問題として深刻化することが懸念されている。

4 依存症の相談・支援

● 各種依存症についての相談窓口

①**保健所** 保健所では,アルコール・薬物・ギャンブル依存症の家族相談などを行っている。電話相談と面談による相談があり,保健師,医師,精神保健福祉士などの専門職が対応している。

②**精神保健福祉センター** 精神保健福祉センターでも,アルコール・薬物・ギャンブル依存症の家族相談を含む,精神保健福祉全般にわたる相談を電話や面接により行っている。

● 自助グループ・回復支援機関など

さまざまなアディクションの問題をかかえた当事者どうしが,それぞれの問題別に自発的につながり,ともに回復を目ざす自助グループやリハビリテーション施設が日本各地にあり,家族にも対応している。そのほか,民間の回復支援機関や,対策に取り組む民間団体,連絡組織なども多く存在する。その一例として,アルコール依存症者の代表的な自助グループ・回復支援機関などを表7-8に示す。

③ 認知症対策

日本では,2006(平成18)年の「介護保険法」改正で「痴呆」という用語を「認知症」に改めたころから,認知症高齢者のケアが高齢者介護の中心的な課題であることが明確化され,政策課題がつぎつぎと取りまとめられていった。

---

1) integrated resort(統合型リゾート)の略。いわゆる「カジノ法」である。

▶表 7-8 アルコール依存症の代表的な自助グループ・回復支援機関など

分類	代表的なグループ・団体
当事者のための自助グループ	●全国マック協議会 ●NPO 法人 AA(アルコホーリクス・アノニマス®) 日本ゼネラルサービス ●公益社団法人全日本断酒連盟
家族のための自助グループ	●NPO 法人アラノン・ジャパン
アルコール問題に取り組む市民団体・支援組織ネットワーク	●NPO 法人 ASK ●アルコール健康障害対策基本法推進ネットワーク(アル法ネット)

2012(平成 24)年には，「認知症施策推進 5 か年計画」(**オレンジプラン**)が立案された。この計画には，市町村による「認知症ケアパス」[1]の作成・普及，認知症高齢者の家庭を訪問して家族の支援などを行う「認知症初期集中支援チーム」の設置，認知症の早期診断を行う医療機関の整備(全国 500 か所)など，さまざまな施策が数値目標とともに示された。

新オレンジプラン▶ 2013(平成 25)年には，イギリスで「G8 認知症サミット」が開催されたのを機に，団塊の世代が 75 歳以上となる 2025 年までを対象期間[2]として，「**認知症施策推進総合戦略～認知症高齢者等にやさしい地域づくりに向けて～**」(**新オレンジプラン**)が厚生労働省を含む 12 省庁の共同で策定された。その目的は，「認知症高齢者等にやさしい地域づくりの推進」であり，認知症サポーターの増員(800 万人)，認知症初期集中支援チームの全市町村への設置などが盛り込まれ，政府をあげて認知症対策に取り組む姿勢が示された。

認知症との共生と予防に向けて▶ 2019(平成 31)年には，「共生」と「予防」を両輪として認知症施策を推進していくとする「認知症施策推進大綱」(認知症施策推進関係閣僚会議)が取りまとめられた。「共生」は，地域で認知症の人が尊厳をまもられ，自分らしく暮らしつづけられる社会を目ざすことを意味している。「予防」は，認知症にならないことではなく，認知症になることを遅らせ，認知症になってもその進行をおだやかなものにすることだとされている。

④ その他の健康問題への対策

道路交通法の改正と「運転に支障のある病気」▶ 日本では，自動車運転中にてんかん発作をおこし死傷事故となった事件が大々的に報道されたのをきっかけに，2014(平成 26)年に「道路交通法」(道交

1) できる限り自宅で暮らすことができるよう，また，本人や家族が安心できるよう，認知症の状態に応じて提供されるサービスの流れを示したものとされる。
2) 2012(平成 24)年時点で約 462 万人と推計された認知症者は，2025 年に 700 万人をこえると予測されている。

法)が改正され，同時に「自動車の運転により人を死傷させる行為等の処罰に関する法律」(自動車運転死傷処罰法)が施行された。

この改正では，「運転に支障のある病気」についての規定が新設され，運転免許取得時や更新時に症状についての質問票の届け出を義務づけること，運転に支障があると判断される場合の医師による任意の届け出，一定の病気等に該当する場合の免許の効力暫定停止などが定められた。

一定の病気とは，てんかん，統合失調症，再発性の失神，無自覚性の低血糖症，躁うつ病，重度の睡眠障害，認知症などで，運転に支障を及ぼすおそれのある一定の症状があるものをいう(症状がなければ対象外)。これにアルコール依存症者，麻薬中毒者を加えたものが，この法律の対象とされた。

医療連携体制の整備も課題に▶

てんかんのほかにも，高次脳機能障害，摂食障害など，これまで対応できる医療機関が限られ，適切な医療へのアクセスや支援体制が十分とはいえない疾患や障害があったことから，2017(平成29)年からの第7次医療計画では，各都道府県にこれらの疾患・障害についての医療連携体制の整備事業が進められることとなった。

1 てんかん対策

2014年の道交法改正では，運転の制限と同時に，てんかん患者が適切な治療を受ける体制の整備が求められていて，2015(平成27)年より「てんかん地域診療連携体制整備事業」が実施されている。

てんかんは小児から高齢者まで全年齢層で発症し，その影響は教育，職業，社会生活全般に及ぶ。しかも，この病気は正しく認識されているとはいえず，誤解や偏見の対象ともなっている。そうした問題に取り組むために，治療とケアのネットワークのなかでてんかんの治療を担うてんかんセンターが全国各地にあり，2013(平成25)年には全国てんかんセンター協議会が設立されている(▶図7-10)。

2 高次脳機能障害対策

高次脳機能障害は，おもに脳出血や交通事故などによる記憶障害，注意障害，遂行機能障害，社会的行動障害などの認知障害によって日常生活および社会生活への適応が困難な障害である。この用語は，支援対策の必要性から行政で用いられるようになったもので，2013(平成25)年から各都道府県の高次脳機能障害支援拠点機関を中心に，この障害への支援体制づくりの取り組みが始められた。しかし，自治体等の障害福祉関係者の理解が十分とはいえず，適切な支援が受けられない現状があるといわれており，第7次医療計画における医療連携体制の構築のほか，第4次障害者基本計画でも高次脳機能障害の支援体制の整備が取り上げられている。

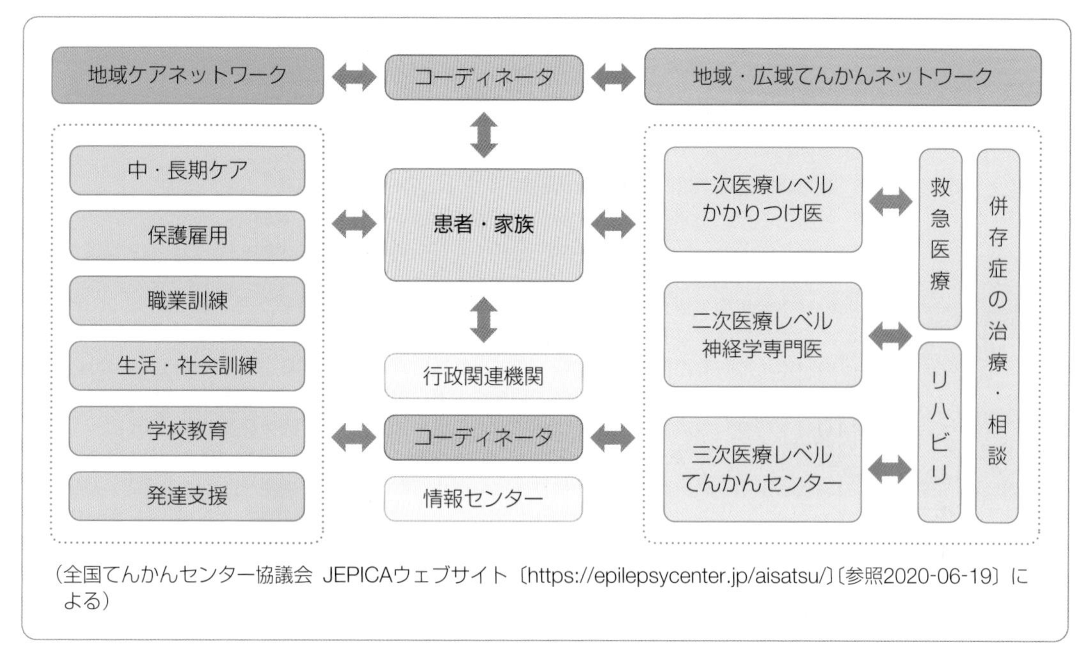

(全国てんかんセンター協議会 JEPICAウェブサイト〔https://epilepsycenter.jp/aisatsu/〕〔参照2020-06-19〕による)

▶図 7-10 てんかんケアのシステム

3 摂食障害対策

摂食障害の多くは，精神科治療のほかに身体合併症の治療や栄養管理等を行う必要があり，そのための条件が整った病院でなければ受け入れがむずかしかった。そこで，地域での摂食障害者への適切な治療と支援体制の充実が求められるようになり，2014(平成 26)年から「摂食障害治療支援センター設置運営事業」が実施されることとなり，摂食障害全国基幹センターが国立精神・神経医療研究センターに設置された。

また，4 か所の治療施設が摂食障害治療支援センターに指定され，摂食障害に対する知識の普及啓発，医療機関への研修・技術支援，患者・家族への支援が行われている。

ゼミナール

復習と課題

❶ 精神障害者の治療と人権の問題について，人類はどのような歴史をもっているか，まとめておこう。

❷ 世界における難民問題と精神医療との関連について考えてみよう。

❸ 「精神保健福祉法」では，精神障害者の人権をまもるためにどのような規定を設けているか，まとめておこう。

参考文献

1) エレンベルガー，H. F. 著，木村敏・中井久夫監訳：無意識の発見——力動精神医学発達史 上・下．弘文堂，1980.
2) 岡田靖雄：日本精神科医療史．医学書院，2002.
3) 金川英雄訳・解説：[現代語訳]呉秀三・樫田五郎 精神病者私宅監置の実況．医学書院，2012.
4) 川喜田愛郎：近代医学の史的基盤 上・下．岩波書店，1977.
5) 佐藤久夫・小澤温：障害者福祉の世界(第3版)．有斐閣，2006.
6) ショーター，E. 著，木村定訳：精神医学の歴史．青土社．1999.
7) 中井久夫：西欧精神医学背景史．みすず書房，1999.
8) 日本公衆衛生協会：我が国の精神保健福祉(精神保健福祉ハンドブック)平成27年度版．日本公衆衛生協会，2016.
9) 日本精神科看護技術協会監修：精神科看護白書 2004→2005．精神看護出版，2004.
10) 日本精神科看護技術協会監修：精神科看護白書 2006→2009．精神看護出版，2009.
11) 日本精神科看護協会監修：精神科看護白書 2010→2014．精神看護出版，2014.
12) ポーター，R. 著，目羅公和訳：狂気の社会史．法政大学出版局，1993.
13) 松下正明・昼田源四郎編：精神医療の歴史(臨床精神医学講座 S1)．中山書店，1999.

〔資料1〕精神保健ケアに関する法：基本10原則
MENTAL HEALTH CARE LAW: TEN BASIC PRINCIPLES

WHO精神保健・依存症予防部門 Division of Mental Health and Prevention of Substance Abuse, World Health Organization. GENEVA, 1996 （木村朋子訳）

前書

このWHO文書「基本10原則」は，精神保健ケア法の基本となる10原則をリストアップし，さらにその実施について注釈を加えたものである。近年，WHOは世界45か国の精神保健法を比較，分析した。この資料はその分析に大きく依拠している。また，1991年12月に国連総会で採択された「精神病者の保護および精神保健ケアの改善のための原則(以下「国連原則」)」が主な内容となっている。

この「基本10原則」は，主要な原則のわかりやすい記述と実施のためのヒントからなり，これまで加盟国，専門家，関係団体から寄せられていた，こういうものをつくってほしいとの要請にこたえるものである。「基本10原則」はまた，文化や法的伝統の影響をできる限り排し，普遍性のある精神保健分野の法原則をあらわすことをめざしている。これらの原則を国情にあった様式，枠組み，言語でそれぞれの国内法に具体化することが，各国政府にゆだねられている。

しかし「基本10原則」は，決して模範の法というわけではなく，精神保健ケアにとってふさわしいすべての原則を尽くしているわけでもない。さらにこれは，例えばプライバシーの保障など，保健ケア一般のより広い原則に従うことを前提としている。

この「基本10原則」が，立法者，公衆衛生管理者，精神保健ケア提供者ら政府行政関係者，また精神障害者本人，その家族，精神保健権利擁護者ら民間の人々ひとりひとりの興味の対象となるよう願っている。

(謝辞等略)

1. 精神保健の推進と精神障害の予防

主旨：すべての人は，自らの精神的健康を増進し，精神障害を予防するため，可能な限り最良の手段を利用し，利益を得られるべきである。

内容：この原則は以下の要素を含む。

1）精神保健推進策

2）精神障害予防策

指針：この原則の推進に役立つ行動は，

1）WHOが定義するような精神的健康の強化，維持に役立つ行動を促進する。

2）WHOが定義するような精神障害について，原因を除去するためふさわしい行動を決め，実行する。

2. 基本的精神保健ケアへのアクセス

主旨：すべての人は，必要なときに，基本的な精神保健ケアを受けることができる。

内容：この原則は以下の要素を含む。

1）精神保健ケアは，以下に例示するような適切な質を備えていなければならない。

(a) 患者の尊厳を守る。

(b) 患者が自らの力で，精神保健上の疾病・障害・社会的不利益に対処できるような援助，そのための援助技術を重視する。

(c) 障害による困難を軽減し，生活の質を向上させるため，公認された適切な医療・ケアを提供する。

(d) 予防的保健ケア，外来・入院・居住施設を含む適切な質の精神保健ケアサービスをシステムとしてもつ。

2）精神保健ケアは適正価格で公正に提供されなければならない。

3）精神保健ケアは各地域で提供されなければならない。

4）精神保健ケアを受ける際は，他の保健ケア同様，本人の自発的意思によることを基本としなければならない。

5）精神保健ケアを含む保健ケアの使いやすさは，実際に利用しうる人的・物的資源によって左右される。

指針：この原則の実現に向け可能な手段は，

1）保健ケアの質を保障する明文の法規定をもつ。一般的保健ケアについての規定が精神保健ケアにも適用されることが望ましい。

2）WHOが定めたような，サービスの質を評価するガイドラインに則った医療を実践する。

3）全国レベルで適用されるサービスの質を評価するガイドラインと実施手段をもつ。ガイドラインは，有資格医療従事者や行政機関によって定められ，かつサービス提供者および機関にも適用される。

4）患者の文化的背景に応じた精神保健ケアを提供する。

5）ケアの質について，患者の評価を求め，尊重する。

6）精神保健ケアで行われた患者への治療，意思決定，手段は，患者のカルテに記録される。

7）予防医学・保健ケアの中に，精神保健の要素を導入する。

8）精神保健ケアを含み，できるだけ広範囲の個人が適用を受けられるような，(公的・私的)健康保険制度を推進する。

9）精神保健法の中に自発的入院手続きに関する規定をもつ。

10）WHO の指標による地域精神保健ケアを利用できる。

WHO の指標とは，

(a) 徒歩または交通手段を使って 1 時間以内に行かれる範囲で，基本的精神保健ケアを受けられる。

(b) WHO によって定められた主要な薬剤が得られる。

3. 国際的に承認された原則に則った精神保健診断

主旨：精神保健診断は国際的に承認された医学的原則に則って行われなければならない。

内容：この原則は以下の要素を含む。

1）精神保健診断は，次のものを含む。

(a) 診断名

(b) 治療の選択

(c) 責任能力の判定

(d) 精神障害による自傷他害の可能性の判定

2）精神保健診断は，精神病もしくは精神病がもたらした状態に直接関係する目的以外のために行ってはならない。

指針：この原則の実現に向け可能な手段は，

1）国際的に承認された原則に則った臨床的トレーニングを促進する。

2）自傷他害のおそれを判定する際，政治・経済・社会・人種・宗教上の背景等，非医学的基準を持ち込んではならない。

3）新しい診断が下されたときは常に，省略のない再評価を行わなければならない。

4）過去の精神障害の病歴にのみもとづく診断は行ってはならない。

4. 精神保健ケアにおける最小規制の原則

主旨：精神障害者への精神保健ケアは，行動制限などの規制を最小限にして行われなければならない。

内容：この原則は以下の要素を含む。

1）最小規制の代替手段を選択する際は，以下のことが考慮されるべきである。

(a) 障害の程度

(b) 可能な治療法

(c) その人の自立のレベル

(d) その人の理解と協力

(e) 自傷他害の可能性

2）地域でケアすることが可能な患者には地域医療の提供を保障しなければならない。

3）施設内での治療は，規制が最小の環境で提供されなければならない。

身体的抑制(隔離室や拘束衣)と化学的抑制(薬による抑制)の使用を含む治療は，仮に必要と判断された場合でも，次のことを条件とする。

(a) 患者自身と代替治療法について話し合いを継続していくこと。

(b) 有資格の保健ケア従事者による検査と投薬。

(c) 自傷他害を緊急に回避する必要性。

(d) 一定の時間ごとの観察。

(e) 抑制の必要性の定期的再評価(例えば，身体抑制は 30 分ごとに再評価する)。

(f) 厳格に制限された継続時間(例えば，身体抑制では 4 時間)。

(g) 患者のカルテへの記載。

指針：この原則の推進に役立つ行動は

1）患者の自立のあり方の多様性に配慮した地域精神保健ケアを支える，法的手段とインフラ(人的資源や場所等の基盤)を整備する。

2）隔離室の段階的廃止と新規設置の禁止。

3）地域精神保健ケアと両立しない規定をなくすために関連法を修正する。

4）精神保健ケア従事者に対し，伝統的な抑制形態に代わる危機的状況への対処法のトレーニングを行う。

5. 自己決定

主旨：いかなる形態の介入であれ，事前に本人の同意を求めることが要請される。

内容：

1）介入とは次のものを含む。

(a) 例えば，薬剤，電気ショック，不可逆的外科手術の使用を伴う診断や医学的治療など，その人のもともとの身体的・精神的な状態への侵襲。

(b) 例えば，強制入院のような自由の束縛。

2）同意は以下のようでなければならない。

(a) それぞれの文化に従い，伝統的なものごとの決定単位(例えば，家族，親族，職場)から助言を受けた後，当事者によってなされなければならない。

(b) (不当な圧力から)自由でなければならない。

(c) 決定を下すために十分な情報(例えば，その治療法で得られる利益と不利益，危険性，他の手段，予想される結果，副作用など)が正確にわかりやすく知らされなければならない。

(d) 同意の詳細は，微細な介入を除き，患者のカルテに記載されなければならない。

3）精神障害者に同意能力がないと判断された場合，それが一時的なものであれば，患者のために最善の利益を決定する権限をもった代理の決定者(親族，友人，公務員等)を指名しなければならない。未成年の場合，両親または保護者が同意を与える。

指針：この原則の推進に役立つ行動は，

1）患者は，自己決定能力がないとの証明がない限り，自ら決定を下すことができるとみなされる。

2）精神保健ケアの場で，患者は自分で決定できないと一律にみなした処遇がないことを保障する。

3）患者が 1 つのことがらについて自己決定能力がないと判定されたことをもって，自動的に他の多くのことについても自己決定能力がないとみなしてはならない。例えば，強制入院の承認は自動的に強制治療の承認とはならない。特に，その治療が侵襲的な場合はなおさらである。

4）患者に，治療についての情報を，その人が理解できる言葉で口頭と文書によって提供する。字の読めない患者には特に詳細に口頭で説明する。

5）患者の意見は，その人の同意能力にかかわらず求めるべきであり，その意見は，その人の本来の状態や自由に影響を及ぼす行動を開始するに先だって，注意深く考慮されなければならない。判断能力がないとみなされている人に，意見の理由を説明するよう求めてみると筋の通った懸念が明らかになることがあり，また自己決定を行うことの促進にもなる。

6）同意ができないとされる以前に，患者が希望したことはすべて尊重する。

6. 自己決定の過程を援助される権利

主旨：患者が，自己決定するという事態を受け入れることに困難を覚えているのみで，できないわけではない場合，その人にとって知識のある第三者機関の援助は有効である。

内容：困難の理由はさまざまなものが考えられるが，以下を含む。

1）一般的知識

2）言語能力

3）病気に起因する障害

指針：この原則のさらなる尊重のために役立つ行動は，

1）患者が援助を必要とするまさにそのときに，この権利があることを患者に告げる。

2）法律家，ソーシャルワーカーなど，実際に援助してくれる可能性がある人は誰かをアドバイスする。

3）無料の援助機関を設けるなど，援助者の関与を促進する。

4）オンブズマンや患者自治会のような，精神科患者に援助を提供する仕組みを構築する。

7. 審査手続きの利用

主旨：判事や後見人ら代理人，保健従事者による決定に対しては，必ず審査手続きがなくてはならない。

内容：この原則は以下の要素を含む。

1）その手続きは，当人を含む関係者の求めに応じて発動されなければならない。

2）その手続きは，タイムリーに(例えば，決定から 3 日以内に)とられなければならない。

3）患者が，健康上の理由で審査を妨げられることがあってはならない。

4）患者は自分自身で発言する機会を保障されなければならない。

指針：この原則の推進に役立つ行動は，

1）法律で定められ，かつ実際に機能しうる審査手続きと常設の審査機関をもつ。

2）精神科患者のための，法律的・オンブズマン的活動をする代理人事務所を，国の方針で設置する。

8. 定期的審査の機構

主旨：患者本来の状態に影響を及ぼす治療や自由を束縛する入院が長期にわたる場合，求めがなくても定期的に審査する機構がなければならない。

内容：

1）審査は自動的に行われなければならない。

2）審査は合理的期間(例えば 6 か月)ごとに行われなければならない。

3）審査は権限を持った有資格の決定者によって行われなければならない。

指針：この原則の推進に役立つ行動は，

1）審査会の委員を任命する。

2）審査委員は所定の期間ごとに，患者に会い，審査を行う。

3）保健行政当局は，患者が審査会委員に会い審査を受ける権利を保障する。

4）審査手続きは，毎回省略なく行われることを要する(2 回目以降の定期審査について，できれば前回とは異なる審査会委員が行うことが望ましい。また，前回までの決定に影響され過ぎてはならない)。

5）審査委員の職務怠慢(例えば，指定された審査を行わない)について制裁規定を設ける。

9. 有資格者の決定者

主旨：公権による決定者(判事など)や代諾権者(親族，友人，後見人など)は，法に則って資格を与えられ，決定を行う。

内容：有資格の決定者(訳者注：ここで言う決定者とは，自己決定が不可能と判断された患者に代わって決定する人または機関を指す)とは，

1）責任能力

2）必要な知識

3）公権による決定者の場合，独立の第三者性

4）公権による決定者の場合，中立性を備えていなければならない。理想的には公権力による決定機関は，専門分野が異なる複数の者(例えば 3 人)からなることが望ましい。

指針：この原則の推進に役立つ行動は，

1）公権による決定者とその助手に対して，精神医学，心理学，法律，福祉サービスその他を含む必要な専門分野について，新任，現任研修を行う。

2）決定機関構成員のうち，当該決定に直接に個人的利害関係をもつ人は，その決定に加わってはならない。

3）職務の独立性を保つため，公権による決定者には十分な報酬が与えられなければならない。

10. 法の支配の尊重

主旨：決定は，他の基準や自由裁量によらず，現行法に則って行われなければならない。

内容：

1）その国の法制度により，法は憲法，条約，国内法，政令・省令，施行規則などさまざまな形をとりうる。

2）決定が従うべき法は，その決定が行われる時点で施行されている法であって，過去の法や法案であってはならない。

3）法は，公開されていて，誰もが見聞きでき，理解できるものでなければならない。

指針：この原則のさらなる尊重のために役立つ行動は，

1）患者に彼らのもつ権利を知らせる。

2）世間一般の利害関係をもつ人々，とりわけ決定を行う人々に必要な法が確実に知られるよう，法の出版，人々が解する言語での説明など法の広報普及に努める。

3）決定を行う人に対し，法令の意味，行使のしかたについてトレーニングする。

4）国際的に認められた人権についての基準(例えば，国連原則，この基本 10 原則)を国内法の中に取り込む。

5）精神保健法の実際の運用をチェックする監査機関をもつ。その監査機関は，保健行政当局や保健サービス機関から独立していなければならない。

〔資料 2〕平均在院日数の数え方

平均在院日数とは，調査時点で現に入院している患者について，入院の日から何日経過しているかを集計し，平均値を算定するものである。医療機関が長期入院患者の実態を調べるのに用いられている。計算式は次のようになる。

> **在院患者の平均在院日数**＝調査時点で在院している患者の入院総日数÷調査時点での在院患者数

ただし，いま入院している患者がいつまで在院するかは調査時点ではわからないので，この計算では正確な平均在院日数にはならない。また，ある1日の入院患者に限ってみると，長期に入院している患者の割合が高くなる傾向があるので(つまり短期入院の患者がおおぜいいても，ある1日に限ってみるとその人数は少ないことがある)，いくつかの算定式中，最も長い数値が出ることが多い。

そこで，「退院患者の平均在院日数」をはかる場合がある。一定の期間内に退院した患者について，その入院期間を集計し，平均値を算定するものである。一定期間の退院患者の入院総日数を同期間の退院患者の数で割るもので，分子と分母の対応関係がとれており，概念的にもわかりやすい。

> **退院患者の平均在院日数**＝調査期間中に退院した患者の入院総日数÷調査期間中の退院患者数

実際に退院した患者から情報をとるため，在院期間の実測値が算出できることから，平均在院日数の国際比較などで用いられることが多い。日本でも，厚生労働省が行っている「患者調査」でこの方法が採用されている。ただし，たとえば，1か月という短い期間で区切ると，その間は長期入院の患者ほど退院する確率が低く，短期入院の患者のほうが退院する割合が高くなるので，平均在院日数は短くなりがちである。

3つ目の計算方法は，「入院患者の平均在院日数」である。一定期間内に入院した患者について，退院するまでにどれくらいの日数がかかったかを追跡調査するものである。

> **入院患者の平均在院日数**＝調査期間中に入院した患者の退院までの総日数÷調査期間中の入院患者数

ただし，対象者の全員が退院するまでは平均在院日数の確定値を算出できないため，行政実務では採用されていない。

4つ目の方法は，上記の集計方法のもとになった3つの患者群のすべてを対象にした計算方式である。調査期間中(病院報告では月間)の在院のべ患者数を同期間の新入院患者数と退院患者数の平均で割って算出するものである。

「病院報告」は，毎月，すべての病院および療養病床診療所を対象に実施される調査であるが，そこで採用されている算出方式は次の数式であらわされる。

> **平均在院日数**＝調査期間中に在院した患者ののべ数÷〔(調査期間中の新入院患者数＋退院患者数)÷2〕

一見しただけでは直感的に理解しにくい計算式であるが，病床数と病床の回転率から平均在院日数を割り出すようなものといってよい。

〔資料3〕精神医療史年表

日本の動き		世界の動き	
		【中世から第二次世界大戦まで】	
飛鳥時代	大宝令「癲狂」	10～11世紀	中世都市における修道院での看護
平安時代	岩倉村大雲院，後三条天皇の息女佳子内親王快癒⇒里親制度	13世紀頃～	ゲール〔ベルギー〕におけるディンフナ信仰に端を発するコロニー
江戸時代	乱心者は罪軽減，家族・家主・五人組などの責任⇒座敷牢の許可	ルネッサンス期	狂気と時代精神との結びつき⇒芸術作品(ボッシュ，ブリューゲル，シェークスピアなど)
		15～18世紀	ヨーロッパ魔女裁判による迫害
		1745	スウィフト〔アイルランド〕聖パトリック病院創設
		1751	収容施設(アサイラム)，聖ルカ-アサイラム創設〔英〕
		1783頃	ラッシュ〔米〕トランキライザーの使用のすすめ“アメリカ精神医学の父”
		1793	ピネル〔仏〕総看護長ピュサンらとともにビセートル病院の鎖から解放
		1796～	クェーカー教徒のウィリアム＝テューク，ヘンリー＝テューク父子〔英〕ヨーク-レトリート創設
		1839	コノリー〔英〕ハンウェル・アサイラムでの無拘束運動
		1860	ナイチンゲール〔英〕看護学校創設
		1873	ディックス〔米〕アメリカ最初の州立病院
【明治以降】			
1875	初の公立精神病院，京都府癲狂院の設立⇒1882年には赤字のため廃院		
1878	初の私立精神病院，加藤瘋癲病院の設立		
1879	東京府癲狂院の設立		
1883	相馬事件(相馬藩主の扱いをめぐり，家臣錦織剛清と相馬家が訴訟合戦)	1882	最初の精神科看護婦学校(マサチューセッツ，マクリーン病院)
		1899	クレペリン〔独〕「早発性痴呆」「躁うつ病」の二大精神病に分類命名
1900	精神病者監護法⇒私宅監置の合法化(警察)	1900	フロイト〔オーストリア〕精神分析創始
1901	榊保三郎『癲狂院における精神病看護学』(わが国初の精神科看護教科書)		
1902	呉秀三，ドイツから帰国後，日本神経学会と精神病者慈善救治会を創設 門脇眞枝『精神病看護学』(わが国初の公に刊行された精神科看護教科書)		
		1903～36	パブロフ〔露〕条件反射の研究⇒ワトソンへ影響
		1908	ビアーズ〔米〕『わが魂に会うまで』⇒精神衛生協会の設置(1928)，マイヤー「精神衛生 Mental Hygiene」と命名
		1911	ブロイラー〔スイス〕「統合失調症(精神分裂病)」と命名
		1913	野口英世〔日〕梅毒の病原微生物発見

日本の動き	世界の動き
1918 呉秀三『精神病者私宅監置ノ実況及ビ其統計的観察』 「我邦十何万ノ精神病者ハ実ニ此病ヲ受ケタルノ不幸ノ外ニ，此邦ニ生マレタルノ不幸ヲ重ヌルモノト云フベシ」	
1919 精神病院法制定 加藤普佐次郎による作業療法(松沢病院)	
1920 森田正馬『神経質の本態及び療法』⇒森田療法創始	1921〜55 ユング〔スイス〕分析心理学
	1924 ロールシャッハ〔スイス〕精神科診断テストの開発 クレッチマー〔スイス〕『体格と性格』
1926 日本精神衛生協会発足	
	1927 ジーモン〔独〕作業療法の開始 ヤウレック〔オーストリア〕マラリア療法でノーベル賞受賞(精神医学者初) ミンコフスキー〔独〕「現実との生ける接触の喪失」
1928 日本赤十字社，日本初の精神衛生展覧会を開催 日本各地で公立精神病院設立の動き 《全国患者総数7万余，うち収容数15,000人，90病院》	
	1931 モレノ〔オーストリア→米〕サイコドラマ完成，ソシオメトリー
	1932 パリソ〔仏〕精神科ディスパンセール創設，続いてソビエト(現ロシア)でも
	1933 ザーケル〔ポーランド〕インシュリンショック療法発見
	1936 モニス〔ポルトガル〕ロボトミー創始
	1937 ホーナイ〔独〕神経症の社会的要因を主張
	1938 チェルレッティ，ビニ〔伊〕電気けいれん療法開始
	1932〜46 クライン〔オーストリア〕，アンナ＝フロイト〔オーストリア→英〕児童分析・遊戯療法
1939〜1945 第二次世界大戦による精神病院への壊滅的打撃 《25,000床⇒4,000床》	
1940〜1945 傷痍軍人武蔵療養所，下総療養所，肥前療養所を開設	1940〜 シュヴィング〔オーストリア〕『精神病者への魂への道』「母なるもの」
	1943 カナー〔オーストリア→米〕「早期幼児自閉症」
【第二次世界大戦後から現在まで】	**【第二次世界大戦後から現在まで】**
	1946 ビエラー〔英〕，キャメロン〔カナダ〕デイホスピタルの実施
1948 国立国府台病院，精神衛生センターとして発足(同病院にはじめて精神医学ソーシャルワーカー設置)	1946 トルーマン大統領〔米〕精神衛生法
	1948 世界精神保健連盟 World Federation of Mental Health(WFMH)
	1949 ベル〔英〕ディングルトン病院開放 ケイド〔豪〕リチウム塩の薬効(躁状態)発表

	日本の動き		世界の動き
1950	精神衛生法制定 ・精神病者監護法と精神病院法の廃止 ・私宅監置の禁止 ・精神病院の設置を都道府県に義務づけ ・精神衛生鑑定医制度	1950	シュナイダー〔独〕第一級症状 エリクソン〔米〕『子供と社会』
1952〜	クロルプロマジンの導入⇒薬物療法の開始	1952	ジョーンズ〔英〕『社会精神医学』⇒治療共同体 ペプロウ〔米〕『人間関係の看護論』 スイスの生化学者，ローウォルフィアの根からレセルピンを分離 シャルバンティエ〔スイス〕クロルプロマジン合成，ドレーとドニケル〔仏〕薬効報告
1953	日本精神衛生連盟結成 肥前療養所の開放化，松沢病院「働きかけ」，武蔵療養所「生活療法」 《精神病床数 30,000 床》	1953	サリヴァン〔米〕対人関係論，参与観察法
1954〜	精神病院建設ブーム 《人口万対 5.0 床(1955 年)⇒人口万対 10.2 床(1960 年)，85,000 床》		
1956	厚生省公衆衛生局に精神衛生課を新設		
1958	群馬大学グループによる「精神分裂病予後改善計画」⇒「生活臨床」	1958	クーン〔スイス〕抗うつ薬イミプラミン薬効発表
		1960	レイン〔英〕『引き裂かれた自己』
		1961	ゴッフマン〔米〕『アサイラム』 サス〔米〕『精神医学の神話』 カプラン〔米〕地域精神保健活動
		1962	カミングス夫妻〔英〕『Ego & Milieu』⇒環境療法 イギリスで精神科病床数を減らすトゥースとブルックの「病院計画」発表
		1963	ケネディ大統領〔米〕「精神病および精神遅滞に関する大統領教書」⇒地域精神衛生センター法
1964	ライシャワー駐日アメリカ大使刺傷事件		
1965	精神衛生法改正 ・精神衛生センター設置 ・保健所に精神衛生業務 ・精神衛生相談員の設置 全国精神障害者家族会連合会(ぜんかれん)の結成，断酒会の結成 理学療法士・作業療法士法制化		
1967	厚生省，結核病床を精神療養所に転換の方針		
1968	WHO 顧問クラーク報告「日本における地域精神衛生」		
1970	大熊一夫「ルポ精神病棟」(朝日新聞連載) 碧水荘病院⇒精神医療告発運動		
1971	土居健郎『甘えの構造』	1971	バザーリア〔伊〕トリエステ市において精神病院廃止
1974	精神科デイケアと精神科作業療法の診療報酬点数化		

日本の動き		世界の動き	
1975	保健所における「精神障害者社会復帰相談指導事業」開始	1978	バザーリア法〔伊〕
1979	精神衛生センターにおける「酒害相談事業費」予算化		
1981	覚醒剤緊急対策の策定	1981	国際障害者年
1982	「通院患者リハビリテーション事業(職親制度)」実施		
1983	保健所における「老人精神衛生事業」開始		
1984	「宇都宮病院事件」(報徳会宇都宮病院における患者リンチ殺人事件)⇒国連，国際人権連盟「少数者の差別並びに保護に関する小委員会」での告発	1984	チオンピ〔スイス〕ソテリア-ベルン開設
1985	「日本における精神障害者の人権と処遇に関する国際法律家委員会及び国際医療従事者委員会合同調査団」の勧告⇒「精神病院入院患者の通信・面会に関するガイドライン」		
1986	保健所における「酒害相談指導事業」開始 集団精神療法，ナイトケア，訪問看護・指導料等の点数化		
1987	精神衛生法改正⇒精神保健法へ(1988年実施) ・精神障害者小規模作業所運営助成事業実施		
1988	身体障害者雇用促進法改正⇒障害者雇用促進法へ		
1992	医療法改正⇒精神病床数減少の方針	1992	国連障害者の10年 世界精神保健連盟(WFMH)が10月10日を世界精神保健デーに設定
1993	精神保健法再改正 ・グループホームの法制化 ・「保護義務者」から「保護者」へ ・精神障害の欠格条項変更(栄養士，調理師，放射線技師，製菓衛生士，けし栽培)		
1993	精神保健連盟世界会議，日本開催 障害者基本法改正 ・「『障害者』とは，身体障害，精神薄弱又は精神障害があるため，長期にわたり日常生活又は社会生活に相当な制限をうけるものを言う」(当時)		
1994	地域保健法成立 ・保健所の統廃合 ・市町村への精神保健業務の移管		
1995	精神保健福祉法成立 ・精神障害者の社会復帰の促進および自立と，社会経済活動への参加の促進 ・精神医療にかかわる公費負担医療を公費優先から保険優先へ ・精神障害者保健福祉手帳		
1997	精神保健福祉士法成立 介護保険法成立(施行は2000年)		

日本の動き		世界の動き	
1999	精神保健福祉法改正		
2000	成年後見制度(民法改正)		
2002	第98回日本精神神経学会にて「精神分裂病」を「統合失調症」に変更	2002	第12回世界精神医学会，日本で開催
2003	心神喪失等の状態で重大な他害行為を行った者の医療及び観察等に関する法律(心神喪失者医療観察法)成立		
2004	発達障害者支援法成立 精神保健医療福祉の改革ビジョン⇒「入院医療中心から地域生活中心へ」		
2005	精神保健福祉法改正 障害者自立支援法成立		
2006	自殺対策基本法成立 「精神病院」から「精神科病院」へ名称変更(平成18年法律第94号)	2006	障害者権利条約，国連で採択
2007	国連で採択された「障害者権利条約」署名		
2008	第104回日本精神神経学会にて「人格障害」を「パーソナリティ障害」に変更		
2011	東日本大震災 ・被災地で「心のケアチーム」が活動 障害者虐待防止法成立 ・国や地方公共団体，障害者福祉施設従事者等，使用者などに障害者虐待の防止等のための責務を課す。 ・障害者虐待を受けたと思われる障害者を発見した者に通報義務を課す。		
2012	障害者総合支援法成立 ・障害者自立支援法を改正し，名称を変更。 ・難病等の当事者も障害者福祉の対象に。	2012	世界精神保健デー(10月10日)20周年
2013	精神保健福祉法改正 ・保護者制度の廃止，医療保護入院制度の見直し(保護者→家族等) 障害者差別解消法成立 ・正当な理由のない障害を理由とした差別の禁止。 ・障害者への合理的配慮を求める。 障害者雇用促進法改正 ・雇用義務の対象に精神障害者(発達障害者を含む)が追加。	2013	第66回WHO総会で「包括的メンタルヘルスアクションプラン2013-2020」が採択 ・No health without mental health(メンタルヘルスなしに健康なし)”を原則に，精神的に満たされた状態(mental well-being)を促進する。 ・世界の自殺死亡率を2020年までに10%削減する。
2014	障害者権利条約の発効 ・締結国は，教育や雇用などのあらゆる分野で，障害者に健常者と同等の権利を保障する義務を負う。		
2016	相模原障害者施設殺傷事件 ・元職員による障害者の大量殺害		
2017	厚生労働省検討会で「精神障害にも対応した地域包括ケアシステム」の構築を目ざす方針が打ち出される	2017	WHO世界保健デーのテーマが「うつ病」に

索引

※❶は 1 巻，❷は 2 巻を示す。

記号

数字

欧文

あ

い

さ

す

せ

そ

た

ち

つ

て

と

な

に

ま

み

む

め

も